「十三五」国家重点出版物出版规划项目

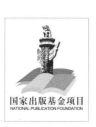

国家出版基金项目
NATIONAL PUBLICATION FOUNDATION

中国中药资源大典

# 中国中药资源大典

## 资源大典

### 内蒙古卷

**2**

黄璐琦 / 总主编

李旻辉　渠 弼　张重岭 / 主 编

北京科学技术出版社

**图书在版编目（CIP）数据**

中国中药资源大典. 内蒙古卷. 2 / 李旻辉，渠弼，张重岭主编. —北京：北京科学技术出版社，2022.1

ISBN 978-7-5714-1961-5

Ⅰ. ①中… Ⅱ. ①李… ②渠… ③张… Ⅲ. ①中药资源－资源调查－内蒙古 Ⅳ. ①R281.4

中国版本图书馆 CIP 数据核字（2021）第 254337 号

---

策划编辑：李兆弟　侍　伟
责任编辑：侍　伟　李兆弟　王治华
责任校对：贾　荣
图文制作：樊润琴
责任印制：李　茗
出 版 人：曾庆宇
出版发行：北京科学技术出版社
社　　址：北京西直门南大街16号
邮政编码：100035
电　　话：0086-10-66135495（总编室）　　0086-10-66113227（发行部）
网　　址：www.bkydw.cn
印　　刷：北京捷迅佳彩印刷有限公司
开　　本：889 mm × 1194 mm　　1/16
字　　数：887千字
印　　张：40
版　　次：2022年1月第1版
印　　次：2022年1月第1次印刷
审 图 号：GS（2021）8727号
ISBN 978-7-5714-1961-5

定　价：490.00元

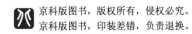

《中国中药资源大典·内蒙古卷2》

# 编写人员

**总 主 编**　黄璐琦

**主　 编**　李旻辉　渠弼　张重岭

**副 主 编**　布和巴特尔　贾俊英　云晓花　田景民　吕　颖

**编　 委**　（按姓氏笔画排序）

王文乐　王立志　王爱祥　云晓花　乌云龙　乌日嘎　布和朝鲁

布和巴特尔　　田　野　田景民　白　珍　毕雅琼　吕　颖　朱翔慧

乔继红梅　李　胜　李文勇　李志军　李旻辉　李彩峰　李福全

宏　岭　张重岭　张家桦　阿日汗　呼和木仁　　金　军　周保昌

胡和珠拉　　侯兴坤　娜布其　贾俊英　高　原　高　峰　郭文芳

黄璐琦　崔卉芸　渠弼　梁　慧　朝乐蒙　雷露静　路晓松

目录 Contents

# 被子植物

苋科 Amaranthaceae 青葙属 Celosia

# 鸡冠花 *Celosia cristata* L.

| 植物别名 | 鸡公花、鸡冠苋。

| 蒙 文 名 | 塔黑彦 - 色其格 - 其其格。

| 药 材 名 | **中药** 鸡冠花（药用部位：花序）、鸡冠子（药用部位：种子）、鸡冠苗（药用部位：茎叶）。
**蒙药** 塔黑彦 - 色其格 - 其其格（药用部位：花序）。

| 形态特征 | 一年生直立草本，高 30 ~ 80 cm，全株无毛。茎粗壮，分枝少，近上部扁平，绿色或带红色，有棱脊。单叶互生，叶片卵形、卵状披针形或披针形，长 5 ~ 13 cm，宽 2 ~ 6 cm，先端渐尖或长尖，基部渐窄成柄，全缘。穗状花序顶生，扁平，肉质，鸡冠状、卷

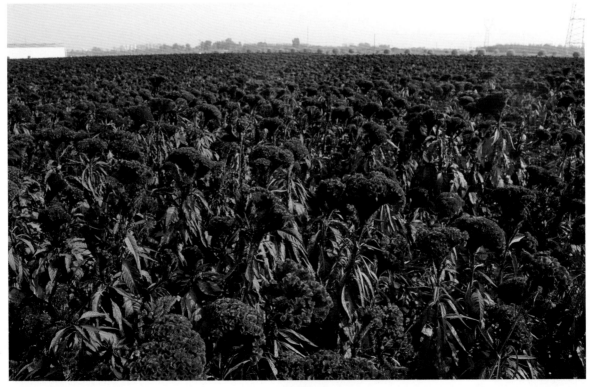

鸡冠花

冠状或羽毛状，中部以下多花；花被片淡红色至紫红色或黄白色；苞片、小苞片和花被片干膜质，宿存；雄蕊 5，花丝基部合生，杯状。胞果卵形，长约 3 mm，成熟时盖裂，包于宿存花被内；种子肾形，黑色，有光泽。花期 5 ～ 8 月，果期 8 ～ 11 月。

| **生境分布** | 多栽培于庭院。内蒙古无野生分布。内蒙古各地均有栽培。

| **资源情况** | 栽培资源稀少。药材来源于栽培。

| **采收加工** | **中药** 鸡冠花：秋季花序充分长大时采摘，除去杂质，晒干。

鸡冠子：秋季种子成熟时割取果序，晒后收集种子，除去杂质，晒干。

鸡冠苗：夏季采收，除去杂质，鲜用或晒干。

**蒙药** 塔黑彦 - 色其格 - 其其格：8 ～ 10 月花序充分长大并含有部分成熟果实时，剪下花序，晒干。

| **药材性状** | **中药** 鸡冠花：本品为穗状花序，多扁平而肥厚，呈鸡冠状，长 8 ～ 25 cm，宽 5 ～ 20 cm，上缘宽，具皱褶，密生线状鳞片，下端渐窄，常残留扁平的茎。表面红色、紫红色或黄白色，中部以下密生多数小花，每花宿存的苞片和花被片均为膜质。果实盖裂；种子扁圆肾形，黑色，有光泽。体轻，质柔韧。气微，味淡。

鸡冠子：本品呈细小扁卵圆球形，直径 1 ～ 1.5 mm。表面光滑，黑色，有光泽，置放大镜下可见细密网纹和小凹点。种皮薄而脆，种仁黄白色。气无，味淡。

| **功能主治** | **中药** 鸡冠花：甘、涩，平。归肝、大肠经。收敛止血，止带，止痢。用于吐血，崩漏，便血，痔血，赤白带下，久痢不止。

鸡冠子：甘，凉。归肝、大肠经。凉血，止血。用于肠风便血，赤白痢疾，崩漏，淋浊。

鸡冠苗：甘，凉。归肝、大肠经。清热凉血，解毒。用于吐血，衄血，崩漏，痔疮，痢疾，荨麻疹。

**蒙药** 塔黑彦 - 色其格 - 其其格：甘，凉，轻、燥、柔。止血，止泻。用于月经淋漓，腰腿酸痛，肠刺痛，腹痛下泻。

| **用法用量** | **中药** 鸡冠花：内服煎汤，6 ～ 12 g。

鸡冠子：内服煎汤，4.5 ～ 9 g；或入丸、散剂。

鸡冠苗：内服煎汤，9 ～ 15 g。外用适量，捣敷；或煎汤洗。

**蒙药** 塔黑彦 - 色其格 - 其其格：内服煮散剂，3 ～ 5 g；或入丸、散剂。

# 尾穗苋

*Amaranthus caudatus* L.

| **植物别名** | 老枪谷、红苋菜。 |
| --- | --- |
| **蒙文名** | 查干－萨日伯乐吉。 |
| **药材名** | 老枪谷根（药用部位：根）。 |
| **形态特征** | 一年生草本，高达 100 cm 或更高。茎直立，粗壮，具钝棱角，绿色或常带粉红色。叶互生，叶柄长 1 ~ 15 cm，绿色或粉红色，疏生柔毛；叶片菱状卵形或菱状披针形，长 4 ~ 15 cm，宽 2 ~ 8 cm，先端渐尖或圆钝，具突尖，基部宽楔形，全缘或呈波状，绿色或红色。由雌花和雄花混生的花簇形成穗状花序，再形成顶生圆锥花序，下垂；苞片及小苞片披针形，长 3 mm，红色，透明，先端尾尖，边缘 |

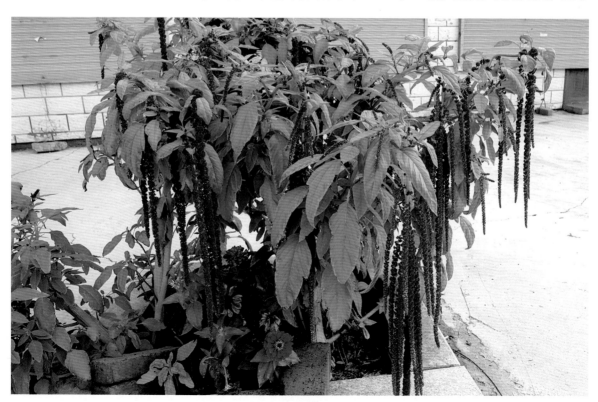

尾穗苋

有疏齿；花被片长 2 ~ 2.5 mm，红色，透明，先端具突尖，边缘互压，雄花的花被片矩圆形，雌花的花被片矩圆状披针形；雄蕊稍超出花被；柱头 3。胞果近球形，直径约 3 mm，上半部红色，环状横裂；种子近球形，直径约 1 mm，淡棕黄色，有厚的环形边缘。花期 7 ~ 8 月，果期 9 ~ 10 月。

| **生境分布** | 生于热带地区。内蒙古无野生分布。内蒙古部分地区庭院中有少量栽培。

| **资源情况** | 栽培资源稀少。药材来源于栽培。

| **采收加工** | 夏、秋季采挖，除去茎叶，洗净泥土，鲜用或晒干。

| **功能主治** | 甘，平。归脾、胃经。健脾，消疳。用于脾胃虚弱引起的倦怠乏力，食少，小儿疳积。

| **用法用量** | 内服煎汤，10 ~ 30 g。

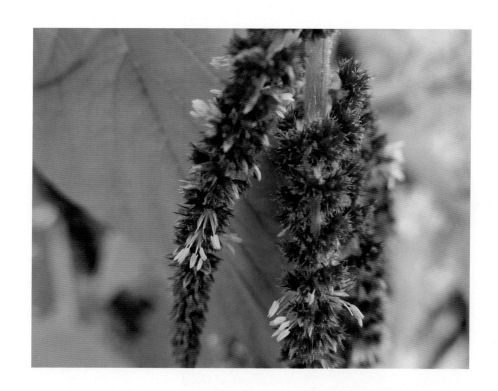

苋科 Amaranthaceae 苋属 Amaranthus

# 千穗谷

*Amaranthus hypochondriacus* L.

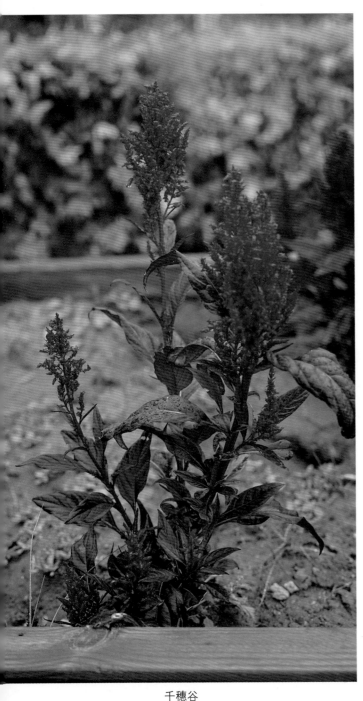

千穗谷

| 植物别名 |

籽粒苋、玉谷。

| 蒙 文 名 |

乌日格苏图 – 萨日伯乐吉。

| 药 材 名 |

千穗谷（药用部位：全草）。

| 形态特征 |

一年生草本，高 30 ~ 100 cm。茎绿色或紫色，分枝，无毛或上部微被柔毛。叶片菱状卵形或矩圆状披针形，长 3 ~ 10 cm，宽 1.5 ~ 3.5 cm，先端锐尖或渐尖，基部楔形，全缘或呈波状，无毛；叶柄长 1 ~ 7 cm。圆锥花序顶生，直立，圆柱状，由多数穗状花序组成，花簇在花序上排列紧密；苞片及小苞片卵状钻形，长 4 ~ 5 mm，绿色或紫红色；花被片矩圆形，长 2 ~ 2.5 mm，先端锐尖或渐尖，绿色或紫红色，有 1 深色中脉，呈长突尖。胞果近菱状卵形，长 3 ~ 4 mm，环状横裂，绿色，上部带紫色，超出宿存花被；种子近球形，直径约 1 mm，白色，具锐环边。花期 7 ~ 8 月，果期 8 ~ 9 月。

| 生境分布 | 生于山坡、平原、丘陵、田边及园林中。内蒙古西部有少量庭院栽培，供观赏，在部分地区有逸生。

| 资源情况 | 野生资源较少，栽培资源较少。药材主要来源于栽培。

| 采收加工 | 夏、秋季采收，洗净泥土，晒干。

| 功能主治 | 甘、淡，凉。降血糖，降血脂，降血压，清利湿热，凉血散瘀，明目退翳。用于赤白痢疾，目赤肿痛，咽喉红肿，白翳。

| 用法用量 | 内服煎汤，5 ～ 15 g。

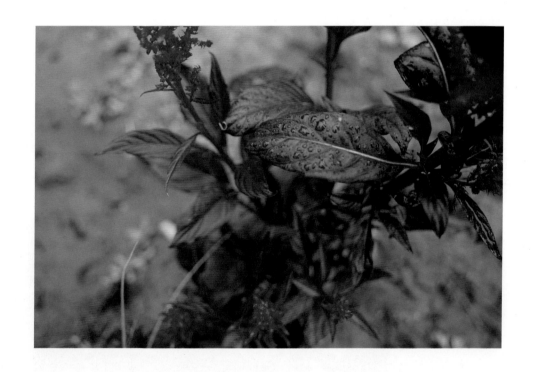

苋科 Amaranthaceae 苋属 Amaranthus

# 繁穗苋

*Amaranthus cruentus* Linnaeus

| **植物别名** | 老来红、老鸦谷、天雪米。

| **蒙 文 名** | 格日音-萨日伯乐吉。

| **药 材 名** | 红粘谷（药用部位：全草）、红粘谷子（药用部位：种子）。

| **形态特征** | 一年生草本，高 50 ~ 100 cm。茎直立，粗壮，分枝或不分枝，光
滑或粗涩，幼时被柔毛，后渐脱落，绿色或有时淡红色，具条棱。
茎中部的叶菱状卵形或卵状矩圆形，茎上部的叶卵状披针形，长
8 ~ 15 cm，宽 3 ~ 6.5 cm；叶柄与叶片近等长或稍短于叶片。圆锥
花序顶生，由多数花穗组成，粗壮，紧密，直立或后下垂，多刺毛，
紫红色或绿色；苞片锥状，具隆脊，先端锐尖，较花被片长 1.5 倍；

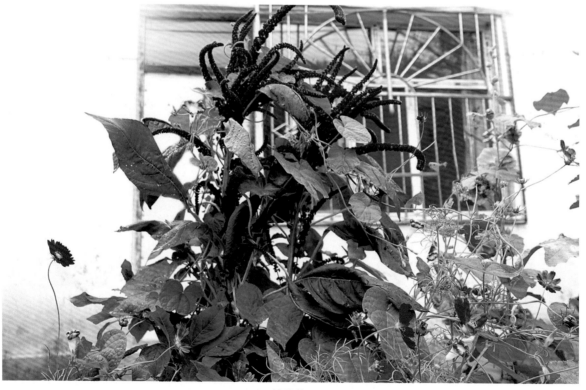

繁穗苋

花被片 5，矩圆状披针形、条状矩圆形至披针形，薄膜质，稍不等长，先端锐尖；雄蕊 5，超出花被。胞果椭圆形，环状横裂，与宿存花被片等长；种子倒卵状宽椭圆形，直径约 1.2 mm，棕褐色，具肥厚环边。花期 6 ~ 8 月，果期 9 ~ 10 月。

| 生境分布 | 中生植物。生于田间、地边、宅旁、路缘。内蒙古各地有少量栽培。

| 资源情况 | 无野生资源，栽培资源较少。药材来源于栽培。

| 采收加工 | 红粘谷：春、夏季未开花前采收，洗净，鲜用。
红粘谷子：夏、秋季种子成熟时采收，日晒，揉搓，取种子，干燥。

| 功能主治 | 红粘谷：清热解毒，利湿。用于痢疾，黄疸。
红粘谷子：清热解毒，活血消肿。用于痢疾，胁痛，跌打损伤，疮痈肿毒。

| 用法用量 | 红粘谷：内服煎汤，30 ~ 60 g。
红粘谷子：内服煎汤，9 ~ 15 g。外用适量，研末调敷。

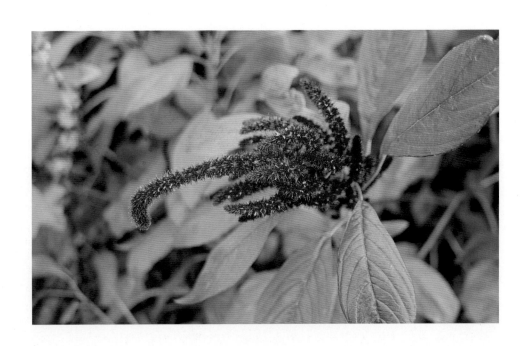

苋科 Amaranthaceae 苋属 Amaranthus

# 反枝苋 *Amaranthus retroflexus* L.

| **植物别名** | 苋菜、野苋菜、西风谷。

| **蒙 文 名** | 阿日柏 – 闹高。

| **药 材 名** | 反枝苋（药用部位：全草）。

| **形态特征** | 一年生草本，高 20 ~ 80 cm。茎直立，淡绿色带紫色条纹，稍具钝棱，被短柔毛。叶互生，叶柄长 1.5 ~ 5.5 cm，淡绿色，有时淡紫色，有柔毛；叶片菱状卵形或椭圆状卵形，长 5 ~ 12 cm，宽 2 ~ 5 cm，先端锐尖或微缺，有小突尖，基部楔形，全缘或呈波状，两面及边缘有柔毛。圆锥花序顶生及腋生，由多数穗状花序组成，顶生花穗较侧生花穗长；苞片及小苞片钻形，长 4 ~ 6 mm，白色，背面有龙

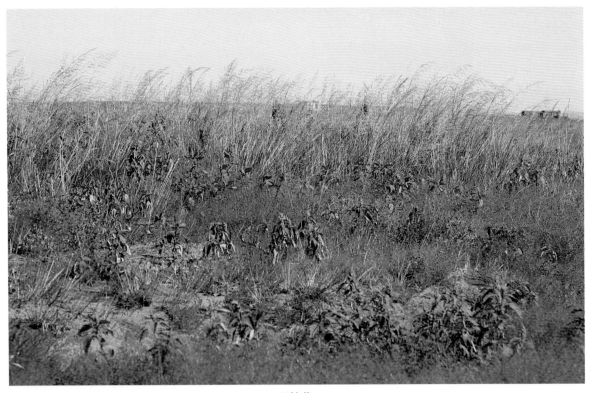

反枝苋

骨状突起，先端针芒状；花被片 5，矩圆形或倒披针形，长约 2 mm，有淡绿色隆起中脉，先端急尖或微凹，具芒尖，薄膜质，白色；雄蕊 5，超出花被；柱头 3，长刺锥形。胞果扁卵形，环状横裂，薄膜质，包于宿存花被片内；种子近球形，直径约 1 mm，黑色，边缘钝。花期 7 ~ 8 月，果期 8 ~ 9 月。

| 生境分布 |　生于田间、路旁、住宅附近。内蒙古各地均有分布。

| 资源情况 |　野生资源丰富。 药材来源于野生。

| 采收加工 |　夏、秋季采收，除去杂质，晒干。

| 功能主治 |　淡，平。归大肠经。清热解毒，利尿，止痛，止痢。用于咽喉肿痛，目赤，水肿，小便涩痛，腹泻，痢疾。

| 用法用量 |　内服煎汤，5 ~ 15 g。

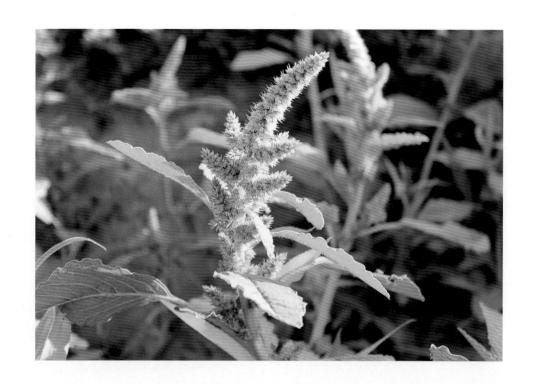

苋科 Amaranthaceae 苋属 Amaranthus

# 苋

*Amaranthus tricolor* L.

| **植物别名** | 雁来红、老来少、三色苋。

| **蒙 文 名** | 萨日伯乐吉。

| **药 材 名** | 苋（药用部位：茎叶）、苋实（药用部位：种子）、苋根（药用部位：根）。

| **形态特征** | 一年生草本，高80～150 cm。茎直立，粗壮，绿色或红色。叶互生，叶柄长2～6 cm，绿色或红色；叶片卵形、菱状卵形或披针形，长4～10 cm，宽2～7 cm，绿色、红色或杂色，先端钝圆，有小突尖，基部楔形，全缘或呈波状。雄花与雌花混生，花簇腋生或顶生，形成穗状花序，下垂；苞片及小苞片卵状披针形，长2.5～3 mm，透明，

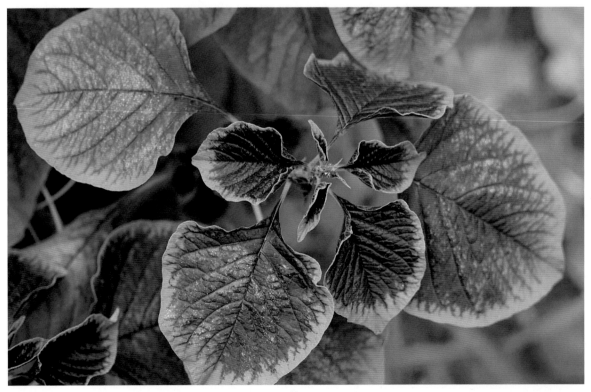

苋

背面有绿色或红色隆起中脉，先端针芒状；花被片 3，矩圆形，长约 4 mm，黄绿色，背面有绿紫色隆起中脉，先端具芒尖；雄蕊 3，超出花被。胞果卵状矩圆形，环状横裂，包于宿存花被片内；种子近球形，直径约 1 mm，紫黑色，边缘钝。花期 6 ~ 8 月，果期 8 ~ 9 月。

| **生境分布** | 栽培或逸生。内蒙古部分地区有栽培。

| **资源情况** | 无野生资源，栽培资源较少。药材来源于栽培。

| **采收加工** | 苋：夏、秋季采收，除去杂质，鲜用或晒干。
苋实：秋季种子成熟时采割地上部分，晒后搓揉脱下种子，除去杂质，晒干。
苋根：春、夏、秋季均可采挖，除去茎叶，洗净，鲜用或晒干。

| **药材性状** | 苋：本品茎长 80 ~ 150 cm，绿色或红色，分枝。叶片皱缩破碎，完整者呈菱状卵形或披针形，长 4 ~ 10 cm，宽 2 ~ 7 cm，先端钝，具小突尖，基部楔形，全缘或呈波状，绿色、红色或绿色带彩斑。气微，味淡。
苋实：本品近圆形或倒卵形，黑褐色，平滑，有光泽。气微，味淡。
苋根：本品圆柱形，少分枝，直径 1 ~ 2 cm。表面黄白色，上部带红色，可见侧根痕，根头具残留茎基。质脆，易折断，断面平坦，略显纤维性。气微，味淡。

| **功能主治** | 苋：甘，微寒。归大肠、小肠经。清热解毒，通利二便。用于痢疾，二便不利，蛇虫螫伤，疮毒。
苋实：甘，寒。归肝、大肠、膀胱经。清热明目，通利二便。用于青盲翳障，血浊血尿，二便不利。
苋根：辛，微寒。归肝、大肠经。清热解毒，散瘀止痛。用于痢疾，泄泻，痔疮，牙痛，漆疮，阴囊肿痛，跌打损伤，崩漏，带下。

| **用法用量** | 苋：内服煎汤，30 ~ 60 g。外用适量，捣敷；或煎汤熏洗。
苋实：内服煎汤，6 ~ 9 g；或研末。
苋根：内服煎汤，9 ~ 15 g，鲜品 15 ~ 30 g；或浸酒。外用适量，捣敷。

苋科 Amaranthaceae 苋属 Amaranthus

# 皱果苋
*Amaranthus viridis* L.

| 植物别名 | 细苋、糠苋、野苋。

| 蒙文名 | 乌日其格日 - 萨日伯乐吉。

| 药材名 | 白苋（药用部位：全草或根）。

| 形态特征 | 一年生草本，高 40 ~ 80 cm，全体无毛。茎直立，有不明显棱角，稍有分枝，绿色或带紫色。叶片卵形、卵状矩圆形或卵状椭圆形，长 3 ~ 9 cm，宽 2.5 ~ 6 cm，先端尖凹或凹缺，少数圆钝，有 1 芒尖；叶柄长 3 ~ 6 cm，绿色或带紫红色。圆锥花序顶生，长 6 ~ 12 cm，宽 1.5 ~ 3 cm，有分枝，由穗状花序形成，圆柱形，细长，直立，顶生花穗比侧生花穗长。胞果扁球形，直径约 2 mm，绿色，不裂，

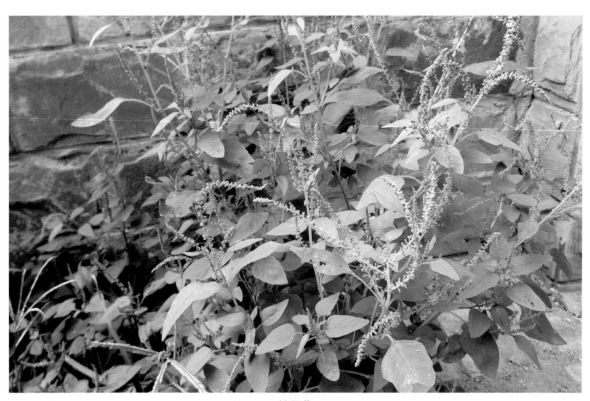

皱果苋

极皱缩，超出花被片；种子近球形，直径约 1 mm，黑色或黑褐色，具薄且锐的环状边缘。花期 6 ~ 8 月，果期 8 ~ 10 月。

| **生境分布** | 中生植物。生于村舍附近的杂草地上或田野间。分布于内蒙古呼和浩特市。

| **资源情况** | 野生资源较少。药材来源于野生。

| **采收加工** | 春、夏、秋季均可采收，洗净，鲜用或晒干。

| **功能主治** | 清热，利湿，解毒。用于痢疾，泄泻，小便赤涩，疮肿，蛇虫咬伤，牙疳。

| **用法用量** | 内服绞汁，15 ~ 30 g，鲜品加倍，捣烂绞汁服。外用适量，捣敷；或煅研外擦；或煎汤熏洗。

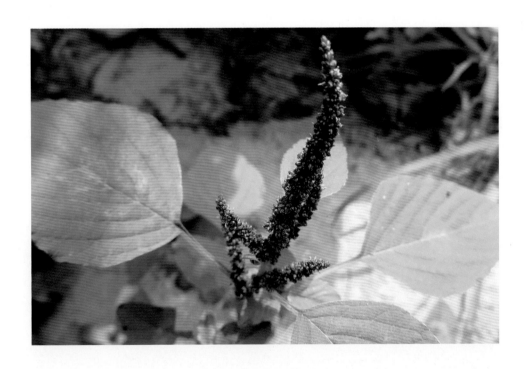

苋科 Amaranthaceae 千日红属 Gomphrena

# 千日红 *Gomphrena globosa* L.

| **植物别名** | 百日红、火球花。

| **蒙 文 名** | 乌兰 – 泵布格 – 其其格。

| **药 材 名** | 千日红（药用部位：全草或花序）。

| **形态特征** | 一年生草本，高 20 ~ 60 cm。根基部多分枝。茎粗壮，略呈四棱形，
被短毛。叶对生，叶柄长约 1 cm，被长柔毛；叶片长椭圆形或矩圆
状倒卵形，长 3.5 ~ 13 cm，宽 1.5 ~ 5 cm，先端急尖或圆钝，具突
尖，基部渐狭，边缘波状，具斑点和长柔毛。花多数，头状花序顶
生，类球形，直径约 2 cm，常紫红色，少淡紫色或白色；总苞具 2
绿色对生叶状苞片，长卵形，被长柔毛；苞片卵形，长 3 ~ 5 mm，

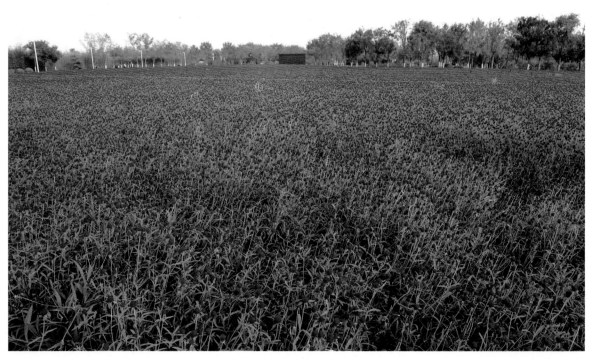

千日红

先端紫红色；小苞片三角状披针形，长 1 ～ 1.2 cm，紫红色，先端渐尖；花被片披针形，长 5 ～ 6 mm，外面密生白色绵毛；雄蕊花丝联合成管状，先端 5 浅裂，花药生于裂片内面；花柱条形，柱头 2，叉状分枝。胞果近球形，直径约 2 mm；种子肾形，棕色，具光泽。花果期 6 ～ 9 月。

| **生境分布** | 内蒙古赤峰市（敖汉旗）等地区有少量栽培，以观赏为主。

| **资源情况** | 栽培资源稀少。药材来源于栽培。

| **采收加工** | 夏、秋季开花时采收，除去杂质，晒干。

| **药材性状** | 本品头状花序类球形，直径约 2 cm，棕色或棕红色；完整总苞长卵形，叶状；花基部苞片卵形，膜质；小苞片三角状披针形，长约 1 cm，紫红色；花被片常脱落，外被白色绵毛。胞果少见，近球形，直径约 2 mm，偶见种子。种子肾形，细小，棕色，具光泽。气微，味淡。

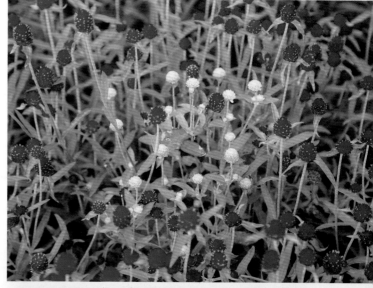

| **功能主治** | 甘，平。归肺、肝经。止咳祛痰，定喘，平肝明目，解毒。用于咳嗽，哮喘，百日咳，肺结核，目赤肿痛，肝热引起的头痛、头晕，疮疖。

| **用法用量** | 内服煎汤，全草 15 ～ 30 g，花序 3 ～ 9 g。外用适量，捣敷；或煎汤洗。

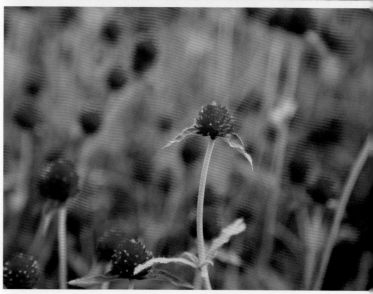

紫茉莉科 Nyctaginaceae 紫茉莉属 Mirabilis

# 紫茉莉 *Mirabilis jalapa* L.

| 植物别名 | 胭脂花。

| 蒙 文 名 | 宝日－莫乐日格－其其格。

| 药 材 名 | 紫茉莉（药用部位：根、叶）。

| 形态特征 | 一年生草本，高可达 1 m。根肥粗，倒圆锥形，黑色或黑褐色。茎直立，圆柱形，多分枝，无毛或疏生细柔毛，节稍膨大。叶片卵形或卵状三角形，全缘，两面均无毛，脉隆起。花常数朵簇生枝端；总苞钟形，长约 1 cm，5 裂，裂片三角状卵形；花被紫红色、黄色、白色或杂色，高脚碟状，筒部长 2 ~ 6 cm，檐部直径 2.5 ~ 3 cm，5 浅裂；花午后开放，有香气，次日午前凋萎。瘦果球形，直径 5 ~

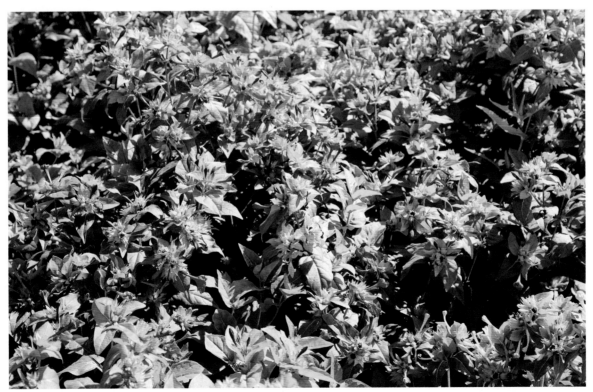

紫茉莉

8 mm，革质，黑色，表面具皱纹；种子胚乳白粉质。花期 6 ～ 10 月，果期 8 ～ 11 月。

| **生境分布** | 生于田间、庭院。内蒙古无野生分布。内蒙古各地均有栽培。

| **资源情况** | 栽培资源丰富。药材来源于栽培。

| **采收加工** | 秋、冬季采挖根，洗净泥沙，晒干；秋季采摘叶，除去杂质，阴干。

| **功能主治** | 根，甘、苦，平。利尿泻热，活血散瘀。用于淋浊，带下，肺痨吐血，痈疽发背，急性关节炎。叶，甘，平。祛风，活血，解热，缓下，破瘀，调经，接骨。用于乳痈，白浊，妇女红崩，带下，疔疮，跌打损伤。

| **用法用量** | 内服煎汤，10 ～ 25 g。

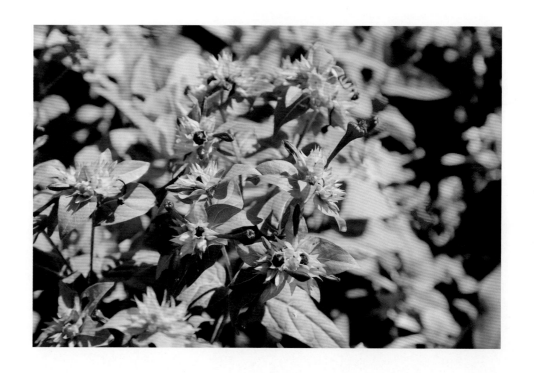

商陆科 Phytolaccaceae 商陆属 *Phytolacca*

# 商陆 *Phytolacca acinosa* Roxb.

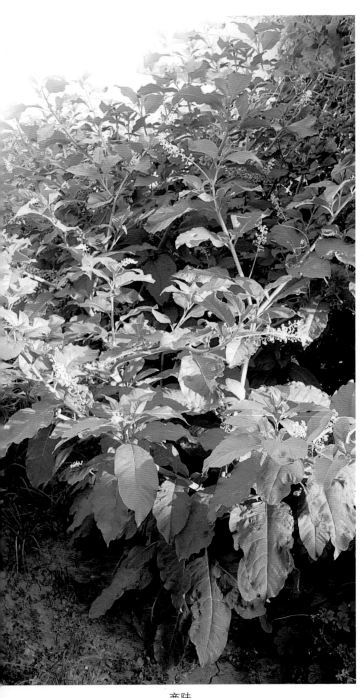

商陆

| 植物别名 |

王母牛、山萝卜、章柳。

| 蒙 文 名 |

霞日－额莫。

| 药 材 名 |

**中药** 商陆（药用部位：根）。
**蒙药** 霞日－额莫（药用部位：根）。

| 形态特征 |

多年生草本，高达 1.5 m，全株无毛。茎肉质，绿色或红紫色，多分枝。叶薄纸质，椭圆形或披针状椭圆形，先端尖或渐尖，基部楔形。总状花序圆柱状，直立，多花密生，两性；花被片 5，白色或黄绿色，椭圆形或卵形；雄蕊 8 ~ 10，花丝宿存，花药粉红色；心皮分离。果序直立，浆果扁球形，紫黑色；种子肾形，黑色。花期 5 ~ 8 月，果期 6 ~ 10 月。

| 生境分布 |

中生植物。生于海拔 500 ~ 3 400 m 的沟谷、山坡林下、林缘路旁。内蒙古呼和浩特市有少量栽培。

| **资源情况** | 无野生资源，栽培资源较少。药材来源于栽培。

| **采收加工** | **中药** 商陆：秋季至翌年春季采挖，除去须根和泥沙，切成块或片，晒干或阴干。

| **功能主治** | **中药** 商陆：逐水消肿，通利二便；外用解毒散结。用于水肿胀满，二便不利；外用于痈肿疮毒。

**蒙药** 霞日－额莫：逐水，杀黏。用于痧症，结喉，"发症"，脑刺痛。

| **用法用量** | **中药** 商陆：内服煎汤，3～9g。外用适量，煎汤熏洗。

**蒙药** 霞日－额莫：多配方用。

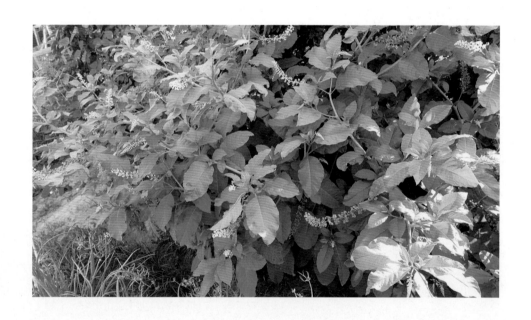

马齿苋科 Portulacaceae 马齿苋属 Portulaca

# 马齿苋 *Portulaca oleracea* L.

| **植物别名** | 马齿草、马苋菜、长寿菜。

| **蒙 文 名** | 娜仁－闹嘎。

| **药 材 名** | 马齿苋（药用部位：地上部分。别名：马齿草、马齿菜）、马齿苋子（药用部位：种子）。

| **形态特征** | 一年生草本，全株无毛。茎平卧或斜倚，圆柱形，长 10 ~ 15 cm，淡绿色或带暗红色。叶互生，叶柄粗短；叶片扁平，肥厚，倒卵形，长 1 ~ 3 cm，宽 0.6 ~ 1.5 cm，绿色或带暗红色，先端圆钝、平截或微凹，基部楔形，全缘，中脉微隆起。花小，直径 4 ~ 5 mm，常 3 ~ 5 簇生枝端，无梗；苞片 2 ~ 6，叶状，膜质，近轮生；萼片 2，

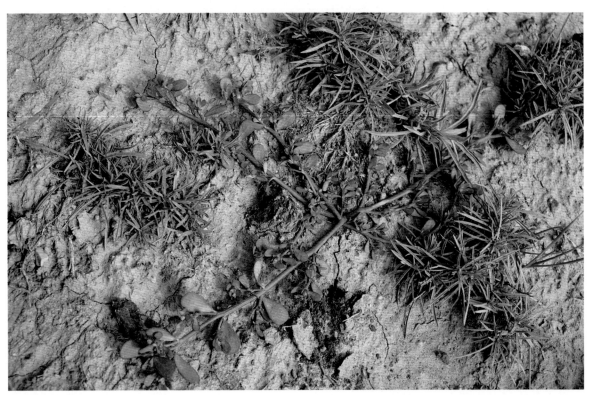

马齿苋

对生，绿色，盔形，左右压扁，长约 4 mm，先端急尖，背部具翅状隆起；花瓣
5，黄色，倒卵状矩圆形，较花萼长，先端微凹；雄蕊 8 ~ 12，长约 12 mm；
子房半下位，1 室，花柱比雄蕊稍长，柱头 4 ~ 6 裂，条形。蒴果圆锥形，长约
5 mm，中部横裂帽盖状；种子多数，细小，肾状卵圆形，黑色，有光泽，具小
疣状突起。花期 7 ~ 8 月，果期 8 ~ 10 月。

| 生境分布 | 生于菜园、农田、路旁。内蒙古各地均有分布。

| 资源情况 | 野生资源丰富。药材来源于野生。

| 采收加工 | 马齿苋：夏、秋季采收，除去残根和杂质，洗净，略蒸或烫后晒干，或鲜用。
马齿苋子：秋季果实成熟时，割取地上部分，收集种子，晒干。

| 药材性状 | 马齿苋：本品多皱缩卷曲，常结成团。茎圆柱形，长可达 15 cm，直径 0.1 ~
0.2 cm；表面黄褐色，有明显纵沟纹。叶对生或互生，易破碎，完整叶片倒卵形，
长 1 ~ 2.5 cm，宽 0.5 ~ 1.5 cm，绿褐色，先端钝平或微缺，全缘。花小，3 ~ 5
生于枝端，花瓣 5，黄色。蒴果圆锥形，长约 5 mm，内含多数细小种子。气微，
味微酸。
马齿苋子：本品扁圆形或类三角形，直径不超过 1 mm。表面黑色，少数红棕色，
置于放大镜下可见密集的细小疣状突起。一端凹陷，凹陷旁为白色种脐。质坚
硬，难破碎。气微，味微酸。

| 功能主治 | 马齿苋：酸，寒。归肝、大
肠经。清热解毒，凉血止血，
止痢。用于热毒血痢，痈肿
疔疮，湿疹，丹毒蛇虫咬
伤，便血，痔血，崩漏下血。
马齿苋子：甘，寒。归肝、
大肠经。清肝明目。用于青
盲白翳，泪囊炎。

| 用法用量 | 马齿苋：内服煎汤，9 ~ 15 g。
外用适量，捣敷。
马齿苋子：内服煎汤，9 ~
15 g。外用煎汤熏洗。

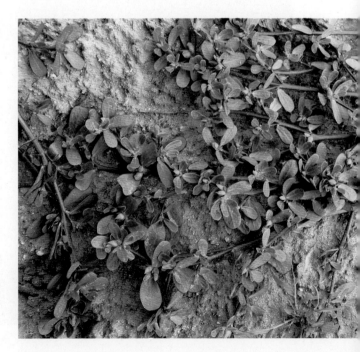

马齿苋科 Portulacaceae 马齿苋属 Portulaca

# 大花马齿苋
*Portulaca grandiflora* Hook.

| 植物别名 | 龙须牡丹、洋马齿苋。

| 蒙 文 名 | 高要木苏格－娜仁－诺高。

| 药 材 名 | 马齿苋（药用部位：全草）。

| 形态特征 | 一年生草本，高 10～30 cm。茎平卧或斜升，紫红色，多分枝，节上丛生毛。叶密集枝端，较下的叶分开，不规则互生，叶片细圆柱形，无毛。花单生或数朵簇生枝端，直径 2.5～4 cm，日开夜闭；总苞 8～9，叶状，轮生，具白色长柔毛；花瓣 5 或为重瓣，倒卵形，先端微凹，长 12～30 mm，红色、紫色或黄白色。蒴果近椭圆形，盖裂；种子细小，多数，圆肾形，直径不超过 1 mm。花期 6～9

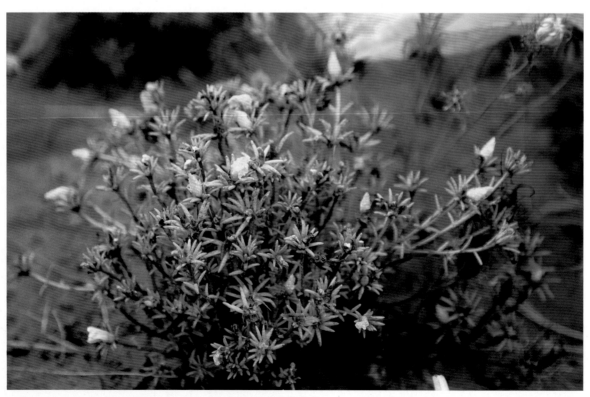

大花马齿苋

月，果期 8 ~ 11 月。

| **生境分布** | 生于山坡、田野间。内蒙古各地均有栽培。

| **资源情况** | 栽培资源丰富。药材来源于栽培。

| **采收加工** | 夏、秋季采收，除去杂质，晒干。

| **功能主治** | 酸，寒。凉血止血，清热，解毒消肿。用于咽喉肿痛，烫伤，跌打损伤，疮疖肿毒，丹毒，热淋，便血，崩漏，痔疮出血。

| **用法用量** | 内服煎汤，10 ~ 15 g。外用适量，鲜品捣敷；或煎汤洗。

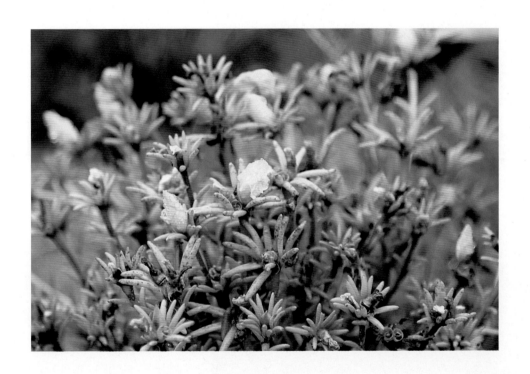

落葵科 Basellaceae 落葵属 Basella

# 落葵
*Basella alba* L.

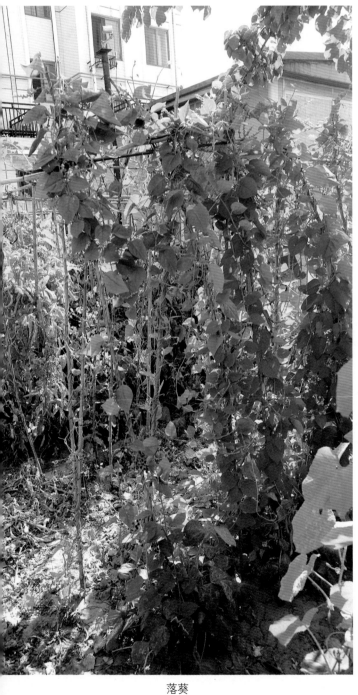

落葵

| 植物别名 |

藤罗菜、藤七、红藤菜。

| 蒙 文 名 |

哈鲁玛－其其格。

| 药 材 名 |

落葵（药用部位：全草或叶）、落葵花（药用部位：花）、落葵子（药用部位：果实）。

| 形态特征 |

一年生缠绕草本，长达 4 m。茎无毛，肉质，绿色或稍紫红色；叶卵形或近圆形，长 3 ~ 9 cm，先端短尾尖，基部微心形或圆；叶柄长 1 ~ 3 cm。穗状花序腋生，长 3 ~ 15（~ 20）cm；苞片极小，早落，小苞片 2，萼状，长圆形；花被片淡红色或淡紫色，卵状长圆形，全缘，先端内褶，下部白色，联合成筒；雄蕊着生于花被筒口，花丝短，基部宽扁，白色，花药淡黄色；柱头椭圆形。果实球形，直径 5 ~ 6 mm，红色、深红色至黑色，多汁液，外包宿存小苞片及花被。花期 5 ~ 9 月，果期 7 ~ 10 月。

| **生境分布** | 生于海拔 2 000 m 以下的地区。内蒙古巴彦淖尔市有栽培。

| **资源情况** | 无野生资源。药材来源于栽培。

| **采收加工** | 落葵：夏、秋季采收，洗净，除去杂质，鲜用或晒干。
落葵花：春、夏季花开时采摘花，鲜用。
落葵子：7 ~ 10 月果实成熟后采收果实，晒干。

| **功能主治** | 落葵：滑肠通便，清热利湿，凉血解毒，活血。用于大便秘结，小便短涩，痢疾，热毒疮疡，跌打损伤。
落葵花：凉血解毒。用于痘毒，乳头破裂。
落葵子：润泽肌肤，美容。用于皮肤枯涩。

| **用法用量** | 落葵：内服煎汤，10 ~ 15 g，鲜品 30 ~ 60 g。外用适量，鲜品捣敷；或捣汁涂。
落葵花：外用适量，鲜品捣汁涂。
落葵子：外用适量，研末调敷，用作面脂。

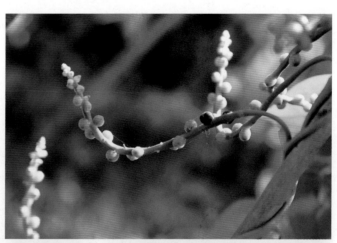

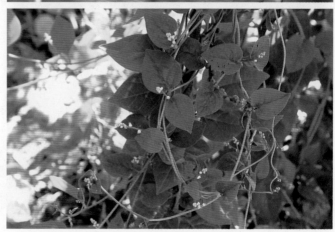

石竹科 Caryophyllaceae  拟漆姑属 Spergularia

# 拟漆姑 *Spergularia salina* J.

| **植物别名** | 牛漆姑草。

| **蒙 文 名** | 达嘎玛力格－萨很－额布苏。

| **药 材 名** | 拟漆姑（药用部位：全草）。

| **形态特征** | 一年生草本，高 10 ~ 30 cm。茎丛生，铺散，多分枝，上部密被柔毛。
叶片线形，长 5 ~ 30 mm，宽 1 ~ 1.5 mm，先端钝，具凸尖，近平
滑或疏生柔毛；托叶宽三角形，长 1.5 ~ 2 mm，膜质。花集生茎顶
或叶腋，成总状聚伞花序，果时下垂，花梗稍短于萼片，果时稍伸长，
密被腺柔毛；萼片卵状长圆形，长 3.5 mm，宽 1.5 ~ 1.8 mm，外面
被腺柔毛，具白色宽膜质边缘；花瓣淡粉紫色或白色，卵状长圆形

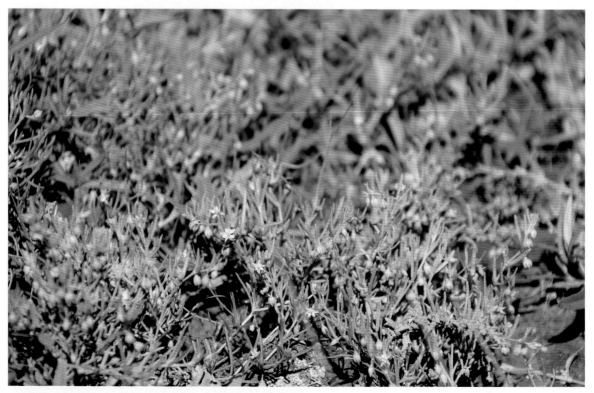

拟漆姑

或椭圆状卵形，长约 2 mm，先端钝；雄蕊 5；子房卵形。蒴果卵形，长 5 ~ 6 mm，3 瓣裂；种子近三角形，略扁，长 0.5 ~ 0.7 mm，表面有乳头状突起，多数种子无翅，部分种子具翅。花期 5 ~ 7 月，果期 6 ~ 9 月。

| **生境分布** | 生于盐化草甸及砂质轻度盐碱地。分布于内蒙古呼伦贝尔市（新巴尔虎左旗、新巴尔虎右旗）、通辽市（科尔沁左翼中旗、科尔沁左翼后旗）、赤峰市（巴林右旗、克什克腾旗）、乌兰察布市（卓资县、凉城县）、呼和浩特市（武川县）、包头市（土默特右旗、九原区、达尔罕茂明安联合旗）、巴彦淖尔市（临河区、磴口县、乌拉特后旗）、鄂尔多斯市（准格尔旗）、阿拉善盟（阿拉善左旗、阿拉善右旗）。

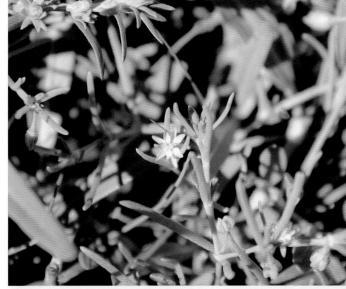

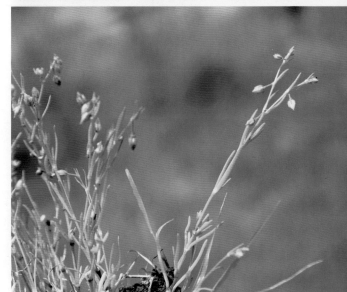

| **资源情况** | 野生资源较丰富。药材来源于野生。

| **采收加工** | 夏、秋季采集，晒干。

| **功能主治** | 清热解毒。用于湿疹，丹毒，瘰疬，无名肿毒，毒蛇咬伤，鼻渊，龋齿，跌打内伤。

| **用法用量** | 内服煎汤，9 ~ 15 g；或研末。外用适量，捣汁涂；或捣敷。

石竹科 Caryophyllaceae 孩儿参属 *Pseudostellaria*

# 孩儿参
*Pseudostellaria heterophylla* (Miq.) Pax

| 植物别名 | 孩儿参、童参、异叶假繁缕。

| 蒙 文 名 | 毕其乐 – 奥日好代。

| 药 材 名 | 太子参（药用部位：块根）。

| 形态特征 | 多年生草本，高 15 ~ 20 cm。块根长纺锤形，具须根，淡灰黄色。茎细弱、直立，单生，被 2 列短毛。茎下部叶常 1 ~ 2 对，叶片倒披针形，先端钝尖，基部渐狭成长柄状；茎上部叶 2 ~ 3 对，叶片宽卵形或菱状卵形，长 3 ~ 6 cm，宽 0.2 ~ 1.7（~ 2）cm，先端渐尖，基部渐狭，上面无毛，下面沿脉疏生柔毛。开花受精花 1 ~ 3，腋生或呈聚伞花序；花梗长 1 ~ 2 cm，有时长达 4 cm，被短柔毛；

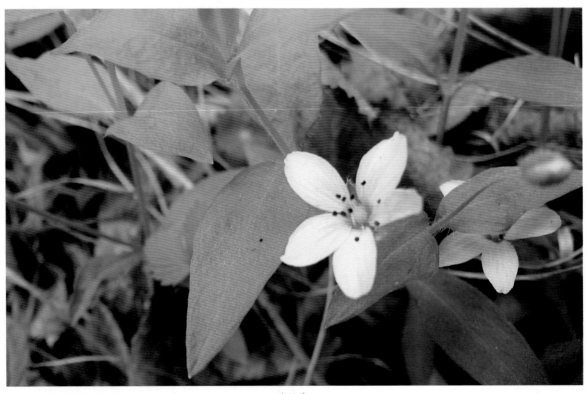

孩儿参

萼片 5，狭披针形，长约 5 mm，先端渐尖，外面及边缘疏生柔毛；花瓣 5，白色，长圆形或倒卵形，长 7 ~ 8 mm，先端 2 浅裂；雄蕊 10，短于花瓣；子房卵形，花柱 3，微长于雄蕊，柱头头状。闭花受精花具短梗；萼片疏生多细胞毛。蒴果宽卵形，含少数种子，先端不裂或 3 瓣裂；种子褐色，扁圆形，长约 1.5 mm，具疣状突起。花期 6 ~ 7 月，果期 7 ~ 8 月。

| **生境分布** | 生于阔叶林的山地草甸、林下阴湿处。分布于内蒙古赤峰市（巴林右旗）、乌兰察布市（察哈尔右翼中旗）、包头市（土默特右旗）。

| **资源情况** | 野生资源较少，栽培资源丰富。药材来源于栽培。

| **采收加工** | 6 ~ 7 月初大部分植株枯黄倒苗后，除留种地外，应立即采挖，若延迟不收，遇多雨天气，块根易腐烂。收获时，先除去茎叶，后挖取块根，要避免碰伤芽头，保持参体完整。采挖后用清水洗净参体，搓去须根，薄摊于晒场或晒席上直接晒干。或将参体置通风干燥的室内摊晾 1 ~ 2 天，使根部失水变软后，再用清水洗净，投入沸水中，烫 2 ~ 3 min，取出立即摊放于晒场或晒席上暴晒，至全干。

| **药材性状** | 本品细长纺锤形或细长条形，稍弯曲，长 2 ~ 8 cm，少数可达 12 cm，直径 2 ~ 6 mm，先端残留极短的茎基或芽痕，下部渐细成尾状。表面黄白色至土黄色，较光滑，略具不规则的细纵皱纹及横向凹陷，其间有须根痕。质硬脆，易折断，断面平坦，类白色或黄白色，角质样；晒干者类白色，有粉性。气微，味微甘。

| **功能主治** | 甘、苦，微温。归心、脾、肺经。益气健脾，生津润肺。用于脾虚体倦，食欲不振，病后虚弱，气阴不足，自汗口渴，肺燥干咳。

| **用法用量** | 内服煎汤，10 ~ 30 g。

石竹科 Caryophyllaceae　孩儿参属 Pseudostellaria

# 蔓孩儿参
*Pseudostellaria davidii* (Franch.) Pax

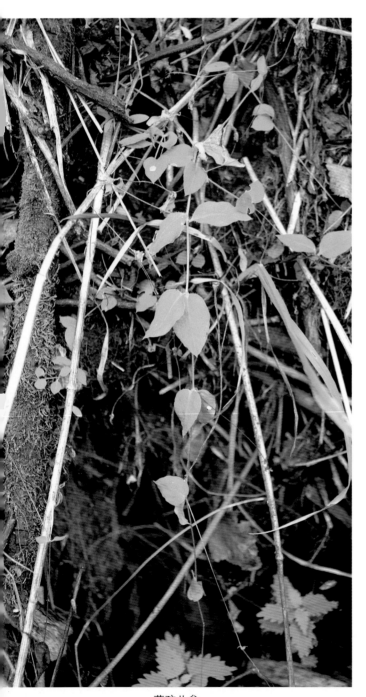

蔓孩儿参

| 植物别名 |

蔓假繁缕。

| 蒙 文 名 |

哲乐图 – 毕其乐 – 奥日好代。

| 药 材 名 |

蔓孩儿参（药用部位：块根）。

| 形态特征 |

多年生草本。块根纺锤形。茎匍匐，细弱，长 60 ~ 80 cm，稀疏分枝，被 2 列毛。叶片卵形或卵状披针形，长 2 ~ 3 cm，宽 1.2 ~ 2 cm，先端急尖，基部圆形或宽楔形，具极短柄，边缘具缘毛。开花受精花单生茎中部以上叶腋；花梗细，长 3.8 cm，被 1 列毛；萼片 5，披针形，长约 3 mm，外面沿中脉被柔毛；花瓣 5，白色，长倒卵形，全缘，比萼片长 1 倍；雄蕊 10，花药紫色，比花瓣短；花柱 3，稀 2。闭花受精花通常 1 ~ 2，匍匐枝多时则花更多，腋生；花梗长约 1 cm，被毛；萼片 4，狭披针形，长约 3 mm，宽 0.8 ~ 1 mm，被柔毛；雄蕊退化；花柱 2。蒴果宽卵圆形，稍长于宿存萼；种子圆肾形或近球形，直径约 1.5 mm，表面具棘凸。花期 5 ~

7 月，果期 7 ~ 8 月。

| **生境分布** | 生于山地林下及沟谷。分布于内蒙古锡林郭勒盟（西乌珠穆沁旗）。

| **资源情况** | 野生资源较少。药材来源于野生。

| **采收加工** | 秋季采收，洗净，鲜用或晒干。

| **药材性状** | 本品呈纺锤形。气微，味微苦、涩。

| **功能主治** | 益气生津，健脾。用于肺虚咳嗽，心悸，口渴，脾虚泄泻，食欲不振，肝炎，神经衰弱，小儿病后体弱无力，自汗，盗汗。

| **用法用量** | 内服煎汤，10 ~ 30 g。

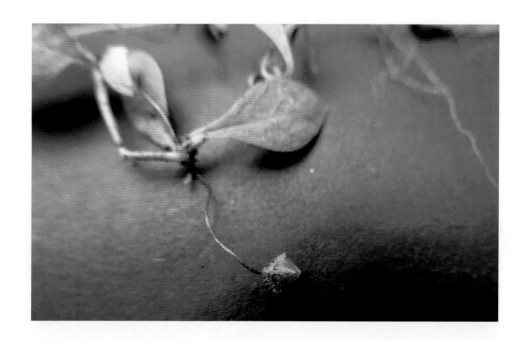

石竹科 Caryophyllaceae 卷耳属 Cerastium

# 簇生卷耳
*Cerastium fontanum* Baumg. subsp. *triviale* (Link) Jalas

| **植物别名** | 喜泉卷耳。

| **蒙 文 名** | 萨嘎拉嘎日 – 陶高润其日。

| **药 材 名** | 簇生卷耳（药用部位：全草）。

| **形态特征** | 一年生、二年生或多年生草本，高 15 ~ 30 cm。茎单生或丛生，近直立，被白色短柔毛和腺毛，基生叶叶片近匙形或倒卵状披针形，基部渐狭成柄状，两面被短柔毛；茎生叶近无柄，叶片卵形、狭卵状长圆形或披针形，长 1 ~ 3（~ 4）cm，宽 3 ~ 10（~ 12）mm，先端急尖或钝尖，两面均被短柔毛，边缘具缘毛。聚伞花序顶生；苞片草质；花梗细，长 5 ~ 25 mm，密被长腺毛，花后弯垂；花柱 5，

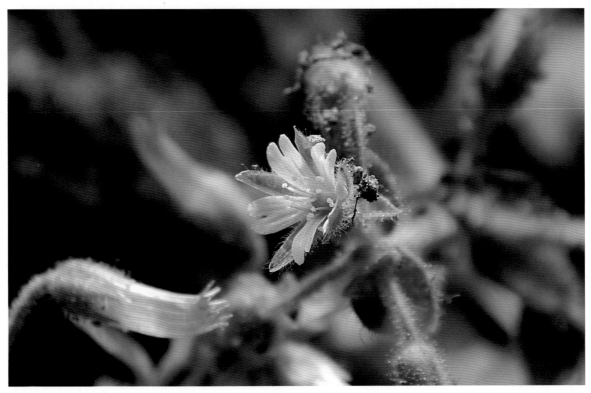

簇生卷耳

短线形。蒴果圆柱形，长 8 ~ 10 mm，长为宿存萼的 2 倍，先端 10 齿裂；种子褐色，具瘤状突起。花期 5 ~ 8 月。

| **生境分布** | 中生植物。生于山地林缘杂草间或疏松砂质土中。

| **资源情况** | 野生资源较少。药材来源于野生。

| **采收加工** | 春、夏季采收，晒干。

| **功能主治** | 清热解毒，消肿止痛。用于感冒，乳痈初起，疔疽肿痛。

| **用法用量** | 内服煎汤，25 ~ 50 g。外用适量，鲜品捣敷。

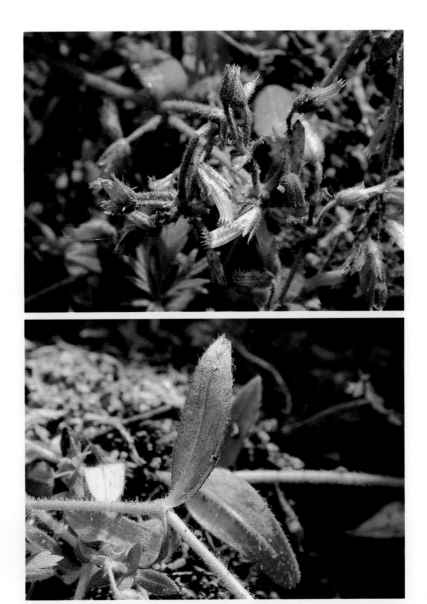

石竹科 Caryophyllaceae 卷耳属 Cerastium

# 卷耳
*Cerastium arvense* L. var. *arvense*

| **植物别名** | 狭叶卷耳、细叶卷耳、无毛卷耳。

| **蒙 文 名** | 淘高仁朝日。

| **药 材 名** | 卷耳（药用部位：全草）。

| **形态特征** | 多年生草本，高 10 ~ 35 cm。茎基部匍匐，上部直立，绿色并带淡紫红色，下部被下向的毛，上部混生腺毛。叶片线状披针形或长圆状披针形，长 1 ~ 2.5 cm，宽 1.5 ~ 4 mm，先端急尖，基部楔形，抱茎，被疏长柔毛，叶腋具不育短枝。聚伞花序顶生，具 3 ~ 7 花；苞片披针形，草质，被柔毛，边缘膜质；花梗细，长 1 ~ 1.5 cm，密被白色腺柔毛；萼片 5，披针形，长约 6 mm，宽 1.5 ~ 2 mm，先

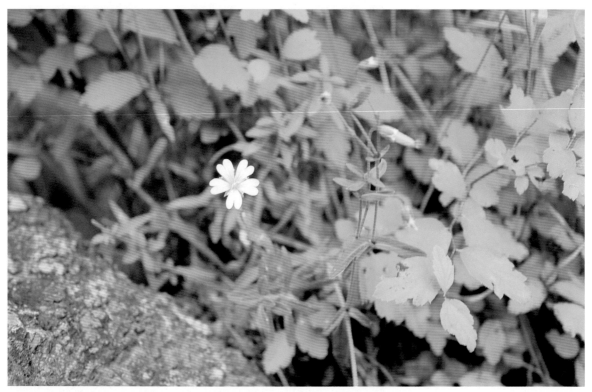

卷耳

端钝尖，边缘膜质，外面密被长柔毛；花瓣 5，白色，倒卵形，比萼片长 1 倍或更长，先端 2 裂，深达 1/4 ～ 1/3；雄蕊 10，短于花瓣；花柱 5，线形。蒴果长圆形，较宿存萼长 1/3，先端倾斜，10 齿裂；种子肾形，褐色，略扁，具瘤状突起。花期 5 ～ 8 月，果期 7 ～ 9 月。

| **生境分布** | 生于山地林缘、草甸、山沟溪边。分布于内蒙古呼伦贝尔市（根河市、牙克石市、鄂伦春自治旗、海拉尔区、扎赉诺尔区）、兴安盟（阿尔山市、科尔沁右翼前旗）、通辽市（扎鲁特旗）、赤峰市（阿鲁科尔沁旗、巴林右旗、翁牛特旗、克什克腾旗、喀喇沁旗）、锡林郭勒盟（正镶白旗、锡林浩特市、太仆寺旗、苏尼特右旗、西乌珠穆沁旗）、乌兰察布市（察哈尔右翼中旗、兴和县、丰镇市、卓资县）、呼和浩特市（武川县、和林格尔县）、包头市（固阳县）。

| **资源情况** | 野生资源丰富。药材来源于野生。

| **采收加工** | 春、夏季采收，晒干。

| **药材性状** | 本品茎基部匍匐，上部直立，绿色并带淡紫红色，下部被下向的毛，上部混生腺毛。叶片线状披针形或长圆状披针形，先端急尖，基部楔形，抱茎，被疏长柔毛。苞片披针形，草质，被柔毛，边缘膜质；花梗细，密被白色腺柔毛；萼片 5，披针形，先端钝尖，边缘膜质，外面密被长柔毛；花瓣 5，白色，倒卵形，比萼片长 1 倍或更长。蒴果长圆形。质脆，易折断。气香，味苦、涩。

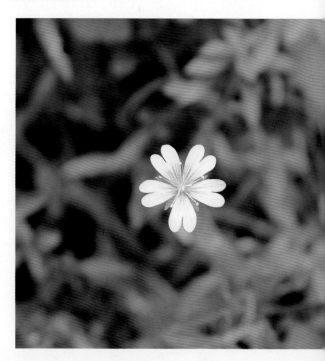

| **功能主治** | 清热解表，降血压，解毒。用于头风，头晕，湿痹拘挛，目赤，目翳，风癫，疔肿，热毒疮疡，皮肤瘙痒。

| **用法用量** | 内服煎汤，15 ～ 25 g。外用鲜品捣敷。

石竹科 Caryophyllaceae 繁缕属 Stellaria

# 鸡肠繁缕 *Stellaria neglecta* Weihe ex Bluff et Fingerh.

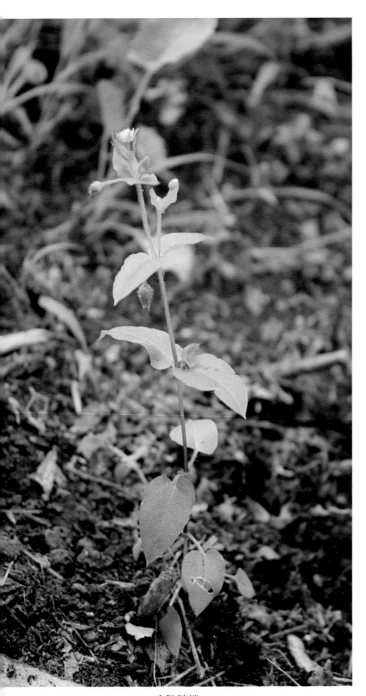

鸡肠繁缕

| 植物别名 |

鸡肠繁缕。

| 蒙 文 名 |

萨查格－阿吉嘎纳。

| 药 材 名 |

鸡肚肠草（药用部位：全草）。

| 形态特征 |

一年生或二年生草本，高 10 ～ 20 cm。茎较柔弱，上升，稍分枝，被 1 列毛。最下部叶有柄，柄长 3 ～ 5 mm，稍扁平，上面具槽，基部稍宽，抱茎，中下部两侧常疏生睫毛，叶片较小，卵形或卵状披针形；其他叶无柄或近无柄，卵形或广卵形，长 7 ～ 10 mm，宽 4 ～ 7 mm，基部圆形或钝圆，先端急尖，两面无毛，中脉较明显。二歧聚伞花序顶生，花序分枝较长，被 1 列毛；苞片较小，叶状；花梗长 4 ～ 15 mm，被 1 列短毛；萼片卵状披针形或卵状长圆形，长 3 ～ 4 mm，先端较钝，边缘膜质，背部多少被多细胞的软毛；花瓣白色，比萼片稍短，2 深裂，几达基部，裂片近线形，基部渐狭，先端渐尖；雄蕊通常 8 ～ 10，花丝向基部渐加宽；

花柱 3。蒴果卵形，比宿存萼稍长，6 瓣裂，具多数种子；种子近圆形，两侧近扁平，褐色，直径超过 1 mm，表面被数列低的小突起，突起基部呈放射状，边缘被数列圆锥状的尖突起。花期 6 ~ 7 月，果期 7 ~ 8 月。

| **生境分布** | 生于草原、河边、林中、山坡、湿草甸、溪边、杂木林中。分布于内蒙古呼伦贝尔市（海拉尔区、莫力达瓦达斡尔族自治旗、鄂伦春自治旗、陈巴尔虎旗、牙克石市）。

| **资源情况** | 野生资源较少。药材来源于野生。

| **采收加工** | 夏、秋季花开时采收，除去杂质，洗去泥土，晒干。

| **功能主治** | 苦，微寒。清热解毒，抗菌消炎。用于牙痛，疖肿，乳腺炎，尿路感染。

| **用法用量** | 内服煎汤，15 ~ 30 g。外用适量，鲜品捣敷。

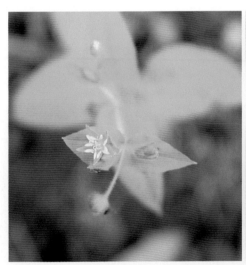 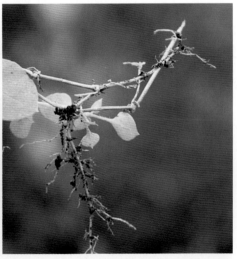

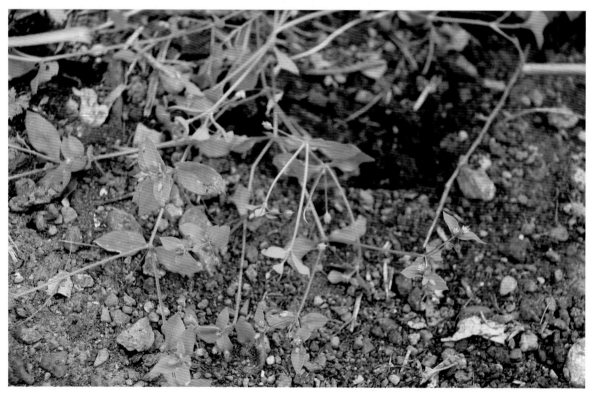

石竹科 Caryophyllaceae 繁缕属 Stellaria

# 繁缕
*Stellaria media* (L.) Cyr.

| **植物别名** | 鹅耳伸筋、鸡儿肠、繁蒌。 |

| **蒙 文 名** | 阿吉嘎纳。 |

| **药 材 名** | 繁缕（药用部位：全草）。 |

| **形态特征** | 一年生或二年生草本，高 10 ~ 30 cm。茎俯仰或上升，基部多少分枝，常带淡紫红色，被 1 ( ~ 2) 列毛。叶片宽卵形或卵形，长 1.5 ~ 2.5 cm，宽 1.1 ~ 1.5 cm，先端渐尖或急尖，基部渐狭或近心形，全缘；基生叶具长柄，上部叶常无柄或具短柄。疏聚伞花序顶生；花梗细弱，具 1 列短毛，花后伸长，下垂，长 7 ~ 14 mm；萼片 5，卵状披针形，长约 4 mm，先端稍钝或近圆形，边缘宽膜质，外面被短腺毛；花瓣 |

繁缕

白色，长椭圆形，比萼片短，深 2 裂达基部，裂片近线形；雄蕊 3 ～ 5，短于花瓣；花柱 3，线形。蒴果卵形，稍长于宿存萼，先端 6 裂，具多数种子；种子卵圆形至近圆形，稍扁，红褐色，直径 1 ～ 1.2 mm，表面具半球形瘤状突起，脊较显著。花期 6 ～ 7 月，果期 7 ～ 8 月。

| **生境分布** | 生于村舍附近杂草地、农田中。分布于内蒙古呼伦贝尔市（海拉尔区、莫力达瓦达斡尔族自治旗、鄂伦春自治旗、陈巴尔虎旗、牙克石市）、通辽市（扎鲁特旗、霍林郭勒市）、赤峰市（元宝山区、喀喇沁旗、敖汉旗）、锡林郭勒盟（锡林浩特市、太仆寺旗）、乌兰察布市（卓资县、四子王旗）、呼和浩特市（土默特左旗、武川县）、包头市（固阳县、土默特右旗）、鄂尔多斯市（乌审旗）。

| **资源情况** | 野生资源丰富。药材来源于野生。

| **采收加工** | 夏、秋季采收，除去杂质，洗去泥土，晒干。

| **功能主治** | 甘、酸，凉。清热解毒，凉血消痈，活血祛瘀，下乳，利尿。用于痢疾，肠痈，肺痈，乳痈，疔疮肿毒，痔疮肿痛，出血，跌打伤痛，产后瘀滞腹痛，乳汁不下。

| **用法用量** | 内服煎汤，30 ～ 60 g。外用适量，鲜品捣敷。

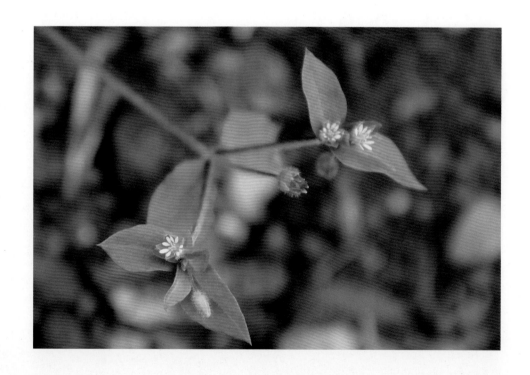

石竹科 Caryophyllaceae 繁缕属 Stellaria

# 叉歧繁缕 *Stellaria dichotoma* L.

| **植物别名** | 歧枝繁缕、双歧繁缕、叉繁缕。

| **蒙文名** | 图门 – 章给拉嘎。

| **药材名** | **中药** 叉繁缕（药用部位：全草）。
 **蒙药** 图门 – 章给拉嘎（药用部位：根）。

| **形态特征** | 多年生草本，高 15 ~ 30（~ 60）cm，全株呈扁球形，被腺毛。主根粗壮，圆柱形。茎丛生，圆柱形，多次二歧分枝，被腺毛或短柔毛。叶片卵形或卵状披针形，先端急尖或渐尖，基部圆形或近心形，微抱茎，全缘，两面被腺毛或柔毛，稀无毛。聚伞花序顶生，具多数花；花梗细。蒴果宽卵形，比宿存萼短；种子卵圆形，褐黑色，微扁，

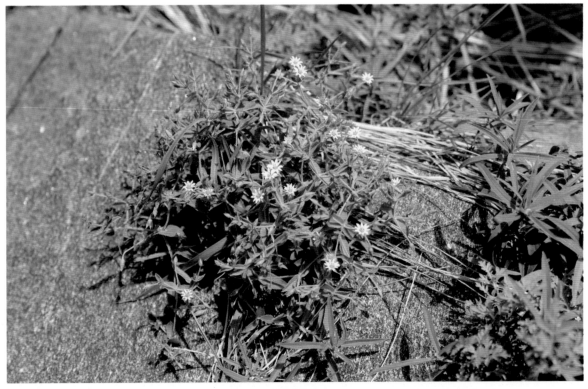

叉歧繁缕

脊具少数疣状突起。花期 5 ~ 6 月，果期 7 ~ 8 月。

| 生境分布 | 生于深林带和草原带的向阳石质山坡、石缝间或固定沙丘。分布于内蒙古呼伦贝尔市（额尔古纳市、根河市、扎兰屯市、新巴尔虎右旗、陈巴尔虎旗、牙克石市、满洲里市、扎赉诺尔区）、兴安盟（科尔沁右翼前旗、科尔沁右翼中旗、突泉县、乌兰浩特市）、通辽市（扎鲁特旗）、赤峰市（阿鲁科尔沁旗、巴林右旗、巴林左旗、克什克腾旗、林西县、宁城县）、锡林郭勒盟（锡林浩特市、苏尼特左旗、苏尼特右旗、西乌珠穆沁旗、正镶白旗）、乌兰察布市（察哈尔右翼后旗、四子王旗）、包头市（固阳县）、巴彦淖尔市（乌拉特前旗、乌拉特后旗）、呼和浩特市（土默特左旗）。

| 资源情况 | 野生资源丰富。药材来源于野生。

| 采收加工 | **中药** 叉繁缕：夏季采收，除去泥土，晒干。
**蒙药** 图门 – 章给拉嘎：秋季采挖，除去残茎及须根，洗净泥土，晒干。

| 药材性状 | **中药** 叉繁缕：本品长约 60 cm。主根粗壮，圆柱形，多分枝。茎数回二歧分枝，密被腺毛。叶对生，完整叶片卵形、卵状长圆形或卵状披针形，长 2 ~ 2.5 cm，先端急尖，基部圆钝，两面有腺毛或短柔毛，暗绿色。花多数成聚伞花序；萼片 5，披针形；花瓣 5，白色，长圆形，先端 2 裂；雄蕊 10；花柱 3，丝形，子房卵形。蒴果长于宿存萼。种子多数。气微，味淡。

| 功能主治 | **中药** 叉繁缕：甘，微寒。清热凉血。用于肺结核发热，久疟发热，盗汗，骨蒸。
**蒙药** 图门 – 章给拉嘎：清肺，止咳，锁脉，止血。用于肺热咳嗽，慢性支气管炎，肺脓肿。

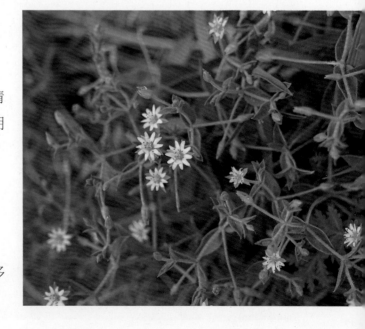

| 用法用量 | **中药** 叉繁缕：内服煎汤，6 ~ 12 g。
**蒙药** 图门 – 章给拉嘎：多配方用。

石竹科 Caryophyllaceae 繁缕属 Stellaria

# 银柴胡
*Stellaria dichotoma* L. var. *lanceolata* Bge.

| **植物别名** | 牛胆根、沙参儿、披针叶叉繁缕。

| **蒙文名** | 那林－那布其特－图门－章给拉嘎。

| **药材名** | **中药** 银柴胡（药用部位：根）。
　　　　　　**蒙药** 那林－那布其特－特门－章给拉嘎（药用部位：根）。

| **形态特征** | 多年生草本。茎簇生，数回叉状分枝，节稍膨大，密被毛茸。叶对生，披针形，上面疏被毛或几无毛，下面被短毛。聚伞花序花梗细，有柔毛；萼片 5，披针形，边缘白色，膜质；花瓣 5，白色，与萼片近等长，先端 2 裂；雄蕊 10；子房上位，花柱 3，丝状。蒴果近球形，成熟时先端 6 裂。花期 6 ~ 7 月，果期 8 ~ 9 月。

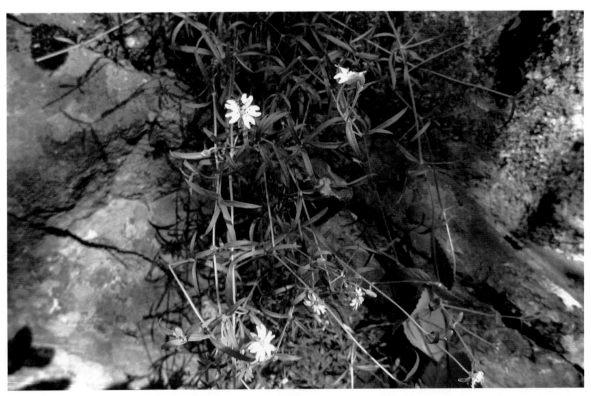

银柴胡

| **生境分布** | 生于固定或半固定沙丘、向阳石质山坡、山顶石缝及草原。分布于内蒙古呼伦贝尔市（额尔古纳市、牙克石市、新巴尔虎左旗、新巴尔虎右旗、鄂温克族自治旗）、兴安盟（科尔沁右翼前旗）、赤峰市（巴林右旗、阿鲁科尔沁旗、巴林右旗、翁牛特旗、克什克腾旗、红山区）、锡林郭勒盟（锡林浩特市、阿巴嘎旗、西乌珠穆沁旗、太仆寺旗、苏尼特左旗、镶黄旗）、乌兰察布市（化德县、卓资县、商都县、察哈尔右翼前旗、察哈尔右翼后旗）、呼和浩特市（托克托县、武川县）、鄂尔多斯市（准格尔旗、乌审旗、达拉特旗）、巴彦淖尔市（五原县）。 |

| **资源情况** | 野生资源丰富。药材来源于野生。 |

| **采收加工** | **中药**　银柴胡：秋季采挖根部，除去残茎及须根，洗净泥土，晒干。 |

| **药材性状** | **中药**　银柴胡：本品呈类圆柱形，偶有分枝，长 15 ～ 40 cm，直径 1 ～ 2.5 cm。表面淡黄色或黄白色，有扭曲的纵皱纹及支根痕，具孔状凹陷，习称"沙眼"。先端有密集的疣状凸起的茎痕，习称"珍珠盘"。质硬而脆，易折断，断面有裂隙，皮部甚薄，木部有黄白相间的放射状纹理。气微，味甘。 |

| **功能主治** | **中药**　银柴胡：甘、苦，微寒。退虚热，清疳热。用于阴虚潮热，骨蒸劳热，久疟，小儿疳热。<br>**蒙药**　那林－那布其特－特门－章给拉嘎：甘，凉。清肺，止咳，愈伤，止血。用于肺热咳嗽，慢性支气管炎，肺脓肿。 |

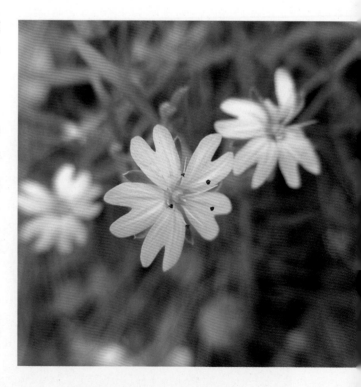

| **用法用量** | **中药**　银柴胡：内服煎汤，3 ～ 9 g；或入丸、散剂。<br>**蒙药**　那林－那布其特－特门－章给拉嘎：多配方用。 |

石竹科 Caryophyllaceae 繁缕属 Stellaria

# 沙地繁缕 *Stellaria gypsophyloides* Fenzl.

| 植物别名 | 霞草状繁缕。

| 蒙 文 名 | 台日力格 – 阿吉干纳。

| 药 材 名 | **中药** 银柴胡（药用部位：根）。
　　　　　　**蒙药** 台日力格 – 阿吉干纳（药用部位：根）。

| 形态特征 | 一年生、二年生或多年生草本，高 15 ~ 30 cm。茎单生或丛生，近直立，被白色短柔毛和腺毛。基生叶叶片近匙形，两面被短柔毛；茎生叶近无柄，叶片卵形，两面均被短柔毛，边缘具缘毛。聚伞花序顶生；苞片草质；花梗细，密被长腺毛，花后弯垂；萼片 5，长圆状披针形，外面密被长腺毛，边缘中部以上膜质；花瓣 5，白色，

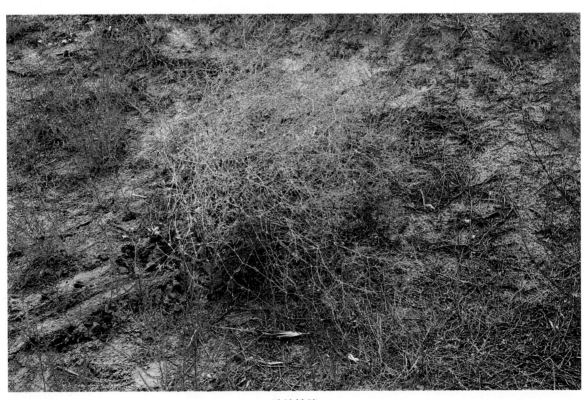

沙地繁缕

倒卵状长圆形，先端 2 浅裂，无毛；雄蕊短于花瓣，花丝扁线形，无毛；花柱 5，短线形。蒴果圆柱形，长为宿存萼的 2 倍，先端 10 齿裂；种子褐色，具瘤状突起。花期 5 ～ 8 月，果期 7 ～ 9 月。

| 生境分布 |　旱生植物。生于流动或半流动的沙丘、沙地及荒漠草原。分布于内蒙古包头市（达尔罕茂明安联合旗）。

| 资源情况 |　野生资源较丰富。药材来源于野生。

| 采收加工 |　**中药**　银柴胡：秋季采挖，除去茎、叶及须根，洗净，晒干。

| 功能主治 |　**中药**　银柴胡：退虚热，清疳热。用于阴虚潮热，骨蒸劳热，久疟，小儿疳热。
　　　　　　　**蒙药**　台日力格 – 阿吉干纳：止咳，愈伤，止血。用于肺热咳嗽，慢性支气管炎，肺脓肿。

| 用法用量 |　**中药**　银柴胡：内服煎汤，3 ～ 9 g；或入丸、散剂。
　　　　　　　**蒙药**　台日力格 – 阿吉干纳：多配方用。

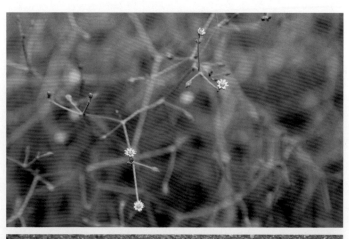

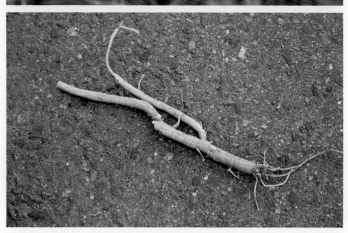

石竹科 Caryophyllaceae 繁缕属 Stellaria

# 翻白繁缕 Stellaria discolor Turcz.

| 植物别名 | 异色繁缕。

| 蒙文名 | 阿拉格 – 阿吉嘎纳。

| 药材名 | 翻白繁缕（药用部位：全草）。

| 形态特征 | 多年生草本，高 10 ~ 20 cm。根茎细长，淡黄白色，节部具鳞叶和须根。茎纤细，斜倚，多分枝，四棱形。叶无柄，披针形，长 2 ~ 4.5 cm，宽 0.3 ~ 1 cm，先端渐尖，基部近圆形或宽楔形，全缘，上面绿色，中脉下凹，下面淡灰绿色，中脉明显凸起。聚伞花序顶生或腋生；总花梗细长，有光泽；苞片披针形，长 3 ~ 5 mm，先端长渐尖，边缘宽膜质；花梗纤细，长 1 ~ 2 cm，常下弯；萼片披针形，长约

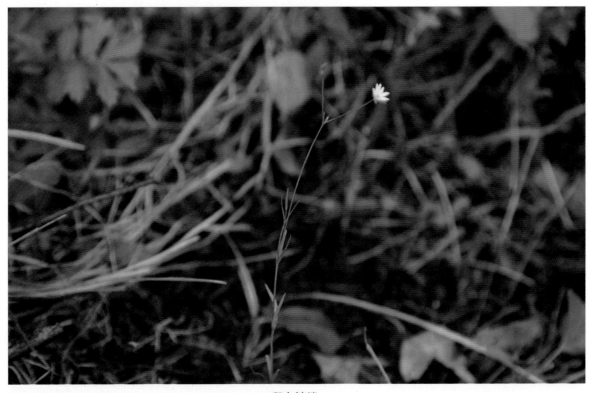

翻白繁缕

5 mm，先端长渐尖，边缘宽膜质，具 3 脉；花瓣白色，与萼片等长、稍长或稍短，二叉状深裂，裂片近条形；雄蕊 10，比花瓣短；子房宽卵形，花柱 3。蒴果宽卵形，稍短于萼片，6 瓣裂，具多数种子；种子肾圆形，稍扁，长约 1 mm，表面被皱纹状突起。花果期 6 ~ 8 月。

| **生境分布** | 生于森林带及草原带的沟谷溪边、河岸林下。分布于内蒙古呼伦贝尔市（额尔古纳市、鄂伦春自治旗、牙克石市）、兴安盟（科尔沁右翼前旗、科尔沁右翼中旗、扎赉特旗）、通辽市（扎鲁特旗、科尔沁左翼后旗）、赤峰市（喀喇沁旗、阿鲁科尔沁旗、宁城县、敖汉旗）、锡林郭勒盟（多伦县）、呼和浩特市、包头市。

| **资源情况** | 野生资源稀少。药材来源于野生。

| **采收加工** | 春季采收，洗净泥土，阴干。

| **功能主治** | 提脓拔毒，破血，下乳汁。用于积年恶疮、痔不愈。

| **用法用量** | 内服煎汤，10 ~ 25 g。外用适量，鲜品捣敷。

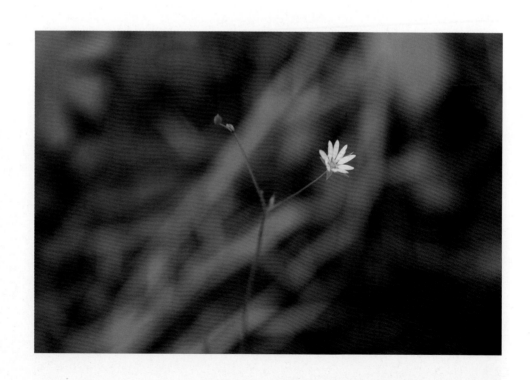

石竹科 Caryophyllaceae 繁缕属 Stellaria

# 雀舌草 *Stellaria uliginosa* Murr.

| **植物别名** | 雀舌繁缕。

| **蒙 文 名** | 和乐力格 – 阿吉嘎纳。

| **药 材 名** | 天蓬草（药用部位：全草）。

| **形态特征** | 二年生草本，高 5 ~ 15 cm，全株无毛。茎纤细，丛生，四棱形，下部平卧，上部有稀疏分枝，高 15 ~ 30 cm，绿色或带紫色。叶对生，无柄；叶片长卵形或卵状披针形，长 5 ~ 15 mm，宽 2 ~ 4 mm，两端尖锐，全缘或呈浅波状。聚伞花序顶生或腋生；花白色，花柄细长如丝；萼片 5，披针形，先端尖，边缘膜质，光滑；花瓣 5，与萼片等长或比萼片稍短，2 深裂几达基部；雄蕊 5；子房卵形，花柱

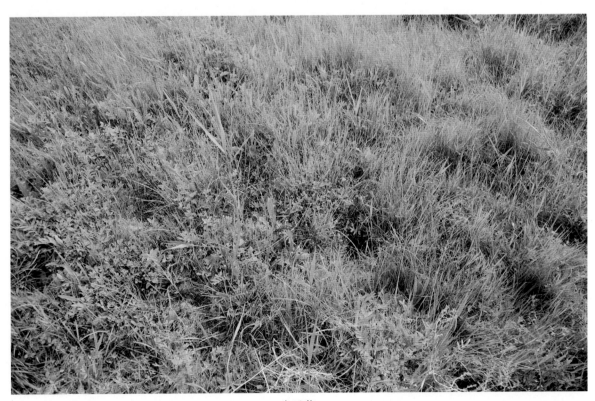

雀舌草

2 ～ 3。蒴果较宿存萼稍长，成熟时 6 瓣裂。花期春季。

| **生境分布** | 生于森林草原带的河滩湿草地、农田湿地。分布于内蒙古呼伦贝尔市（额尔古纳市）、兴安盟（科尔沁右翼前旗）、赤峰市（翁牛特旗）、锡林郭勒盟（苏尼特左旗）。

| **资源情况** | 野生资源较少。药材来源于野生。

| **采收加工** | 春季采收，洗净泥土，阴干。

| **药材性状** | 本品长 15 ～ 30 cm，污绿色。叶对生，完整叶片长圆形或卵状披针形，长 5 ～ 15 mm，宽 2 ～ 4 mm，先端渐尖，全缘或呈浅波状。聚伞花序顶生或腋生；萼片 5，披针形，先端尖，光滑；花瓣 5，白色，2 深裂；雄蕊 5；花柱 2 ～ 3。蒴果较宿存萼稍长，成熟时 6 瓣裂。气微，味淡。

| **功能主治** | 甘、微苦，温。祛风散寒，发汗解表。用于伤风感冒，痢疾，痔漏，跌打损伤，毒蛇咬伤，疔疮。

| **用法用量** | 内服煎汤，30 ～ 60 g。外用适量，鲜品捣敷。

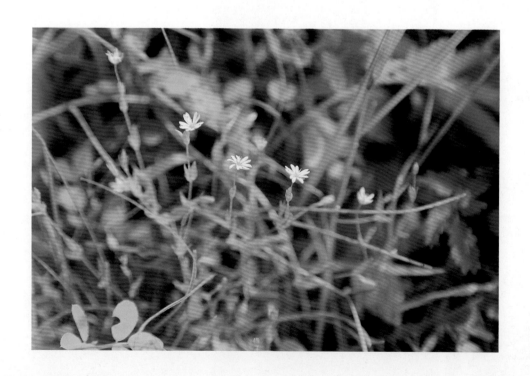

石竹科 Caryophyllaceae 繁缕属 Stellaria

# 缫瓣繁缕 *Stellaria radians* L.

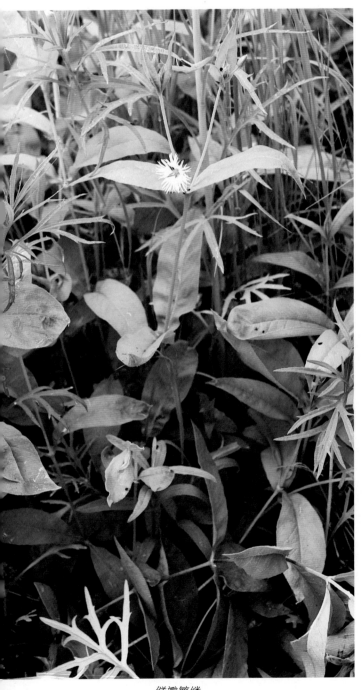

缫瓣繁缕

| 植物别名 |

垂梗繁缕。

| 蒙 文 名 |

萨楚日嘎 – 阿吉嘎纳。

| 药 材 名 |

垂梗繁缕（药用部位：根）。

| 形态特征 |

多年生草本，高 40 ~ 60 cm，全株浅黄绿色，伏生绒毛，上部毛较密。根细，匍匐，分枝。茎直立或斜生，具棱，上部分枝少。叶平展，广披针形或长椭圆状披针形，长 3 ~ 12 cm，宽 1 ~ 3 cm，先端渐尖或长渐尖，背面毛较密，中脉极明显，全缘。顶生二歧聚伞花序，有时单生；苞片草质，小，与叶相似；花梗长 1.5 ~ 4 cm，花后下垂，被伏生短柔毛；萼片草质，椭圆形或长圆状椭圆形，先端钝至渐尖，长 6 ~ 7 mm，背部被伏生柔毛，内侧边缘膜质；花瓣白色，长 8 ~ 10 mm，不整齐，5 ~ 7 中裂或深裂，裂片近线形；雄蕊 10，比花瓣短，花丝基部稍连接；子房广椭圆状卵形，花柱 3，柱头棒状，具毛。蒴果卵圆形，具光泽，比

萼稍长或长出萼半倍；种子肾形，成熟时黑褐色，长 1.8 ～ 2 mm，表面具蜂巢状小窝。花期 6 月中旬至 9 月，果期 7 月。

| **生境分布** | 生于湿草地、沼泽地旁踏头上、河边、林缘、沟旁、林下湿草地、山坡、沙丘灌丛间湿地及水田旁杂草地。分布于内蒙古呼伦贝尔市（额尔古纳市、根河市、牙克石市、鄂伦春自治旗、莫力达瓦达斡尔族自治旗、扎兰屯市、海拉尔区、陈巴尔虎旗、新巴尔虎左旗）、兴安盟（科尔沁右翼前旗、乌兰浩特市、突泉县）、通辽市（扎鲁特旗）、巴彦淖尔市（磴口县、乌拉特中旗）、阿拉善盟（阿拉善左旗）。

| **资源情况** | 野生资源丰富。药材来源于野生。

| **采收加工** | 秋季采挖，除去茎叶及须根，洗净泥土，晒干。

| **功能主治** | 微苦，凉。清热凉血。用于阴虚发热，骨蒸，盗汗。

| **用法用量** | 内服煎汤，6 ～ 12 g。

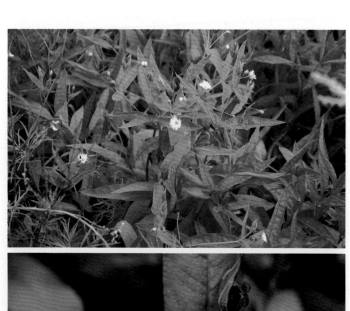

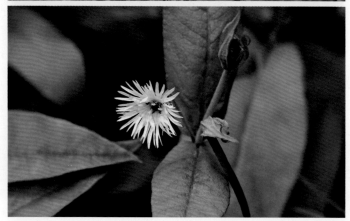

石竹科 Caryophyllaceae 无心菜属 Arenaria

# 老牛筋
*Arenaria juncea* M. Bieb.

| 植物别名 | 毛轴蚤缀、山银柴胡、灯心草蚤缀。

| 蒙 文 名 | 吉日格日－得伯和日格呐。

| 药 材 名 | **中药** 山银柴胡（药用部位：根）。
**蒙药** 查干－得伯和日格纳（药用部位：根）。

| 形态特征 | 多年生草本。根圆锥状，肉质，直径 0.5 ～ 3 cm，灰褐色或灰白色，上部具环纹，下部分枝。茎高 30 ～ 60 cm，基部宿存较硬的淡褐色枯萎叶茎，硬而直立，下部无毛，接近花序部分被腺柔毛。叶片细线形，长 10 ～ 25 cm，宽约 0.1 cm，基部较宽，呈鞘状抱茎，边缘具疏齿状短缘毛，常内卷或扁平，先端渐尖，具 1 脉。聚伞花序具

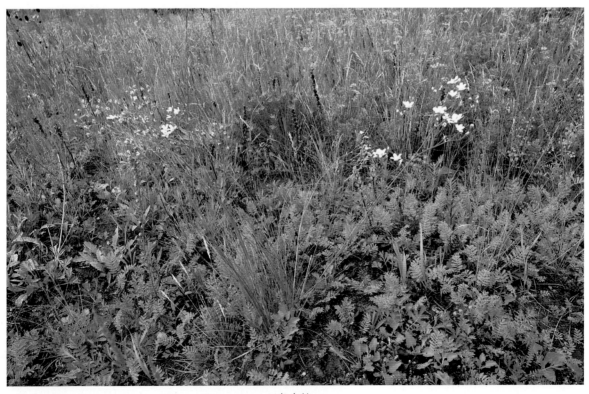

老牛筋

数至多数花；苞片卵形，长 3 ~ 4 mm，宽约 2 mm，先端尖，边缘宽膜质，外面被腺柔毛；花梗长 1 ~ 2 cm，密被腺柔毛；萼片 5，卵形，长约 5 mm，宽约 2 mm，先端渐尖或急尖，边缘宽膜质，具 1 ~ 3 脉，外面无毛或被腺柔毛；花瓣 5，白色，稀椭圆状矩圆形或倒卵形，长 8 ~ 10 mm，先端钝圆，基部具短爪；雄蕊 10，花丝线形，长约 4 mm，与萼片对生者基部具腺体，花药黄色，椭圆形；子房卵圆形，长约 2 mm，花柱 3，长约 3 mm，柱头头状。蒴果卵圆形，黄色，稍长于宿存花萼或与宿存花萼等长，先端 3 瓣裂，裂片 2 裂；种子三角状肾形，褐色或黑色，背部具疣状突起。花果期 7 ~ 9 月。

| **生境分布** | 生于荒漠化草原、山地疏林边缘、山坡草地、石隙间。分布于内蒙古呼伦贝尔市（扎兰屯市、海拉尔区、扎赉诺尔区、阿荣旗、鄂温克族自治旗、鄂伦春自治旗、陈巴尔虎旗、牙克石市）、通辽市（科尔沁左翼中旗、库伦旗、霍林郭勒市）、赤峰市（敖汉旗、红山区、松山区、元宝山区、林西县、喀喇沁旗）、锡林郭勒盟（锡林浩特市、太仆寺旗）、乌兰察布市（卓资县、四子王旗）、呼和浩特市（土默特左旗、武川县）、包头市（固阳县）。

| **资源情况** | 野生资源丰富。药材来源于野生。

| **采收加工** | **中药** 山银柴胡：春、秋季采挖，洗净泥土，切片，晒干。

| **药材性状** | **中药** 山银柴胡：本品略呈圆锥形，有时有分枝，通常长 8 ~ 13 cm，直径 2 ~ 3 cm。表面淡黄褐色或灰棕褐色，根头部较粗，有众多地上茎残基，近根头部有细环纹，下部有纵皱纹及支根痕，皱纹多扭曲。有的栓皮剥落处呈黄色斑痕。体轻，质较松，易折断，断面皮部白色，木部黄色，呈放射状。气微，味略苦、辛。

| **功能主治** | **中药** 山银柴胡：凉血，清虚热。用于阴虚肺痨，骨蒸潮热，盗汗，小儿疳热，久疟不止。
**蒙药** 查干－得伯和日格纳：清肺，破痞。用于外痞，肺热咳嗽。

| **用法用量** | **中药** 山银柴胡：内服煎汤，3 ~ 9 g。
**蒙药** 查干－得伯和日格纳：内服煎汤，3 ~ 9 g。

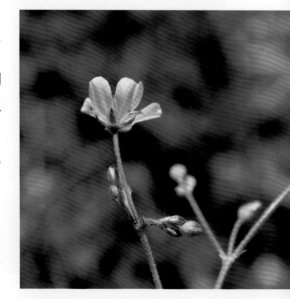

石竹科 Caryophyllaceae 无心菜属 Arenaria

# 毛叶老牛筋 *Arenaria capillaris* Poir.

| 植物别名 | 毛梗蚤缀、兴安鹅不食。

| 蒙 文 名 | 得伯和日格呐。

| 药 材 名 | **蒙药** 得伯和日格纳（药用部位：根）。

| 形态特征 | 多年生草本。茎高 12 ~ 15 cm，老枝木质化，宿存枯萎叶基，新枝细而硬。叶片细线形，长 2 ~ 5 cm，基部较宽，先端急尖，边缘细锯齿状粗糙，基生叶成束密生，茎生叶在基部成短鞘，抱于膨大的节上，淡褐色。聚伞花序具数花至多花；苞片干膜质，卵形，长 2 ~ 3 mm，宽约 1.5 mm，基部抱茎，先端长渐尖，具 1 脉；花梗细而硬，无毛；萼片卵形，长约 5 mm，宽约 2 mm，外面黄色，无毛，

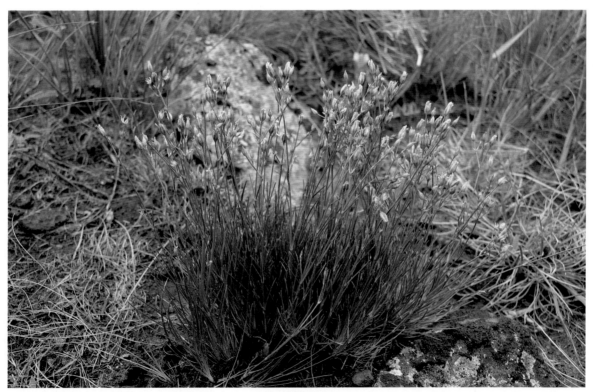

毛叶老牛筋

具 3 脉；花瓣 5，白色，倒卵形，长约 7 mm，宽约 3 mm，先端钝圆，基部具短爪；雄蕊 10，与萼片相对者基部具 5 腺体；子房卵圆形，花柱 3，线形。果实未见。花期 7 ~ 8 月。

| 生境分布 | 生于山地阳坡草丛和山顶砾石地。分布于内蒙古呼伦贝尔市（额尔古纳市、鄂温克族自治旗、满洲里市、牙克石市）、兴安盟（科尔沁右翼前旗、扎赉特旗、突泉县）、通辽市（科尔沁左翼后旗、扎鲁特旗）、赤峰市（林西县）、锡林郭勒盟（锡林浩特市、太仆寺旗、镶黄旗）。

| 资源情况 | 野生资源丰富。药材来源于野生。

| 采收加工 | **蒙药** 得伯和日格纳：春、秋季采挖，洗净泥土，切片，晒干。

| 功能主治 | **蒙药** 得伯和日格纳：清肺，破痞。用于外痞，肺热咳嗽。

| 用法用量 | **蒙药** 得伯和日格纳：内服煎汤，3 ~ 9 g。

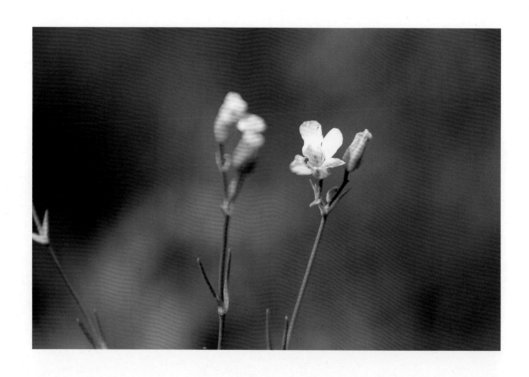

石竹科 Caryophyllaceae 漆姑草属 *Sagina*

# 漆姑草 *Sagina japonica* (Sw.) Ohwi.

| 植物别名 | 瓜槌草、珍珠草、星宿草。

| 蒙 文 名 | 萨很－额布苏。

| 药 材 名 | 漆姑草（药用部位：全草）。

| 形态特征 | 一年生小草本，高5～20 cm，上部被稀疏腺柔毛。茎丛生，稍铺散。叶片线形，长5～20 mm，宽0.8～1.5 mm，先端急尖，无毛。花小形，单生枝端，花梗细，长1～2 cm，被稀疏短柔毛；萼片5，卵状椭圆形，长约2 mm，先端尖或钝，外面疏生短腺柔毛，边缘膜质；花瓣5，狭卵形，稍短于萼片，白色，先端圆钝，全缘；雄蕊5，短于花瓣；子房卵圆形，花柱5，线形。蒴果卵圆形，微长于宿存萼，

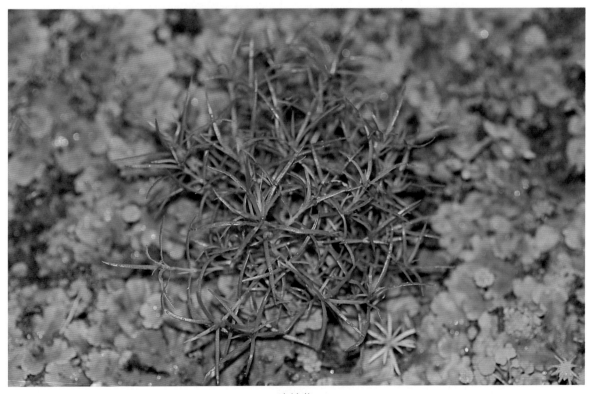

漆姑草

5瓣裂；种子细，圆肾形，微扁，褐色，表面具尖瘤状突起。花期3～5月，果期5～6月。

| 生境分布 | 生于河岸砂质地、撂荒地或路旁草地、山地沟谷。分布于内蒙古呼伦贝尔市（根河市、牙克石市）、通辽市（霍林郭勒市）、赤峰市（松山区、宁城县）、巴彦淖尔市（乌拉特后旗）。

| 资源情况 | 野生资源较少。药材来源于野生。

| 采收加工 | 夏、秋季采集，晒干。

| 功能主治 | 清热解毒。用于漆疮，秃疮，痈肿，瘰疬，龋齿，小儿乳积，跌打内伤。

| 用法用量 | 内服煎汤，9～15 g；或研末。外用适量，捣汁涂；或捣敷。

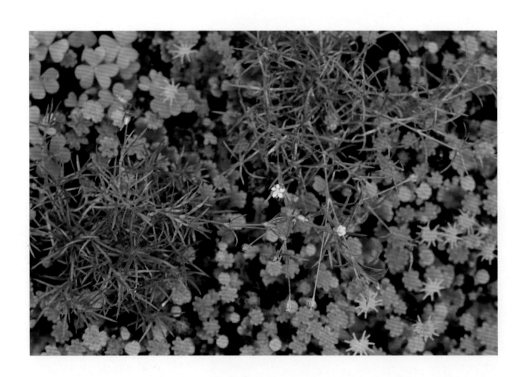

石竹科 Caryophyllaceae 麦毒草属 Agrostemma

# 麦仙翁
*Agrostemma githago* L.

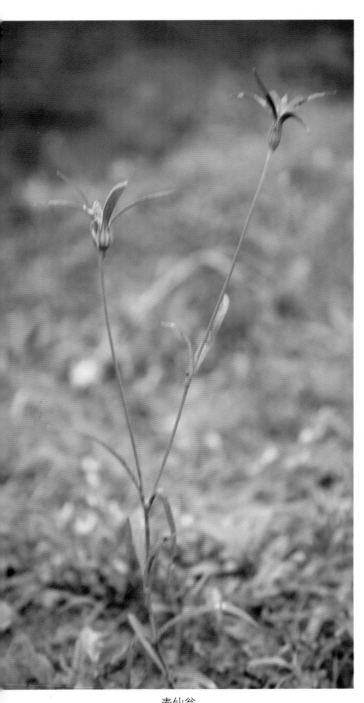

麦仙翁

| 植物别名 |

麦毒草。

| 蒙 文 名 |

哈如 – 其其格。

| 药 材 名 |

麦毒草（药用部位：全草）。

| 形态特征 |

一年生草本，高 30 ～ 90 cm，全株密被白色长硬毛。茎直立，单一。叶线形或线状披针形，长 4 ～ 11 cm，宽 0.2 ～ 1 cm，基部合生或稍联合，先端渐尖，背面中脉凸起。花大，直径约 3 cm，单生茎顶及分枝先端；花萼 5裂，萼筒长圆状筒形，长 12 ～ 14 mm，具10 隆起的脉，顶部稍狭细，花后萼筒加粗，萼裂片线形，叶状，比萼筒长，长达 3 cm，具 1 脉；花瓣 5，比萼裂片短很多，瓣片红紫色，倒卵形至楔形，基部渐狭成爪，爪部白色，先端微缺；雄蕊 10，2 轮，外轮雄蕊的基部与花瓣联合；子房 1 室，花柱 5，细长，直立，被长硬毛，与雄蕊近等长。蒴果卵形，比萼筒稍长，5 齿裂，裂片向外反卷，与萼裂片互生；种子略呈不规则卵形或圆肾

形，成熟时黑色，长 2.5 ~ 3 mm，表面密被较尖长的疣状突起。花期 6 ~ 8 月，果期 7 ~ 9 月。

| **生境分布** | 生于森林带和草原带的麦田、田间路旁、沟谷草地。分布于内蒙古呼伦贝尔市（鄂伦春自治旗、莫力达瓦达斡尔族自治旗、新巴尔虎左旗）、兴安盟（科尔沁右翼前旗）、赤峰市（宁城县）。

| **资源情况** | 野生资源较丰富。药材来源于野生。

| **采收加工** | 夏、秋季采收，除去杂质。

| **功能主治** | 止咳平喘，温经止血。用于新久咳嗽，百日咳，肺痨咳嗽，妇女出血证。

| **用法用量** | 内服煎汤，3 ~ 10 g。

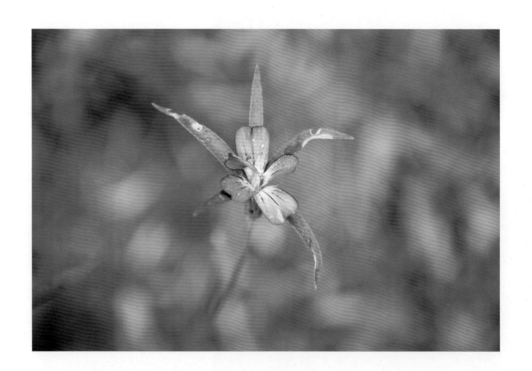

石竹科 Caryophyllaceae 剪秋罗属 Lychnis

# 浅裂剪秋罗 *Lychnis cognata* Maxim.

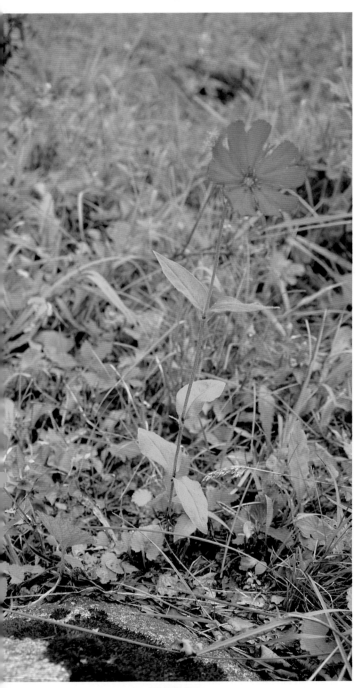

浅裂剪秋罗

| 植物别名 |

毛缘剪秋罗、剪秋罗。

| 蒙 文 名 |

归很 – 贼没给力格 – 其其格。

| 药 材 名 |

浅裂剪秋罗（药用部位：全草或根）。

| 形态特征 |

多年生草本，高 35 ~ 90 cm，全株被稀疏长柔毛。根簇生，纺锤形，稍肉质。茎直立，不分枝或上部分枝。叶片长圆状披针形或长圆形，长 5 ~ 11 cm，宽 1 ~ 4 cm，基部宽楔形，不呈柄状，先端渐尖，两面被疏长毛，沿脉毛较密，边缘具缘毛。二歧聚伞花序具数花，有时紧缩成头状；花直径 3.5 ~ 5 cm，花梗长 3 ~ 12 mm，被短柔毛；苞片叶状；花萼筒状棒形，长 20 ~ 25 mm，直径 3.5 ~ 5 mm，后期微膨大，沿脉疏生长柔毛，萼齿三角形，长约 3 mm，先端渐尖；雌雄蕊柄长 8 ~ 10 mm；花瓣橙红色或淡红色，爪微露出花萼，狭楔形，长约 20 mm，无毛，瓣片宽倒卵形，长 15 ~ 20 mm，叉状浅 2 裂或深凹缺，裂片倒卵形，全缘或具不

明显的细齿，瓣片两侧中下部具 1 线形小裂片；副花冠片长圆状披针形，暗红色，先端具齿；雄蕊微外露，花丝无毛；花柱微外露。蒴果长椭圆状卵形，长约 15 mm；种子圆肾形，肥厚，长约 1.5 mm，黑褐色，两侧微凹，具短条纹，脊圆，具乳突。花期 6 ~ 7 月，果期 7 ~ 8 月。

| 生境分布 |　中生植物。生于山地林下、林缘、灌丛中。分布于内蒙古乌兰察布市（凉城县）。

| 资源情况 |　野生资源较少。药材来源于野生。

| 采收加工 |　夏、秋季采挖，洗净，根切片，晒干。

| 功能主治 |　止痛。用于头痛。

| 用法用量 |　内服煎汤，全草 25 ~ 50 g，根 15 ~ 25 g。外用适量，根研末敷。

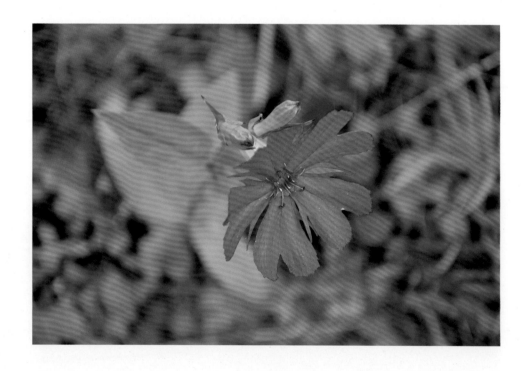

石竹科 Caryophyllaceae 剪秋罗属 Lychnis

# 剪秋罗

*Lychnis fulgens* Fisch.

| **植物别名** | 大花剪秋罗。

| **蒙 文 名** | 色依莫给力格 – 其其格。

| **药 材 名** | 剪秋罗（药用部位：全草）。

| **形态特征** | 多年生草本，高 50 ~ 80 cm，全株被柔毛。根簇生，纺锤形，稍肉质。茎直立，不分枝或上部分枝。叶片卵状长圆形或卵状披针形，长 4 ~ 10 cm，宽 2 ~ 4 cm，基部圆形，稀宽楔形，不呈柄状，先端渐尖，两面和边缘均被粗毛。二歧聚伞花序具数花，稀多数花，紧缩成伞房状；花直径 3.5 ~ 5 cm；花梗长 3 ~ 12 mm；苞片卵状披针形，草质，密被长柔毛和缘毛；花萼筒状棒形，长 15 ~ 20 mm，直径

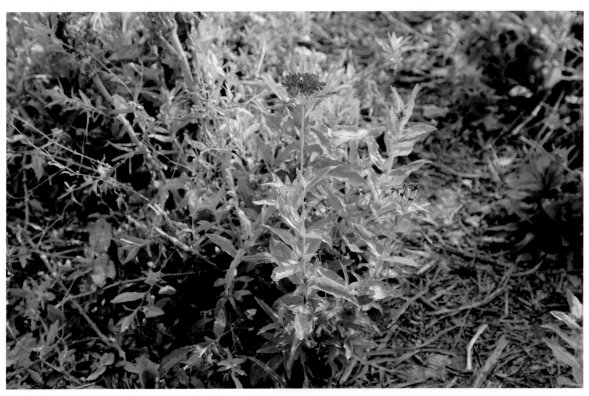

剪秋罗

3 ～ 3.5 cm，后期上部微膨大，被稀疏白色长柔毛，沿脉较密，萼齿三角状，先端急尖；雌雄蕊柄长约 5 mm；花瓣深红色，爪不露出花萼，狭披针形，具缘毛，瓣片倒卵形，深 2 裂达瓣片的 1/2，裂片椭圆状条形，有时先端具不明显的细齿，瓣片两侧中下部各具 1 线形小裂片；副花冠片长椭圆形，暗红色，呈流苏状；雄蕊微外露，花丝无毛。蒴果长椭圆状卵形，长 12 ～ 14 mm；种子肾形，长约 1.2 mm，肥厚、黑褐色，具乳突。花期 6 ～ 7 月，果期 8 ～ 9 月。

| 生境分布 | 生于低山地草甸、林下、林缘灌丛。分布于内蒙古呼伦贝尔市（额尔古纳市、牙克石市、莫力达瓦达斡尔族自治旗、扎兰屯市、阿荣旗）、赤峰市（敖汉旗、宁城县）。

| 资源情况 | 野生资源较丰富，栽培资源丰富。药材来源于栽培。

| 采收加工 | 夏、秋季采收，除去杂质，晒干。

| 功能主治 | 微苦，平。清热利尿，健脾，安神。用于小便不利，小儿疳积，盗汗，头痛，失眠。

| 用法用量 | 内服煎汤，15 ～ 30 g。

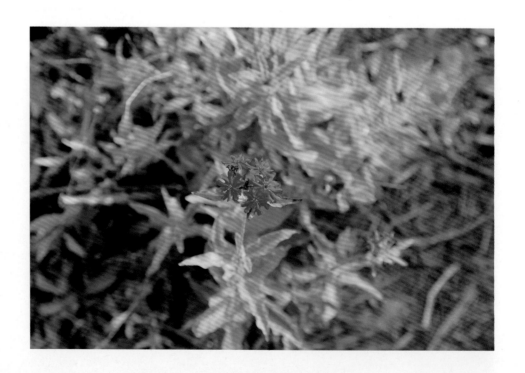

石竹科 Caryophyllaceae 蝇子草属 Silene

# 蔓茎蝇子草 *Silene repens* Patr.

| **植物别名** | 蔓麦瓶草、毛萼麦瓶草、匍生蝇子草。

| **蒙 文 名** | 哲乐图 - 扫滚 - 其黑。

| **药 材 名** | 蔓茎蝇子草（药用部位：全草）。

| **形态特征** | 多年生草本，高 15 ~ 50 cm，全株被短柔毛。根茎细长，分叉。茎疏丛生或单生，不分枝或有时分枝。叶片线状披针形、披针形、倒披针形或长圆状披针形，长 2 ~ 7 cm，宽 0.3 ~ 1（~ 1.2）cm，基部楔形，先端渐尖，两面被柔毛，边缘基部具缘毛，中脉明显。总状圆锥花序，小聚伞花序常具 1 ~ 3 花；花梗长 3 ~ 8 mm；苞片披针形，草质；花萼筒状棒形，长 11 ~ 15 mm，直径 3 ~ 4.5 mm，

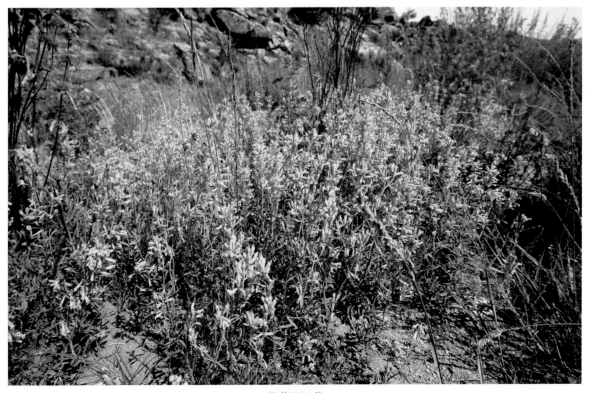

蔓茎蝇子草

常带紫色，被柔毛，萼齿宽卵形，先端钝，边缘膜质，具缘毛；雌雄蕊柄被短柔毛，长 4 ~ 8 mm；花瓣白色，稀黄白色，爪倒披针形，不露出花萼，无耳，瓣片平展，倒卵形，2 浅裂或深裂达中部；副花冠片长圆状，先端钝，有时具裂片；雄蕊微外露，花丝无毛；花柱微外露。蓇葖果卵形，长 6 ~ 8 mm，比宿存萼短；种子肾形，长约 1 mm，黑褐色。花期 6 ~ 8 月，果期 7 ~ 9 月。

| 生境分布 | 生于海拔 1 400 ~ 3 500 m 的山坡草地、林下、灌丛中、沟谷或水边。分布于内蒙古呼伦贝尔市（莫力达瓦达斡尔族自治旗、扎兰屯市、鄂伦春自治旗、新巴尔虎右旗、满洲里市、牙克石市、阿荣旗）、兴安盟（乌兰浩特市、突泉县、科尔沁右翼前旗）、通辽市（奈曼旗、霍林郭勒市）、赤峰市（元宝山区、松山区、巴林左旗、林西县、喀喇沁旗）、锡林郭勒盟（西乌珠穆沁旗、正镶白旗、锡林浩特市、苏尼特右旗、苏尼特左旗、正蓝旗）、乌兰察布市（察哈尔右翼后旗、察哈尔右翼中旗、察哈尔右翼前旗、丰镇市、化德县、四子王旗）、呼和浩特市（土默特左旗、托克托县）、包头市（固阳县、土默特右旗）、鄂尔多斯市（鄂托克前旗、鄂托克旗、伊金霍洛旗、乌审旗、康巴什区）、巴彦淖尔市（乌拉特后旗）、阿拉善盟（阿拉善左旗）。

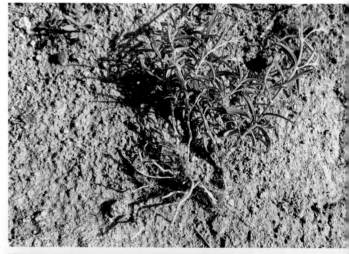

| 资源情况 | 野生资源丰富。药材来源于野生。

| 采收加工 | 春、秋季采收，晒干。

| 功能主治 | 生津，清热。用于消渴，咽痛声嘶，肺结核，疟疾发热，肠炎，痢疾，月经过多，淋病。

| 用法用量 | 内服煎汤，9 ~ 15 g。

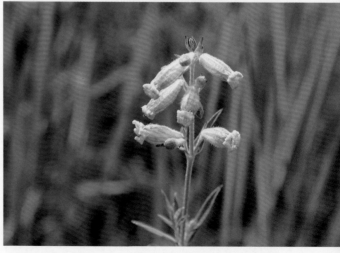

石竹科 Caryophyllaceae 蝇子草属 Silene

# 山蚂蚱草 *Silene jenisseensis* Willd.

| **植物别名** | 旱麦瓶草、叶尼塞蝇子草。

| **蒙 文 名** | 希日 – 扫滚 – 其黑。

| **药 材 名** | **中药** 山银柴胡（药用部位：根）。
　　　　　　　 **藏药** 普坡孜（药用部位：根）。
　　　　　　　 **蒙药** 沙日 – 扫根 – 其和（药用部位：根）。

| **形态特征** | 多年生草本，高 20 ~ 50 cm。根粗壮，木质。茎丛生，直立或近直立，不分枝，无毛，基部常具不育茎。基生叶狭倒披针形或披针状线形，长 5 ~ 13 cm，宽 0.2 ~ 0.7 cm，基部渐狭成长柄状，先端急尖或渐尖，边缘近基部具缘毛，余均无毛，中脉明显；茎生叶少数，

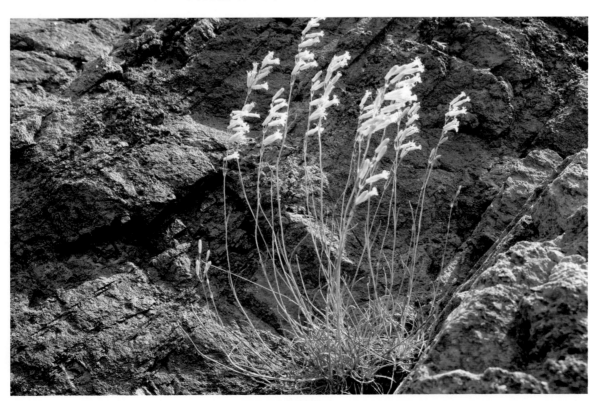

山蚂蚱草

较小，基部微抱茎。假轮伞状圆锥花序或总状花序，花梗长 4 ~ 18 mm，无毛；苞片卵形或披针形，基部微合生，先端渐尖，边缘膜质，具缘毛；花萼狭钟形，后期微膨大，长 8 ~ 10（~ 12）mm，无毛，纵脉绿色，脉端连结，萼齿卵形或卵状三角形，无毛，先端急尖或渐尖，边缘膜质，具缘毛；雌雄蕊柄被短毛，长约 2 mm；花瓣白色或淡绿色，长 12 ~ 18 mm，爪狭倒披针形，无毛，无明显耳，瓣片叉状 2 裂达瓣片的中部，裂片狭长圆形；副花冠长椭圆状，细小；雄蕊外露，花丝无毛；花柱外露。蒴果卵形，长 6 ~ 7 mm，比宿存萼短；种子肾形，长约 1 mm，灰褐色。花期 7 ~ 8 月，果期 8 ~ 9 月。

| **生境分布** | 生于海拔 250 ~ 1 000 m 的草原、草坡、林缘或固定沙丘。分布于内蒙古呼伦贝尔市（额尔古纳市、鄂伦春自治旗、新巴尔虎右旗、新巴尔虎左旗、海拉尔区、满洲里市、扎赉诺尔区、牙克石市、阿荣旗）、兴安盟（科尔沁右翼前旗、乌兰浩特市、突泉县）、通辽市（扎鲁特旗、霍林郭勒市）、赤峰市（克什克腾旗、林西县、红山区、喀喇沁旗、宁城县、翁牛特旗、敖汉旗）、锡林郭勒盟（东乌珠穆沁旗、西乌珠穆沁旗、锡林浩特市、正蓝旗、多伦县）、乌兰察布市（集宁区、兴和县、卓资县、凉城县）、呼和浩特市（武川县、清水河县、土默特左旗）、包头市（石拐区、白云鄂博矿区、固阳县、土默特右旗）、鄂尔多斯市（准格尔旗）、巴彦淖尔市（乌拉特中旗、乌拉特前旗）、阿拉善盟（阿拉善右旗、阿拉善左旗）。

| **资源情况** | 野生资源丰富。药材来源于野生。

| **采收加工** | **中药** 山银柴胡：春、秋季采挖，除去须根，晒干。

| **功能主治** | **中药** 山银柴胡：甘、苦，凉。用于阴虚潮热，久疟，小儿疳热，肠炎，痢疾，月经过多，淋病等。

**藏药** 普坡孜：用于肺结核，疟疾发热，肠炎，痢疾，月经过多，淋病。

**蒙药** 沙日 - 扫根 - 其和：苦、辛，平。开窍，清肺。用于阴虚劳热，肺热，耳聋，鼻塞，鼻息肉。

| **用法用量** | **中药** 山银柴胡：内服煎汤，5 ~ 15 g；或入丸、散剂。

**藏药** 普坡孜：多配方用。

**蒙药** 沙日 - 扫根 - 其和：多配方用。

石竹科 Caryophyllaceae 蝇子草属 Silene

# 准噶尔蝇子草 Silene songarica (Fisch., Mey. et Ave-Lall.) Bocquet

| **植物别名** | 短瓣女娄菜、兴安女娄菜。

| **蒙 文 名** | 准噶尔－苏尼吉莫乐－其其格。

| **药 材 名** | 准噶尔蝇子草（药用部位：全草）。

| **形态特征** | 多年生草本，高 15 ~ 60 cm，全株密被长柔毛。主根细长，稍木质。
茎丛生，直立，不分枝。基生叶狭披针形，长 3 ~ 9 cm，宽 0.3 ~
1 cm，基部渐狭成柄状，先端渐尖，边缘具缘毛，中脉明显；茎生
叶 3 ~ 5 对，叶片线状披针形，无柄。总状花序常具 2 ~ 6 花，稀
更多；花直立或俯垂，花梗长 5 ~ 15 mm；苞片线状披针形，草质；
花萼狭钟形，长 12 ~ 15 mm，宽 5 ~ 7 mm，密被短柔毛和稀疏腺毛，

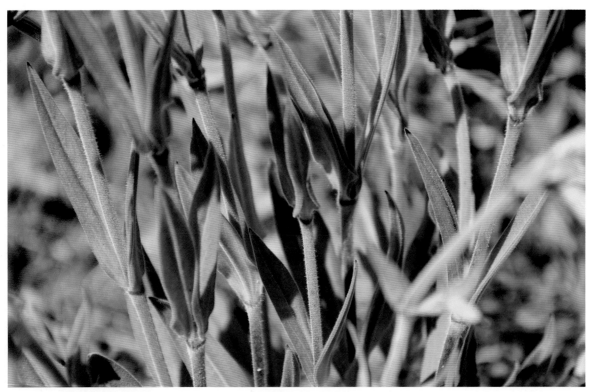

准噶尔蝇子草

纵脉暗绿色，脉端不连结，萼齿三角形，先端急尖，边缘膜质，白色，具缘毛；雌雄蕊柄被短柔毛，长约 1 mm；花瓣白色或淡红色，与花萼等长或微露出花萼，长 11 ~ 13 mm，爪倒披针形，耳圆形，瓣片倒心形，浅 2 裂，裂片边缘有时具一不明显的齿，副花冠片小，近卵形；雄蕊内藏，花丝无毛；花柱内藏，线形。蒴果椭圆状卵形，长 10 ~ 12 mm，10 齿裂，比宿存萼短；种子肾形，长约 0.8 mm，暗褐色，两侧耳状凹，脊厚，具小瘤。花期 6 ~ 7 月，果期 7 ~ 8 月。

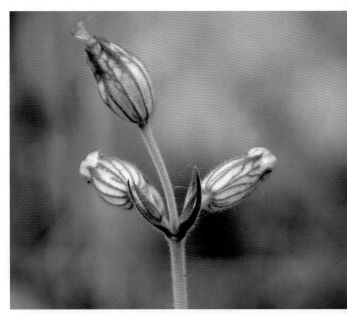

| 生境分布 | 生于森林带和草原带的山地林缘、草甸。分布于内蒙古呼伦贝尔市（牙克石市）、兴安盟（阿尔山市、科尔沁右翼中旗）、通辽市（扎鲁特旗）、赤峰市（阿鲁科尔沁旗、巴林左旗、巴林右旗、克什克腾旗、喀喇沁旗、敖汉旗、宁城县）、锡林郭勒盟（锡林浩特市、西乌珠穆沁旗）、乌兰察布市（卓资县、察哈尔右翼中旗）。

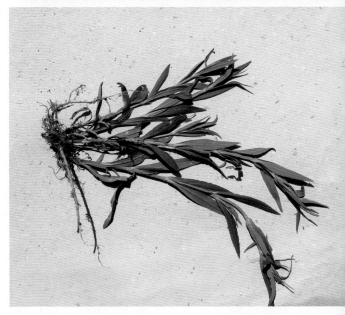

| 资源情况 | 野生资源丰富。药材来源于野生。

| 采收加工 | 夏、秋季采收，除去杂质，晒干。

| 功能主治 | 清热解毒，利湿，平肝。用于湿热黄疸，咽喉肿痛，中耳炎，眩晕耳鸣。

| 用法用量 | 内服煎汤，6 ~ 12 g。外用适量，鲜品绞汁滴耳。

石竹科 Caryophyllaceae 蝇子草属 Silene

# 坚硬女娄菜 *Silene firma* Sieb et Zucc.

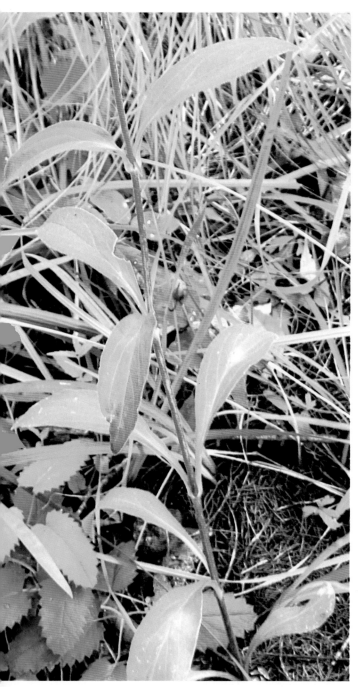

坚硬女娄菜

| 植物别名 |

光萼女娄菜、粗壮女娄菜。

| 蒙 文 名 |

古乐格日－苏尼吉莫乐－其其格。

| 药 材 名 |

硬叶女娄菜（药用部位：全草）。

| 形态特征 |

一年生或二年生草本，高 40 ～ 100 cm。茎直立，单一或分枝，无毛或疏被柔毛。叶有柄；叶片卵状披针形、倒披针形、长圆形或披针形，稀椭圆状卵形，长 3 ～ 11 cm，宽 0.8 ～ 3 cm，基部渐狭，稍抱茎，先端短渐尖，边缘具细睫毛，缘毛显著。总状聚伞花序顶生或生于上部叶腋间，似轮生状；苞片披针形，长渐尖，边缘具睫毛，基部边缘常膜质；花梗长短不一，直立，被短柔毛；花萼筒状，长 7 ～ 9 mm，具 10 脉，无毛，果期膨大成卵状圆筒形，长 10 ～ 14 mm，萼齿狭三角形，长渐尖，边缘膜质，具细睫毛；花瓣白色，稀稍带粉紫色，稍长于萼，先端 2 裂，喉部具 2 鳞片，基部具狭爪；雄蕊短于花瓣，花丝细长；子房长椭圆形，花柱 3。蒴果长卵

形，稍长于萼，长 8 ~ 11 mm，具短柄，先端 6 齿裂；种子小，肾形，黑褐色，表面被尖疣状突起。花期 7 ~ 8 月，果期 8 ~ 9 月。

| 生境分布 | 生于落叶阔叶林带的林缘草甸、山地草甸及灌丛间。分布于内蒙古呼伦贝尔市（额尔古纳市、鄂伦春自治旗）、兴安盟（科尔沁右翼前旗）、通辽市（科尔沁左翼后旗）、赤峰市（阿鲁科尔沁旗、喀喇沁旗、宁城县、敖汉旗）、乌兰察布市（卓资县）、呼和浩特市（武川县、土默特左旗）、包头市（土默特右旗）。

| 资源情况 | 野生资源较丰富。药材来源于野生。

| 采收加工 | 春、夏季采收，除去杂质，晒干。

| 功能主治 | 清热解毒，利尿，调经。用于咽喉肿痛，聤耳出脓，小便不利。

| 用法用量 | 内服煎汤，6 ~ 12 g。

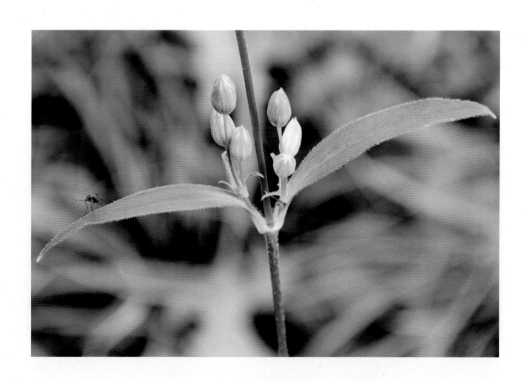

石竹科 Caryophyllaceae 蝇子草属 Silene

# 女娄菜

*Silene aprica* Turcz. ex Fisch. et Mey.

| 植物别名 | 罐罐花、对叶草、对叶菜。

| 蒙 文 名 | 苏尼吉莫乐 – 其其格。

| 药 材 名 | 女娄菜（药用部位：全草）。

| 形态特征 | 一年生或二年生草本，高 30 ~ 70 cm，密被灰色短柔毛。主根较粗壮，稍木质。茎单生或数个，直立，分枝或不分枝。基生叶倒披针形或狭匙形，长 4 ~ 7 cm，宽 0.4 ~ 0.8 cm，基部渐狭成长柄状，先端急尖，中脉明显；茎生叶倒披针形、披针形或线状披针形，比基生叶稍小。圆锥花序较大；花梗长 5 ~ 20（~ 40）mm，直立；苞片披针形，草质，渐尖，具缘毛；花萼卵状钟形，长 6 ~ 8 mm，

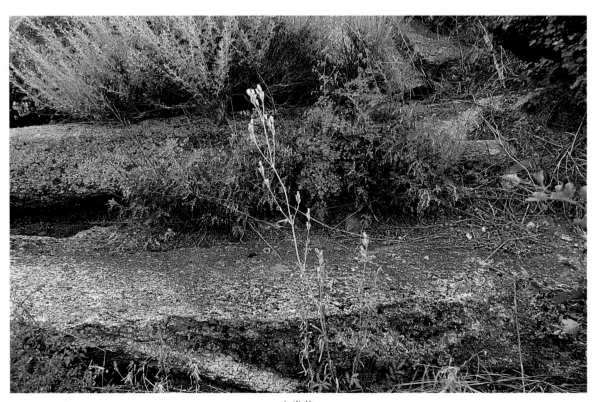

女娄菜

近草质，密被短柔毛，果期长达 12 mm，纵脉绿色，脉端多少连结，萼齿三角状披针形，边缘膜质，具缘毛；雌雄蕊柄极短或近无，被短柔毛；花瓣白色或淡红色，倒披针形，长 7 ~ 9 mm，微露出花萼或与花萼近等长，爪具缘毛，瓣片倒卵形，2 裂；副花冠片舌状；雄蕊不外露，花丝基部具缘毛；花柱不外露，基部具短毛。蒴果卵形，长 8 ~ 9 mm，与宿存萼近等长或较宿存萼微长；种子圆肾形，灰褐色，长 0.6 ~ 0.7 mm，肥厚，具小瘤。花期 5 ~ 7 月，果期 6 ~ 8 月。

| **生境分布** | 生于石砾质坡地、固定沙地、疏林及草原。分布于内蒙古呼伦贝尔市（陈巴尔虎旗、鄂伦春自治旗、新巴尔虎左旗、鄂温克族自治旗、扎赉诺尔区）、兴安盟（扎赉特旗、突泉县、科尔沁右翼前旗）、通辽市（科尔沁左翼中旗、库伦旗、霍林郭勒市）、赤峰市（元宝山区、松山区、林西县、宁城县）、锡林郭勒盟（锡林浩特市、正蓝旗、多伦县）、乌兰察布市（化德县、商都县、集宁区、察哈尔右翼后旗、察哈尔右翼中旗、兴和县、丰镇市、察哈尔右翼前旗）、呼和浩特市（新城区、清水河县、和林格尔县）、包头市（石拐区、九原区、昆都仑区、东河区、固阳县、土默特右旗）、鄂尔多斯市（准格尔旗、东胜区、鄂托克前旗、鄂托克旗、达拉特旗、杭锦旗、伊金霍洛旗、乌审旗）、巴彦淖尔市（乌拉特前旗）、阿拉善盟（阿拉善左旗）。

| **资源情况** | 野生资源丰富。药材来源于野生。

| **采收加工** | 夏、秋季采收，除去泥沙，鲜用或晒干。

| **药材性状** | 本品长 20 ~ 50 cm，密被短柔毛。根细长纺锤形，木质化。茎直立，多分枝。叶对生；完整叶片线状披针形或披针形，长 4 ~ 6 cm，宽约 0.5 cm，先端尖锐，基部渐狭，全缘；表面灰绿色或黄绿色，密被短柔毛。聚伞花序，花粉红色或淡棕色，常 2 ~ 3 生于分枝上。蒴果椭圆形，与宿存萼近等长。种子肾形，细小，黑褐色，具瘤状小突起。气微，味淡。

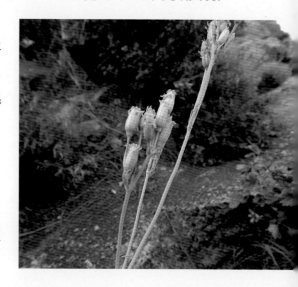

| **功能主治** | 活血调经，健脾行水。用于月经不调，乳少，小儿疳积，虚浮。

| **用法用量** | 内服煎汤，9 ~ 15 g，大剂量可用至 30 g；或研末。外用适量，鲜品捣敷。

石竹科 Caryophyllaceae 蝇子草属 Silene

# 白玉草

*Silene venosa* (Gilib.) Aschers.

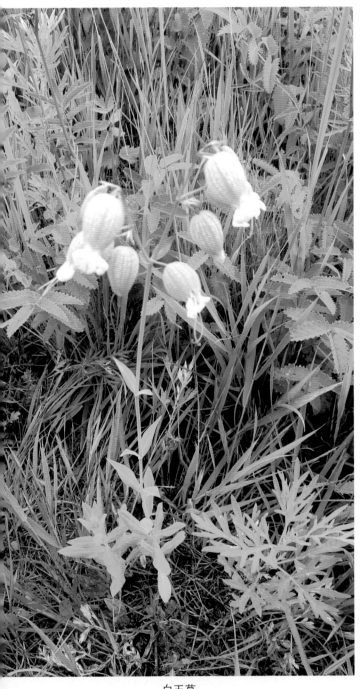

白玉草

| 植物别名 |

狗筋麦瓶草。

| 蒙 文 名 |

额格勒－舍仍格。

| 药 材 名 |

白玉草（药用部位：全草）。

| 形态特征 |

多年生草本，高 40 ～ 100 cm，全株无毛，呈灰绿色。根微粗壮，木质。茎疏丛生，直立，上部分枝，常灰白色。叶片卵状披针形、披针形或卵形，长 4 ～ 10 cm，宽 1 ～ 3（～ 4.5）cm，下部茎生叶基部渐狭成柄状，先端渐尖或急尖，边缘有时具不明显的细齿，中脉明显，上部茎生叶基部楔形、截形或圆形，微抱茎。二歧聚伞花序大型；花微俯垂；花梗比花萼短或近等长；苞片卵状披针形，草质；花萼宽卵形，呈囊状，长 13 ～ 16 mm，直径 5 ～ 7 mm，近膜质，常显紫堇色，萼齿短，宽三角形，先端急尖，边缘具缘毛；雌雄蕊柄无毛，长约 2 mm；花瓣白色，长 15 ～ 18 mm，爪楔状倒披针形，无毛，耳卵形，瓣片露出花萼，

倒卵形，深 2 裂几达瓣片基部，裂片狭倒卵形；副花冠缺；雄蕊明显外露，花丝无毛，花药蓝紫色；花柱明显外露。蒴果近圆球形，直径约 8 mm，比宿存萼短；种子圆肾形，长约 1.5 mm，褐色，脊平。花期 6 ~ 8 月，果期 8 ~ 9 月。

| 生境分布 | 生于海拔 150 ~ 2 700 m 的草甸、灌丛、林下多砾石的草地或撂荒地。分布于内蒙古呼伦贝尔市（海拉尔区、鄂伦春自治旗、新巴尔虎右旗、陈巴尔虎旗、牙克石市、根河市、额尔古纳市）、兴安盟（阿尔山市、科尔沁右翼前旗）。

| 资源情况 | 野生资源较丰富。药材来源于野生。

| 采收加工 | 春、秋季采收，除去须根，晒干。

| 功能主治 | 清热解毒，活血祛瘀。用于丹毒，瘀伤疼痛，月经不调。

| 用法用量 | 内服煎汤，9 ~ 15 g。

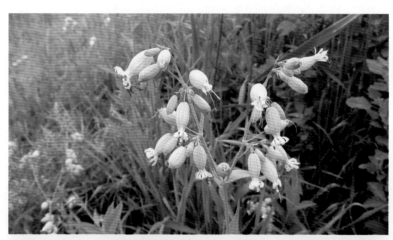

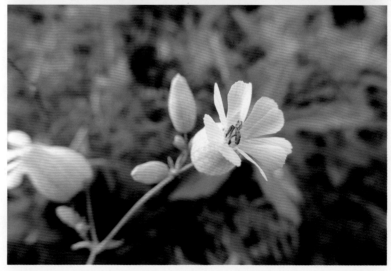

石竹科 Caryophyllaceae 麦蓝菜属 Vaccaria

# 麦蓝菜 *Vaccaria segetalis* (Neck.) Garcke

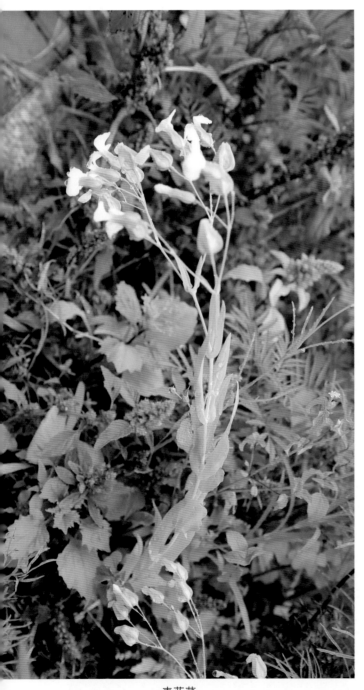

麦蓝菜

| 植物别名 |

奶米、王不留行、大麦牛。

| 蒙 文 名 |

阿拉坦 – 色依莫给力格 – 其其格。

| 药 材 名 |

麦蓝菜（药用部位：种子）。

| 形态特征 |

一年生或二年生草本，高 30 ～ 70 cm，全株无毛，微被白粉，呈灰绿色。根为主根系。茎单生，直立，上部分枝。叶片卵状披针形或披针形，长 3 ～ 9 cm，宽 1.5 ～ 4 cm，基部圆形或近心形，微抱茎，先端急尖，具3 基出脉。伞房花序稀疏；花梗细，长 1 ～ 4 cm；苞片披针形，着生花梗中上部；花萼卵状圆锥形，长 10 ～ 15 mm，宽 5 ～ 9 mm，后期微膨大成球形，棱绿色，棱间绿白色，近膜质，萼齿小，三角形，先端急尖，边缘膜质；雌雄蕊柄极短；花瓣淡红色，长14 ～ 17 mm，宽 2 ～ 3 mm，爪狭楔形，淡绿色，瓣片狭倒卵形，斜展或平展，微凹缺，有时具不明显的缺刻；雄蕊内藏；花柱线形，微外露。蒴果宽卵形或近圆球形，

长 8 ~ 10 mm；种子近圆球形，直径约 2 mm，红褐色至黑色，表面密被小疣状突起。花期 6 ~ 7 月，果期 7 ~ 8 月。

| **生境分布** | 生于田野、路旁、荒地、田边，或混生于麦田中。分布于内蒙古呼伦贝尔市（鄂伦春自治旗）、兴安盟（扎赉特旗）、通辽市（科尔沁区）、赤峰市（巴林左旗、敖汉旗、喀喇沁旗）、乌兰察布市（商都县）、呼和浩特市（和林格尔县、玉泉区、土默特左旗）、鄂尔多斯市（达拉特旗、康巴什区、伊金霍洛旗、乌审旗）、巴彦淖尔市（磴口县）。

| **资源情况** | 野生资源较丰富，栽培资源丰富。药材来源于栽培。

| **采收加工** | 夏、秋季种子成熟未开裂时采收，割下全株，晒干，打下种子，除去杂质。

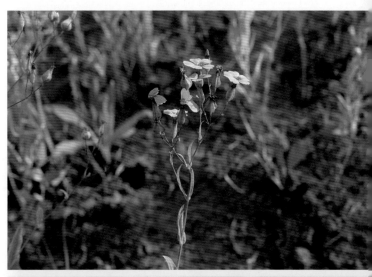

| **药材性状** | 本品呈圆球形，直径约 2 mm。表面黑色，少数未成熟者呈棕红色，略有光泽。置于放大镜下观察，种皮外有分布均匀的颗粒突起，种脐近圆形，下陷，一侧有 1 带状浅沟。质坚硬，破开后胚乳白色，胚弯曲成环，子叶 2。气微，味微涩、苦。

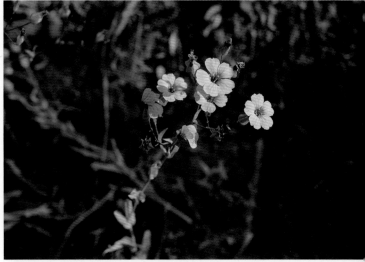

| **功能主治** | 苦，平。活血通经，下乳消痈，利尿通淋。用于经闭，痛经，乳汁不下，乳痈肿痛，淋证涩痛。

| **用法用量** | 内服煎汤，5 ~ 10 g。

石竹科 Caryophyllaceae 石竹属 Dianthus

# 簇茎石竹 *Dianthus repens* Willd. var. *repens*

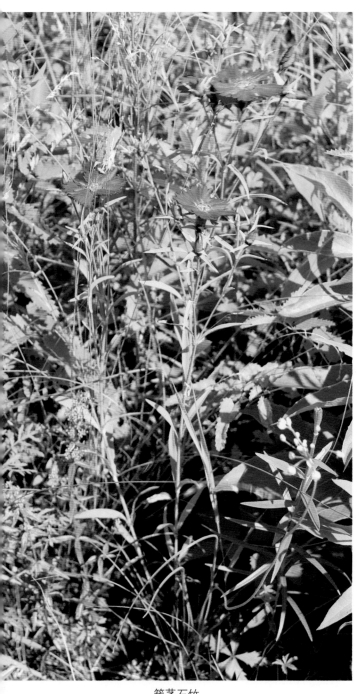

簇茎石竹

| 蒙 文 名 |

宝特力格 – 巴沙嘎。

| 药 材 名 |

石竹（药用部位：全草）。

| 形态特征 |

多年生草本，高达 30 cm，全株无毛。根粗大。茎多数，密丛生，基部分枝而上升，分枝纤细，节膨大。叶片线状披针形，长 3 ~ 5 cm，宽 0.2 ~ 0.3 cm，基部渐狭，先端渐尖，中脉明显，软垂，下部叶早枯。花顶生，单一或有时 2，直径 2 ~ 2.5 cm；苞片 2，稀 4，卵形，先端具细长尖，与花萼近等长或较花萼略短；花萼圆筒形，长 12 ~ 14 mm，直径约 4 mm，有时带紫色，萼齿直立，披针形，具凸尖，边缘膜质，具微细睫毛；瓣片倒卵状楔形，红紫色，长 12 ~ 13 mm，上部宽 8 ~ 9 mm，顶缘具不规则齿，表面被微细短毛，基部具暗紫色彩圈，簇生长软毛，爪长 14 ~ 15 mm；子房柄长约 1 mm。蒴果狭圆筒形，包于宿存萼内；种子圆盘状。花期 7 ~ 8 月。

| 生境分布 | 生于山地草甸。分布于内蒙古呼伦贝尔市（额尔古纳市、扎赉诺尔区）、兴安盟（扎赉特旗、科尔沁右翼前旗、突泉县）。 |
| 资源情况 | 野生资源稀少，栽培资源一般。药材来源于栽培。 |
| 采收加工 | 夏、秋季花果期采收，除去杂质和泥土，切段或不切段，晒干。 |
| 功能主治 | 清热利尿，破血通经，散瘀消肿。 |
| 用法用量 | 内服煎汤，10 ~ 15 g；或入丸、散剂。 |

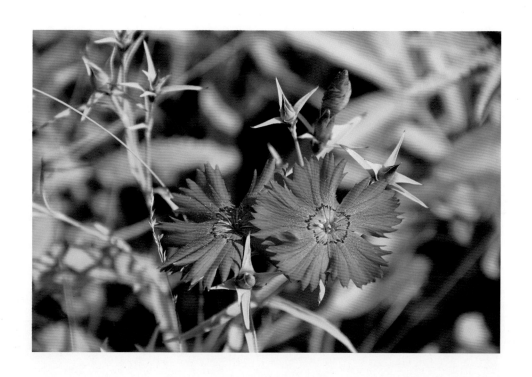

石竹科 Caryophyllaceae 石竹属 Dianthus

# 石竹 *Dianthus chinensis* L.

| 植物别名 | 兴安石竹、北石竹、蒙古石竹。

| 蒙 文 名 | 高优－巴沙嘎。

| 药 材 名 | 石竹（药用部位：全草）。

| 形态特征 | 多年生草本，高 30 ~ 50 cm，全株无毛，带粉绿色。茎由根颈生出，疏丛生，直立，上部分枝。叶片线状披针形，长 3 ~ 5 cm，宽 0.2 ~ 0.4 cm，先端渐尖，基部稍狭，全缘或有细小齿，中脉较显。花单生枝端或数花集成聚伞花序；花梗长 1 ~ 3 cm；苞片 4，卵形，先端长渐尖，长超过花萼的 1/2，边缘膜质，有缘毛；花萼圆筒形，长 15 ~ 25 mm，直径 0.4 ~ 0.5 cm，有纵条纹，萼齿披针形，长约

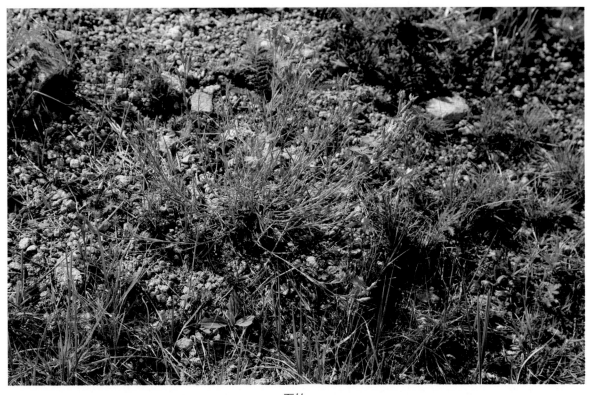

石竹

0.5 cm，直伸，先端尖，有缘毛；花瓣长 1.5 ~ 1.8 cm，瓣片倒卵状三角形，长 1.3 ~ 1.5 cm，紫红色、粉红色、鲜红色或白色，顶缘不整齐齿裂，喉部有斑纹，疏生髯毛；雄蕊露出喉部外，花药蓝色；子房长圆形，花柱线形。蒴果圆筒形，包于宿存萼内，先端 4 裂；种子黑色，扁圆形。花期 5 ~ 6 月，果期 7 ~ 9 月。

| 生境分布 | 生于草原和山坡草地。分布于内蒙古呼伦贝尔市（莫力达瓦达斡尔族自治旗、鄂温克族自治旗、新巴尔虎右旗、新巴尔虎左旗、额尔古纳市、阿荣旗、根河市、扎兰屯市、海拉尔区、满洲里市、鄂伦春自治旗、牙克石市）、兴安盟（扎赉特旗、阿尔山市、乌兰浩特市、科尔沁右翼前旗、突泉县）、通辽市（科尔沁左翼中旗、科尔沁区、奈曼旗、扎鲁特旗、库伦旗、科尔沁左翼后旗、霍林郭勒市）、赤峰市（松山区、红山区、敖汉旗、巴林右旗、阿鲁科尔沁旗、克什克腾旗、宁城县、翁牛特旗、巴林左旗、喀喇沁旗）、锡林郭勒盟（西乌珠穆沁旗、正镶白旗、锡林浩特市、太仆寺旗、苏尼特右旗、苏尼特左旗、二连浩特市、阿巴嘎旗、东乌珠穆沁旗、多伦县、镶黄旗）、乌兰察布市（商都县、集宁区、化德县、四子王旗、兴和县、丰镇市、察哈尔右翼前旗、卓资县）、呼和浩特市（清水河县、和林格尔县、土默特左旗、托克托县、武川县）、包头市（九原区、白云鄂博矿区、青山区、昆都仑区、东河区、固阳县、土默特右旗）、鄂尔多斯市（准格尔旗、康巴什区、杭锦旗、鄂托克前旗、鄂托克旗、达拉特旗、乌审旗）、巴彦淖尔市（乌拉特前旗、乌拉特中旗、乌拉特后旗、临河区、磴口县、杭锦后旗）。

| 资源情况 | 野生资源丰富，栽培资源丰富。药材来源于野生和栽培。

| 采收加工 | 夏、秋季花果期采割，除去杂质和泥土，切段或不切段，晒干。

| 药材性状 | 本品多扭缠成团。茎圆形，有分枝，暗绿色，长 30 ~ 50 cm。完整叶条状披针形，长 2 ~ 5 cm，宽 0.2 ~ 0.4 cm；萼筒长 1 ~ 2 cm，约为全花的 1/2，萼下有数枚小苞片；小苞片长约为萼筒的 1/2，先端尾状渐尖，覆瓦状排列；有时可见皱缩的花瓣，棕紫色或棕黄色，先端浅裂成锯齿状。茎质硬脆，折断面中空。气弱，味微甜。

| 功能主治 | 利尿通淋，破血通经。用于尿路感染，热淋，尿血，妇女经闭，疮毒，湿疹。

| 用法用量 | 内服煎汤，9 ~ 15 g；或入丸、散剂。

石竹科 Caryophyllaceae 石竹属 Dianthus

# 兴安石竹

*Dianthus chinensis* L. var. *versicolor* (Fisch. ex Link) Y. C. Ma

| 植物别名 | 蒙古石竹、丝叶石竹、三脉石竹。

| 蒙 文 名 | 兴安 – 巴沙嘎。

| 药 材 名 | 石竹（药用部位：全草）。

| 形态特征 | 多年生草本，高 30 ~ 50 cm，植株多少密丛生。茎由根颈生出，疏丛生，直立，上部分枝，多被短糙毛或近无毛而粗糙。叶通常粗糙，斜上，叶片线状披针形至线形，长 3 ~ 5 cm，宽 0.2 ~ 0.4 cm。花单生枝端或数花集成聚伞花序；花梗长 1 ~ 3 cm；苞片 4，卵形，先端长渐尖，长超过花萼的 1/2，边缘膜质，有缘毛；花萼圆筒形，长 15 ~ 25 mm，直径 0.4 ~ 0.5 cm，有纵条纹，萼齿披针形，长约

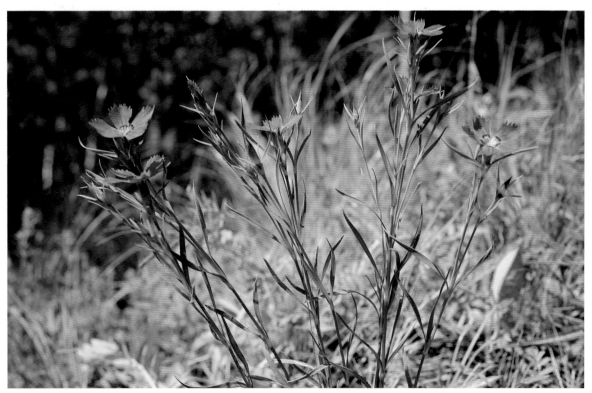

兴安石竹

0.5 cm，直伸，先端尖，有缘毛；花瓣长 1.5 ～ 1.8 cm，瓣片倒卵状三角形，长
1.3 ～ 1.5 cm，紫红色、粉红色、鲜红色或白色，顶缘不整齐齿裂，喉部有斑纹，
疏生髯毛；雄蕊露出喉部外，花药蓝色；子房长圆形，花柱线形。蒴果圆筒形，
包于宿存萼内，先端 4 裂；种子黑色，扁圆形。花期 5 ～ 6 月，果期 7 ～ 9 月。

| 生境分布 | 生于草原、山地草甸、林缘沙地、山坡灌丛及石砬子上。分布于内蒙古呼伦贝
尔市（新巴尔虎右旗、新巴尔虎左旗、额尔古纳市、阿荣旗、根河市、扎兰屯市、
海拉尔区、鄂伦春自治旗、牙克石市）、兴安盟（扎赉特旗、阿尔山市、科尔
沁右翼前旗）、通辽市（扎鲁特旗、库伦旗）、赤峰市（巴林右旗、阿鲁科尔
沁旗、克什克腾旗、宁城县、翁牛特旗、巴林左旗、喀喇沁旗）、锡林郭勒盟
（西乌珠穆沁旗、正镶白
旗、锡林浩特市、太仆寺
旗、东乌珠穆沁旗、正蓝
旗、镶黄旗）、乌兰察布
市（察哈尔右翼中旗、卓
资县）、呼和浩特市（新
城区、回民区、土默特左
旗、武川县）、包头市（达
尔罕茂明安联合旗、土默
特右旗）。

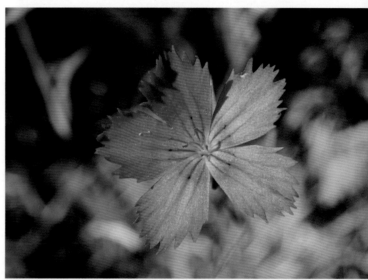

| 资源情况 | 野生资源丰富，栽培资源
丰富。药材来源于栽培。

| 采收加工 | 夏、秋季花果期采割，除
去杂质和泥土，切段或不
切段，晒干。

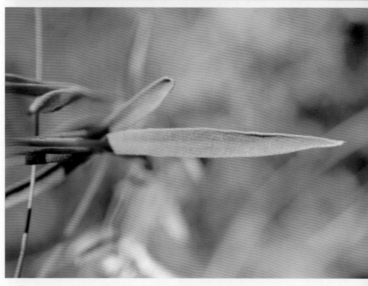

| 功能主治 | 逐水利尿。用于水肿胀满，
胸胁满闷，小便不利等。

| 用法用量 | 内服煎汤，3 ～ 6 g；或入
丸、散剂。

石竹科 Caryophyllaceae 石竹属 Dianthus

# 瞿麦 *Dianthus superbus* L.

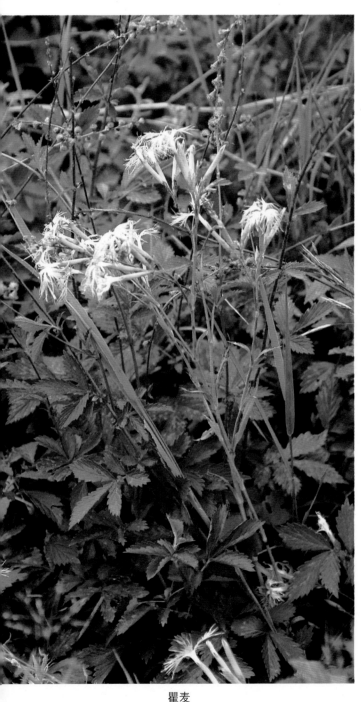

瞿麦

## 植物别名

洛阳花。

## 蒙 文 名

高要－巴沙嘎。

## 药 材 名

**中药** 瞿麦（药用部位：全草）。
**蒙药** 高要－巴沙嘎（药用部位：全草）。

## 形态特征

多年生草本，高 50～60 cm，有时更高。茎丛生，直立，绿色，无毛，上部分枝。叶片线状披针形，长 5～10 cm，宽 0.3～0.5 cm，先端锐尖，中脉特显，基部合生成鞘状，绿色，有时带粉绿色，对生，多皱缩，展平叶片呈条形至条状披针形。花 1 或 2 生于枝端，有时顶下腋生；苞片 2～3 对，倒卵形，长 6～10 mm，约为花萼的 1/4，宽 4～5 mm，先端长尖；花萼圆筒形，长 2.5～3 cm，直径 3～6 mm，常染紫红色晕，萼齿披针形，长 4～5 mm；花瓣长 4～5cm，爪长 1.5～3cm，包于萼筒内，瓣片宽倒卵形，边缘缝裂至中部或中部以上，通常淡红色或带紫色，稀白色，喉部具丝毛状鳞片；

雄蕊和花柱微外露。蒴果圆筒形，与宿存萼等长或较宿存萼微长，先端 4 裂；种子扁卵圆形，长约 2 mm，黑色，有光泽。花期 6 ～ 9 月，果期 8 ～ 10 月。

| **生境分布** | 生于丘陵山地疏林下、林缘、草甸、沟谷溪边。分布于内蒙古呼伦贝尔市（海拉尔区、满洲里市、扎赉诺尔区、鄂伦春自治旗、根河市、新巴尔虎左旗、鄂温克族自治旗、额尔古纳市）、兴安盟（阿尔山市、科尔沁右翼前旗、突泉县）、通辽市（奈曼旗、扎鲁特旗）、赤峰市（巴林左旗、巴林右旗、阿鲁科尔沁旗、克什克腾旗、林西县、翁牛特旗、喀喇沁旗、宁城县）、锡林郭勒盟（东乌珠穆沁旗、西乌珠穆沁旗、正蓝旗、锡林浩特市、正镶白旗）、乌兰察布市（察哈尔右翼后旗、察哈尔右翼中旗、丰镇市、察哈尔右翼前旗、卓资县）、呼和浩特市（武川县、和林格尔县）、包头市（土默特右旗、固阳县）、阿拉善盟（阿拉善左旗）。

| **资源情况** | 野生资源较丰富，栽培资源丰富。药材来源于栽培。

| **采收加工** | **中药** 瞿麦：夏、秋季花开时采收，除去杂质，洗净泥土，晒干。

| **药材性状** | **中药** 瞿麦：本品多扭缠成团。茎呈细圆柱形，直径约 2 mm，多分枝，有纵棱，表面黄绿色，一侧有 1 行灰白色短柔毛，节处有灰黄色细须根；质较韧。叶小，对生，无柄，展平后完整叶片卵形或卵圆形，先端锐尖，灰绿色；质脆，易碎。枝先端或叶腋有数朵或 1 朵小花，淡棕色，花梗纤细；萼片 5，花瓣 5。有时可见卵圆形小蒴果，内含数粒圆形小种子。种子黑褐色，表面有疣状小突点。气微，味淡。

| **功能主治** | **中药** 瞿麦：苦，寒。清湿热，利小便，活血通经。用于小便不利，淋病，水肿，经闭，痈肿，目赤翳障，浸淫疮毒。
**蒙药** 高要－巴沙嘎：苦，寒、钝、轻、稀。凉血，止痛，解毒。用于血热，肝热，疹症，产褥热。

| **用法用量** | **中药** 瞿麦：内服煮散剂，3 ～ 5 g；或入丸剂。
**蒙药** 高要－巴沙嘎：内服煮散剂，3 ～ 5 g；或入丸剂。

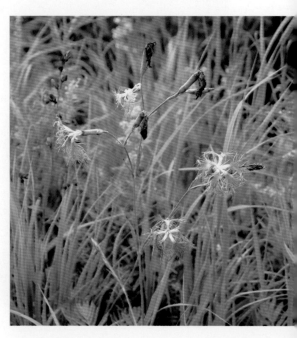

石竹科 Caryophyllaceae 石头花属 Gypsophila

# 草原石头花 *Gypsophila davurica* Turcz. ex Fenzl

| **植物别名** | 北丝石竹、草原霞草。

| **蒙文名** | 达古日－台日。

| **药材名** | 草原石头花（药用部位：根）。

| **形态特征** | 多年生草本，高50～80 cm，全株无毛。根粗壮，直径约1 cm，淡褐色至灰褐色，木质。茎数个丛生，上部分枝。叶片线状披针形，长3～6 cm，宽0.3～0.7 cm，先端长渐尖，基部稍狭，无柄，下面中脉较明显。聚伞花序稍疏散；花梗长4～10 mm；苞片披针形，先端尾状至渐尖，具缘毛，稍膜质；花萼钟形，长3～4 mm，先端5裂至1/3～1/2，萼齿卵状三角形，急尖，边缘白色，宽膜质，脉

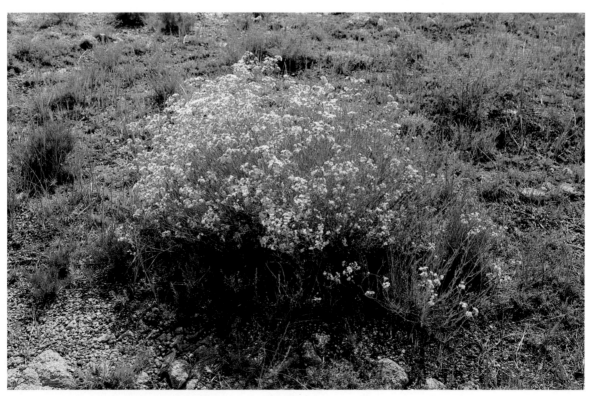

草原石头花

5，绿色，达齿端；花瓣淡粉红色或近白色，倒卵状长圆形，先端微凹或截形，基部稍狭，长为花萼的 2 倍；雄蕊比花瓣短；子房卵球形，花柱长，伸出。蒴果卵球形，比宿存萼长；种子圆肾形，长 1.2 ～ 1.5 mm，黑褐色，两侧压扁，具密条状微突起，背部具短尖的小疣状突起。花期 6 ～ 9 月，果期 7 ～ 10 月。

| 生境分布 | 生于草原、丘陵、固定沙丘及石砾质干山坡。分布于内蒙古呼伦贝尔市（额尔古纳市、扎兰屯市、海拉尔区、满洲里市、扎赉诺尔区、新巴尔虎左旗、新巴尔虎右旗）、兴安盟（扎赉特旗、科尔沁右翼中旗、科尔沁右翼前旗、乌兰浩特市、突泉县）、通辽市（扎鲁特旗）、赤峰市（巴林右旗、林西县、克什克腾旗、翁牛特旗、敖汉旗）、锡林郭勒盟（正镶白旗、太仆寺旗、苏尼特右旗、苏尼特左旗、西乌珠穆沁旗、东乌珠穆沁旗）、鄂尔多斯市（鄂托克旗）。

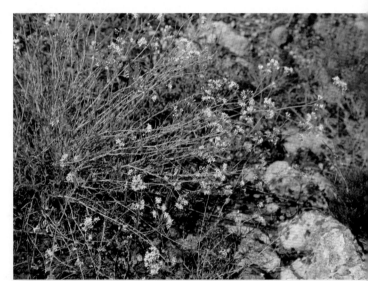

| 资源情况 | 野生资源丰富。药材来源于野生。

| 采收加工 | 秋季采挖，洗净泥土，晒干，切片。

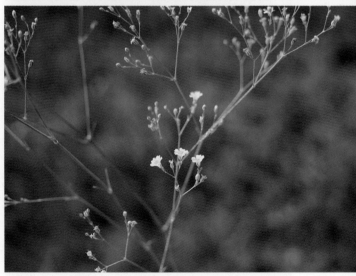

| 药材性状 | 本品粗壮，圆锥形、圆柱形，直径约 1 cm，淡褐色至灰褐色。表面具纵皱纹。质坚硬，难折断，断面纤维性。气微，味苦。

| 功能主治 | 甘，微寒。清虚热。用于阴虚发热，小儿疳热。

| 用法用量 | 内服煎汤，3 ～ 9 g。

石竹科 Caryophyllaceae 石头花属 Gypsophila

# 细叶石头花 *Gypsophila licentiana* Hand.-Mazz.

| 植物别名 | 尖叶石头花、石头花。

| 蒙 文 名 | 少布格日－台日。

| 药 材 名 | 细叶石头花（药用部位：全草）。

| 形态特征 | 多年生草本，高 30 ~ 50 cm。茎细，无毛，上部分枝。叶片线形，长 1 ~ 3 cm，宽约 1 mm，先端具骨质尖，边缘粗糙，基部联合成短鞘。聚伞花序顶生，花较密集；花梗长 2 ~ 3（~ 10）mm，带紫色；苞片三角形，长 1.5 mm，渐尖，边缘白色，膜质，具短缘毛；花萼狭钟形，长 2 ~ 3 mm，具 5 绿色或带深紫色脉，脉间白色，膜质，齿裂达 1/3，卵形，渐尖；花瓣白色，三角状楔形，长为花萼

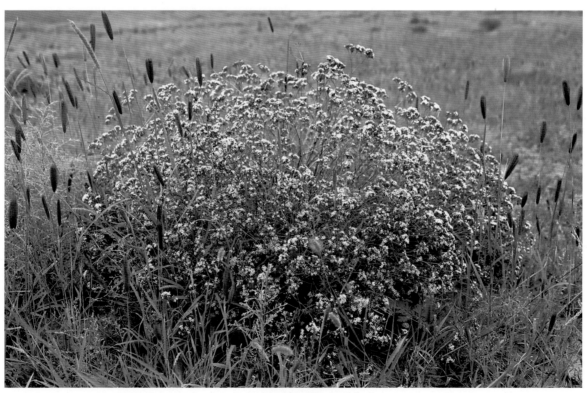

细叶石头花

的 1.5 ～ 2 倍，宽约 1 mm，先端微凹；雄蕊比花瓣短，花丝线形，不等长，花药小，球形；子房卵球形，花柱与花瓣等长。蒴果略长于宿存萼；种子圆肾形，直径约 1 mm，具疣状突起。花期 7 ～ 8 月，果期 8 ～ 9 月。

| **生境分布** | 旱生植物。生于石质山坡。分布于内蒙古乌兰察布市（丰镇市、凉城县、四子王旗）、呼和浩特市（土默特左旗）、包头市（达尔罕茂明安联合旗、固阳县）、巴彦淖尔市（乌拉特前旗、乌拉特中旗）。

| **资源情况** | 野生资源较丰富。药材来源于野生。

| **采收加工** | 秋季采收，洗净，鲜用或晒干。

| **功能主治** | 止咳化痰。用于百日咳。

| **用法用量** | 内服煎汤，9 ～ 15 g，鲜品 15 ～ 30 g。

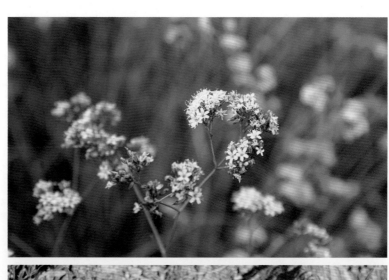

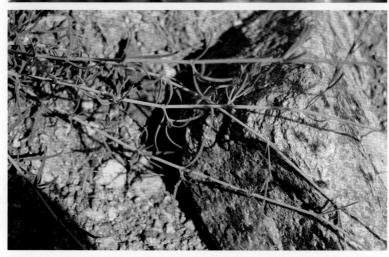

石竹科 Caryophyllaceae 石头花属 Gypsophila

# 荒漠石头花 *Gypsophila desertorum* (Bge.) Fenzl

| 植物别名 | 荒漠霞草、荒漠丝石竹。

| 蒙 文 名 | 楚乐音 – 台日。

| 药 材 名 | 荒漠石头花（药用部位：根）。

| 形态特征 | 多年生草本，高 5 ~ 15 cm，全株被棕色腺毛。根棕褐色，直径 5 ~ 15 mm，木质化。茎密丛生，斜升，不分枝或上部稍分枝。叶片钻状线形，质硬，长 4 ~ 15 mm，宽 0.5 ~ 1 mm，锐尖，基部合生，下面中脉凸出，边缘内卷，横切面呈镰状弯曲，叶腋常生不育短枝，叶呈假轮生状。二歧聚伞花序；花梗长 3 ~ 12 mm，劲直，被腺毛；苞片卵状披针形或披针形，长 2 ~ 4 mm，宽 2 ~ 3 mm，先端锐尖，

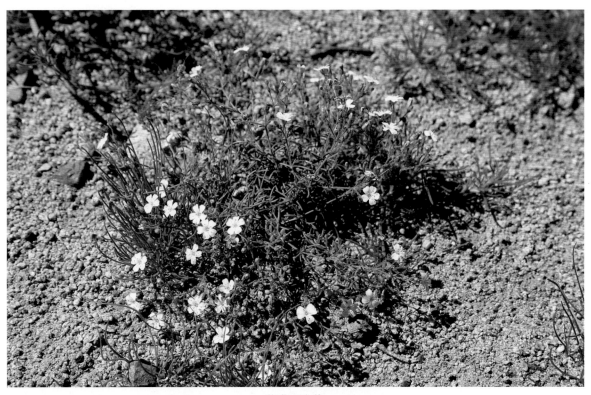

荒漠石头花

密被腺毛；花萼钟形，长 4 mm，宽 2 ～ 3 mm，萼齿裂达中部，卵形，长 1.5 mm，先端急尖或钝，边缘白色，膜质，被腺柔毛；花瓣白色，具淡紫色脉纹，倒卵状楔形，长 6 mm，宽 3 mm，先端微凹，基部狭；雄蕊稍短于花瓣；子房卵球形，长 3 mm，花柱 2，长 2.5 mm。蒴果卵球形，长 4 mm；种子肾形，长约 1mm，深褐色，具短条状突起。花期 5 ～ 7 月，果期 8 月。

| **生境分布** | 生于荒漠草原、砾质和砂质干草原。分布于内蒙古呼伦贝尔市（新巴尔虎右旗）、锡林郭勒盟（苏尼特右旗、苏尼特左旗、西乌珠穆沁旗）、乌兰察布市（四子王旗）、包头市（达尔罕茂明安联合旗、固阳县）、巴彦淖尔市（乌拉特中旗、乌拉特后旗）、鄂尔多斯市（鄂托克旗）。

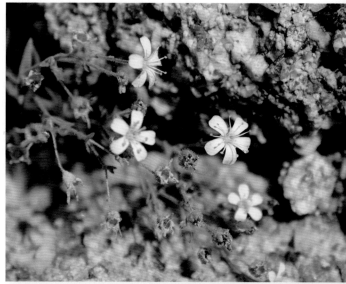

| **资源情况** | 野生资源一般。药材来源于野生。

| **采收加工** | 秋季采挖，除去泥沙、杂质，晒干。

| **功能主治** | 泻肺平喘，行水消肿。用于痰涎壅肺，咳喘痰多，胸胁胀满，胸腹水肿，小便不利，肺源性心脏病引起的水肿。

| **用法用量** | 内服煎汤，3 ～ 9 g。

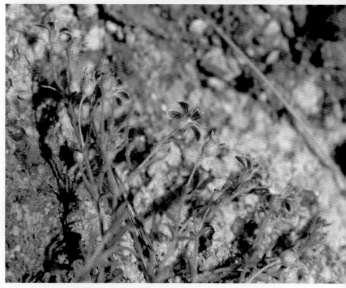

睡莲科 Nymphaeaceae 莲属 Nelumbo

# 莲
*Nelumbo nucifera* Gaertn

| **植物别名** | 荷、莲花、芙蕖。

| **蒙文名** | 灵花。

| **药材名** | 莲子（药用部位：种子）、莲子心（药用部位：幼叶、胚根）、莲房（药用部位：花托）、莲须（药用部位：雄蕊）、荷叶（药用部位：叶）、藕节（药用部位：根茎节部）、莲花（药用部位：花蕾）。

| **形态特征** | 多年生水生草本。根茎横生，肥厚，节间膨大，内有多数纵行通气孔道，节部缢缩，上生黑色鳞叶，下生须状不定根。叶圆形，盾状，直径 25 ~ 90 cm，全缘，稍呈波状，上面光滑，具白粉，下面叶脉从中央射出，有 1 ~ 2 次叉状分枝；叶柄粗壮，圆柱形，长

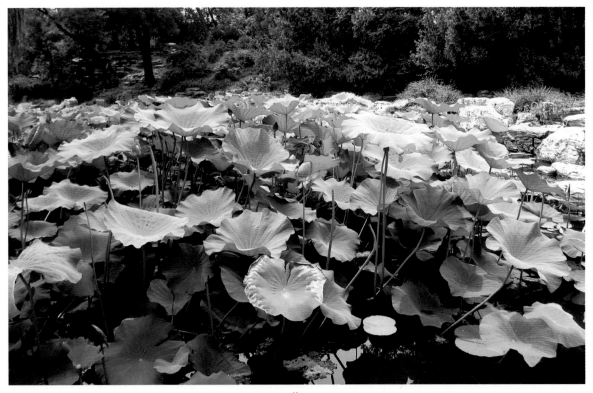

莲

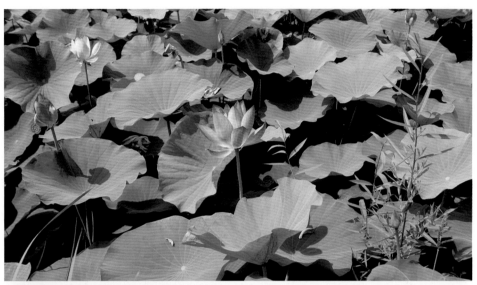

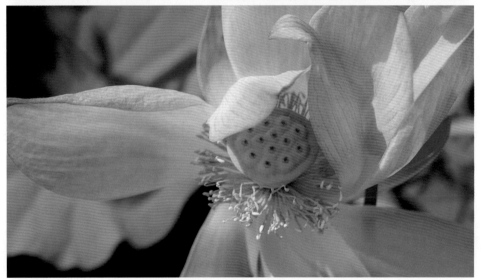

1～2 m，中空，外面散生小刺。花梗和叶柄等长或稍长，也散生小刺；花直径
10～20 cm，美丽，芳香；花瓣红色、粉红色或白色，矩圆状椭圆形至倒卵形，
长 5～10 cm，宽 3～5 cm，由外向内渐小，有时变成雄蕊，先端圆钝或微尖；
花药条形，花丝细长，着生花托之下；花柱极短，柱头顶生；花托（莲房）直
径 5～10 cm。坚果椭圆形或卵形，长 1.8～2.5 cm，果皮革质，坚硬，成熟时
黑褐色；种子（莲子）卵形或椭圆形，长 1.2～1.7 cm，种皮红色或白色。花
期 6～8 月，果期 8～10 月。

| **生境分布** | 生于池塘或水田内。分布于内蒙古赤峰市（翁牛特旗）、鄂尔多斯市（达拉特
旗）、巴彦淖尔市（磴口县）。

| **资源情况** | 野生资源较少，栽培资源丰富。药材来源于栽培。

| **采收加工** | 莲子：秋季果实成熟时采割莲房，取出果实，除去果皮，干燥。

莲子心：将莲子剥开，取出绿色胚，晒干。

莲房：秋季果实成熟时采收，除去果实，晒干。

莲须：夏季花开时选晴天采收，盖纸晒干或阴干。

荷叶：夏、秋季采收，晒至七八成干时，除去叶柄，折成半圆形或折扇形，干燥。

藕节：秋、冬季采挖根茎，切取节部，洗净，晒干，除去须根。

莲花：花蕾欲开放时采收，阴干。

| **药材性状** | 莲子：本品略呈椭圆形或类球形，长 1.2 ~ 1.7 cm，直径 0.8 ~ 1.4 cm。表面浅黄棕色至红棕色，有细纵纹和较宽的脉纹。一端中心呈乳头状凸起，深棕色，多有裂口，其周边略下陷。质硬，种皮薄，不易剥离。子叶 2，黄白色，肥厚，中有空隙，具绿色莲子心。气微，味甘、微涩，莲子心味苦。

莲子心：本品略呈细圆柱形，长 1 ~ 1.4 cm，直径约 0.2 cm。幼叶绿色，一长一短，卷成箭形，先端向下反折，两幼叶间可见细小胚芽。胚根圆柱形，长约 3 mm，黄白色。质脆，易折断，断面有数个小孔。气微，味苦。

莲房：本品呈倒圆锥状或漏斗状，多撕裂，直径 5 ~ 8 cm，高 4.5 ~ 6 cm。表面灰棕色至紫棕色，具细纵纹和皱纹，顶面有多数圆形孔穴，基部有花梗残基。质疏松，破碎面海绵样，棕色。气微，味微涩。

莲须：本品呈线形。花药扭转，纵裂，长 1.2 ~ 1.5 cm，直径约 0.1 cm，淡黄色或棕黄色。花丝纤细，稍弯曲，长 1.5 ~ 1.8 cm，淡紫色。气微香，味涩。

荷叶：本品呈半圆形或折扇形，展开后呈类圆形，全缘或稍呈波状，直径 20 ~ 50 cm。上表面深绿色或绿色，较粗糙；下表面淡灰棕色，较光滑，有粗脉 21 ~ 22，自中心向四周射出；中心有凸起的叶柄残基。质脆，易破碎。稍有清香气，味微苦。

藕节：本品呈短圆柱形，中部稍膨大，长 2 ~ 4 cm，直径约 2 cm。表面灰黄色至灰棕色，有残存的须根和须根痕，偶见暗红棕色鳞叶残基。两端有残留的藕，表面皱缩有纵纹。质硬，断面有多数类圆形的孔。气微，味微甘、涩。

莲花：本品花萼 4，绿色；花瓣通常 8。气香，味甘、苦、涩。

| **功能主治** | 莲子：补脾止泻，止带，益肾涩精，养心安神。用于脾虚泄泻，带下遗精，心悸失眠。

莲子心：清心安神，交通心肾，涩精止血。用于热入心包，神昏谵语，心肾不交，

失眠遗精，血热吐血。

莲房：化瘀止血。用于崩漏，尿血，痔疮出血，产后瘀阻，恶露不尽。

莲须：固肾涩精。用于遗精滑精，带下，尿频。

荷叶：清暑化湿，升发清阳，凉血止血。用于暑热烦渴，暑湿泄泻，脾虚泄泻，血热吐衄，便血崩漏。

藕节：收敛止血，化瘀。用于吐血，咯血，衄血，尿血，崩漏。

莲花：化瘀止血。用于崩漏，尿血，痔疮出血，产后瘀阻，恶露不尽。

| **用法用量** | 莲子：内服煎汤，6 ~ 15 g。

莲子心：内服煎汤，2 ~ 5 g。

莲房：内服煎汤，6 ~ 9 g。

莲须：内服煎汤，3 ~ 5 g。

荷叶：内服煎汤，3 ~ 10 g。

藕节：内服煎汤，9 ~ 15 g。

莲花：内服煎汤，6 ~ 9 g。

■睡莲科■ Nymphaeaceae ■睡莲属■ *Nymphaea*

# 睡莲 *Nymphaea tetragona* Georgi

| **植物别名** | 瑞莲、子午莲。

| **蒙 文 名** | 朱乐格力格－其其格。

| **药 材 名** | 睡莲（药用部位：花）。

| **形态特征** | 多年生水生草本。根茎短，肥厚，横卧或直立，生多数须根；须根绳索状，细长。叶浮于水面，叶片卵圆形或肾圆形，近似马蹄状，长 5 ~ 14 cm，宽 4 ~ 11 cm，先端圆钝，全缘，基部具深弯缺，约占叶片全长的 1/3 或 1/2，裂片急尖，分离或彼此稍遮盖，上面绿色，有光泽，下面通常带紫色，两面皆无毛；叶柄细长，圆柱形。花梗基生，细长，顶生 1 花；花直径 3 ~ 6 cm，漂浮水面；萼片 4，绿色，

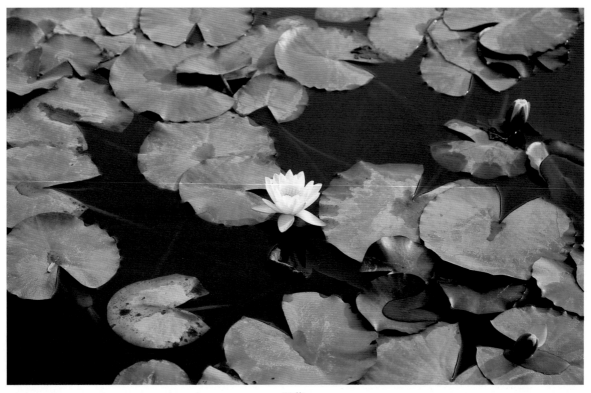

睡莲

草质，长卵形或卵状披针形，长 2 ～ 3.5 cm，宿存，花托四方形；花瓣 8 ～ 12，白色或淡黄色，矩圆形、宽披针形或长卵形，先端钝，比萼片稍短，内轮花瓣不变成雄蕊；雄蕊多数，3 ～ 4 层，花丝扁平，外层花丝宽披针形，内层花丝渐狭；子房短圆锥状，柱头盘状，具 5 ～ 8 辐射线。浆果球形，包于宿存萼内；种子椭圆形，黑色。花期 7 ～ 8 月，果期 9 月。

| 生境分布 | 生于池沼及河湾内。分布于内蒙古呼伦贝尔市（鄂伦春自治旗、新巴尔虎左旗）、兴安盟（科尔沁右翼前旗、扎赉特旗）、锡林郭勒盟（锡林浩特市）、巴彦淖尔市（磴口县）。

| 资源情况 | 野生资源较少，栽培资源丰富。药材来源于栽培。

| 采收加工 | 夏季采收，洗净，除去杂质，晒干。

| 药材性状 | 本品较大，直径 4 ～ 5 cm，白色。萼片 4，基部呈四方形；花瓣 8 ～ 12；雄蕊多数，花药黄色；花柱 4 ～ 8 裂，柱头广卵形，呈茶匙状，作放射状排列。气香，味甘。

| 功能主治 | 消暑，解酒，祛风。用于中暑，酒醉烦渴，小儿惊风。

| 用法用量 | 内服煎汤，3 ～ 9 g。

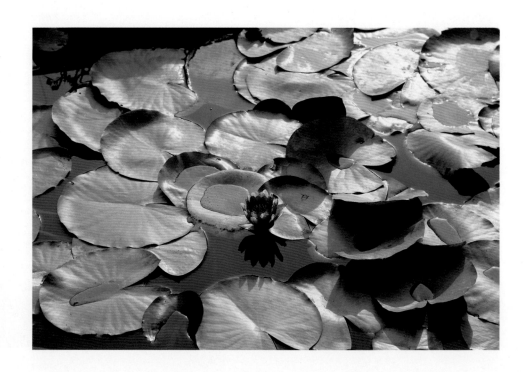

金鱼藻科 Ceratophyllaceae 金鱼藻属 Ceratophyllum

# 金鱼藻 *Ceratophyllum demersum* L.

| **植物别名** | 细草、软草、虾须草。

| **蒙 文 名** | 阿拉坦－扎嘎森－乌叶。

| **药 材 名** | 金鱼藻（药用部位：全草）。

| **形态特征** | 多年生沉水草本。茎细长，多分枝。叶 4 ~ 10 轮生，1 ~ 2 回二歧分叉，裂片条形或丝状条形，长 1 ~ 1.5 cm，边缘仅一侧有疏细锯齿，齿尖常软骨质。花微小，直径约 2 mm，具短花梗；花被片 8 ~ 12 mm，矩圆形或条状矩圆形，长 0.15 ~ 0.2 mm，先端有 2 ~ 3 尖齿；雄花有雄蕊 10 ~ 16；雌花有 1 雌蕊，子房宽卵形，花柱钻形。坚果扁椭圆形，长 0.4 ~ 0.5 cm，宽约 0.2 cm，黑色，有 3 刺，先端

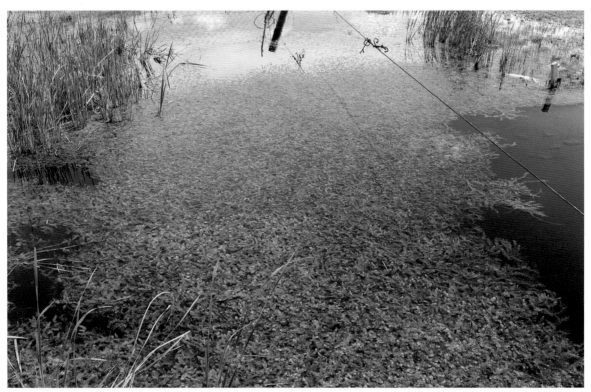

金鱼藻

刺长 8 ～ 10 mm，基部两侧有 2 刺，长 0.4 ～ 0.7 cm。花果期 6 ～ 9 月。

| 生境分布 | 生于池沼、湖泊、河流中。分布于内蒙古呼伦贝尔市（鄂伦春自治旗）、兴安盟（扎赉特旗）、通辽市（科尔沁左翼后旗）、赤峰市（翁牛特旗）、鄂尔多斯市（杭锦旗、东胜区）。

| 资源情况 | 野生资源较丰富。药材来源于野生。

| 采收加工 | 全年均可采收，洗净，晒干。

| 功能主治 | 淡，凉。凉血止血，清热利水。用于血热吐血，咯血，热淋涩痛。

| 用法用量 | 内服煎汤，3 ～ 6 g。

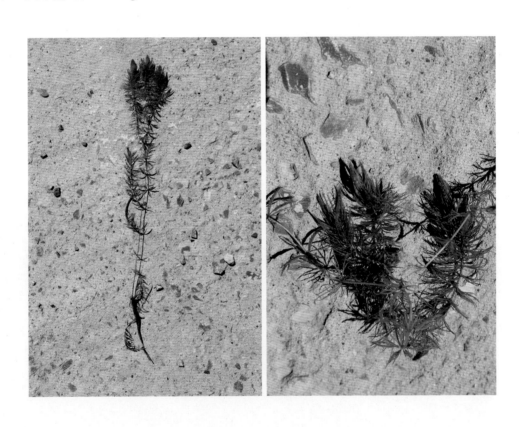

毛茛科 Ranunculaceae 芍药属 Paeonia

# 牡丹
*Paeonia suffruticosa* Andr.

| **植物别名** | 百两金、木芍药。

| **蒙 文 名** | 满德日娃。

| **药 材 名** | 牡丹皮（药用部位：根皮）。

| **形态特征** | 落叶灌木。茎高达 2 m，分枝短而粗。叶通常为二回三出复叶，偶尔近枝顶的叶为 3 小叶；顶生小叶宽卵形，长 7 ~ 8 cm，宽 5.5 ~ 7 cm，3 裂至中部，裂片不裂或 2 ~ 3 浅裂，表面绿色，无毛，背面淡绿色，有时具白粉，沿叶脉疏生短柔毛或近无毛，小叶柄长 1.2 ~ 3 cm；侧生小叶狭卵形或长圆状卵形，长 4.5 ~ 6.5 cm，宽 2.5 ~ 4 cm，不等 2 裂至 3 浅裂或不裂，近无柄；叶柄长 5 ~ 11 cm，

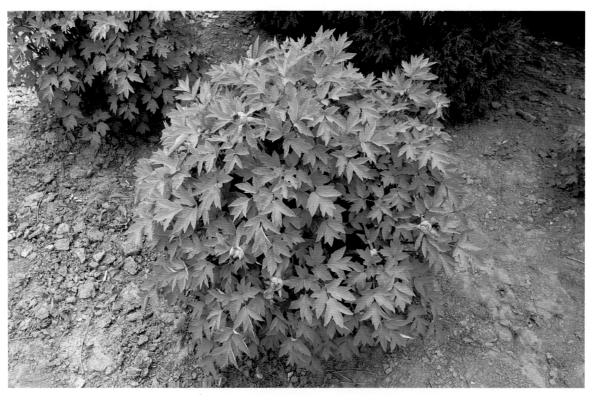

牡丹

和叶轴均无毛。花单生枝顶，直径 10 ~ 17 cm；花梗长 4 ~ 6 cm；苞片 5，长椭圆形，大小不等；萼片 5，绿色，宽卵形，大小不等；花瓣 5 或为重瓣，玫瑰色、红紫色、粉红色至白色，通常变异很大，倒卵形，长 5 ~ 8 cm，宽 4.2 ~ 6 cm，先端呈不规则波状；雄蕊长 1 ~ 1.7 cm，花丝紫红色、粉红色，上部白色，长约 1.3 cm，花药长圆形，长 4 mm；花盘革质，杯状，紫红色，先端有数个锐齿或裂片，完全包住心皮，在心皮成熟时开裂；心皮 5，稀更多，密生柔毛。蓇葖果长圆形，密生黄褐色硬毛。花期 5 月，果期 6 月。

| **生境分布** | 生于阳光充足的砂壤土中。内蒙古无野生分布。内蒙古各地均有栽培。

| **资源情况** | 栽培资源丰富。药材来源于栽培。

| **采收加工** | 秋季挖取根部，除去细根和泥沙，剥取根皮，晒干，或刮去粗皮，除去木心，晒干。

| **药材性状** | 本品呈筒状或半筒状，有纵剖开的缝，略向内卷曲或张开，长 5 ~ 20 cm，直径 0.5 ~ 1.2 cm，厚 0.1 ~ 0.4 cm。外表面灰褐色或黄褐色，有多数横长皮孔及细根痕，栓皮脱落处粉红色；内表面淡灰黄色或浅棕色，有明显的细纵纹，常见发亮的结晶（系针状、柱状牡丹酚结晶），俗称"亮银星"。质硬而脆，易折断，断面较平坦，淡粉红色，粉性，纹理不明显。气芳香，味微苦而涩，有麻舌感。

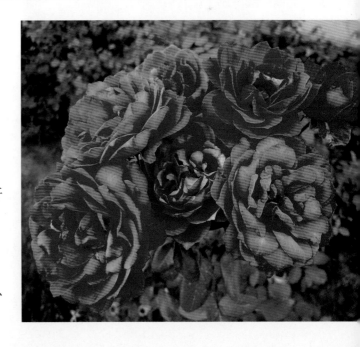

| **功能主治** | 苦、辛，微寒。归心、肝、肾经。清热凉血，活血化瘀。用于热入营血，温毒发斑，吐血衄血，夜热早凉，无汗骨蒸，经闭痛经，痈肿疮毒，跌仆伤痛。

| **用法用量** | 内服煎汤，6 ~ 12 g；或入丸、散剂。

毛茛科 Ranunculaceae 芍药属 Paeonia

# 草芍药

*Paeonia obovata* Maxim.

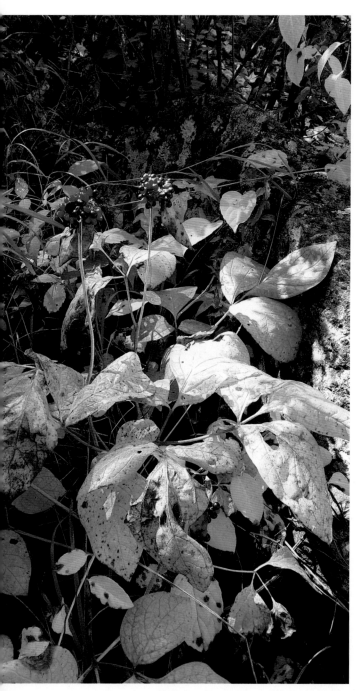

草芍药

**| 植物别名 |**

卵叶芍药、山芍药、芍药。

**| 蒙 文 名 |**

查干－查那－其其格。

**| 药 材 名 |**

**中药** 赤芍药（药用部位：根）。

**蒙药** 乌兰－察那（药用部位：根）。

**| 形态特征 |**

多年生草本。根圆柱形，长约 50 cm，直径约 3 cm。茎高 50 ~ 70 cm，无毛。下部茎生叶为二回三出复叶，上部茎生叶为三出复叶；小叶狭卵形、椭圆形或披针形，先端渐尖，基部楔形，边缘具白色骨质细齿，背面沿叶脉疏生短柔毛。花顶生并腋生，直径 8 ~ 11.5 cm；苞片 4 ~ 5，披针形；萼片 4，宽卵形或近圆形，长 1 ~ 1.5 cm，宽 1 ~ 1.7 cm；花瓣 9 ~ 13，倒卵形，长 3.5 ~ 6 cm，宽 1.5 ~ 4.5 cm，白色、粉红色或紫红色；雄蕊多数，花丝长 0.7 ~ 1.2 cm，黄色；花盘浅杯状，包裹心皮基部，先端裂片钝圆；心皮 3 ~ 5，无毛。蓇葖果卵状圆锥形，长 2.5 ~ 3 cm，直径

1.2 ~ 1.5 cm，先端具喙；种子近球形，直径约 6 mm，紫黑色，有红色假种皮。花期 5 ~ 7 月，果期 7 ~ 8 月。

| 生境分布 | 生于山地林缘草甸及林下。分布于内蒙古赤峰市（喀喇沁旗、宁城县、克什克腾旗）、锡林郭勒盟（西乌珠穆沁旗）、乌兰察布市（兴和县、卓资县）、呼和浩特市（土默特左旗）、包头市（土默特右旗）。

| 资源情况 | 野生资源稀少。药材来源于野生。

| 采收加工 | **中药** 赤芍药：春、秋季采挖，除去根茎、须根及泥沙，晒干。
**蒙药** 乌兰－察那：春、夏季采收，洗净泥土，干燥。

| 功能主治 | **中药** 赤芍药：苦，微寒。归肝经。清热凉血，散瘀止痛。用于热入营血，温毒发斑，吐血衄血，目赤肿痛，肝郁胁痛，经闭痛经，癥瘕腹痛，跌仆损伤，痈肿疮疡。
**蒙药** 乌兰－察那：酸、苦，微寒。清血热，祛瘀血，止痛。用于瘀血性疼痛，闭经，月经不调，子宫痞，关节肿胀。

| 用法用量 | **中药** 赤芍药：内服煎汤，9 ~ 15 g；或入丸、散剂。
**蒙药** 乌兰－察那：内服煮散剂，3 ~ 5 g；或入丸、散剂；或研末。

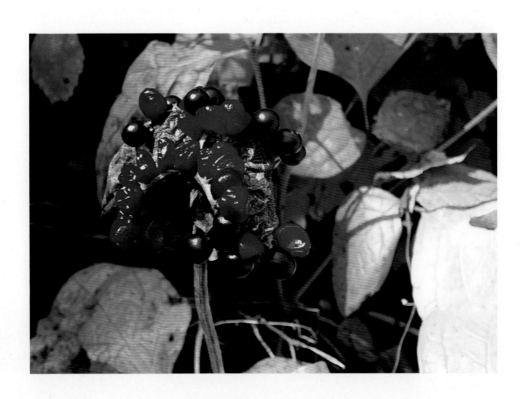

毛茛科 Ranunculaceae 驴蹄草属 Caltha

# 驴蹄草 *Caltha palustris* L.

| **植物别名** | 驴蹄菜、马蹄草、立金花。

| **蒙 文 名** | 图古日哎 - 额布苏。

| **药 材 名** | 马蹄叶（药用部位：全草）。

| **形态特征** | 多年生草本。根茎缩短，着生多数粗壮须根。茎高 20 ~ 50 cm，直径 3 ~ 6 mm，表面具细纵沟。基生叶 3 ~ 7，丛生，有长柄，长达 30 cm，叶片圆形、圆肾形或心形，长 2 ~ 5 cm，宽 3 ~ 7 cm，先端圆形，基部心形，边缘全部具正三角形小齿；茎生叶向上渐小，叶柄短或近无柄。单歧聚伞花序具 2 花，顶生；苞片三角状心形，边缘具齿；花梗长 2 ~ 10 cm；萼片 5，黄色，倒卵形，长 1 ~ 1.8 cm，

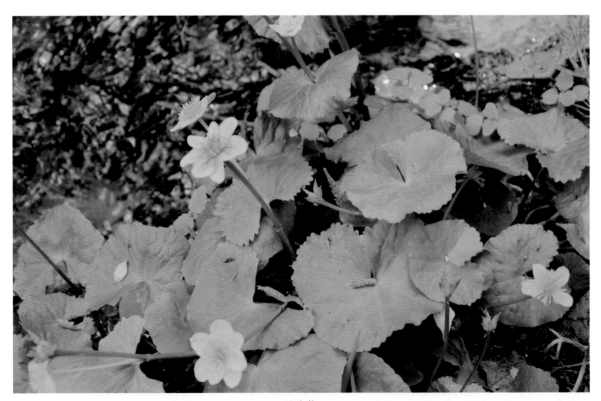

驴蹄草

宽 0.6 ~ 1.2 cm，先端圆形；雄蕊长 5 ~ 7 mm，花药长圆形；心皮 5 ~ 15，与雄蕊近等长，无柄，有短花柱。蓇葖果长约 1 cm，宽约 0.3 cm，具横脉，喙长约 1 mm；种子狭卵球形，长 1.5 ~ 2 mm，黑褐色。花期 6 ~ 7 月，果期 7 ~ 8 月。

| 生境分布 | 生于森林草原带的沼泽草甸、河岸、溪边。分布于内蒙古呼伦贝尔市（额尔古纳市、新巴尔虎左旗）、兴安盟（扎赉特旗、科尔沁右翼前旗）、通辽市（扎鲁特旗、库伦旗）、赤峰市（巴林左旗、巴林右旗、林西县）、乌兰察布市（四子王旗）。

| 资源情况 | 野生资源较少。药材来源于野生。

| 采收加工 | 夏、秋季采收，除去杂质及泥沙，鲜用或晒干。

| 功能主治 | 辛、苦，凉。归肺、脾经。祛风，活血消肿，解暑。用于伤风感冒，中暑发痧，跌打损伤，烫伤。

| 用法用量 | 内服煎汤，9 ~ 15 g。外用适量，捣敷；或煎汤洗。

| 附　　注 | 马蹄叶药材的正品还包括花葶驴蹄草 *Caltha scaposa* Hook. f. et Thoms. 的干燥全草，内蒙古无该种分布。

毛茛科 Ranunculaceae 驴蹄草属 Caltha

# 三角叶驴蹄草 *Caltha palustris* L. var. *sibirica* Regel

| **植物别名** | 西伯利亚驴蹄草。

| **蒙 文 名** | 西伯日 - 巴拉白。

| **药 材 名** | 三角叶驴蹄草（药用部位：全草）。

| **形态特征** | 多年生草本。根茎缩短，着生多数粗壮须根。茎高 20 ~ 50 cm，直径 3 ~ 6 mm，表面具细纵沟。基生叶 3 ~ 7，丛生，有长柄，长达 30 cm，叶片宽三角状肾形，长 2 ~ 5 cm，宽 3 ~ 7 cm，先端圆形，基部宽心形，边缘下部有齿，上部微波状或近全缘；茎生叶向上渐小，叶柄短或近无柄。单歧聚伞花序具 2 花，顶生；苞片三角状心形，边缘具齿；花梗长 2 ~ 10 cm；萼片 5，黄色，倒卵形，长 1 ~ 1.8 cm，

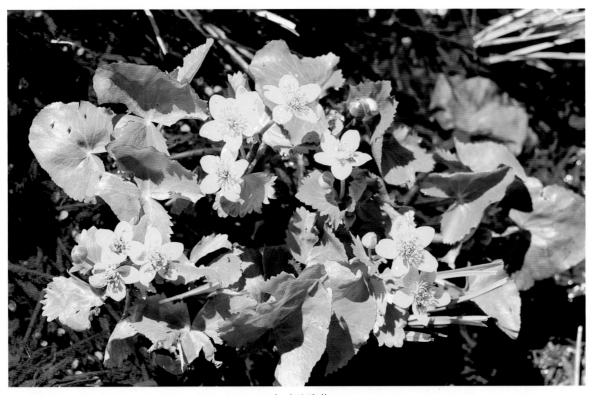

三角叶驴蹄草

宽 0.6 ~ 1.2 cm，先端圆形；雄蕊长 5 ~ 7 mm，花药长圆形；心皮 5 ~ 15，与雄蕊近等长，无柄，有短花柱。蓇葖果长约 1 cm，宽约 0.3 cm，具横脉，喙长约 1 mm；种子狭卵球形，长 1.5 ~ 2 mm，黑褐色。花期 6 ~ 7 月，果期 7 ~ 8 月。

| **生境分布** | 生于森林带和草原带的沼泽草甸、盐化草甸、河岸。分布于内蒙古呼伦贝尔市（额尔古纳市、根河市、牙克石市、海拉尔区、满洲里市、鄂伦春自治旗、鄂温克族自治旗、莫力达瓦达斡尔族自治旗、陈巴尔虎旗、扎兰屯市）、兴安盟（科尔沁右翼前旗、科尔沁右翼中旗、扎赉特旗、突泉县）、通辽市（科尔沁左翼后旗）、赤峰市（喀喇沁旗、克什克腾旗、翁牛特旗）、锡林郭勒盟（东乌珠穆沁旗、西乌珠穆沁旗、锡林浩特市、苏尼特左旗）、巴彦淖尔市（磴口县）。

| **资源情况** | 野生资源较少。药材来源于野生。

| **采收加工** | 6 ~ 7 月采收，除去杂质及泥沙，晒干。

| **功能主治** | 苦、涩，凉。归心、肝经。清热燥湿，软坚散结，敛伤生肌。用于黄疸，口苦，心火亢盛，痈肿，湿疹，瘰疬痰核，疮疡溃破，烫伤。

| **用法用量** | 内服煎汤，9 ~ 15 g。外用适量，捣敷；或煎汤洗。

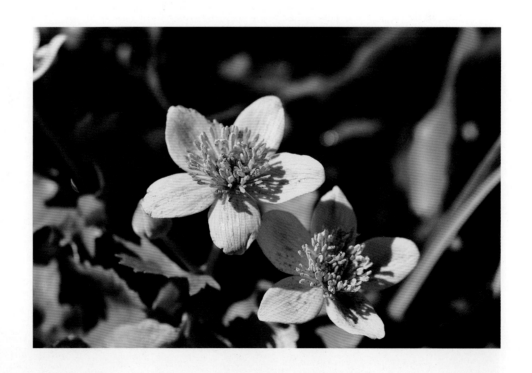

毛茛科 Ranunculaceae 驴蹄草属 Caltha

# 白花驴蹄草 *Caltha natans* Pall.

| 蒙 文 名 | 和薄特－巴拉白。

| 药 材 名 | 白花驴蹄草（药用部位：全草）。

| 形态特征 | 多年生草本，全体无毛。茎沉水中，匍匐，长 20 ~ 50 cm 或更长，
直径 2 ~ 3 mm，分枝，节生不定根。叶浮于水面，有长柄，长达
10 cm，基部有膜质鞘；叶片圆肾形或心形，长 1 ~ 2 cm，宽 1.5 ~
3 cm，先端钝圆，基部深心形，全缘或呈微波状。单歧聚伞花序顶
生；花小，直径约 6 mm；萼片 5，白色或带粉红色，倒卵形，长约
3 mm，宽约 2 mm，先端圆形；雄蕊多数，花药长圆形，花丝狭条形；
心皮 20 ~ 30，无柄，有短花柱。聚合果球形，蓇葖果长约 5 mm，

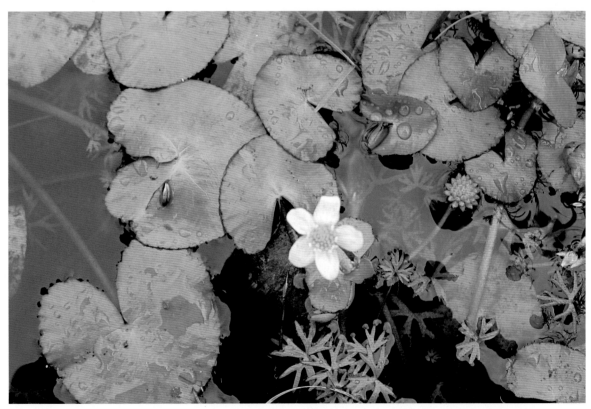

白花驴蹄草

狭椭圆形，喙极短；种子小，近卵形，长约 0.6 mm，黑褐色。花期 6 ～ 7 月，果期 7 ～ 8 月。

| 生境分布 | 生于森林带和森林草原带的沼泽草甸及沼泽中。分布于内蒙古呼伦贝尔市（额尔古纳市、根河市、牙克石市、鄂伦春自治旗）、兴安盟（科尔沁右翼前旗、扎赉特旗）、赤峰市（克什克腾旗）、锡林郭勒盟（锡林浩特市、西乌珠穆沁旗）。

| 资源情况 | 野生资源稀少。药材来源于野生。

| 采收加工 | 夏、秋季采收，除去杂质及泥沙，鲜用或晒干。

| 功能主治 | 辛、微苦，凉。归肺、脾经。清热利湿，解毒。用于中暑，尿路感染，烫火伤，毒蛇咬伤。

| 用法用量 | 内服煎汤，12 ～ 15 g。外用适量，捣敷。

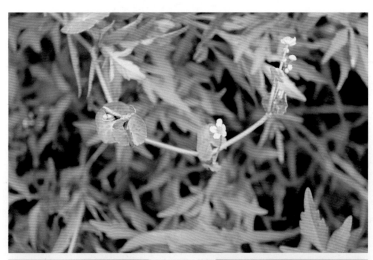

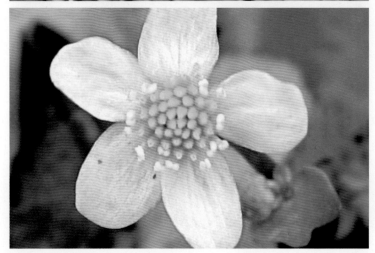

毛茛科 Ranunculaceae 金莲花属 Trollius

# 短瓣金莲花 *Trollius ledebouri* Reichb.

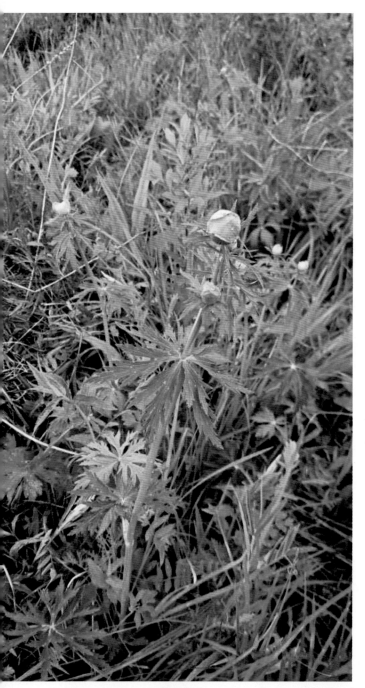

短瓣金莲花

| 蒙 文 名 |

宝古尼 – 阿拉坦花 – 其其格。

| 药 材 名 |

短瓣金莲花（药用部位：花）。

| 形态特征 |

多年生草本。根茎粗短，着生多数须根。茎直立，高 60 ~ 100 cm。基生叶叶柄长 9 ~ 29 cm，基部具狭鞘，叶片五角形，长 4 ~ 7 cm，宽 8 ~ 13 cm，基部心形，3 全裂，中央全裂片菱形，再 3 中裂，先端急尖，边缘有小裂片及三角形小牙齿，侧全裂片斜扇形，不等 2 深裂；茎生叶与基生叶相似，向上叶柄渐短，叶片渐小。花单生或 2 ~ 3 顶生，直径 3.2 ~ 4.8 cm；花梗长 5.5 ~ 15 cm；萼片 5 ~ 8，黄色，椭圆状卵形或倒卵形，先端圆形，有不明显的小齿，长 1.2 ~ 2.8 cm，宽 1 ~ 1.5 cm；花瓣 10 ~ 22，短于萼片，条形，长 1.3 ~ 1.6 cm，宽约 0.1 cm；雄蕊长达 9 mm；心皮 20 ~ 28。蓇葖果长约 7 mm，喙长约 1 mm；种子多数，近椭圆形，长 1.2 ~ 1.5 mm，黑褐色。花期 6 ~ 7 月，果期 7 ~ 8 月。

| 生境分布 | 生于森林带的山地林下、林缘草甸、沟谷草甸及其他低湿地草甸。分布于内蒙古呼伦贝尔市（额尔古纳市、根河市、鄂伦春自治旗、莫力达瓦达斡尔族自治旗、牙克石市、鄂温克族自治旗、陈巴尔虎旗、阿荣旗）、兴安盟（科尔沁右翼前旗、扎赉特旗、阿尔山市、突泉县）、通辽市（扎鲁特旗）、锡林郭勒盟（西乌珠穆沁旗）。

| 资源情况 | 野生资源稀少。药材来源于野生。

| 采收加工 | 夏季花盛开时采摘，阴干。

| 药材性状 | 本品呈不规则团状，直径 3 ~ 4.8 cm，皱缩或破碎。萼片 5 ~ 8，黄色，椭圆状卵形或倒卵形，长 1.5 ~ 2.8 cm，宽 1 ~ 1.5 cm，先端钝圆，全缘或具不明显的小牙齿；花瓣 10 ~ 22，棕色，狭条形，长 1.3 ~ 1.6 cm，宽约 0.1 cm；雄蕊多数，长约 9 mm；心皮 20 ~ 28，棕黄色，具短喙；花梗灰绿色。体轻，质疏松。气微香，味苦。

| 功能主治 | 苦，凉。归肺、胃经。清热解毒，消肿，明目。用于上呼吸道感染，急、慢性扁桃体炎，口疮，牙龈肿痛出血，目赤肿痛，疔疮肿毒，肠炎，痢疾。

| 用法用量 | 内服煎汤，3 ~ 6 g；或代茶饮。外用适量，煎汤含漱。

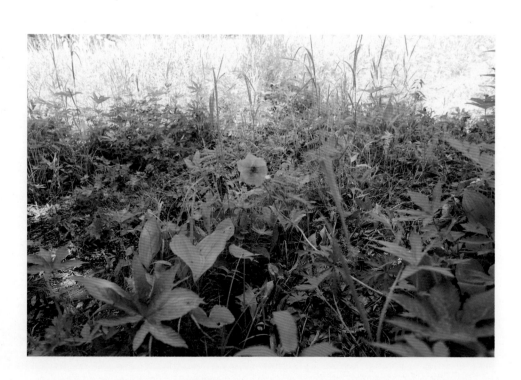

毛茛科 Ranunculaceae 金莲花属 Trollius

# 金莲花 *Trollius chinensis* Bunge

| 植物别名 | 寒金莲、旱地莲、金疙瘩。

| 蒙 文 名 | 阿拉坦花 – 其其格。

| 药 材 名 | **中药** 金莲花（药用部位：花）。
**蒙药** 阿拉坦花 – 其其格（药用部位：花）。

| 形态特征 | 多年生草本。须根长达 7 cm。茎直立，有纵棱，高 30 ～ 70 cm，不分枝。基生叶叶柄长达 20 cm，叶片五角形，长 3.8 ～ 6.8 cm，宽 6.8 ～ 12.5 cm，基部心形，3 全裂，中央全裂片菱形，再 2 ～ 3 中裂，先端急尖，边缘密生三角形锐锯齿，侧全裂片斜扇形，2 深裂至近基部；茎生叶似基生叶，向上叶柄渐短，叶片渐小，裂片渐窄。花

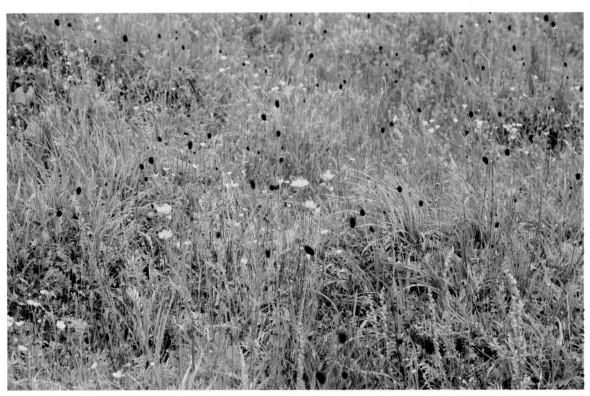

金莲花

1 ~ 2，顶生，直径 3.8 ~ 5.5 cm；花梗长达 17 cm；萼片 10 ~ 16，椭圆状卵形或倒卵形，长 1.5 ~ 2.8 cm，宽 0.7 ~ 1.6 cm，金黄色，先端钝圆，全缘或具不明显的小牙齿；花瓣 18 ~ 21，狭条形，长 1.8 ~ 2.2 cm，宽 1.2 ~ 1.5 mm；雄蕊多数，长 0.5 ~ 1.1 cm；心皮 20 ~ 30。蓇葖果长约 1 cm，喙长约 1 mm；种子近倒卵球形，长约 1.5 mm，黑色，具 4 ~ 5 棱角。花期 6 ~ 7 月，果期 8 ~ 9 月。

| 生境分布 | 生于森林带的山地林下、林缘草甸、沟谷草甸及其他低湿地草甸。分布于内蒙古呼伦贝尔市（阿荣旗）、通辽市（扎鲁特旗）、赤峰市（阿鲁科尔沁旗、巴林右旗、克什克腾旗、林西县、喀喇沁旗、宁城县、红山区、翁牛特旗）、锡林郭勒盟（东乌珠穆沁旗、西乌珠穆沁旗、正蓝旗、正镶白旗、多伦县、锡林浩特市）、乌兰察布市（兴和县、丰镇市、察哈尔右翼前旗、卓资县、凉城县）、呼和浩特市（土默特左旗、武川县、和林格尔县）、包头市（固阳县、土默特右旗）、巴彦淖尔市（乌拉特前旗、乌拉特后旗）。

| 资源情况 | 野生资源一般，栽培资源较少。药材来源于野生和栽培。

| 采收加工 | **中药** 金莲花：夏季花盛开时采摘，阴干。

| 药材性状 | **中药** 金莲花：本品呈不规则团状，直径 1 ~ 2.5 cm，皱缩或破碎。表面金黄色或棕黄色，萼片 10 ~ 16，椭圆状卵形或倒卵形，长 1.5 ~ 2.8 cm，宽 0.7 ~ 1.6 cm，先端钝圆，全缘或具不明显的小牙齿；花瓣 18 ~ 21，狭条形，长 1.8 ~ 2.2 cm，宽 1 ~ 1.5 mm；雄蕊多数，长 0.5 ~ 1.1 cm；心皮 20 ~ 30，棕黑色，具短喙；花梗灰绿色。体轻，质疏松。气香，味微苦。

| 功能主治 | **中药** 金莲花：苦，凉。归肺、胃经。清热解毒，消肿，明目。用于上呼吸道感染，急、慢性扁桃体炎，口疮，牙龈肿痛出血，目赤肿痛，疔疮肿毒，肠炎，痢疾。
**蒙药** 阿拉坦花 - 其其格：苦，寒，钝、轻、柔。清黏热，解毒，燥脓，止腐愈伤。用于创伤，疮疡多脓，咽喉肿痛，目赤，耳热症，痈肿。

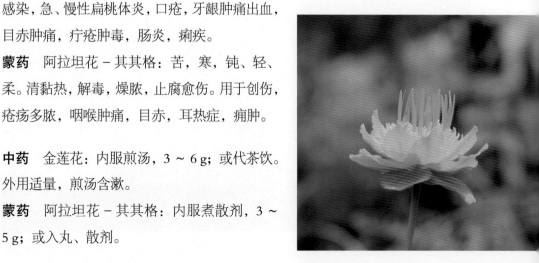

| 用法用量 | **中药** 金莲花：内服煎汤，3 ~ 6 g；或代茶饮。外用适量，煎汤含漱。
**蒙药** 阿拉坦花 - 其其格：内服煮散剂，3 ~ 5 g；或入丸、散剂。

毛茛科 Ranunculaceae 升麻属 Cimicifuga

# 单穗升麻 *Cimicifuga simplex* Wormsk.

| 植物别名 | 野菜升麻、米升麻。

| 蒙 文 名 | 单图如图 – 扎白。

| 药 材 名 | 野升麻（药用部位：根茎）。

| 形态特征 | 多年生草本。根茎粗壮，横走，黑色。茎单一，高 1 ~ 1.5 m。下部
茎生叶为二至三回三出近羽状复叶，叶柄长达 26 cm，叶片卵状三
角形，宽达 30 cm，顶生小叶宽披针形至菱形，长 4.5 ~ 8.5 cm，宽
2 ~ 5.5 cm，3 裂，边缘有锯齿，侧生小叶狭斜卵形，背面沿脉疏生
白色长柔毛；上部茎生叶较小，一至二回三出羽状。总状花序长达
35 cm，几不分枝；苞片钻形；花梗和花轴均密被腺毛及短柔毛；萼

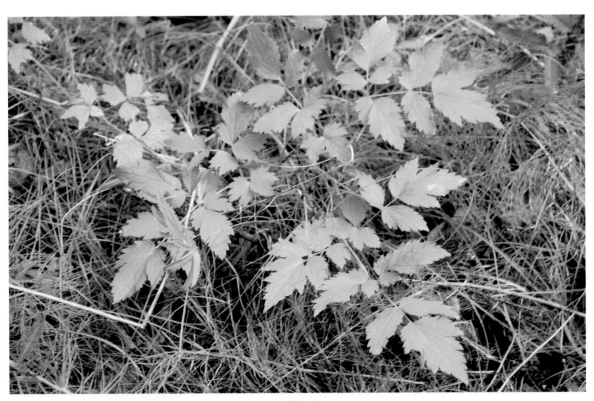

单穗升麻

片 4 ~ 5，白色，宽椭圆形，早落；退化雄蕊 2，椭圆形，先端膜质，2 浅裂；雄蕊多数；心皮 2 ~ 7，密被灰白色短柔毛，具短柄。蓇葖果长 7 ~ 9 mm，宽 4 ~ 5 mm，被贴伏短柔毛，果喙呈弯曲小钩状；种子椭圆形，长约 3.5 mm，四周被膜质翼状鳞翅。花期 8 ~ 9 月，果期 9 ~ 10 月。

| 生境分布 | 生于海拔 300 ~ 2 300 m 的山地草原、潮湿灌丛中。分布于内蒙古呼伦贝尔市（额尔古纳市、根河市、鄂伦春自治旗、牙克石市）、兴安盟（科尔沁右翼前旗、阿尔山市）、通辽市（库伦旗、扎鲁特旗）、赤峰市（克什克腾旗、喀喇沁旗）、锡林郭勒盟（东乌珠穆沁旗）、乌兰察布市（兴和县、凉城县）。

| 资源情况 | 野生资源较少。药材来源于野生。

| 采收加工 | 10 ~ 11 月采挖，除去地上茎和泥沙，晒干或烘干后，撞去须根。

| 药材性状 | 本品呈不规则长条形，多分枝，呈结节状，长 4 ~ 8 cm。表面黑褐色，稍具纵向纹理，粗糙，上面有数个圆形空洞的茎基痕，直径 0.5 ~ 1.5 cm，下面有残存须根及须根痕。体轻，质坚韧，不易折断，断面褐色，不平坦，纤维性，中空。气微，味微苦而涩。

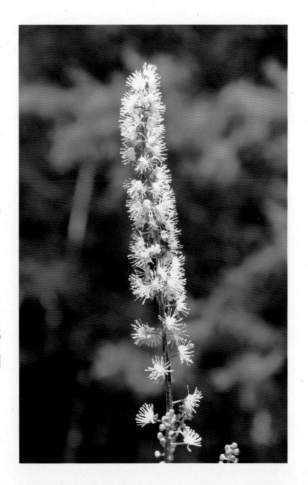

| 功能主治 | 甘、辛、微苦，微寒。归肺、胃、大肠经。清热解毒，升阳发表，透疹。用于伤风咳嗽，风热感冒，热毒斑疹，小儿麻疹，咽喉肿痛，久泻脱肛，崩漏。

| 用法用量 | 内服煎汤，3 ~ 9 g；或入丸、散剂。

毛茛科 Ranunculaceae 升麻属 Cimicifuga

# 兴安升麻 *Cimicifuga dahurica* (Turcz.) Maxim.

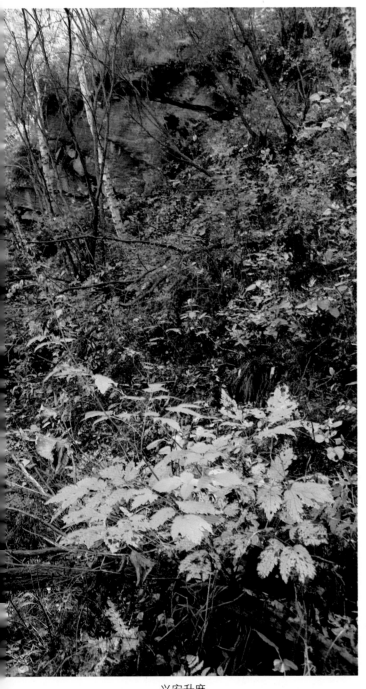

兴安升麻

| 植物别名 |

北升麻、窟窿牙根、升麻。

| 蒙 文 名 |

兴安乃－扎白。

| 药 材 名 |

**中药** 升麻（药用部位：根茎）。
**蒙药** 扎白－额布斯（药用部位：根茎）。

| 形态特征 |

多年生草本，雌雄异株。根茎粗壮，多弯曲，表面黑色，有许多下陷的圆洞状老茎残基。茎单一，高达 1 ~ 2 m，微有纵槽，近无毛。叶为二回或三回三出复叶，具长柄；叶片三角形，宽达 22 cm，顶生小叶宽菱形，长 5 ~ 10 cm，宽 3.5 ~ 9 cm，3 深裂，基部通常微心形，边缘有锯齿，侧生小叶长椭圆状卵形，稍斜。花序复总状，雄株花序大，长约 30 cm，分枝多，雌株花序稍小，分枝少，花轴和花梗被腺毛和短毛；苞片钻形；萼片 5，宽椭圆形至宽倒卵形，早落；退化雄蕊叉状 2 深裂，先端有 2 乳白色空花药；雄蕊多数；心皮 3 ~ 7，被短柔毛，近无柄。蓇葖果卵状椭圆形，长 7 ~ 8 mm，宽

4 mm，被短柔毛；种子椭圆形，长约 3 mm，褐色，周围有膜质鳞片。花期 7 ~ 8 月，果期 8 ~ 9 月。

| **生境分布** | 生于山地灌丛、林缘草甸及林下。分布于内蒙古呼伦贝尔市（额尔古纳市、根河市、鄂伦春自治旗、牙克石市、扎兰屯市、阿荣旗）、兴安盟（科尔沁右翼前旗、科尔沁右翼中旗、扎赉特旗）、通辽市（库伦旗）、赤峰市（阿鲁科尔沁旗、巴林右旗、林西县、克什克腾旗、喀喇沁旗、敖汉旗、宁城县）、锡林郭勒盟（东乌珠穆沁旗、西乌珠穆沁旗）、乌兰察布市（兴和县、卓资县、凉城县）、呼和浩特市（土默特左旗、武川县）、包头市（土默特右旗）。

| **资源情况** | 野生资源一般。药材来源于野生。

| **采收加工** | **中药** 升麻：秋季采挖，除去泥沙，晒至须根干时，除去须根，晒干。

| **药材性状** | **中药** 升麻：本品呈不规则长块状，多分枝，呈结节状，长 10 ~ 20 cm，直径 2 ~ 4 cm。表面黑褐色或棕褐色，粗糙不平，有坚硬的细须根残留，上面有数个空洞的圆形茎基痕，洞内壁显网状沟纹；下面凹凸不平，具须根痕。体轻，质坚硬，不易折断，断面不平坦，有裂隙，纤维性，黄绿色或淡黄白色。气微，味微苦而涩。

| **功能主治** | **中药** 升麻：辛、微甘，微寒。归肺、脾、胃、大肠经。发表透疹，清热解毒，升举阳气。用于风热头痛，齿痛，口疮，咽喉肿痛，麻疹不透，阳毒发斑，脱肛，子宫脱垂。
**蒙药** 扎白 - 额布斯：微甘、苦，凉。清热，解毒，透疹。用于风热头痛，咽喉肿痛，麻疹不透。

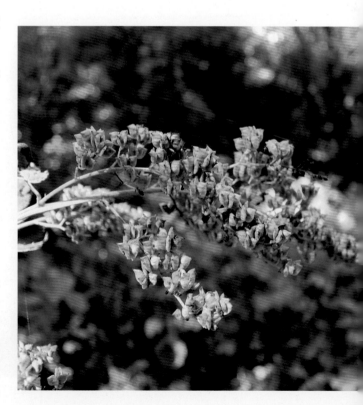

| **用法用量** | **中药** 升麻：内服煎汤，3 ~ 10 g；或入丸、散剂。
**蒙药** 扎白 - 额布斯：内服煎汤，1.5 ~ 4.5 g；或研末。

毛茛科 Ranunculaceae  类叶升麻属 Actaea

# 类叶升麻 *Actaea asiatica* Hara

| **植物别名** | 绿升麻、马尾升麻。

| **蒙 文 名** | 浩布勒高纳。

| **药 材 名** | 绿豆升麻（药用部位：根茎）。

| **形态特征** | 多年生草本。根茎横走，质坚实，外皮黑褐色，生多数细长须根。
茎高 30 ~ 80 cm，圆柱形，直径 4 ~ 8 mm，下部无毛，中部以上被
白色短柔毛。叶为二至三回三出近羽状复叶，叶柄长 10 ~ 17 cm；
叶片三角形，宽达 27 cm；顶生小叶卵形至宽卵状菱形，长 4 ~
8.5 cm，宽 3 ~ 8 cm，3 浅裂，边缘有锐锯齿，侧生小叶卵形至斜卵形，
表面近无毛。总状花序长约 4 cm，花小，白色，花梗长 5 ~ 8 mm，

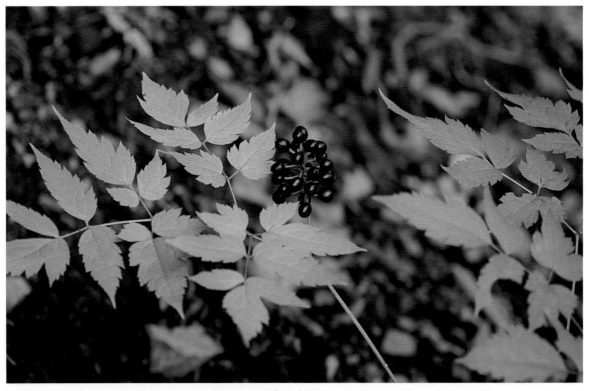

类叶升麻

花序轴和花梗密被短柔毛；苞片线状披针形，长约 2 mm；萼片倒卵形，长约 2.5 mm，早落；花瓣匙形，长 2 ~ 2.5 mm，下部渐狭成爪；雄蕊多数；心皮 1，柱头膨大成圆盘状。果序长 5 ~ 17 cm，浆果近球形，直径约 6 mm，紫黑色；种子约 6，卵形，长约 3 mm，宽约 2 mm，有 3 纵棱，深褐色。花期 6 月，果期 7 ~ 9 月。

| 生境分布 | 生于草原带山地阔叶林下。分布于内蒙古赤峰市（宁城县）、呼和浩特市（武川县）。

| 资源情况 | 野生资源稀少。药材来源于野生。

| 采收加工 | 夏、秋季采挖，除去茎叶及须根，洗净泥沙，晒干。

| 功能主治 | 辛、微苦，凉。归肺经。祛风止咳，清热解毒。用于感冒头痛，咳喘，百日咳，疟疾，麻疹不透，犬咬伤。

| 用法用量 | 内服煎汤，9 ~ 15 g。外用适量，捣敷。

| 毛茛科 | Ranunculaceae | 类叶升麻属 | Actaea

# 红果类叶升麻 *Actaea erythrocarpa* Fisch.

| **植物别名** | 红果升麻。

| **蒙文名** | 乌兰－浩布勒高纳。

| **药材名** | 红果类叶升麻（药用部位：全草）。

| **形态特征** | 多年生草本。根茎横走，质坚实，外皮黑褐色，生多数细长的须根。
茎高 30 ~ 80 cm，圆柱形，直径 4 ~ 8 mm，下部无毛，中部以上
被白色短柔毛。叶为二至三回三出近羽状复叶，具长柄；叶片三角
形，宽达 27 cm，顶生小叶倒卵形，长达 9 cm，宽达 8 cm，3 浅裂，
边缘有不整齐尖齿，侧生小叶卵状披针形，表面近无毛。总状花序
长 5 ~ 9 cm，花小，白色，密集；花序轴和花梗密被短柔毛；花梗

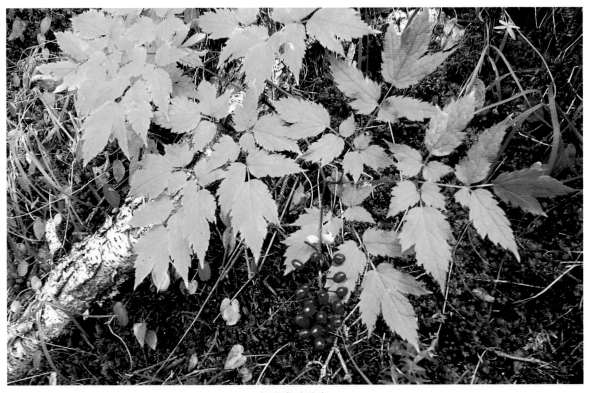

红果类叶升麻

长 5 ~ 8 mm；萼片 4，倒卵形，长约 2.5 mm，早落；花 6，匙形，长 2 ~ 2.5 mm，下部渐狭成爪；雄蕊多数；心皮 1，柱头膨大，圆盘状。果序长 5 ~ 17 cm；浆果近球形，直径约 6 mm，红色；种子约 8，卵形，长约 3mm，宽约 2 mm，有 3 纵棱，深褐色。花期 6 月，果期 7 ~ 8 月。

| **生境分布** | 生于森林带的山地阔叶林下。分布于内蒙古呼伦贝尔市（额尔古纳市、根河市）、赤峰市（巴林右旗、克什克腾旗）。

| **资源情况** | 野生资源稀少。药材来源于野生。

| **采收加工** | 夏、秋季采收，除去杂质和泥沙，晒干。

| **功能主治** | 有毒。用于胃肠炎，胃癌，十二指肠溃疡。

| **用法用量** | 内服煎汤，适量。

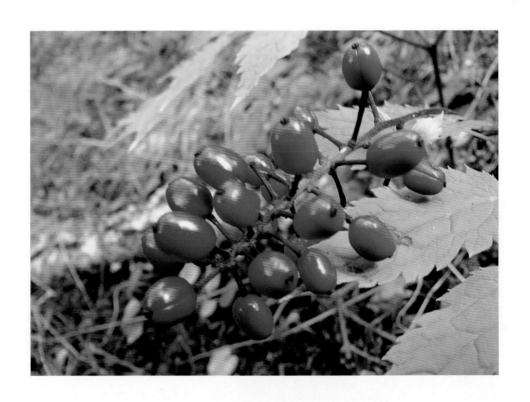

毛茛科 Ranunculaceae 乌头属 Aconitum

# 紫花高乌头
*Aconitum excelsum* Reichb.

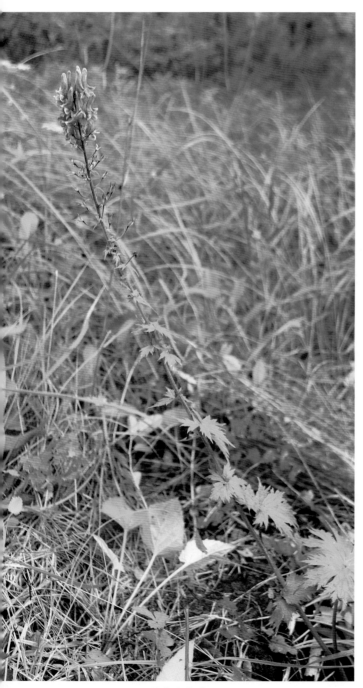

紫花高乌头

| 蒙 文 名 |

宝日 – 浩日苏。

| 药 材 名 |

嘎布日地劳（药用部位：全草）。

| 形态特征 |

多年生草本，高达 100 cm。直根粗壮。茎直立，直径达 1 cm，疏被开展的长柔毛。叶具长柄，被开展的长柔毛；叶片圆肾形，长达 15 cm，宽达 20 cm，3 深裂，中裂片广菱形，侧裂片歪扇形，再 3 深裂，小裂片又 3 浅裂，具尖牙齿，两面被毛。总状花序顶生，具多花，花序轴和花梗被开展和反曲的淡黄色短腺毛，花梗长 1 ~ 3 cm；小苞片着生于花梗中下部，条形；萼片紫色，外面疏被淡黄色短柔毛，上萼片圆筒形，高 1.5 ~ 2.5 cm，中部直径 4 ~ 8 mm，下缘长 10 ~ 13 mm，侧萼片倒卵形，下萼片矩圆形；距长约 1 cm，比唇长约 3 倍，末端拳卷；雄蕊花丝下部加宽，全缘；心皮 3，无毛或近无毛。蓇葖果长达 1.7 cm；种子椭圆形，长约 2 mm，宽约 1.5 mm，表面被膜质横翅。花期 7 ~ 8 月，果期 8 ~ 9 月。

| **生境分布** |

生于林下及林缘草甸。分布于内蒙古兴安盟（科尔沁右翼前旗、阿尔山市）、赤峰市（克什克腾旗、宁城县）。锡林浩特市有少量栽培。

| **资源情况** |

野生资源稀少。药材来源于野生和栽培。

| **采收加工** |

夏、秋季花开时采收，除去杂质，阴干。

| **功能主治** |

苦，凉。清肺热，止咳。用于肺热咳嗽，气管炎，流行性感冒。

| **用法用量** |

多配方用。

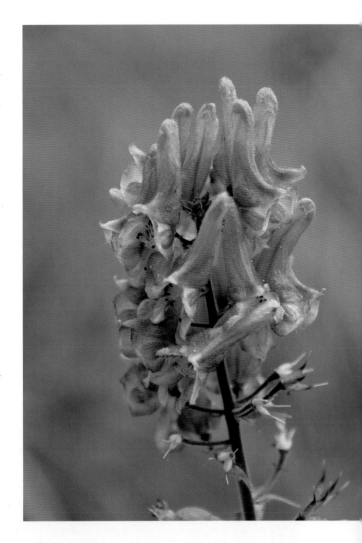

| 毛茛科 | Ranunculaceae | 乌头属 | *Aconitum*

# 细叶黄乌头 *Aconitum barbatum* Pers.

| **植物别名** | 细叶黄花乌头。

| **蒙 文 名** | 那林－希日－浩日苏。

| **药 材 名** | **中药** 细叶黄乌头（药用部位：根）。
**蒙药** 纳仁－希日－泵阿（药用部位：根）。

| **形态特征** | 多年生草本，高达 1 m。根扭曲，暗褐色。茎直立，中下部被伸展的淡黄色长毛，上部被贴伏反曲的短柔毛。基生叶具长柄，被白色至淡黄色伸展的长柔毛；叶片近圆肾形，长 4 ~ 10 cm，宽 7 ~ 14 cm，3 全裂，全裂片羽状细裂，末回裂片条形或狭披针形，被毛。总状花序具多花，花序轴和花梗密被贴伏反曲的短柔毛；小苞片条形，

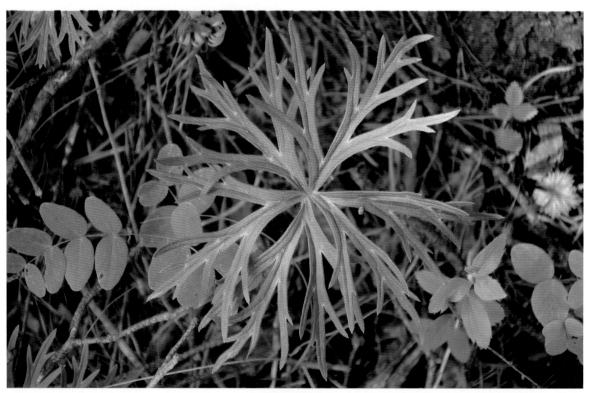

细叶黄乌头

着生于花梗中下部，密被反曲短柔毛；萼片黄色，外面密被反曲短柔毛，上萼片圆筒形，高 1.3 ~ 2 cm，侧萼片宽倒卵形，里面上部有 1 簇长毛，边缘具长纤毛，下萼片矩圆形；花瓣距直或稍向后弯曲，比唇稍短；雄蕊中下部加宽；心皮 3，疏被毛。蓇葖果长约 1 cm，疏被短毛；种子倒卵球形，长约 2.5 mm，褐色，密生横狭翅。花期 7 ~ 8 月，果期 8 ~ 9 月。

| 生境分布 | 生于林下、林缘草甸。分布于内蒙古呼伦贝尔市（额尔古纳市、根河市、牙克石市）。

| 资源情况 | 野生资源稀少。药材来源于野生。

| 采收加工 | **中药** 细叶黄乌头：春、秋季采挖，除去残茎，洗净泥土，晒干。

| 功能主治 | **中药** 细叶黄乌头：苦，温；有毒。祛风湿，镇痛，杀虫。用于风湿腰腿痛，关节肿痛，瘰疬，疥癣。

**蒙药** 纳仁-希日-泵阿：辛、甘，温；有毒。杀黏，止痛，燥"协日乌素"。用于瘟疫，阵刺痛，黏奇哈，痧症，结喉，"发症"，中风，游痛症，痛风，牙痛，丹毒。

| 用法用量 | **中药** 细叶黄乌头：内服煎汤，3 ~ 6 g。外用适量，煎汤洗。

**蒙药** 纳仁-希日-泵阿：多配方用。

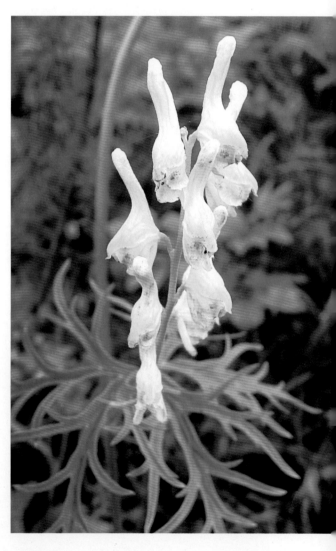

毛茛科 Ranunculaceae 乌头属 *Aconitum*

# 西伯利亚乌头 *Aconitum barbatum* Pers. var. *hispidum* DC.

| 植物别名 | 牛扁、黄花乌头、黑大芄。

| 蒙文名 | 西伯日－好日苏。

| 药材名 | **中药** 黑大芄（药用部位：根）。
**蒙药** 西伯日－泵阿（药用部位：根）。

| 形态特征 | 多年生草本，高达 100 cm。直根，暗褐色。茎直立，被毛。基生叶
2 ～ 4，具长柄，叶柄长达 40 cm，被白色至淡黄色伸展的长柔毛；
叶片近圆肾形，长 4 ～ 10 cm，宽 7 ～ 14 cm，3 全裂，全裂片羽裂，
末回裂片披针形或狭卵形，先端钝，被短毛或长柔毛。总状花序长
10 ～ 30 cm，花多而密集；花序轴和花梗密被贴伏反曲的短柔毛；

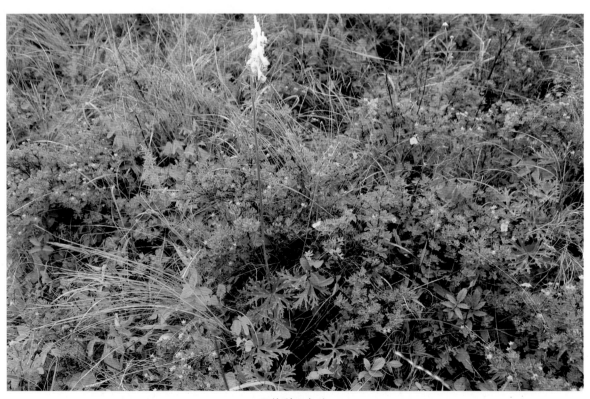

西伯利亚乌头

小苞片条形，着生于花梗中下部，密被反曲短柔毛；萼片黄色，外面密被反曲短柔毛，上萼片圆筒形，高 1.3 ~ 2 cm，直径 3 ~ 4 mm，侧萼片宽倒卵形，里面上部有 1 簇长毛，边缘具长纤毛，下萼片矩圆形；花瓣唇长约 2.5 mm，距直或稍向后弯曲，比唇稍短；雄蕊花丝中下部加宽；心皮 3，疏被毛。蓇葖果长约 1 cm，疏被短毛；种子倒卵球形，长约 2.5 mm，褐色，密生横狭翅。花期 7 ~ 8 月，果期 8 ~ 9 月。

| **生境分布** | 生于山地林下、林缘及中生灌丛。分布于内蒙古赤峰市（喀喇沁旗、宁城县）、乌兰察布市（卓资县、兴和县、察哈尔右翼中旗）、包头市（土默特右旗）、呼和浩特市（武川县、土默特左旗、清水河县）。

| **资源情况** | 野生资源一般。药材来源于野生。

| **采收加工** | **中药** 黑大艽：春、秋季采挖，除去残茎，洗净泥土，晒干。

| **药材性状** | **中药** 黑大艽：本品呈圆柱形，扭曲，长约 10 cm，直径约 1 cm。表面棕褐色，部分根皮脱落，脱落处呈浅黄白色。体轻，质脆。气微，味苦、微麻。

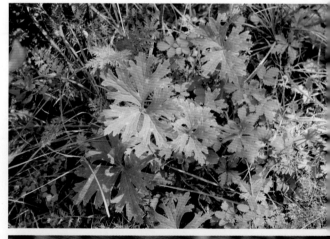

| **功能主治** | **中药** 黑大艽：苦，温；有毒。归肝、肾经。祛风散寒，除湿止痛，杀虫。用于风寒湿痹，肢体疼痛，手足拘挛，神经痛，跌打损伤，痈疽疔疮，瘰疬，疥癣。
**蒙药** 西伯日 - 泵阿：辛、甘、温；有毒。杀黏，止痛，燥"协日乌素"。用于瘟疫，阵刺痛，黏奇哈，疹症，结喉，"发症"，中风，游痛症，痛风，牙痛，丹毒。

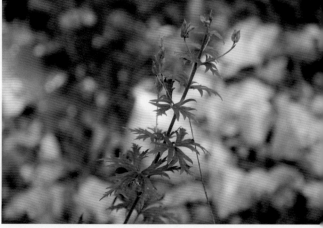

| **用法用量** | **中药** 黑大艽：内服煎汤，3 ~ 5 g。外用适量，煎汤洗。
**蒙药** 西伯日 - 泵阿：多配方用。

毛茛科 Ranunculaceae 乌头属 Aconitum

# 薄叶乌头 *Aconitum fischeri* Reichb.

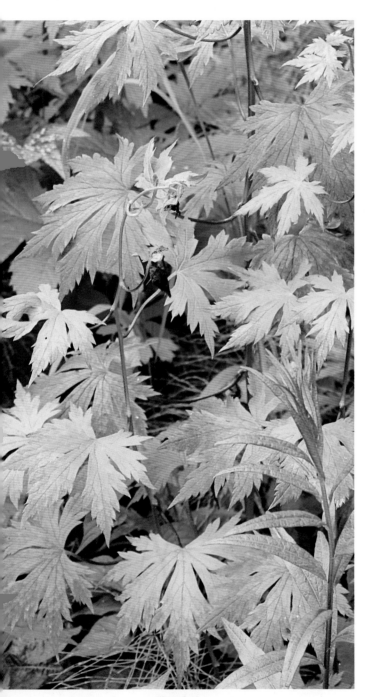

薄叶乌头

| 蒙 文 名 |

尼莫很－浩日苏。

| 药 材 名 |

薄叶乌头（药用部位：块根）。

| 形态特征 |

多年生草本。块根圆锥形，暗褐色。茎高
0.8～1.6 m，直立或上部稍弯曲，被反曲
的短柔毛。下部茎生叶有长柄，被反曲的
短柔毛；叶片近五角形，3～5深裂，中央
深裂片菱形，渐尖，3裂稍超过中部，侧深
裂片不等2深裂，背面疏被弯曲的短柔毛。
花序总状，茎先端的花序有4～6花，分枝
的花序具2～3花；花梗疏被反曲的短柔
毛；小苞片生于花梗中上部，狭条形；萼片
淡紫蓝色，外面无毛或几无毛，上萼片高盔
状，具伸长的喙，侧萼片歪倒卵形，下萼
片披针形；花瓣无毛，末端2浅裂，距长约
2 mm，稍拳卷；花丝微被毛；心皮3。蓇葖
果长达2 cm，无毛；种子褐色，周围具宽
纵翅，一面具横膜翅。花期8月，果期9月。

| 生境分布 | 生于森林带的林下及沟谷草甸。分布于内蒙古呼伦贝尔市（额尔古纳市、根河市）。

| 资源情况 | 野生资源稀少。药材来源于野生。

| 采收加工 | 春、秋季采挖，洗净，晒干。

| 功能主治 | 辛、苦，热；有毒。祛风渗湿，散寒止痛。用于风寒湿痹。

| 用法用量 | 内服煎汤，1.5 ~ 6 g。

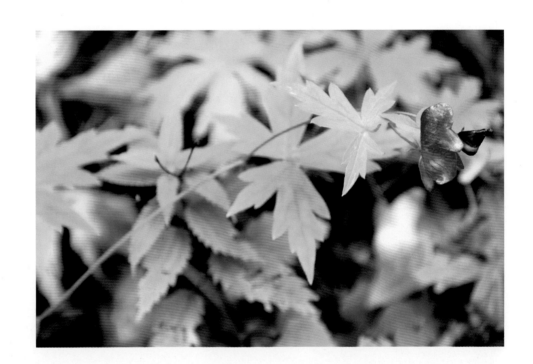

| 毛茛科 | Ranunculaceae | 乌头属 | Aconitum

# 北乌头
*Aconitum kusnezoffii* Reichb.

| **植物别名** | 草乌头、草乌、断肠草。

| **蒙 文 名** | 哈日－浩日苏。

| **药 材 名** | **中药** 草乌（药用部位：块根）。
**蒙药** 泵阿（药用部位：块根）、泵阿音－那布其（药用部位：叶）、泵阿音－苏叶（药用部位：芽）。

| **形态特征** | 多年生草木，高 60 ～ 150 cm。块根通常 2 ～ 3 连生在一起，倒圆锥形或纺锤状圆锥形，长 2.5 ～ 5 cm，直径 1 ～ 2 cm，外皮暗褐色。茎直立，光滑无毛。叶互生，叶柄长 2 ～ 16 cm；中部叶五角形，宽 10 ～ 20 cm，3 全裂，中央裂片菱形，渐尖，近羽状深裂，小裂

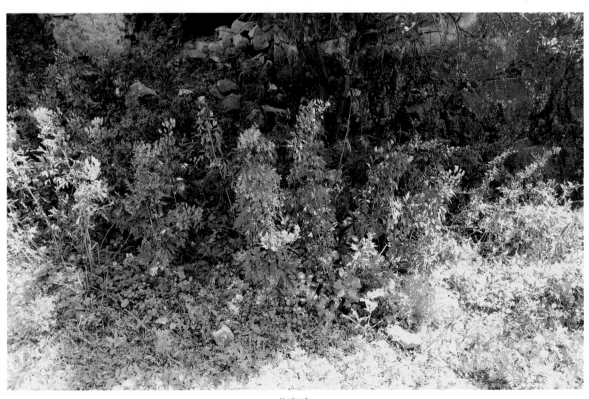

北乌头

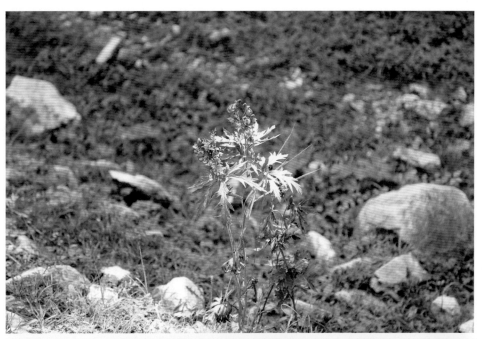

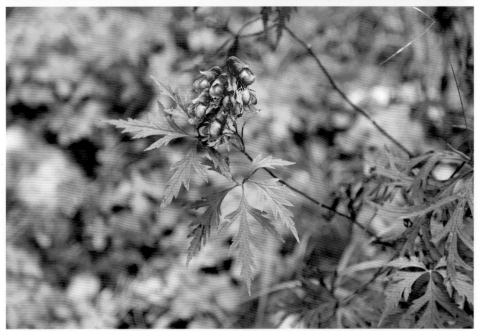

片披针形，具尖牙齿，侧裂片不等 2 深裂，外侧裂片歪菱形或披针形。总状花序顶生，常分枝，花多而密；花梗长，先端加粗；小苞片条形，着生花梗中下部；萼片蓝紫色，上萼片盔形或高盔形，高 1.5 ~ 2.5 cm，侧萼片宽歪倒卵形，里面疏被长毛，下萼片矩圆形；花瓣无毛，距钩状，长 1 ~ 4 mm；雄蕊花丝下部加宽，花药椭圆形，黑色；心皮 4 ~ 5。蓇葖果长 1 ~ 2 cm；种子扁椭圆球形，长约 2.5 mm，沿棱具狭翅，一面生横膜翅。花期 7 ~ 9 月，果期 9 月。

| 生境分布 | 生于阔叶林下、林缘草甸及沟谷草甸。分布于内蒙古呼伦贝尔市（根河市、额尔古纳市、鄂伦春自治旗、阿荣旗、莫力达瓦达斡尔族自治旗、新巴尔虎左旗、陈巴尔虎旗、鄂温克族自治旗、海拉尔区、满洲里市、扎赉诺尔区、牙克石市、扎兰屯市）、兴安盟（科尔沁右翼前旗、阿尔山市、突泉县）、通辽市（科尔沁左翼后旗）、赤峰市（元宝山区、松山区、翁牛特旗、喀喇沁旗、宁城县、克什克腾旗、巴林左旗）、锡林郭勒盟（西乌珠穆沁旗、正镶白旗、锡林浩特市、正蓝旗）、乌兰察布市（察哈尔右翼后旗、察哈尔右翼中旗、凉城县、卓资县）、呼和浩特市（武川县、土默特左旗、和林格尔县）、包头市（固阳县、土默特右旗）。|

| 资源情况 | 野生资源一般，栽培资源较少。药材来源于野生和栽培。|

| 采收加工 | **中药** 草乌：秋季茎叶枯萎时采挖，除去须根和泥沙，晒干。 |
| | **蒙药** 泵阿：同"草乌"。 |
| | 泵阿音－那布其：夏季叶茂盛花未开时采收，除去杂质，及时干燥。 |
| | 泵阿音－苏叶：春季幼苗长至 10 cm 时采收地上部分，除去杂质，阴干。 |

| 药材性状 | **中药** 草乌：本品呈不规则长圆锥形，略弯曲，长 2 ~ 7 cm，直径 0.6 ~ 1.8 cm。先端常有残茎和少数不定根残基，有的先端一侧有一枯萎的芽，另一侧有一圆形或扁圆形不定根残基。表面灰褐色或黑棕褐色，皱缩，有纵皱纹、点状须根痕及数个瘤状侧根。质硬，断面灰色或暗灰色，有裂隙，形成层环纹多角形或类圆形，髓部较大或中空。气微，味辛、辣、麻舌。 |
| | **蒙药** 泵阿：同"草乌"。 |
| | 泵阿音－那布其：本品多皱缩卷曲、破碎。完整叶片展平后呈卵圆形，3 全裂，长 5 ~ 12 cm，宽 10 ~ 17 cm。灰绿色或黄绿色；中央裂片菱形，渐尖，近羽状深裂，侧裂片 2 深裂，小裂片披针形或卵状披针形；上表面微被柔毛，下表面无毛。叶柄长 2 ~ 16 cm。质脆。气微，味微咸、辛。 |

| 功能主治 | **中药** 草乌：辛、苦，热；有大毒。归心、肝、肾、脾经。祛风除湿，温中止痛。用于风寒湿痹，心腹冷痛，寒疝作痛。 |
| | **蒙药** 泵阿：辛，温，轻；有大毒。杀黏，止痛，燥"协日乌素"。用于流行性感冒，瘟疫，急、慢性肠刺痛，黏刺痛，痈疽，白喉，丹毒，炭疽，陶赖，关节疼痛，偏瘫，心赫依。 |
| | 泵阿音－那布其：辛、涩，平；有小毒。杀黏，消炎，清热，止痛。用于热 |

病发热，泄泻腹痛，头痛，牙痛。

泵阿音－苏叶：辛、涩，平；有小毒。杀黏，消炎，清热，止痛。用于黏刺痛，肠刺痛，瘟疫，麻疹，亚玛病，白喉，炭疽，丹毒，泄泻腹痛。

| **用法用量** | **中药** 草乌：内服煎汤，3～6 g，先煎；或入丸、散剂。外用适量，研末调敷；或用醋、酒磨涂。 |

**蒙药** 泵阿：内服研末，1.5～3 g；或入丸、散剂。外用适量，研末湿敷。

泵阿音－那布其：内服入丸、散剂，1～1.2 g。

泵阿音－苏叶：内服研末；或入丸、散剂。

毛茛科 Ranunculaceae 乌头属 Aconitum

# 细叶乌头 *Aconitum macrorhynchum* Turcz. ex Ledeb.

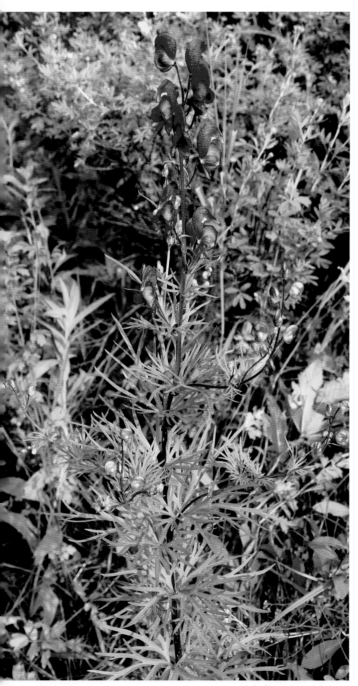

细叶乌头

## | 植物别名 |

大嘴乌头。

## | 蒙 文 名 |

那林 – 浩日苏。

## | 药 材 名 |

细叶乌头（药用部位：块根）。

## | 形态特征 |

多年生草本。块根倒圆锥形，长 1 ~ 2 cm，直径 5 ~ 10 mm，暗褐色。茎高达 100 cm，下部无毛，上部疏被反曲的短柔毛。叶具长柄；下部叶开花时枯萎，叶片卵圆形，长 5.5 ~ 10 cm，宽 6 ~ 12 cm，3 全裂，末回小裂片条形，宽 1 ~ 3 mm，两面疏被短柔毛。总状花序生于茎及分枝先端，花序轴及花梗密被紧贴反曲的短柔毛，花梗长 0.5 ~ 1.5 cm；小苞片生于花梗下部至上部，条形；萼片紫蓝色，外面疏被短柔毛，上萼片高盔形，高 1 ~ 2 cm，侧萼片圆倒卵形，下萼片不等大，矩圆状披针形或椭圆形；花瓣的爪疏被短毛，瓣片无毛，唇长约 4.5 mm，微凹，距长约 1 mm，向后弯曲；雄蕊花丝全缘或有 2 小齿，疏被短毛；心皮 3 ~ 8，

子房被短柔毛。蓇葖果长 1.1 cm；种子长约
2.8 mm，沿纵棱生狭翅，只在一面密生横膜翅。
花期 8 ~ 9 月，果期 9 月。

| 生境分布 |

生于森林带的山地草甸或沼泽草甸。分布于内
蒙古呼伦贝尔市（额尔古纳市、根河市、牙克
石市、鄂伦春自治旗、扎兰屯市）、兴安盟（阿
尔山市）。

| 资源情况 |

野生资源稀少。药材来源于野生。

| 采收加工 |

秋季茎叶枯萎时采挖，除去须根和泥沙，晒干。

| 功能主治 |

止痛解痉。用于风湿病。

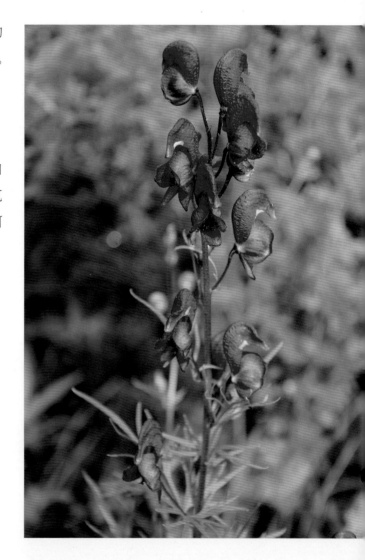

# 华北乌头

*Aconitum soongaricum* Stapf var. *angustius* W. T. Wang

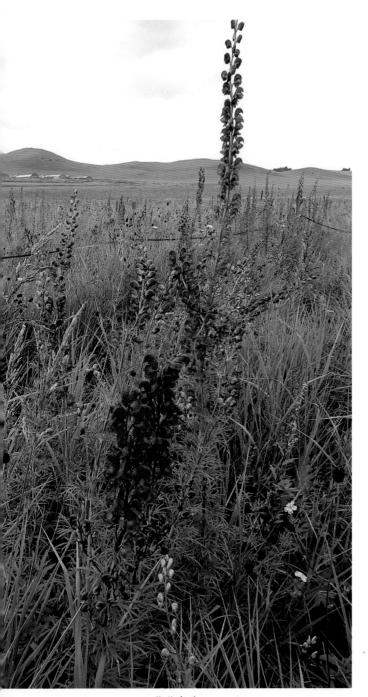

华北乌头

| 植物别名 |

狭裂准噶尔乌头。

| 蒙 文 名 |

奥木日阿特音 – 浩日苏。

| 药 材 名 |

华北乌头（药用部位：块根）。

| 形态特征 |

多年生草本，高 70 ~ 120 cm。块根倒圆锥形，长 2 ~ 5 cm，直径 0.5 ~ 1 cm。茎粗壮，疏被反曲短柔毛或近无毛。叶互生，叶片近圆形，长 4 ~ 9 cm，宽 6 ~ 12 cm，掌状 3 全裂，裂片细裂，小裂片狭条形或条形，两面光滑无毛，具柄，向上渐短。总状花序有 10 ~ 35 花，花序轴及花梗疏被短曲柔毛或近无毛，花梗长 4 ~ 15 mm；小苞片 2，着生于花梗上部；萼片蓝紫色，上萼片浅盔形，高约 1.5 cm，侧萼片宽倒卵形或近圆形，里面被长毛，下萼片长椭圆形，里面被长毛；花瓣无毛，距短，稍弯，唇先端 2 浅裂；雄蕊多数，花丝中下部加宽，具 2 小齿，上部疏被长柔毛；心皮 3 ~ 5，无毛。蓇葖果椭圆形，长约 1 cm；种子矩圆形，长约

3.5 mm，宽约 1.5 mm，沿棱生翅。花期 8 月，果期 9 月。

| **生境分布** | 生于桦树林下、林缘及山地草甸。分布于内蒙古呼伦贝尔市（新巴尔虎左旗）、通辽市（扎鲁特旗）、兴安盟（科尔沁右翼前旗、阿尔山市）、赤峰市（克什克腾旗）、锡林郭勒盟（锡林浩特市、东乌珠穆沁旗、西乌珠穆沁旗）。

| **资源情况** | 野生资源稀少。药材来源于野生。

| **采收加工** | 秋季茎叶枯萎时采挖，除去须根和泥沙，晒干。

| **功能主治** | 搜风胜湿，散瘀止痛。

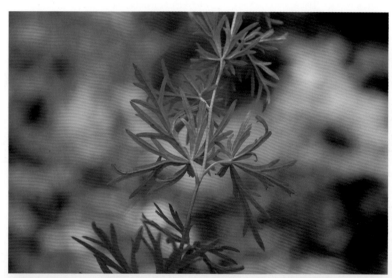

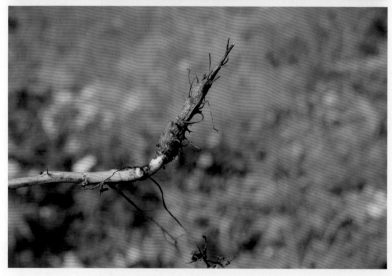

毛茛科 Ranunculaceae 乌头属 Aconitum

# 阴山乌头

*Aconitum flavum* Hand.-Mazz. var. *galeatum* W. T. Wang

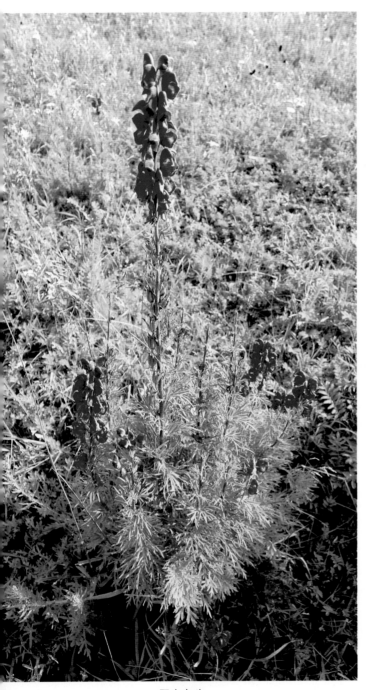

阴山乌头

| 蒙 文 名 |

毛您 – 浩日苏。

| 药 材 名 |

阴山乌头（药用部位：块根）。

| 形态特征 |

多年生草本。块根 2，倒圆锥形，长约
4 cm，直径约 8 mm。茎高 50 ~ 100 cm，
疏被反曲短柔毛。茎下部叶有长柄，开花时
枯萎；茎中、上部叶有短柄，叶片近圆形，
3 全裂，全裂片细裂，小裂片条形，两面近
无毛。总状花序顶生，狭长，多花；花序轴
及花梗密被紧贴伏反曲的短柔毛；花梗长
5 ~ 10 mm；小苞片生于花梗上部，条形；
萼片蓝紫色，外面被反曲短柔毛，上萼片盔
形，具短爪，高 1.7 ~ 2 cm，侧萼片宽倒卵
形，下萼片不等大，矩圆状披针形；花瓣无
毛，瓣片长约 4 mm，唇长约 5 mm，距长约
2 mm，向后弯曲；花丝上细下宽，疏被短
毛，全缘；心皮 5，无毛或疏被短毛。蓇葖
果无毛，长 1 ~ 1.5 cm；种子倒卵状，具 3
棱，长约 3 mm，光滑，沿棱具狭翅。花果
期 8 ~ 9 月。

| **生境分布** | 生于草原带的山地草甸、沟谷边缘。分布于内蒙古乌兰察布市（卓资县、察哈尔右翼中旗、凉城县、兴和县）、呼和浩特市（新城区）。

| **资源情况** | 野生资源较少。药材来源于野生。

| **采收加工** | 秋季茎叶枯萎时采挖，除去须根和泥沙，晒干。

| **功能主治** | 祛风止痛，散瘀止血，消肿拔毒。用于风湿关节痛，牙痛，痛经，瘰疬，疮疡肿毒。

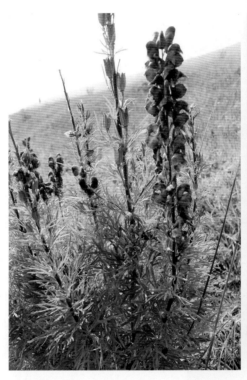 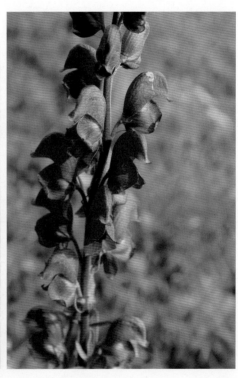

毛茛科 Ranunculaceae 翠雀属 Delphinium

# 白蓝翠雀花 *Delphinium albocoeruleum* Maxim.

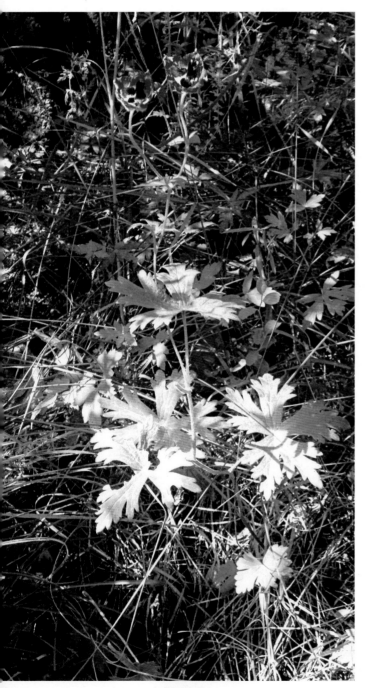

白蓝翠雀花

| 蒙 文 名 |

阿拉格－伯日－其其格。

| 药 材 名 |

白蓝翠雀花（药用部位：全草）。

| 形态特征 |

多年生草本。茎直立，高 10 ～ 60 cm，具纵棱，被反曲短柔毛。基生叶多枯萎，茎生叶等距排列，叶柄长 3.5 ～ 13 cm；叶片五角形，长 2 ～ 4 cm，宽 3 ～ 8.5 cm，3深裂或浅裂，小裂片狭卵形、披针形或条形，常有 1 ～ 2 小齿，两面疏被短柔毛。伞房花序有 3 ～ 7 花；苞片叶状；花梗长 3 ～ 12 cm，被反曲短柔毛；小苞片生于花梗近顶部，匙状条形；萼片 5，宿存，蓝紫色或蓝白色，外面被短柔毛，上萼片圆卵形，其余萼片椭圆形，距圆筒状钻形或钻形，长 1.7 ～ 2.5 cm，末端稍向下弯曲；花瓣无毛，瓣片卵形，2 浅裂，腹面有黄色髯毛；退化雄蕊黑褐色；雄蕊多数；心皮 3，密被紧贴的短柔毛。蓇葖果长约 1.4 cm；种子四面体形，长约 1.5 mm，有鳞状横翅。花期 7 ～ 8 月，果期 8 ～ 9 月。

| 生境分布 | 生于云杉林缘草甸。分布于内蒙古阿拉善盟（阿拉善左旗）。

| 资源情况 | 野生资源稀少。药材来源于野生。

| 采收加工 | 夏季采收，除去杂质和泥沙，阴干。

| 药材性状 | 本品长达 40 cm。根圆柱形，长 3 ~ 8 cm，直径 1.5 ~ 6 mm；表面棕褐色，根头残留叶柄残基；断面黄色。茎棕紫色，具纵棱，被短毛；断面中空。叶多皱缩卷曲或破碎，灰绿色或棕黄色，完整者五角形，长 2 ~ 4 cm， 宽 3 ~ 8.5 cm，3 深裂，小裂片狭卵形或披针形，被柔毛。花萼蓝紫色，距圆筒状钻形。气微，味苦。

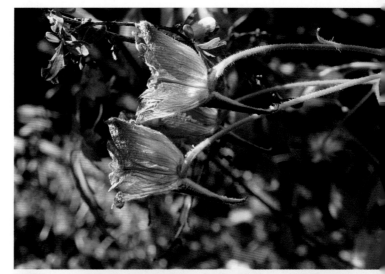

| 功能主治 | 苦，寒。归胃、大肠经。清热燥湿。用于痢疾，肠炎。

| 用法用量 | 内服研末，3 ~ 6 g。

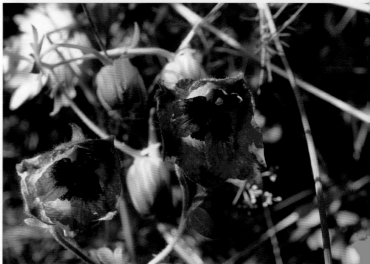

毛茛科 Ranunculaceae 翠雀属 Delphinium

# 细须翠雀花

*Delphinium siwanense* Franch. var. *leptopogon* (Hand.-Mazz.) W. T. Wang

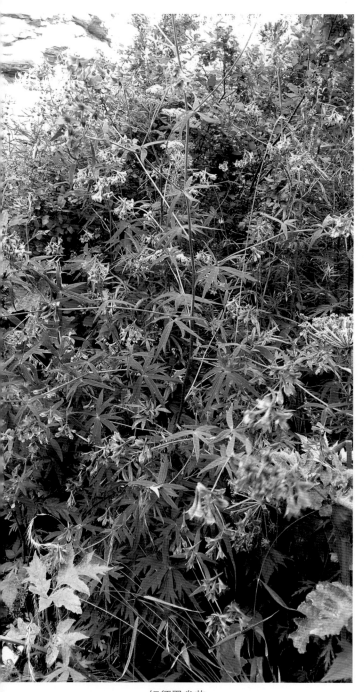

细须翠雀花

| 植物别名 |

西湾翠雀花、冀北翠雀花。

| 蒙 文 名 |

奥依音 – 伯日 – 其其格。

| 药 材 名 |

细须翠雀花（药用部位：全草）。

| 形态特征 |

多年生草本。根茎粗壮，具多数须根，暗褐色。茎直立，高 100 ～ 150 cm，近无毛。叶基生或茎生，叶柄由下向上渐短，被长柔毛；叶片五角形，长 3 ～ 8 cm，宽 3 ～ 12 cm，掌状 3 全裂，裂片再 3 深裂，小裂片狭楔形或条状披针形，密被短柔毛。总状花序具 2 ～ 10花，花梗近等长，密被短柔毛和腺毛；小苞片着生花梗中部，狭条形，被毛；萼片 5，蓝紫色，狭卵形，长约 1.7 cm，锐尖，先端被黄白色长柔毛，萼距长于萼片，钻形，长约 2 cm，末端稍下弯；花瓣 2，瓣片深蓝色，距黄白色，伸入萼距内；退化雄蕊 2，瓣片黑蓝色，外弯与爪成直角，腹面中央有黄色髯毛；雄蕊多数；心皮 3，子房疏被柔毛。蓇葖果长 1.3 cm，花柱宿存；种子黑褐色，

具棱角，密生横翅。花期 7 ~ 8 月，果期 8 ~ 9 月。

| **生境分布** | 生于阔叶林下、林缘、山地灌丛及草甸。分布于内蒙古乌兰察布市（兴和县、察哈尔右翼中旗、凉城县、卓资县）、呼和浩特市（武川县、土默特左旗）、包头市（土默特右旗）。

| **资源情况** | 野生资源较少。药材来源于野生。

| **采收加工** | 夏季采收，除去杂质和泥沙，晒干。

| **功能主治** | 辛、苦，温。燥湿杀虫。用于姜片虫、蛔虫、钩虫、蛲虫等多种肠道寄生虫病。

| **用法用量** | 内服煎汤，6 ~ 9 g。

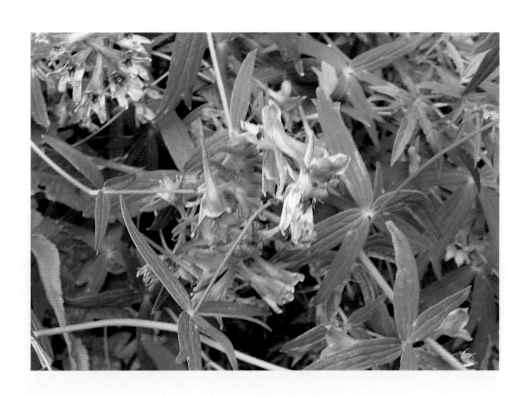

毛茛科 Ranunculaceae  翠雀属 Delphinium

# 翠雀
*Delphinium grandiflorum* L.

| 植物别名 | 大花飞燕草、鸽子花、摇咀咀花。

| 蒙文名 | 伯日－其其格。

| 药材名 | **中药** 翠雀花（药用部位：全草）。
**蒙药** 毕日－其其格（药用部位：全草）。

| 形态特征 | 多年生草本。直根，暗褐色。茎直立，高 35 ~ 65 cm，被反曲贴伏的短柔毛。基生叶和茎下部叶有长柄，长达 10 cm，向上渐短或无；叶片圆五角形，长 2.2 ~ 6 cm，宽 4 ~ 8.5 cm，掌状 3 全裂，裂片再细裂至近中脉，小裂片条形。总状花序具 3 ~ 15 花；花梗上部具 2 小苞片，线形或丝形；萼片 5，紫蓝色、蓝色或粉紫色，椭圆形，

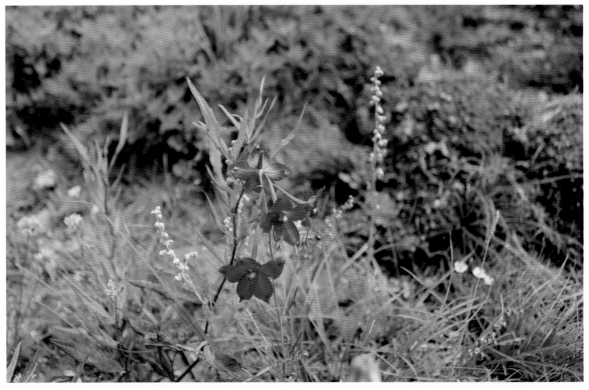

翠雀

长 1.2 ~ 1.8 cm，宽 0.6 ~ 1 cm，上萼片后伸成距，距筒状钻形，长约 2 cm，末端下弯，外被白色短柔毛；花瓣 2，小，白色，基部有距，伸入萼距内；退化雄蕊 2，瓣片蓝色，宽倒卵形，腹面中央有黄色髯毛，基部有爪；雄蕊花药深蓝色；心皮 3，子房密被贴伏的短柔毛。蓇葖果直，长 1.4 ~ 1.9 cm；种子多数，四面体形，沿棱有膜质翅。花期 7 ~ 8 月，果期 8 ~ 9 月。

| 生境分布 | 生于森林草原、山地草原、河谷草甸及典型草原带的草甸草原、砂质草原、灌丛。分布于内蒙古呼伦贝尔市（额尔古纳市、鄂伦春自治旗、陈巴尔虎旗、牙克石市、海拉尔区、满洲里市、扎赉诺尔区、莫力达瓦达斡尔族自治旗、新巴尔虎左旗、鄂温克族自治旗）、兴安盟、通辽市（扎鲁特旗、奈曼旗、库伦旗、科尔沁区、科尔沁左翼中旗、科尔沁左翼后旗、霍林郭勒市）、赤峰市、锡林郭勒盟（东乌珠穆沁旗、西乌珠穆沁旗、锡林浩特市、苏尼特右旗、镶黄旗、多伦县、正蓝旗、正镶白旗、太仆寺旗）、乌兰察布市（察哈尔右翼前旗、察哈尔右翼后旗、察哈尔右翼中旗、兴和县、化德县、商都县、集宁区、四子王旗、凉城县、卓资县）、呼和浩特市（玉泉区、武川县、土默特左旗、和林格尔县、清水河县）、包头市（固阳县、土默特右旗）、鄂尔多斯市（准格尔旗）、巴彦淖尔市（乌拉特后旗）、阿拉善盟（阿拉善左旗）。

| 资源情况 | 野生资源较丰富。药材来源于野生。

| 采收加工 | **中药** 翠雀花：7 ~ 8 月采收，除去杂质和泥沙，晒干。

| 药材性状 | **中药** 翠雀花：本品长达 60 cm。根圆柱形，直径 2 ~ 8 mm；表面暗褐色，根头残留叶柄残基或茎基；质脆，断面棕黄色。茎直径 1.5 ~ 6 mm；黄绿色，被短毛，断面常中空。叶多皱缩或破碎，灰绿色或黄绿色，完整者肾形，长 2 ~ 6 cm，宽 4 ~ 8 cm，掌状 3 深裂，裂片再裂，末裂片条形，被柔毛。花萼蓝紫色，距圆筒状钻形，密被短毛；雄蕊多数，花药蓝色。气微，味苦。

| 功能主治 | **中药** 翠雀花：苦，寒；有毒。泻火止痛，杀虫。用于牙痛，关节疼痛，疮痈溃疡。
**蒙药** 毕日 – 其其格：微苦，凉，钝、轻、糙；有毒。清黏热，止泻，杀虫，燥"协日乌素"。用于黏性血痢，协日性泄泻，赫依热性牙痛，"协日乌素"病。

| 用法用量 | **中药** 翠雀花：有毒，不可内服。外用煎汤含漱；或捣汁浸洗；或研末水调涂。
**蒙药** 毕日 – 其其格：内服煮散剂，3 ~ 5 g；或入丸、散剂。

毛茛科 Ranunculaceae 蓝堇草属 Leptopyrum

# 蓝堇草 *Leptopyrum fumarioides* (L.) Reichb.

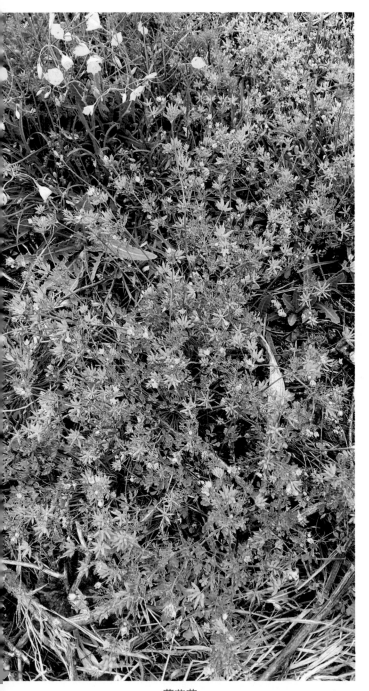

蓝堇草

| 蒙 文 名 |

巴日宝得。

| 药 材 名 |

蓝堇草（药用部位：全草）。

| 形态特征 |

一年生草本。直根细长，黄褐色。茎4～9，直立或斜生，常基部分枝，高8～30 cm。基生叶多数，二回三出复叶，叶柄长2.5～13 cm，叶片三角状卵形，长0.8～2.7 cm，宽1～3 cm，3全裂，中全裂片具长叶柄，再3深裂，深裂片狭倒卵形，常具1～4钝锯齿，侧全裂片通常无柄，不等2深裂；茎生叶对生或轮生，叶柄短，基部成鞘状。单歧聚伞花序，花小，直径3～5 mm；花梗纤细，长3～30 mm；萼片5，椭圆形，淡黄色，长3～4.5 mm，宽1.7～2 mm，先端钝或急尖；花瓣4～5，长约1 mm，近二唇形，上唇先端圆，下唇较短；雄蕊通常10～15；心皮6～20。蓇葖果直立，线状长椭圆形，长8～10 mm；种子4～14，卵球形或狭卵球形。花期6月，果期6～7月。

| **生境分布** | 生于田间、路边、向阳山坡。分布于内蒙古呼伦贝尔市（额尔古纳市、根河市、鄂伦春自治旗、莫力达瓦达斡尔族自治旗、海拉尔区、满洲里市、扎赉诺尔区、牙克石市、扎兰屯市）、兴安盟（科尔沁右翼前旗、乌兰浩特市、突泉县）、通辽市（霍林郭勒市）、赤峰市（松山区、红山区、巴林右旗、林西县、克什克腾旗、喀喇沁旗、敖汉旗）、锡林郭勒盟（西乌珠穆沁旗、锡林浩特市、二连浩特市）、乌兰察布市（化德县、四子王旗、察哈尔右翼中旗、卓资县、凉城县）、呼和浩特市（土默特左旗、武川县）、包头市（土默特右旗、固阳县、石拐区、九原区、昆都仑区、东河区）、鄂尔多斯市（东胜区、乌审旗）、巴彦淖尔市（乌拉特中旗）。 |

| **资源情况** | 野生资源丰富。药材来源于野生。 |

| **采收加工** | 夏季采收，除去泥沙，晒干。 |

| **功能主治** | 用于心血管疾病，胃肠道疾病，伤寒。 |

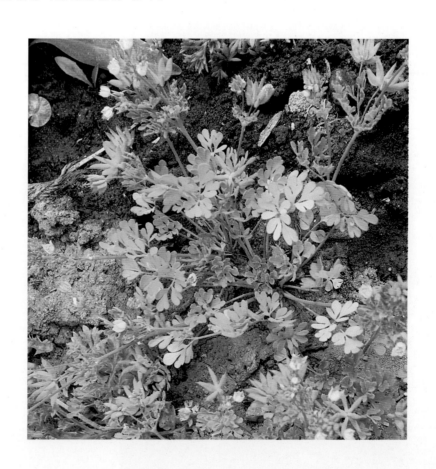

毛茛科 Ranunculaceae 楼斗菜属 Aquilegia

# 小花楼斗菜 *Aquilegia parviflora* Ledeb.

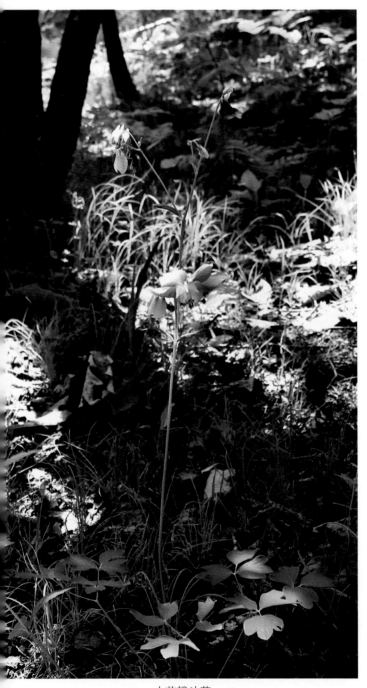

小花楼斗菜

| 植物别名 |

血见愁。

| 蒙 文 名 |

吉吉格 – 乌日乐其 – 额布苏。

| 药 材 名 |

漏斗菜（药用部位：带根全草）。

| 形态特征 |

多年生草本。根圆柱形，灰褐色。茎高 15 ～
45 cm。基生叶少数，为二回三出复叶，叶
柄长 4 ～ 14 cm；叶片三角形，宽 5 ～ 12 cm，
中央小叶无柄或具短柄，倒卵形至倒卵状
楔形，长 1.6 ～ 3.5 cm，宽 1.1 ～ 2.2 cm，
近革质，先端 3 浅裂，全缘或具 2 ～ 3 粗圆
齿，侧面小叶 2 浅裂，背面淡绿色，疏被短
柔毛或无毛，边缘稍内卷。花 3 ～ 6，花梗
长 2 ～ 4 cm；萼片蓝紫色，稀白色，卵形，
长 1.5 ～ 2 cm，宽 0.9 ～ 1.2 cm，先端钝；
花瓣瓣片钝圆形，长 3 ～ 5 mm，具短距，
距长 3 ～ 5 mm，末端直或微弯；雄蕊比萼
片短，花药黄色；退化雄蕊狭椭圆形，白
色，膜质，长 5 ～ 6 mm，边缘皱曲；心皮
5，被腺毛。蓇葖果长 1.2 ～ 2.3 cm，被长柔

毛，先端有一细长的喙；种子黑色，长约 2 mm。花期 6 ~ 7 月，果期 7 ~ 8 月。

| **生境分布** | 生于森林带的山地林下、林缘草甸。分布于内蒙古呼伦贝尔市（额尔古纳市、鄂伦春自治旗、根河市、牙克石市、陈巴尔虎旗、扎兰屯市）。

| **资源情况** | 野生资源稀少。药材来源于野生。

| **采收加工** | 夏季采挖，除去杂质和泥沙，晒干。

| **功能主治** | 甘，温。归肝经。调经止血。用于月经不调，经期腹痛，功能失调性子宫出血，产后出血过多。

| **用法用量** | 内服煎汤，9 ~ 15 g；或煎膏，3 ~ 6 g，沸水冲服。

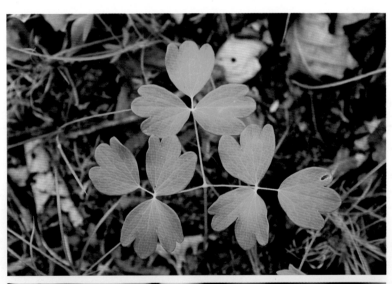

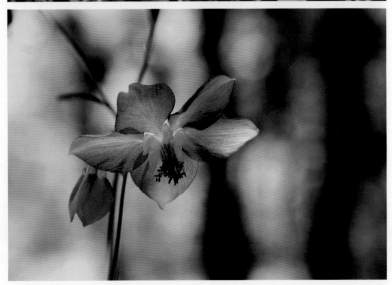

毛茛科 Ranunculaceae 耧斗菜属 Aquilegia

# 耧斗菜 *Aquilegia viridiflora* Pall.

| **植物别名** | 血见愁、漏斗菜。

| **蒙 文 名** | 乌日乐其 – 额布斯。

| **药 材 名** | **中药** 耧斗菜（药用部位：带根全草）。
　　　　　　　**蒙药** 乌日勒其 – 乌布斯（药用部位：全草）。

| **形态特征** | 多年生草本。直根粗大，圆柱形，直径达 1.5 cm，黑褐色。茎高
　　　　　　　15 ~ 50 cm，被短柔毛和腺毛。基生叶为二回三出复叶；叶柄长
　　　　　　　达 18 cm，基部有鞘；中央小叶楔状倒卵形，长和宽几相等，均为
　　　　　　　1.5 ~ 3 cm，上部 3 裂，裂片常有 2 ~ 3 圆齿，背面淡绿色至粉绿色；
　　　　　　　茎生叶数枚，为一至二回三出复叶，向上渐小。单歧聚伞花序具 3 ~ 7

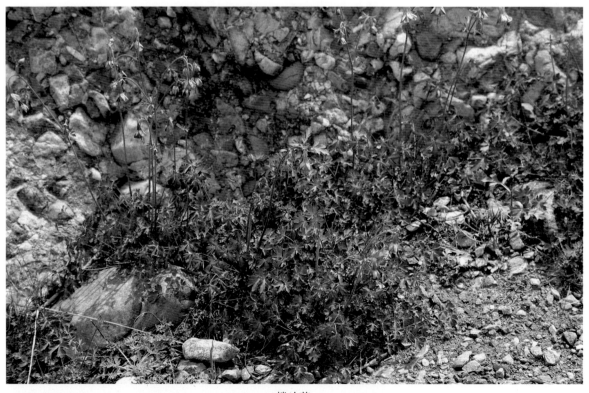

耧斗菜

花，黄绿色，微下垂；花梗长 2 ~ 7 cm，被腺毛和短柔毛；萼片长椭圆状卵形，长 1.2 ~ 1.5 cm，宽 0.6 ~ 0.8 cm，先端微钝；花瓣直立，倒卵形，先端近截形，距直或微弯，长 1.2 ~ 1.8 cm，长于花瓣；雄蕊伸出花外，花药长椭圆形；退化雄蕊膜质，线状长椭圆形；心皮 4 ~ 6，密被腺毛和柔毛。蓇葖果长约 1.5cm；种子狭倒卵形，黑色，具微凸起的纵棱。花期 5 ~ 6 月，果期 6 ~ 7 月。

| 生境分布 | 生于石质山坡的灌丛间与基岩露头上及沟谷中。分布于内蒙古呼伦贝尔市（额尔古纳市、鄂伦春自治旗、根河市、牙克石市、海拉尔区、满洲里市、扎兰屯市）、兴安盟（科尔沁右翼前旗、阿尔山市、扎赉特旗、突泉县）、通辽市（扎鲁特旗）、赤峰市（巴林左旗、巴林右旗、克什克腾旗、翁牛特旗、红山区、林西县）、锡林郭勒盟（东乌珠穆沁旗、西乌珠穆沁旗、镶黄旗、苏尼特右旗）、乌兰察布市（卓资县、四子王旗、察哈尔右翼中旗、丰镇市、凉城县）、呼和浩特市（赛罕区、新城区、武川县、土默特左旗、和林格尔县）、包头市（达尔罕茂明安联合旗、固阳县、土默特右旗、石拐区）、鄂尔多斯市（准格尔旗）、巴彦淖尔市（乌拉特前旗、乌拉特后旗）、阿拉善盟（阿拉善右旗、阿拉善左旗）。

| 资源情况 | 野生资源较丰富。药材来源于野生。

| 采收加工 | **中药** 耧斗菜：夏季采挖，除去杂质和泥沙，晒干。

| 药材性状 | **中药** 耧斗菜：本品长达 50 cm。根圆柱形，直径达 1.5 cm；表面黑褐色。茎枝扁圆柱形，直径达 1 ~ 3 mm；表面黄绿色，具纵棱沟和短毛；质脆，易折断，断面多中空。叶皱缩或破碎，完整者为一至二回三出复叶，小叶片 3 裂，倒卵形，灰绿色。花萼或花瓣黄绿色至黑绿色。气微，味微苦、微涩。

| 功能主治 | **中药** 耧斗菜：微苦、辛，凉。归心、肝、脾经。调经止血，清热解毒。用于月经不调，功能失调性子宫出血，痢疾，腹痛。
**蒙药** 乌日勒其 – 乌布斯：苦，凉，软、重、稀、钝；有小毒。调经活血，催产，下胎衣，愈伤，燥"协日乌素"，止痛。用于月经不调，经血淋漓不止，胎盘滞留，崩漏，腹痛。

| 用法用量 | **中药** 耧斗菜：内服煎汤，9 ~ 15 g；或煎膏，3 ~ 6 g，沸水冲服。
**蒙药** 乌日勒其 – 乌布斯：内服煮散剂，3 ~ 5 g；或入丸、散剂。

毛茛科 Ranunculaceae 楼斗菜属 Aquilegia

# 尖萼楼斗菜
*Aquilegia oxysepala* Trautv. et Mey

| **植物别名** | 血见愁、猫爪花。

| **蒙文名** | 少布告日 – 乌日乐其。

| **药材名** | 漏斗菜（药用部位：带根全草）。

| **形态特征** | 多年生草本。根粗壮，圆柱形，外皮黑褐色。茎高 40 ~ 80 cm，直径 3 ~ 4 mm。基生叶为二回三出复叶，叶柄长 10 ~ 20 cm，被柔毛或无毛，基部呈鞘状，叶片宽 5.5 ~ 20 cm，中央小叶通常具短柄，楔状倒卵形，长 2 ~ 6 cm，宽 1.8 ~ 5 cm，3 浅裂至深裂，裂片先端圆形，具 2 ~ 3 粗圆齿；茎生叶数枚，具短柄，向上渐变小。花 3 ~ 5，较大而美丽，微下垂；萼片紫色，狭卵形，长 2.5 ~ 3.1 cm，

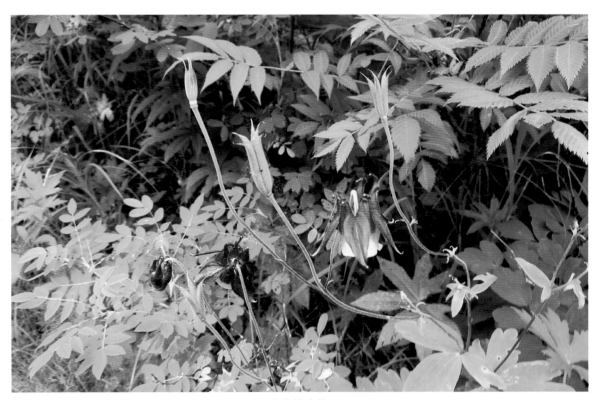

尖萼楼斗菜

宽 8 ~ 12 mm，先端急尖；花瓣黄白色，长 1 ~ 1.3 cm，宽 7 ~ 9 mm，先端近截形，距长 1.5 ~ 2 cm，末端强烈内弯成钩状；雄蕊与瓣片近等长，花药黑色；心皮 5，被白色短柔毛。蓇葖果长 2.5 ~ 3 cm；种子黑色，长约 2 mm。花期 5 ~ 6 月，果期 6 ~ 7 月。

| 生境分布 | 生于森林带的山地林缘及湿草甸。分布于内蒙古呼伦贝尔市（额尔古纳市、鄂伦春自治旗、牙克石市）、兴安盟（阿尔山市）。

| 资源情况 | 野生资源稀少。药材来源于野生。

| 采收加工 | 夏季采挖，除去杂质和泥沙，晒干。

| 功能主治 | 甘，温。归肝经。调经止血。用于月经不调，经期腹痛，功能失调性子宫出血，产后出血过多。

| 用法用量 | 内服煎汤，9 ~ 15 g；或煎膏，3 ~ 6 g，沸水冲服。

毛茛科 Ranunculaceae 耧斗菜属 *Aquilegia*

# 华北耧斗菜 *Aquilegia yabeana* Kitag.

| **植物别名** | 五铃花、紫霞耧斗。

| **蒙 文 名** | 温吉格日 – 乌日乐其 – 额布斯。

| **药 材 名** | 华北耧斗菜（药用部位：全草）。

| **形态特征** | 多年生草本。根圆柱形，直径约 1.5 cm。茎高 40 ~ 60 cm，疏被短柔毛和少数腺毛。基生叶为一回或二回三出复叶，数个，宽约 10 cm，叶柄长 8 ~ 25 cm，小叶菱状倒卵形或宽菱形，长 2.5 ~ 5 cm，宽 2.5 ~ 4 cm，3 裂，边缘有圆齿，背面疏被短柔毛；茎中部叶通常为二回三出复叶，宽约 20 cm；茎上部叶小，有短柄，为一回三出复叶。花序有少数花，密被短腺毛；苞片 3 裂或不裂，狭长圆

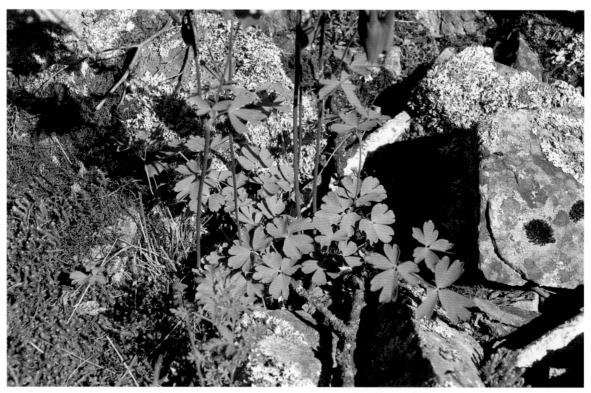

华北耧斗菜

形；花下垂；萼片紫色，狭卵形，长 2 ～ 2.6 cm，宽 7 ～ 10 mm；花瓣紫色，长 1.2 ～ 1.5 cm，先端圆截形，距长 1.7 ～ 2 cm，末端钩状内弯，外面被稀疏短柔毛；雄蕊长达 1.2 cm；退化雄蕊长约 5.5 mm；心皮 5，子房密被短腺毛。蓇葖果长 1.5 ～ 2 cm，网脉隆起；种子黑色，狭卵球形，长约 2 mm。花期 5 ～ 6 月，果期 7 ～ 8 月。

| 生境分布 | 生于山地灌丛、林缘、草甸。分布于内蒙古赤峰市（翁牛特旗、宁城县、喀喇沁旗）、乌兰察布市（兴和县）。

| 资源情况 | 野生资源稀少。药材来源于野生。

| 采收加工 | 夏季采收，除去杂质和泥沙，晒干。

| 功能主治 | 用于月经不调，产后瘀血过多，痛经，瘰疬，疮疖，泄泻，蛇咬伤。

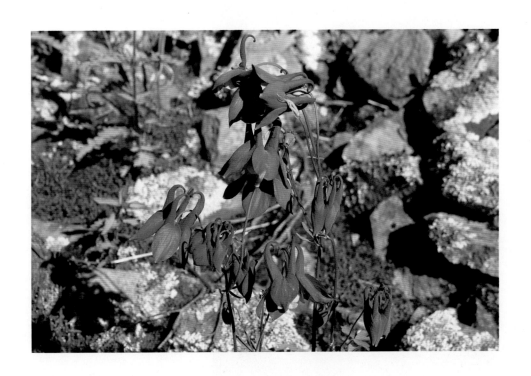

毛茛科 Ranunculaceae 唐松草属 Thalictrum

# 贝加尔唐松草 *Thalictrum baicalense* Turcz.

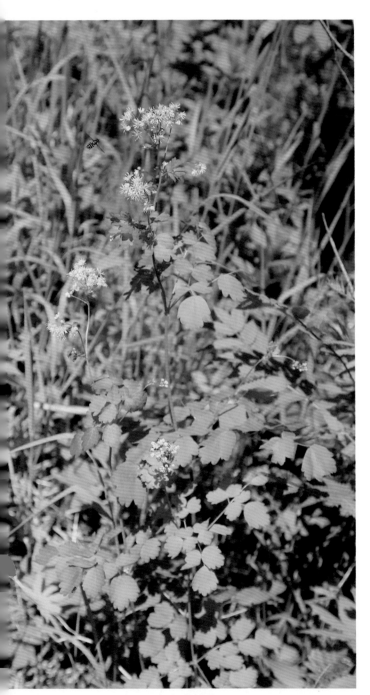

贝加尔唐松草

## | 植物别名 |

球果唐松草、球果白蓬草。

## | 蒙 文 名 |

白嘎里－查森－其其格。

## | 药 材 名 |

马尾莲（药用部位：根及根茎）。

## | 形态特征 |

多年生草本。根茎短粗，须根发达。茎高
40 ~ 80 cm，具条棱。叶互生，花时枯萎，
为二至三回三出复叶；茎中、下部叶具叶
柄，叶柄长 1 ~ 2.5 cm，有狭鞘，托叶膜
质；叶片长 9 ~ 16 cm，顶生小叶倒卵形或
宽菱形，长 1.5 ~ 5 cm，宽 2 ~ 5 cm，先端
圆或微钝，基部圆楔形，3 浅裂，裂片有圆
齿，脉在背面稍隆起。圆锥花序伞房状；花
梗长 4 ~ 9 mm；萼片 4，绿白色，椭圆形，
长约 2 mm，早落；雄蕊多数，花药长圆形，
长约 0.8 mm，花丝倒披针形；心皮 3 ~ 7，
花柱直，柱头侧生花柱腹面，椭圆形。瘦果
下垂，卵球形，长约 3 mm，有 8 宽纵棱，
基部渐狭，先端斜生短喙，喙长约 0.5 mm。
花期 5 ~ 6 月，果期 7 月。

| 生境分布 | 生于森林带和草原带的山地林下及林缘。分布于内蒙古呼伦贝尔市（额尔古纳市、根河市、鄂伦春自治旗、牙克石市）、兴安盟（科尔沁右翼前旗、扎赉特旗）、赤峰市（巴林右旗、敖汉旗）、锡林郭勒盟（东乌珠穆沁旗）、乌兰察布市（卓资县、凉城县）、呼和浩特市（土默特左旗、武川县）、包头市（土默特右旗）。

| 资源情况 | 野生资源一般。药材来源于野生。

| 采收加工 | 秋季采挖，除去茎叶及泥沙，鲜用或晒干。

| 药材性状 | 本品根茎粗短，表面棕褐色，可见残留的茎痕，着生多数须根。须根圆柱形，长 5 ~ 10 cm，直径约 1 mm，表面黄褐色，扭曲。体轻，质柔软，断面略显纤维性。气微，味苦。

| 功能主治 | 苦，寒。归肝、心、大肠经。清热燥湿，泻火解毒。用于湿热泻痢，黄疸，疮痈肿毒，目赤肿痛，发热感冒。

| 用法用量 | 内服煎汤，3 ~ 10 g；或入丸、散、糖浆剂。外用适量，研末调敷。

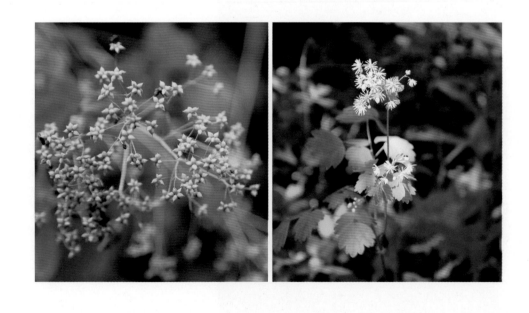

毛茛科 Ranunculaceae 唐松草属 *Thalictrum*

# 瓣蕊唐松草 *Thalictrum petaloideum* L.

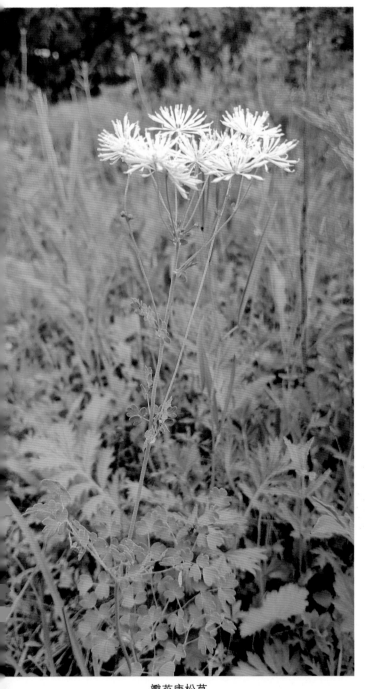

瓣蕊唐松草

| 植物别名 |

肾叶唐松草、花唐松草、马尾黄连。

| 蒙 文 名 |

查森 - 其其格。

| 药 材 名 |

**中药** 瓣蕊唐松草（药用部位：根及根茎）。
**蒙药** 查存 - 其其格（药用部位：根及根茎）。

| 形态特征 |

多年生草本。根茎细直，下端着生多数须根。茎直立，高 20 ~ 80 cm，全株无毛，上部分枝。基生叶数枚，为三至四回三出或羽状复叶，叶柄长达 10 cm，基部有鞘；叶片长 5 ~ 15 cm；小叶形状变异大，顶生小叶倒卵形、宽倒卵形或近圆形，长 3 ~ 12 mm，宽 2 ~ 15 mm，先端钝，基部圆楔形或楔形，3 浅裂或深裂，裂片全缘，小叶柄长 5 ~ 7 mm。茎生叶 2 ~ 4，叶柄鞘状；小叶与基生叶同形。伞房状聚伞花序，花多数；无花瓣；萼片 4，白色，早落；雄蕊多数，长 5 ~ 12 mm，花药狭长圆形，长 0.7 ~ 1.5 mm，先端钝，花丝上部倒披针形，

比花药宽；心皮 4 ~ 13，无柄，花柱短。瘦果卵形，长 4 ~ 6 mm，有 8 纵肋。花期 6 ~ 7 月，果期 8 月。

| 生境分布 | 生于森林带和草原带的草甸、草甸草原及山地沟谷中。分布于内蒙古呼伦贝尔市（满洲里市、扎赉诺尔区）、兴安盟（乌兰浩特市、突泉县、科尔沁右翼前旗）、通辽市（霍林郭勒市）、赤峰市（敖汉旗、元宝山区、松山区）、锡林郭勒盟、乌兰察布市、呼和浩特市、包头市、巴彦淖尔市（乌拉特前旗、乌拉特中旗、乌拉特后旗）、阿拉善盟（阿拉善右旗）。

| 资源情况 | 野生资源较丰富。药材来源于野生。

| 采收加工 | **中药** 瓣蕊唐松草：秋季采挖，除去茎叶及泥沙，晒干。

| 药材性状 | **中药** 瓣蕊唐松草：本品根茎短，着生多条须根。须根长 3 ~ 5 cm，直径 1 ~ 1.2 mm；表面棕褐色，具数条细纵棱。质脆，易折断，断面略显粉性。气微，味微涩。

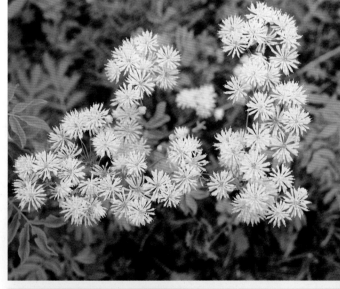

| 功能主治 | **中药** 瓣蕊唐松草：苦，寒。归肝、胃、大肠经。清热，燥湿，解毒。用于湿热泻痢，黄疸，肺热咳嗽，目赤肿痛，痈肿疮疖。

**蒙药** 查存 - 其其格：苦，寒。清热，提脓，愈伤，接脉。用于肺脓肿，脏腑外伤，失眠。

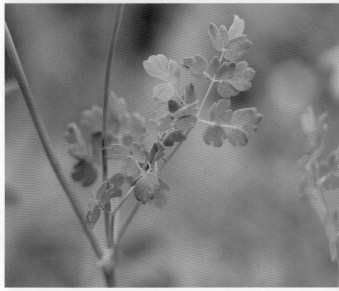

| 用法用量 | **中药** 瓣蕊唐松草：内服煎汤，9 ~ 15 g；或入丸、散剂。外用适量，研末撒；或鲜品捣敷。

**蒙药** 查存 - 其其格：内服煮散剂，3 ~ 5 g；或入丸、散剂。

毛茛科 Ranunculaceae 唐松草属 Thalictrum

# 狭裂瓣蕊唐松草 *Thalictrum petaloideum* L. var. *supradecompositum* (Nakai) Kitag.

| 植物别名 | 蒙古唐松草、卷叶唐松草。

| 蒙 文 名 | 那林－奥尼特－白嘎里－查森。

| 药 材 名 | **中药** 瓣蕊唐松草（药用部位：根及根茎）。
　　　　　　 **蒙药** 查存－其其格（药用部位：叶、果实）。

| 形态特征 | 多年生草本。根茎细直，下端着生多数须根。茎直立，高 20 ～ 80 cm，无毛，上部分枝。基生叶数个，为三至四回三出或羽状复叶，叶柄长达 10 cm，基部有鞘，叶片长 5 ～ 15 cm，小叶全缘或 2 ～ 3 全裂或深裂，小叶或小叶的裂片狭卵形、披针形或狭长圆形，边缘干时反卷，小叶柄长 5 ～ 7 mm；茎生叶 2 ～ 4，叶柄鞘状，小叶片

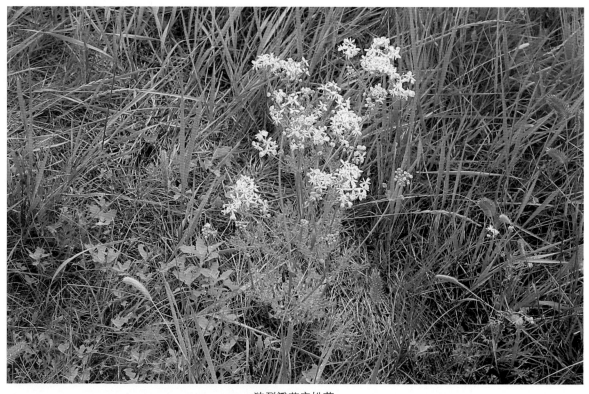

狭裂瓣蕊唐松草

与基生叶同形。伞房状聚伞花序具多数花；无花瓣；萼片 4，白色，早落；雄蕊多数，长 5 ~ 12 mm，花药狭长圆形，长 0.7 ~ 1.5 mm，先端钝，花丝上部倒披针形，比花药宽；心皮 4 ~ 13，无柄，花柱短。瘦果卵形，长 4 ~ 6 mm，有 8 纵肋。花期 6 ~ 7 月，果期 8 月。

| **生境分布** | 生于草原带的干燥草原和沙丘上。分布于内蒙古呼伦贝尔市（新巴尔虎左旗、新巴尔虎右旗、满洲里市）、兴安盟（科尔沁右翼前旗、扎赉特旗、突泉县）、通辽市（科尔沁左翼后旗）、赤峰市（阿鲁科尔沁旗、巴林左旗、巴林右旗、翁牛特旗、克什克腾旗、喀喇沁旗、宁城县、敖汉旗）、锡林郭勒盟（东乌珠穆沁旗、西乌珠穆沁旗、锡林浩特市、多伦县、镶黄旗）、乌兰察布市（四子王旗）、包头市（达尔罕茂明安联合旗）。

| **资源情况** | 野生资源较少。药材来源于野生。

| **采收加工** | **中药** 瓣蕊唐松草：秋季采挖，除去茎叶及泥沙，晒干。
**蒙药** 查存－其其格：夏、秋季采收，除去杂质，晒干。

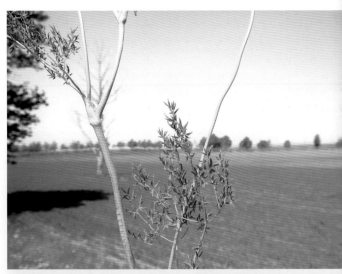

| **功能主治** | **中药** 瓣蕊唐松草：苦，寒。归肝、胃、大肠经。清热，燥湿，解毒。用于湿热泻痢，黄疸，肺热咳嗽，目赤肿痛，痈肿疮疖。
**蒙药** 查存－其其格：苦，寒。清热，提脓，愈伤，接脉。用于肺脓肿，脏腑外伤，失血。

| **用法用量** | **中药** 瓣蕊唐松草：内服煎汤，9 ~ 15 g；或入丸、散剂。外用适量，研末撒；或鲜品捣敷。
**蒙药** 查存－其其格：内服煮散剂，3 ~ 5 g；或入丸、散剂。

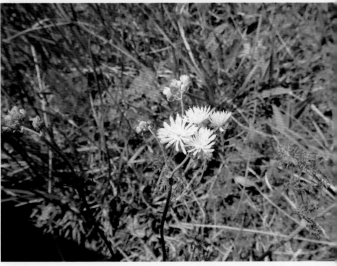

毛茛科 Ranunculaceae 唐松草属 Thalictrum

# 唐松草

*Thalictrum aquilegifolium* L. var. *sibiricum* Regel et Tiling

| **植物别名** | 翼果唐松草、翅果唐松草、土黄连。

| **蒙 文 名** | 达拉伯其特 – 查森 – 其其格。

| **药 材 名** | 翅果唐松草（药用部位：根及根茎）。

| **形态特征** | 多年生草本。根茎短粗，须根发达。茎粗壮，高 60 ~ 150 cm，直径达 1 cm，分枝。基生叶在开花时枯萎，茎生叶为三至四回三出复叶；叶柄长 4.5 ~ 8 cm，具鞘，托叶膜质；叶片长 10 ~ 30 cm，顶生小叶倒卵形或扁圆形，长 1.5 ~ 2.5 cm，宽 1.2 ~ 3 cm，先端圆或微钝，基部圆楔形或微心形，3 浅裂，裂片全缘或有圆齿，脉在两面平或在背面稍隆起。圆锥花序伞房状；花梗长 4 ~ 17 mm；萼片 4，

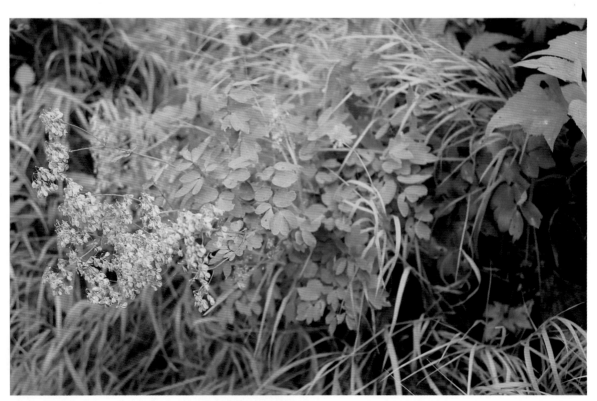

唐松草

白色或外面带紫色，宽椭圆形，长 3 ~ 3.5 mm，早落；雄蕊多数，长 6 ~ 9 mm，花药长圆形，长约 1.2 mm，花丝倒披针形；心皮 6 ~ 8，柄长，花柱短，柱头侧生。瘦果下垂，倒卵形，长 4 ~ 7 mm，有 3 宽纵翅，基部渐狭，先端斜生短喙，喙长约 0.5 mm。花期 6 ~ 7 月，果期 7 ~ 8 月。

| 生境分布 | 生于森林带和草原带的山地林下及林缘。分布于内蒙古呼伦贝尔市（额尔古纳市、根河市、新巴尔虎左旗、鄂伦春自治旗、鄂温克族自治旗、牙克石市、扎兰屯市）、兴安盟（科尔沁右翼前旗、扎赉特旗）、赤峰市（阿鲁科尔沁旗、巴林右旗、克什克腾旗、喀喇沁旗、宁城县、敖汉旗）、锡林郭勒盟（东乌珠穆沁旗、西乌珠穆沁旗）、乌兰察布市（察哈尔右翼中旗、卓资县、凉城县）、包头市（土默特右旗）、呼和浩特市（土默特左旗、武川县、和林格尔县）。

| 资源情况 | 野生资源较少。药材来源于野生。

| 采收加工 | 春、秋季采挖，除去茎叶及泥沙，晒干。

| 药材性状 | 本品根茎呈不规则圆柱形，粗短；表面棕褐色，背面可见残留的茎痕，腹面着生多数须根。须根圆柱形，长 13 ~ 25 cm，直径 2 ~ 3 mm；表面黄色或红黄色，具细纵纹。体轻，质脆，易折断，根茎断面皮部棕褐色，木部黄色，根皮易脱落，断面深黄色。气微，味微苦。

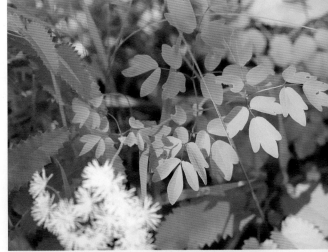

| 功能主治 | 苦，寒。归肝、心、大肠经。清热泻火，燥湿解毒。用于热病心烦，肺热咳嗽，目赤肿痛，痈肿疮疖。

| 用法用量 | 内服煎汤，5 ~ 10 g；或入丸、散、糖浆剂。外用适量，研末调敷。

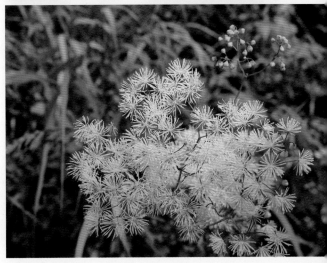

毛茛科 Ranunculaceae 唐松草属 Thalictrum

# 长柄唐松草 *Thalictrum przewalskii* Maxim.

| **植物别名** | 直梗唐松草、拟散花唐松草。

| **蒙 文 名** | 希伦－查森－其其格。

| **药 材 名** | 长柄唐松草（药用部位：根、花、果实）。

| **形态特征** | 多年生草本，全株无毛。茎直立，高 50 ～ 120 cm，通常分枝。叶为二至四回三出羽状复叶；叶柄长约 6 cm，基部具鞘；托叶膜质，不规则开裂；叶片长达 28 cm，顶生小叶卵形、菱状椭圆形，长 1 ～ 3 cm，宽 0.9 ～ 2.5 cm，先端钝或圆形，基部圆形、浅心形或宽楔形，常 3 裂达中部，有粗齿。圆锥花序多分枝；花梗长 3 ～ 5 mm；萼片 4，白色或稍带黄绿色，狭卵形，长 2.5 ～ 5 mm，宽约 1.5 mm，早

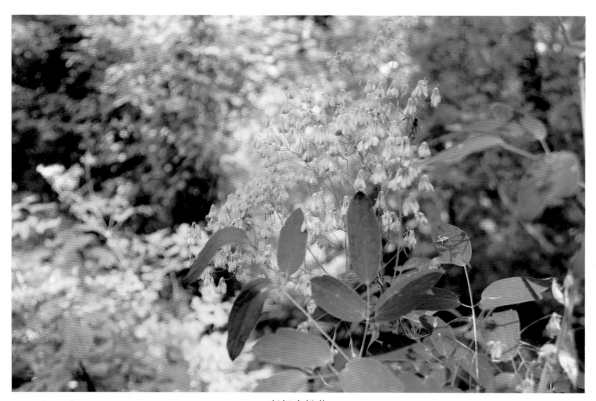

长柄唐松草

落；雄蕊多数，长 4.5 ～ 10 mm，花药长圆形，花丝白色，上部线状倒披针形；心皮 4 ～ 9，有子房柄，花柱与子房等长。瘦果扁，斜倒卵形，长 0.6 ～ 1.2 cm，有 4 纵肋，果柄长 3 mm。花期 7 ～ 8 月，果期 8 ～ 9 月。

| **生境分布** | 生于落叶阔叶林和草原带的山地林缘、灌丛及山地草原。分布于内蒙古赤峰市（喀喇沁旗、宁城县）、乌兰察布市（凉城县、化德县）。

| **资源情况** | 野生资源稀少。药材来源于野生。

| **采收加工** | 秋季采挖根，除去茎叶及泥沙，晒干；夏、秋季花果期采收花、果实，除去杂质，晾干。

| **功能主治** | 苦，凉。归肝、肺经。根，祛风除湿。用于风疹瘙痒，风湿痹证。花、果实，用于肝炎，肝肿大。

| **用法用量** | 内服煎汤，6 ～ 9 g。外用适量，煎汤洗。

毛茛科 Ranunculaceae 唐松草属 Thalictrum

# 腺毛唐松草 *Thalictrum foetidum* L.

| 植物别名 | 香唐松草。

| 蒙 文 名 | 乌莫黑 – 查森 – 其其格。

| 药 材 名 | 香唐松草（药用部位：根及根茎）。

| 形态特征 | 多年生草本。根茎短；须根密集。茎高 15 ~ 100 cm，幼枝被短腺毛。
基生叶和茎下部叶花期常枯萎或不发育，茎中部叶为三回近羽状复
叶，叶片长 5.5 ~ 12 cm，顶生小叶菱状宽卵形，长 4 ~ 15 mm，宽
3.5 ~ 15 mm，先端急尖或钝，基部圆楔形，有时浅心形，3 浅裂，
裂片全缘或有疏齿，沿网脉有短柔毛和腺毛；叶柄短，有鞘；托叶
膜质，褐色。圆锥花序有少数或多数花；花梗长 5 ~ 12 mm，通常

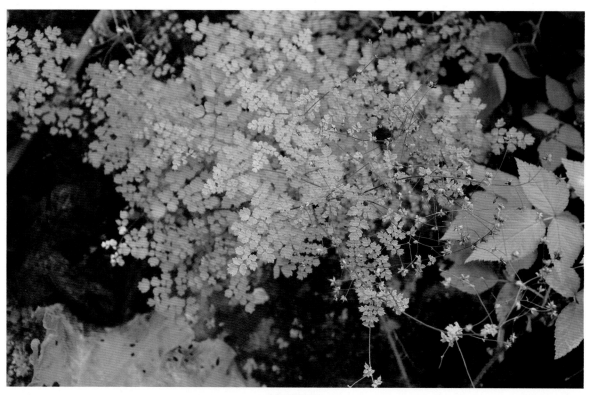

腺毛唐松草

有白色短柔毛和极短的腺毛；萼片 5，淡黄绿色，卵形，长 2.5 ～ 4 mm，宽约 1.5 mm，外面常有疏柔毛；花药狭长圆形，长 2.5 ～ 3.5 mm，先端有短尖；心皮 4 ～ 8，被疏柔毛，柱头三角状箭头形。瘦果倒卵形，扁平，长 3 ～ 5 mm，有 8 纵肋，被短腺毛，果喙长 1 mm。花期 7 ～ 8 月，果期 9 月。

| 生境分布 | 生于山地草原及灌丛中。分布于内蒙古呼伦贝尔市（额尔古纳市、根河市、新巴尔虎左旗、满洲里市、牙克石市、扎兰屯市）、兴安盟（科尔沁右翼前旗、突泉县）、赤峰市（敖汉旗、巴林右旗）、锡林郭勒盟（东乌珠穆沁旗、锡林浩特市）、乌兰察布市（化德县、商都县、集宁区、察哈尔右翼中旗、卓资县）、包头市（土默特右旗、固阳县、达尔罕茂明安联合旗）、巴彦淖尔市（乌拉特中旗、乌拉特后旗）、呼和浩特市（土默特左旗、武川县）、鄂尔多斯市（准格尔旗、鄂托克旗）、阿拉善盟（阿拉善左旗）。

| 资源情况 | 野生资源较少。药材来源于野生。

| 采收加工 | 春、秋季采挖，除去茎叶及泥沙，晒干。

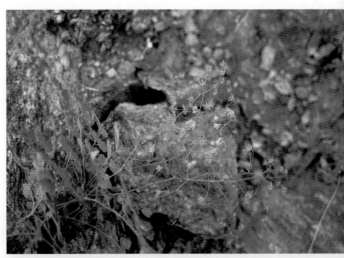

| 药材性状 | 本品根茎短，下方着生 10 余条须根。须根长 3 ～ 8 cm，直径约 1.5 mm。表面棕色。质脆，易折断，断面略呈纤维性。气微，味微苦。

| 功能主治 | 苦，寒。归肝、胃、大肠经。清热，燥湿，解毒。用于湿热痢疾，黄疸，目赤肿痛，痈肿疮疖。

| 用法用量 | 内服煎汤，3 ～ 10 g；或入丸、散剂。外用适量，研末调敷。

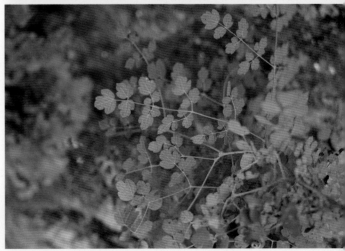

**毛茛科** Ranunculaceae **唐松草属** *Thalictrum*

# 亚欧唐松草 *Thalictrum minus* L.

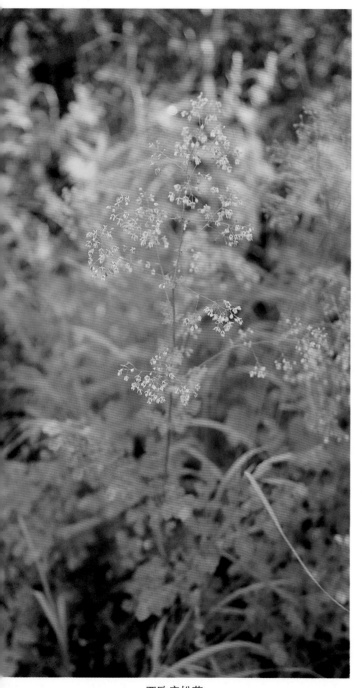

亚欧唐松草

**│ 植物别名 │**

小唐松草、欧亚唐松草。

**│ 蒙 文 名 │**

阿孜音 – 查森 – 其其格。

**│ 药 材 名 │**

小唐松草（药用部位：根）。

**│ 形态特征 │**

多年生草本，高 60 ~ 150 cm，全株无毛。茎直立，具纵棱。下部叶为三至四回三出羽状复叶，叶柄长达 4 cm，柄基部有狭鞘，叶片长达 20 cm；上部叶为二至三回三出羽状复叶，叶柄短或无，小叶纸质或薄革质，楔状倒卵形、宽倒卵形、近圆形或狭菱形，长 0.7 ~ 1.5 cm，宽 0.4 ~ 1.3 cm，基部楔形至圆形，3 浅裂或有疏牙齿，网脉不明显。圆锥花序长达 30 cm；花梗长 3 ~ 8 mm；萼片 4，淡黄绿色，早落，狭椭圆形，长约 3.5 mm；雄蕊多数，长约 6 mm，花药狭长圆形，长约 2 mm，先端有短尖头，花丝丝形；心皮 3 ~ 5，无柄，柱头正三角状箭头形。瘦果狭椭圆球形，稍扁，长约 3.5 mm，有 8 纵肋。花期 6 ~ 7 月，果期 8 ~ 9 月。

| **生境分布** | 生于森林带的山地林下、林缘、灌丛、草甸。分布于内蒙古呼伦贝尔市（额尔古纳市、根河市、新巴尔虎右旗、鄂伦春自治旗、鄂温克族自治旗）、兴安盟（科尔沁右翼前旗、科尔沁右翼中旗）、赤峰市（阿鲁科尔沁旗、巴林左旗、巴林右旗、林西县、克什克腾旗、翁牛特旗、喀喇沁旗、敖汉旗、宁城县）、锡林郭勒盟（锡林浩特市、西乌珠穆沁旗、正镶白旗）、包头市（土默特右旗、达尔罕茂明安联合旗）、鄂尔多斯市（准格尔旗）。 |

| **资源情况** | 野生资源较少。药材来源于野生。 |

| **采收加工** | 秋季采挖，除去茎叶及泥沙，晒干。 |

| **功能主治** | 苦，寒。清热凉血，消肿毒。用于胸膈胀满，皮疹，湿疹。 |

| **用法用量** | 内服煎汤，9～15 g。外用适量，捣敷。 |

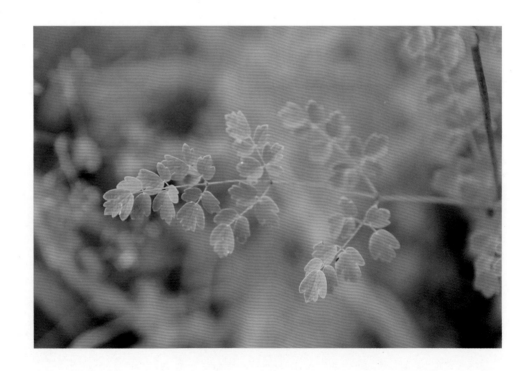

**毛茛科** Ranunculaceae **唐松草属** *Thalictrum*

# 东亚唐松草 *Thalictrum minus* L. var. *hypoleucum* (Sieb. et Zucc.) Miq.

| **植物别名** | 小金花、腾唐松草、小果白蓬草。

| **蒙 文 名** | 道日那图－查森－其其格。

| **药 材 名** | 烟锅草（药用部位：根及根茎）。

| **形态特征** | 多年生草本，高 60 ~ 150 cm，全株无毛。茎直立，具纵棱。下部叶为三至四回三出羽状复叶，叶柄长达 4 cm，叶柄基部有狭鞘，叶片长达 20 cm；上部叶为二至三回三出羽状复叶，叶柄短或无，小叶纸质或薄革质，楔状倒卵形、宽倒卵形、近圆形或狭菱形，长和宽均为 1.5 ~ 4 cm，基部楔形至圆形，3 浅裂或有疏牙齿，背面有白粉，粉绿色，叶脉网状，隆起，脉网明显。圆锥花序长达 30 cm；花梗

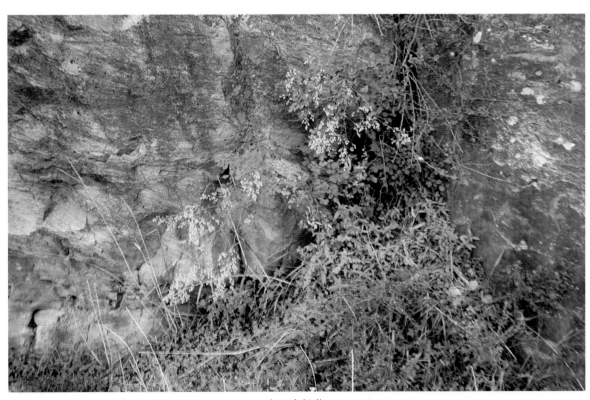

东亚唐松草

长 3 ~ 8 mm；萼片 4，淡黄绿色，早落，狭椭圆形，长约 3.5mm；雄蕊多数，长约 6 mm，花药狭长圆形，长约 2 mm，先端有短尖头，花丝丝形；心皮 3 ~ 5，无柄，柱头正三角状箭头形。瘦果狭椭圆球形，稍扁，长约 3.5 mm，有 8 纵肋。花期 6 ~ 7 月，果期 8 ~ 9 月。

| **生境分布** | 生于山地林下、林缘、灌丛、沟谷草甸。分布于内蒙古呼伦贝尔市（根河市、满洲里市）、兴安盟（科尔沁右翼前旗、扎赉特旗）、赤峰市（阿鲁科尔沁旗、巴林左旗、巴林右旗、林西县、克什克腾旗、喀喇沁旗、敖汉旗、宁城县）、锡林郭勒盟（锡林浩特市、西乌珠穆沁旗、多伦县）、乌兰察布市（兴和县、凉城县）、呼和浩特市（回民区、玉泉区、土默特左旗、武川县）、鄂尔多斯市（准格尔旗）、阿拉善盟（阿拉善左旗）。

| **资源情况** | 野生资源较少。药材来源于野生。

| **采收加工** | 秋季采挖，除去茎叶及泥沙，晒干。

| **药材性状** | 本品根茎具数个节间，节间连生，腹面着生多数须根，常中空。须根圆柱形，长 10 ~ 20 cm，直径 1 ~ 1.5 mm，软而扭曲，常缠绕成团；表面浅棕色，疏松，皮部常脱落，露出棕黄色木心。体轻，断面纤维性。气微，味微苦。

| **功能主治** | 苦，寒；有小毒。清热凉血，消肿毒。用于百日咳，皮疹，湿疹，牙痛。

| **用法用量** | 内服煎汤，6 ~ 9 g。外用适量，焙干研末撒；或捣敷；或煎汤洗。

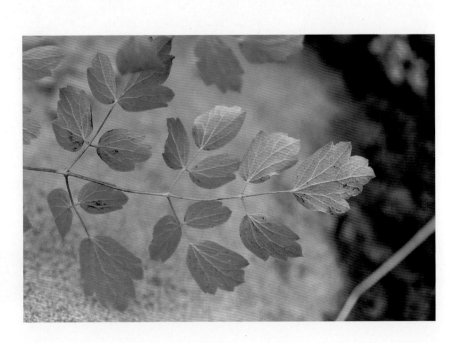

毛茛科 Ranunculaceae 唐松草属 Thalictrum

# 长梗亚欧唐松草

*Thalictrum minus* L. var. *stipellatum* (C. A. Mey.) Tamura.

| 蒙 文 名 | 扎毕音－查森－其其格。

| 药 材 名 | 小唐松草（药用部位：根）。

| 形态特征 | 多年生草本，高 60 ～ 150 cm，全株无毛。茎直立，具纵棱。下部叶为三至四回三出羽状复叶，叶柄长达 4 cm，柄基部有狭鞘，叶片长达 20 cm；上部叶为二至三回三出羽状复叶，叶柄短或无，小叶纸质或薄革质，楔状倒卵形、宽倒卵形、近圆形或狭菱形，长 0.7 ～ 1.5 cm，宽 0.4 ～ 1.3 cm，基部楔形至圆形，3 浅裂或有疏牙齿，小叶背面淡绿色，脉不明显隆起，网脉不明显。圆锥花序长达 30 cm；花梗长 15 ～ 30 mm；萼片 4，淡黄绿色，早落，狭椭圆形，长约 3.5 mm；雄蕊多数，长约 6 mm，花药狭长圆形，长约 2 mm，

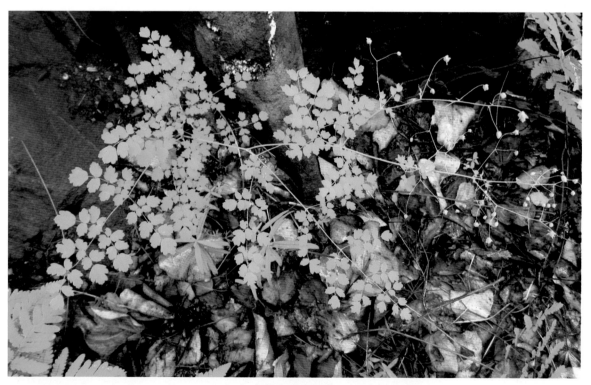

长梗亚欧唐松草

先端有短尖头，花丝丝形；心皮 3 ~ 5，无柄，柱头正三角状箭头形。瘦果狭椭圆球形，稍扁，长约 3.5 mm，有 8 纵肋。花期 6 ~ 7 月，果期 8 ~ 9 月。

| **生境分布** | 生于森林带的山地林下、林缘、灌丛、草甸。分布于内蒙古呼伦贝尔市（额尔古纳市、根河市）、赤峰市（克什克腾旗）、乌兰察布市（兴和县）、包头市（土默特右旗）。

| **资源情况** | 野生资源稀少。药材来源于野生。

| **采收加工** | 秋季采挖，除去茎叶及泥沙，晒干。

| **功能主治** | 苦，寒。清热凉血，消肿毒。用于胸膈胀满，皮疹，湿疹。

| **用法用量** | 内服煎汤，9 ~ 15 g。外用适量，捣敷。

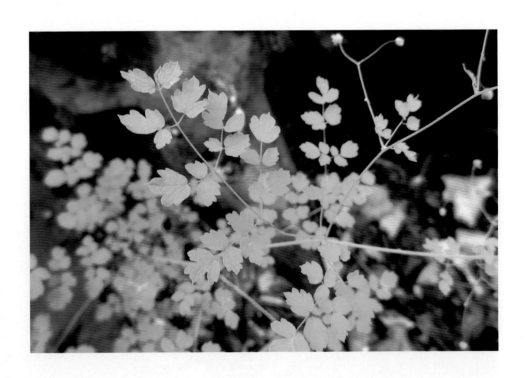

毛茛科 Ranunculaceae 唐松草属 Thalictrum

# 箭头唐松草 *Thalictrum simplex* L.

| 植物别名 | 水黄连、黄唐松草。

| 蒙 文 名 | 希日－查森－其其格。

| 药 材 名 | 箭头唐松草（药用部位：全草或根）。

| 形态特征 | 多年生草本，全株无毛。茎高 54 ~ 100 cm，不分枝或在下部分枝。茎生叶向上近直展，为二回羽状复叶；茎下部的叶片长达 20 cm，小叶较大，圆菱形、菱状宽卵形或倒卵形，长 2 ~ 4 cm，宽 1.4 ~ 4 cm，基部圆形，3 裂，裂片先端钝或圆形，有圆齿，脉在背面隆起，网脉明显；茎上部叶渐变小，小叶倒卵形或楔状倒卵形，基部圆形、钝或楔形，裂片先端急尖；茎下部叶有稍长柄，茎上部叶无柄。圆

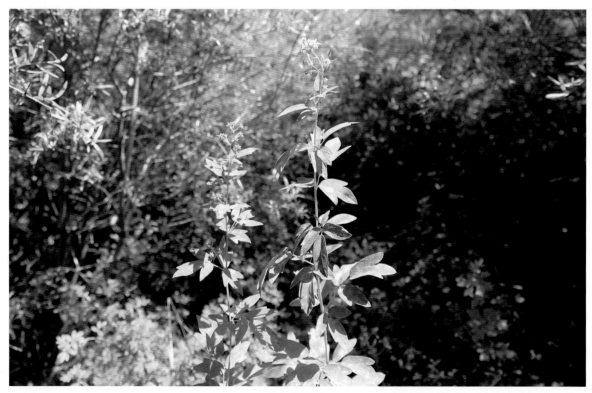

箭头唐松草

锥花序长 9 ~ 30 cm，分枝向上直展；花梗长达 7 mm；萼片 4，早落，狭椭圆形，长约 2.2 mm；雄蕊约 15，长约 5 mm，花药狭长圆形，长约 2 mm，先端有短尖头，花丝丝形；心皮 3 ~ 6，无柄，柱头宽三角形。瘦果狭椭圆球形或狭卵球形，长约 2 mm，有 8 纵肋，果梗长达 1 cm。花期 7 ~ 8 月，果期 8 ~ 9 月。

| **生境分布** | 生于森林带和草原带的河滩草甸、山地灌丛、林缘草甸。分布于内蒙古呼伦贝尔市（额尔古纳市、鄂温克族自治旗、新巴尔虎左旗、阿荣旗、莫力达瓦达斡尔族自治旗、扎兰屯市、牙克石市、满洲里市）、兴安盟（科尔沁右翼前旗、科尔沁右翼中旗、扎赉特旗、阿尔山市、突泉县）、通辽市（科尔沁左翼后旗、扎鲁特旗）、赤峰市（阿鲁科尔沁旗、巴林左旗、巴林右旗、林西县、克什克腾旗、喀喇沁旗、敖汉旗、宁城县）、锡林郭勒盟（东乌珠穆沁旗、苏尼特左旗、正镶白旗）、包头市（达尔罕茂明安联合旗）、鄂尔多斯市（乌审旗）。

| **资源情况** | 野生资源较丰富。药材来源于野生。

| **采收加工** | 春、夏季采收全草，除去杂质，晒干；秋季采挖根，除去杂质及泥沙，晒干。

| **功能主治** | 苦，寒。归肝、肺、大肠经。清热，燥湿，解毒。用于痢疾，黄疸，咳嗽哮喘，目赤肿痛，痈肿疮疖。

| **用法用量** | 内服煎汤，3 ~ 15 g；或入丸、散剂。外用适量，研末调敷；或煎汤洗眼。

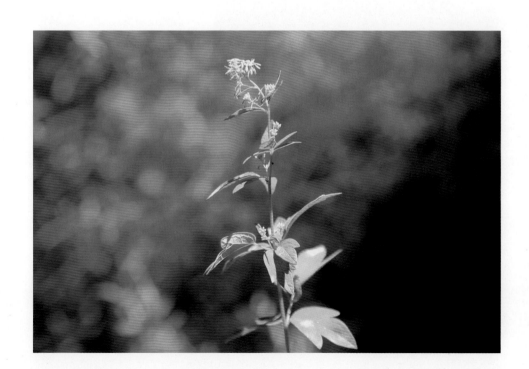

毛茛科 Ranunculaceae 唐松草属 Thalictrum

# 锐裂箭头唐松草 Thalictrum simplex L. var. affine (Ledeb.) Regel

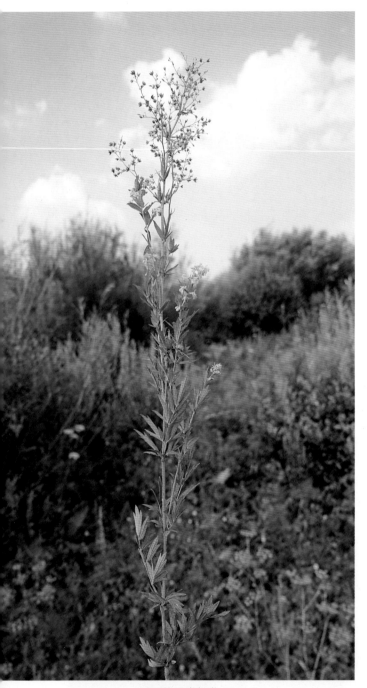

锐裂箭头唐松草

| 蒙 文 名 |

敖尼图－希日－查森－其其格。

| 药 材 名 |

锐裂箭头唐松草（药用部位：根、花、果实）。

| 形态特征 |

多年生草本，全株无毛。茎高 54～100 cm，不分枝或在下部分枝。茎生叶向上近直展，为二回羽状复叶；茎下部的叶片长达 20 cm，小叶较大，圆菱形、菱状宽卵形或倒卵形，长 2～4 cm，宽 1.4～4 cm，基部圆形，3 裂，裂片先端钝或圆形，有圆齿，脉在背面隆起，网脉明显；茎上部叶渐变小，小叶楔形或狭楔形，基部狭楔形，小裂片狭三角形，先端锐尖；茎下部叶有稍长柄，上部叶无柄。圆锥花序长 9～30 cm，分枝向上直展；花梗长达 4～7 mm；萼片 4，早落，狭椭圆形，长约 2.2 mm；雄蕊约 15，长约 5 mm，花药狭长圆形，长约 2 mm，先端有短尖头，花丝丝形；心皮 3～6，无柄，柱头宽三角形。瘦果狭椭圆球形或狭卵球形，长约 2 mm。花期 7～8 月，果期 8～9 月。

| **生境分布** | 生于森林带的河滩草甸、山地草甸。分布于内蒙古呼伦贝尔市（根河市、额尔古纳市、鄂温克族自治旗、鄂伦春自治旗、牙克石市）、赤峰市（巴林左旗、巴林右旗）、锡林郭勒盟（西乌珠穆沁旗）。 |
| **资源情况** | 野生资源较少。药材来源于野生。 |
| **采收加工** | 秋季采挖根，春、夏季采收花、果实，除去杂质及泥沙，晒干。 |
| **功能主治** | 根，清热，解毒。用于痢疾，腹泻，黄疸，哮喘，麻疹合并肺炎，鼻疳，目赤，热疮。花、果实，用于肝炎，肝肿大。 |

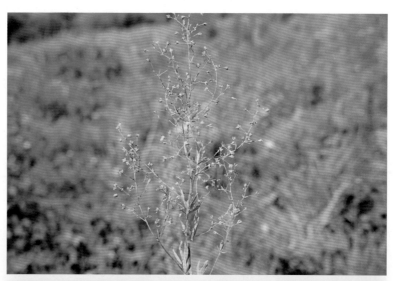

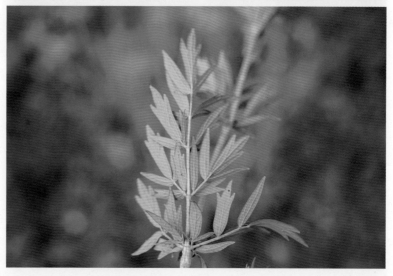

毛茛科 Ranunculaceae　唐松草属 *Thalictrum*

# 短梗箭头唐松草 *Thalictrum simplex* L. var. *brevipes* Hara

| 植物别名 |　水黄连。

| 蒙 文 名 |　奥和日－希日－查森－其其格。

| 药 材 名 |　硬水黄连（药用部位：全草或根）。

| 形态特征 |　多年生草本，全株无毛。茎高 54 ~ 100 cm，不分枝或在下部分枝。茎生叶向上近直展，为二回羽状复叶；茎下部的叶片长达 20 cm，小叶楔形，长 2 ~ 4 cm，宽 1.4 ~ 4 cm，基部圆形，3 裂，裂片狭三角形，先端锐尖，有圆齿，脉在背面隆起，网脉明显；茎上部叶渐变小，小叶倒卵形或楔状倒卵形，基部圆形、钝或楔形，裂片先端急尖；茎下部叶有稍长柄，茎上部叶无柄。圆锥花序长 9 ~ 30 cm，

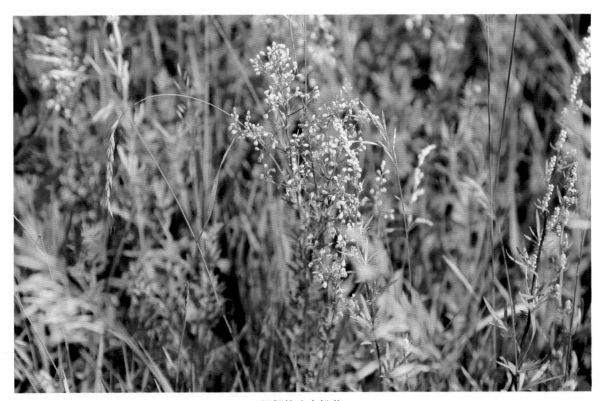

短梗箭头唐松草

分枝向上直展；花梗长达 7 mm；萼片 4，早落，狭椭圆形，长约 2.2 mm；雄蕊约 15，长约 5 mm，花药狭长圆形，长约 2 mm，先端有短尖头，花丝丝形；心皮 3 ~ 6，无柄，柱头宽三角形。瘦果狭椭圆球形或狭卵球形，长约 2 mm，有 8 纵肋，果梗短，长 1 ~ 4 mm。花期 7 ~ 8 月，果期 8 ~ 9 月。

| 生境分布 | 生于森林带和草原带的沟谷、丘间草甸、山地林缘及灌丛。分布于内蒙古呼伦贝尔市（额尔古纳市、鄂伦春自治旗、鄂温克族自治旗、新巴尔虎左旗、新巴尔虎右旗、海拉尔区）、兴安盟（科尔沁右翼前旗）、赤峰市（克什克腾旗、喀喇沁旗）、锡林郭勒盟（东乌珠穆沁旗、锡林浩特市、正蓝旗）、呼和浩特市（土默特左旗、武川县）、包头市（土默特右旗）、鄂尔多斯市（伊金霍洛旗、乌审旗、鄂托克旗、鄂托克前旗、达拉特旗）。

| 资源情况 | 野生资源较少。药材来源于野生。

| 采收加工 | 春、夏、秋季采挖，除去杂质，分别晒干。

| 药材性状 | 本品根茎具数节，腹面着生多数须根。须根圆柱形，长 5 ~ 10 cm，直径 1 ~ 2 mm；表面棕黄色，皮部常脱落，露出浅黄色木心。质软，断面纤维性。气微，味苦。

| 功能主治 | 苦，寒。归肝、肺、大肠经。清热解毒，燥湿退黄，止痢，利尿。用于黄疸，目赤肿痛，肺热咳嗽，鼻疳，痢疾，腹水，小便不利。

| 用法用量 | 内服煎汤，全草 10 ~ 15 g，根 3 ~ 9 g；或入丸、散剂。外用适量，煎汤熏洗；或研末调涂。

毛茛科 Ranunculaceae 唐松草属 *Thalictrum*

# 展枝唐松草 *Thalictrum squarrosum* Steph. ex Willd.

| **植物别名** | 叉枝唐松草、歧序唐松草、坚唐松草。

| **蒙 文 名** | 莎格莎噶日－查森－其其格。

| **药 材 名** | 展枝唐松草（药用部位：全草）。

| **形态特征** | 多年生草本，全株无毛。根茎细长；须根发达，灰褐色。茎高
60 ～ 100 cm，有细纵棱，通常自中部近二歧状分枝。基生叶多枯萎，
茎下部及中部叶为二至三回三出羽状复叶；叶柄长 1 ～ 4 cm；叶片
长 8 ～ 18 cm；小叶顶生，小叶片楔状倒卵形、宽倒卵形或长圆形，
长 3 ～ 15 mm，宽 3 ～ 15 mm，先端急尖，通常 3 浅裂，裂片全缘
或有 2 ～ 3 齿，背面有白粉，脉网稍明显。花序圆锥状，近二歧状

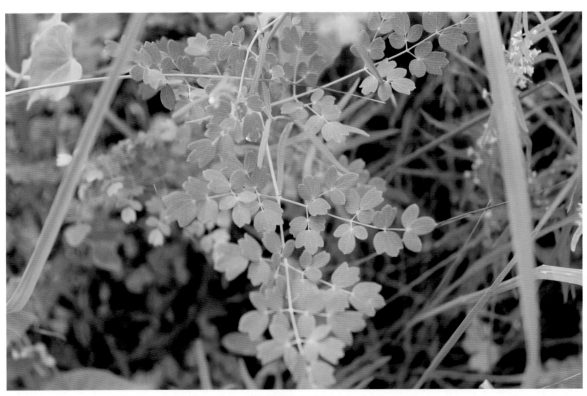

展枝唐松草

分枝；花梗细，长 1.5 ～ 3 cm；萼片 4，淡黄绿色，狭卵形，长约 3 mm，宽约 0.8 mm，早落；雄蕊多数，长 3 ～ 5 mm，花药长圆形，有短尖头；心皮 1 ～ 5，无柄，柱头有翼，箭头状。瘦果新月形或纺锤形，稍斜，长 5 ～ 8 mm，有 8 粗纵肋，果喙微弯，长约 1.5 mm。花期 7 ～ 8 月，果期 8 ～ 9 月。

| **生境分布** | 生于典型草原、砂质草原、村落及田边。分布于内蒙古呼伦贝尔市（额尔古纳市、陈巴尔虎旗、新巴尔虎左旗、满洲里市、海拉尔区、牙克石市、扎兰屯市）、兴安盟（科尔沁右翼前旗、科尔沁右翼中旗、扎赉特旗、阿尔山市）、通辽市（库伦旗、奈曼旗、科尔沁区、开鲁县）、赤峰市（阿鲁科尔沁旗、巴林右旗、林西县、克什克腾旗、喀喇沁旗、敖汉旗、红山区）、锡林郭勒盟（东乌珠穆沁旗、锡林浩特市、苏尼特左旗、多伦县、正蓝旗、太仆寺旗、镶黄旗）、乌兰察布市（察哈尔右翼中旗、察哈尔右翼前旗、卓资县、凉城县）、呼和浩特市（新城区、土默特左旗、武川县、和林格尔县）、包头市（土默特右旗、青山区）、鄂尔多斯市（准格尔旗、达拉特旗、伊金霍洛旗、乌审旗、鄂托克旗）。

| **资源情况** | 野生资源较丰富。药材来源于野生。

| **采收加工** | 夏季采收，除去杂质，鲜用或晒干。

| **功能主治** | 苦，平。归肺、胃经。清热解毒，健脾和胃，发汗解表。用于脾胃不和，脘腹胀满，胃酸胃痛，大便溏泄，外感风热引起的发热，头痛头晕，咽喉肿痛，痈疽疔疮。

| **用法用量** | 内服煎汤，3 ～ 9 g；或鲜食；或入丸、散剂。

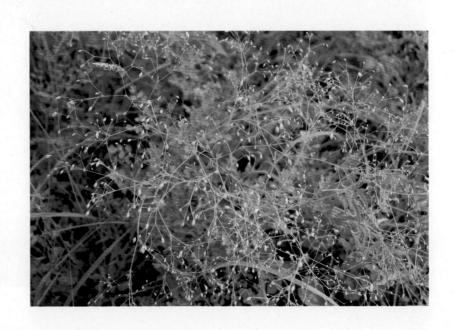

毛茛科 Ranunculaceae 银莲花属 Anemone

# 小花草玉梅

*Anemone rivularis* Buch.-Ham. ex DC. var. *flore-minore* Maxim.

| 植物别名 | 河岸银莲花。

| 蒙 文 名 | 那木格音 – 宝根 – 查干 – 其其格。

| 药 材 名 | **中药** 破牛膝（药用部位：全草或根）。
**蒙药** 宝根 – 查干其其格（药用部位：全草）。

| 形态特征 | 多年生草本，高 42 ~ 125 cm。根直立或倾斜，粗壮。基生叶 3 ~ 5，
有长柄，柄长 5 ~ 24 cm；叶片肾状五角形，长 2 ~ 7 cm，宽
3.5 ~ 11 cm，3 全裂，中央全裂片菱形，基部楔形，3 浅裂至中裂，
两侧全裂片歪倒卵形，不等 2 深裂，叶两面被柔毛。花葶 1（~ 3），
直立，聚伞花序二至三回分枝；苞片通常 3，具鞘柄，宽菱形，长

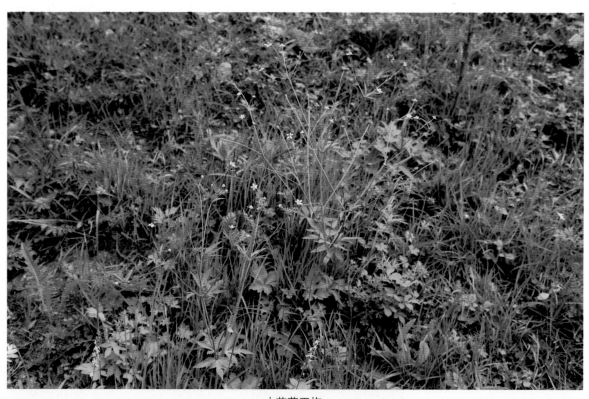

小花草玉梅

4 ～ 8 cm，3 深裂，深裂片通常不分裂，披针形至披针状线形，表面有短柔毛；花直径 1.5 cm；萼片通常 5，矩圆形或倒卵状矩圆形，长 6 ～ 9 mm，宽 2.5 ～ 4 mm，内表面白色无毛，背面紫色且沿中部及顶部密被柔毛；雄蕊多数，长约为萼片之半；心皮 30 ～ 60，无毛，子房狭长圆形，花柱拳卷。瘦果稍扁，狭卵球形，长 7 ～ 8 mm，宿存花柱钩状弯曲。花期 6 ～ 7 月，果期 7 ～ 8 月。

| **生境分布** | 中生植物。生于森林草原带的山地林缘及沟谷草甸。分布于内蒙古赤峰市（克什克腾旗、宁城县、喀喇沁旗）、乌兰察布市（兴和县、丰镇市、卓资县、凉城县）、呼和浩特市（土默特左旗、武川县、清水河县）、包头市（土默特右旗、固阳县）。

| **资源情况** | 野生资源较少。药材来源于野生。

| **采收加工** | **中药**　破牛膝：夏季采收全草，除去杂质，晒干；秋季采挖根，除去茎叶及泥沙，晒干。

| **药材性状** | **中药**　破牛膝：本品多呈碎段状。根及根茎呈类圆柱状；表面黑褐色至红棕色，根头密被白色长柔毛。茎呈类圆柱形或类四棱形；绿色、灰绿色或棕褐色，光滑；质脆，易折断，断面纤维性，常中空。叶多卷曲破碎，灰绿色或淡棕色。气微，味酸、涩。

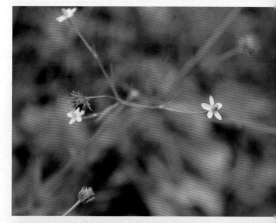

| **功能主治** | **中药**　破牛膝：辛、微苦，平；有小毒。健胃消食，截疟，散瘀消结。用于食积腹痛，肝炎，筋骨疼痛，痢疾，疟疾，瘀肿作痛。
**蒙药**　宝根 – 查干其其格：辛、苦，热，锐、燥、糙、轻；有毒。破痞，止腐，引敛"协日乌素"，杀虫，止痛，解毒。用于心口痞，食痞，虫痞，不消化症，白癜风，蛇咬伤。

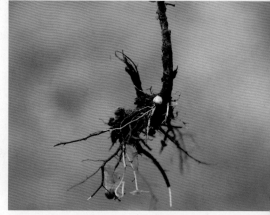

| **用法用量** | **中药**　破牛膝：内服研末，1.5 ～ 3 g。外用适量，捣敷。
**蒙药**　宝根 – 查干其其格：内服入丸、散剂。外用适量，研末食醋调敷。

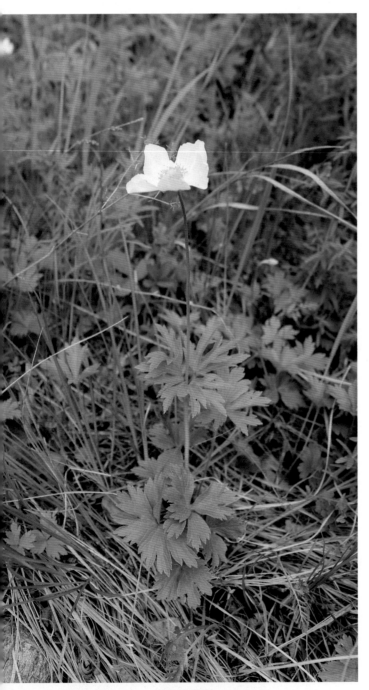

大花银莲花

毛茛科 Ranunculaceae 银莲花属 Anemone

# 大花银莲花 *Anemone silvestris* L.

## | 植物别名 |

林生银莲花。

## | 蒙 文 名 |

奥依音 – 宝根 – 查干 – 其其格。

## | 药 材 名 |

**蒙药** 孟根花 – 其其格（药用部位：全草）。

## | 形态特征 |

多年生草本，高 18 ~ 50 cm。根茎垂直或稍斜，长约 3 cm，直径 2 ~ 2.5 mm。基生叶 3 ~ 9，叶柄长 4 ~ 21 cm，有柔毛；叶片心状五角形，长 2 ~ 5.5 cm，宽 2.5 ~ 8 cm，3 全裂，中全裂片菱形或倒卵状菱形，再 3 裂至近中部，裂片不分裂或浅裂，侧全裂片斜扇形，2 深裂，背面沿脉疏被短柔毛。花葶 1，直立；总苞片 3，具柄，柄长 0.6 ~ 3 cm，形似基生叶；花单生先端，花梗长 5.5 ~ 24 cm，被短柔毛；萼片 5（~ 6），白色，倒卵形，长 1.5 ~ 2 cm，宽 1 ~ 1.4 cm，外被绢状短柔毛；雄蕊长约 4 mm，花药椭圆形，先端有小短尖头；心皮多数，长约 1 mm，子房密被短柔毛，柱头球形，无柄。聚合果直径约 1 cm；瘦果长约 2 mm，密被长绵毛。花期 5 ~ 6 月，果期 7 ~ 8 月。

| 生境分布 | 生于森林带和草原带的山地林下、林缘、灌丛及沟谷草甸。分布于内蒙古呼伦贝尔市（额尔古纳市、牙克石市、陈巴尔虎旗、海拉尔区、扎赉诺尔区、鄂温克族自治旗）、兴安盟（阿尔山市、科尔沁右翼前旗）、通辽市（库伦旗、扎鲁特旗）、赤峰市（喀喇沁旗、宁城县、巴林右旗、克什克腾旗）、锡林郭勒盟（西乌珠穆沁旗、正镶白旗、正蓝旗）、包头市（土默特右旗、固阳县）。

| 资源情况 | 野生资源较少。药材来源于野生。

| 采收加工 | **蒙药** 孟根花 – 其其格：夏季花期采收，除去杂质和泥土，晒干。

| 功能主治 | **蒙药** 孟根花 – 其其格：辛、苦，热，锐、燥、糙、轻。破痞，消食，燥"协日乌素"，排脓，祛腐，杀虫。用于寒痞，食痞，寒性"协日乌素"，瘰疬，黄水疮。

| 用法用量 | **蒙药** 孟根花 – 其其格：内服多配方用，入丸、散剂。外用适量，研末调敷。

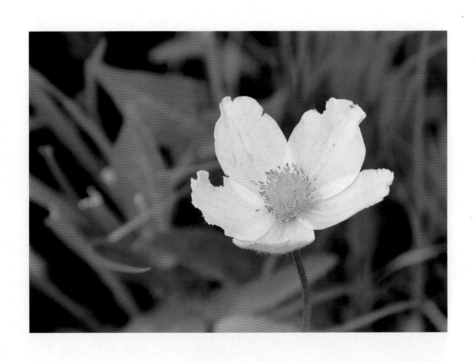

毛茛科 Ranunculaceae 银莲花属 Anemone

# 二歧银莲花 *Anemone dichotoma* L.

| 植物别名 | 草玉梅。

| 蒙 文 名 | 宝根 – 查干 – 其其格。

| 药 材 名 | 二歧银莲花根（药用部位：根茎）。

| 形态特征 | 多年生草本，高 35 ~ 60 cm。根茎横走，细长。基生叶 1，通常不存在。花葶直立，有稀疏贴伏的短柔毛；总苞片 2，扇形，长 3 ~ 6 cm，宽 4.5 ~ 10 cm，3 深裂至近基部，深裂片近等长，狭楔形或线状倒披针形，宽 0.7 ~ 2.3 cm，3 浅裂或不分裂，具少数锐牙齿，表面近无毛，背面有短柔毛；花序二歧状分枝，一回分枝近等长或不等长，长 9 ~ 14 cm，二回分枝长 1 ~ 10 cm；小苞片似苞片，近等大

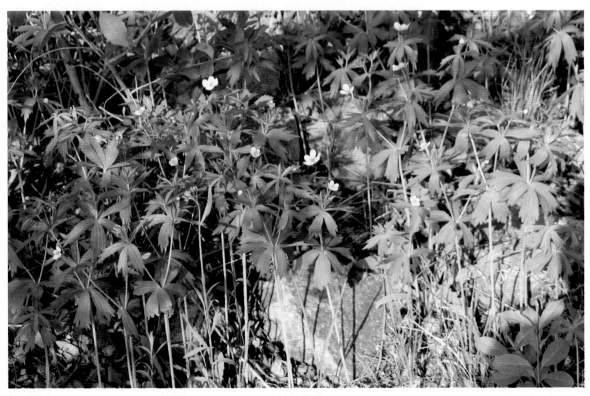

二歧银莲花

或较小；花单生花序分枝先端；萼片 5，白色或带粉红色，倒卵形或椭圆形，长 0.7 ~ 1.2 cm，宽 7 ~ 8 mm；雄蕊长达 4 mm；心皮约 30，无毛，长约 2.2 mm，子房长圆形，短花柱外弯。瘦果扁平，卵形或椭圆形，长 5 ~ 7 mm，有稍弯的宿存花柱。花期 6 月，果期 7 月。

| 生境分布 | 生于森林带的林下、林缘、灌丛及沟谷草甸。分布于内蒙古呼伦贝尔市（额尔古纳市、根河市、牙克石市、海拉尔区、鄂温克族自治旗、鄂伦春自治旗、扎兰屯市）、兴安盟（扎赉特旗）、锡林郭勒盟（东乌珠穆沁旗）。

| 资源情况 | 野生资源较少。药材来源于野生。

| 采收加工 | 秋季采挖，除去茎叶、须根及泥沙，晒干。

| 功能主治 | 苦，微寒。解毒止痢，疏筋活血。用于风湿性关节炎，痢疾，疮疖肿毒，跌打损伤。

| 用法用量 | 内服煎汤，3 ~ 9 g；或入丸、散剂。外用适量，捣敷；或研末调敷。

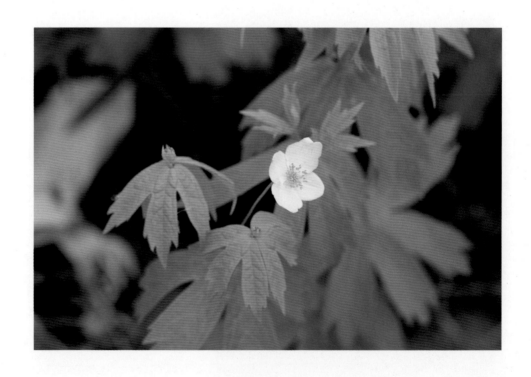

毛茛科 Ranunculaceae 白头翁属 *Pulsatilla*

# 白头翁 *Pulsatilla chinensis* (Bunge.) Regelo

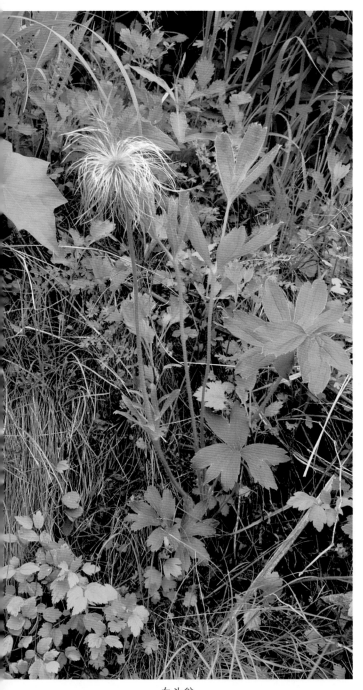

白头翁

## 植物别名

毛姑朵花。

## 蒙 文 名

伊日贵 – 其其格。

## 药 材 名

**中药** 白头翁（药用部位：根及根茎）、白头翁花（药用部位：花）、白头翁茎叶（药用部位：茎叶）。

**蒙药** 伊日贵 – 其其格（药用部位：全草）。

## 形态特征

多年生草本，高 15 ～ 35 cm。根茎直径 0.8 ～ 1.5 cm；直根数条。基生叶数枚，有长柄，长 7 ～ 15 cm，密被长柔毛；叶片宽卵形，长 4.5 ～ 14 cm，宽 6.5 ～ 16 cm，3 全裂，中全裂片有柄或近无柄，宽卵形，3 深裂，深裂片楔状倒卵形，全缘或有疏齿，侧全裂片无柄或近无柄，不等 3 深裂，背面有长柔毛。花葶 1 ～ 2，被长柔毛；总苞片 3，基部合生成长 3 ～ 10 mm 的筒，3 深裂，深裂片线形，不分裂或上部 3 浅裂，背面密被长柔毛；花梗长 2 ～ 5 cm，结果时长达 20 cm；花直立，钟状；萼片蓝紫色，矩圆状卵形，长 3 ～

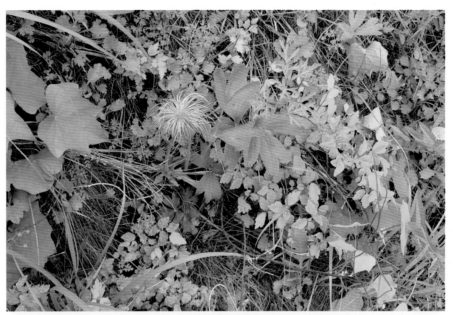

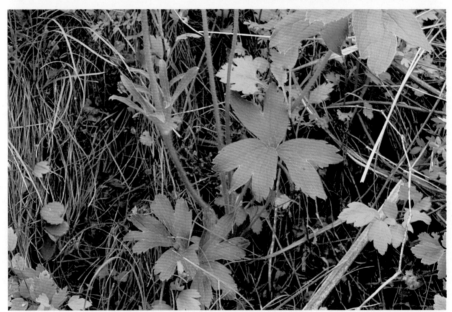

5 cm，宽 1 ~ 2 cm，背面密被长伏毛；雄蕊长约为萼片之半。聚合果直径 9 ~
12 cm；瘦果纺锤形，扁，长 3 ~ 4 mm，被长柔毛，宿存花柱长 4 ~ 6.5 cm，
被斜展的长柔毛。花期 5 ~ 6 月，果期 6 ~ 7 月。

| **生境分布** | 生于森林带和森林草原带的山地林缘及草甸。分布于内蒙古呼伦贝尔市（新巴尔虎左旗、阿荣旗、鄂温克族自治旗）、兴安盟（科尔沁右翼前旗、科尔沁右翼中旗）、通辽市（奈曼旗、扎鲁特旗）、赤峰市（巴林左旗、喀喇沁旗、宁城县、敖汉旗）、乌兰察布市（卓资县）。

| **资源情况** | 野生资源较少。药材来源于野生。

| **采收加工** | **中药** 白头翁：春、秋季采挖，除去茎叶、须根及泥沙，保留根头白色绒毛，干燥。

白头翁花：5 ～ 6 月花期采收，除去杂质，阴干。

白头翁茎叶：春、夏季采收，除去杂质，晒干。

**蒙药** 伊日贵 - 其其格：春季花开时采收，除去杂质和泥土，晒干。

| **药材性状** | **中药** 白头翁：本品根呈类圆柱形或圆锥形，稍扭曲，长 6 ～ 20 cm，直径 0.5 ～ 2 cm。表面黄棕色或棕褐色，具不规则纵皱纹或纵沟，皮部易脱落，露出黄色木部，有的有网状裂纹或裂隙，近根头处常有朽状凹洞。根头部稍膨大，有白色绒毛，有的可见鞘状叶柄残基。质硬而脆，断面皮部黄白色或淡黄棕色，木部淡黄色。气微，味微苦、涩。

白头翁花：本品直径 3 ～ 4 cm；萼片 6，花瓣状，内外 2 轮排列，卵状长圆形，长 3 ～ 5 cm，宽 1 ～ 2 cm，带紫色，背面密被长毛；雄蕊多数，长约为萼片之半，花丝基生，黄色；雌蕊多数，花柱丝状；花梗长短不一，被柔毛。气微，味微苦。

白头翁茎叶：本品多皱缩破碎，完整者有长柄，密被长柔毛。叶片宽卵形，长 4.5 ～ 14 cm，宽 6.5 ～ 16 cm，3 全裂，裂片有柄或近无柄，中全裂片再 3 深裂，深裂片楔状倒卵形，全缘或有疏齿，侧全裂片不等 3 深裂，上面绿色，疏被白色柔毛，背面淡绿色，密被长柔毛，老叶裂片倒卵状披针形，先端浅裂，无毛。气微，味微苦、涩。

**蒙药** 伊日贵 - 其其格：本品长达 40 cm。根呈类圆柱形或圆锥形，黄棕色或棕褐色，根头部稍膨大，可见鞘状叶柄残基及白色绒毛，质硬而脆，断面黄色。叶多皱缩破碎，完整者有长柄，密被长柔毛；叶片宽卵形，长 4.5 ～ 14 cm，宽 6.5 ～ 16 cm，3 全裂，裂片有柄或近无柄，全裂片再不等 3 深裂，最终裂片全缘或有疏齿，上面绿色，疏被白色柔毛，背面淡绿色，密被长柔毛。花葶被长柔毛；总苞 3 深裂，最终裂片条状；花完整者直径 3 ～ 4 cm；萼片卵状长圆形，带紫色，背面密被长毛；花柱宿存，被开展长柔毛；花梗长短不一，被柔毛。气微，味微苦、涩。

| **功能主治** | **中药** 白头翁：苦，寒。归胃、大肠经。清热解毒，凉血止痢。用于热毒血痢，阴痒带下，阿米巴痢疾，细菌性痢疾。

白头翁花：苦，微寒。归肝、脾经。清热解毒，杀虫。用于疟疾，头疮，白秃疮。

白头翁茎叶：苦，寒。归肝、胃经。泻火解毒，止痛，利尿消肿。用于风火牙痛，四肢关节疼痛，白秃疮，浮肿。

**蒙药**　伊日贵 – 其其格：苦，寒。杀黏，解毒，止痢，消肿，接骨。用于黏性痢疾，痔疮出血，骨折筋伤。

| **用法用量** | **中药**　白头翁：内服煎汤，9 ~ 15 g；或入丸、散剂。 |

**中药**　白头翁：内服煎汤，9 ~ 15 g；或入丸、散剂。

白头翁花：内服煎汤，3 ~ 6 g。外用适量，研末调敷。

白头翁茎叶：内服煎汤，9 ~ 15 g。

**蒙药**　伊日贵 – 其其格：内服煮散剂，3 ~ 5 g；或入丸、散剂。

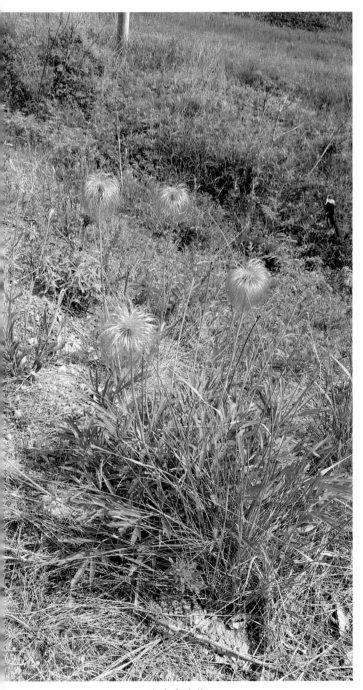

兴安白头翁

---

| 毛茛科 | Ranunculaceae | 白头翁属 | *Pulsatilla* |

# 兴安白头翁 *Pulsatilla dahurica* (Fisch.) Spreng.

| 蒙 文 名 |

兴安 – 伊日贵。

| 药 材 名 |

兴安白头翁（药用部位：根及根茎）。

| 形态特征 |

多年生草本，高 25 ～ 40 cm。根茎粗壮，直径 5 ～ 7 mm，长达 16 cm。基生叶多数，叶柄长达 15 cm，被柔毛，叶片卵形，长 4.5 ～ 7.5 cm，宽 3 ～ 6 cm，3 全裂或近羽状分裂，中全裂片有细长柄，再 3 全裂，末回裂片深裂，深裂片狭楔形或宽线形，全缘或上部有 2 ～ 3 齿，侧全裂片无柄或近无柄，不等 3 深裂，背面沿脉疏被柔毛。花葶 2 ～ 4，直立，被柔毛；总苞钟形，掌状深裂，长 4 ～ 5 cm，筒长约 1 cm，裂片条形至条状披针形，背面密被长柔毛；花近直立，花梗密被柔毛，果期伸长；萼片紫色，椭圆状卵形，长约 2 cm，宽 0.5 ～ 1 cm，先端微钝，外表面密被柔毛。聚合果直径约 10 cm；瘦果狭倒卵形，长约 3 mm，密被柔毛，宿存花柱长 5 ～ 6 cm，被近平展的长柔毛。花期 5 ～ 6月，果期 6 ～ 7 月。

| 生境分布 | 生于森林带的山地河岸草甸、林间空地、石砾地。分布于内蒙古呼伦贝尔市（额尔古纳市、扎兰屯市、海拉尔区、鄂伦春自治旗）、兴安盟（科尔沁右翼前旗、扎赉特旗、阿尔山市）。 |

| 资源情况 | 野生资源较少。药材来源于野生。 |

| 采收加工 | 春、秋季采挖，除去茎叶、须根及泥沙，晒干。 |

| 药材性状 | 本品根呈类圆柱形，稍扭曲，长 8 ~ 25 cm，直径 0.5 ~ 2 cm。表面黄棕色，具不规则纵皱纹或纵沟，皮部易脱落，有的有网状裂纹；根头部稍膨大，有白色绒毛，可见鞘状叶柄残基。质硬脆，断面皮部黄白色，木部淡黄色。气微，味微苦、涩。 |

| 功能主治 | 苦，寒。归胃、大肠经。清热解毒，凉血止痢。用于热毒血痢，温疟寒热，鼻衄，血痔，阿米巴痢疾。 |

| 用法用量 | 内服煎汤，9 ~ 15 g；或入丸、散剂。 |

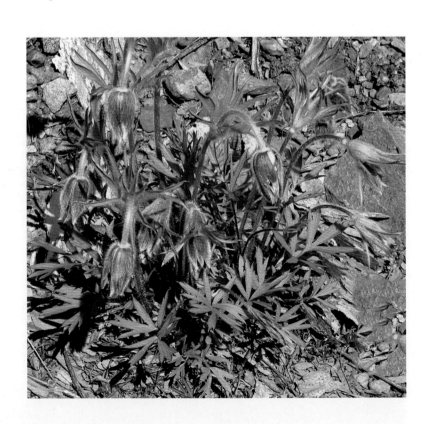

| 毛茛科 Ranunculaceae | 白头翁属 Pulsatilla |

# 掌叶白头翁 *Pulsatilla patens* (L.) Mill. var. *multifida* (Pritz.) S. H. Li et Y. H. Huang

| **蒙 文 名** | 阿古兰 – 伊日贵。

| **药 材 名** | 掌叶白头翁（药用部位：根及根茎）。

| **形态特征** | 多年生草本，高达 40 cm。根茎粗壮，黑褐色。基生叶有长柄，叶片圆卵形或圆五角形，长 5 ~ 7 cm，宽 4 ~ 7 cm，3 全裂，一回中全裂片具柄，长 6 ~ 14 mm，再 3 全裂，二回全裂片又 2 回深裂，末回裂片条状披针形或披针形，一回侧全裂片无柄，表面近无毛，背面被长柔毛。花葶直立，被开展的长柔毛；总苞长 3 ~ 4.5 cm，筒长 0.8 ~ 1.2 cm，裂片狭条形，背面密被柔毛；花梗被长柔毛，结果时增长；萼片蓝紫色，矩圆状卵形，长 2 ~ 4 cm，宽 8 ~ 15 mm，外面疏被长柔毛；雄蕊长约为萼片之半。聚合果直径 6 ~ 8 cm；瘦

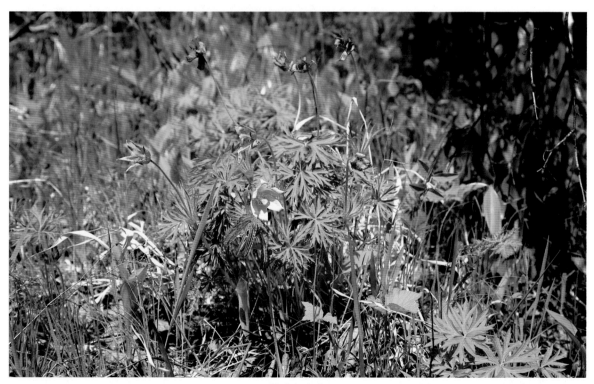

掌叶白头翁

果纺锤形，长约 4 mm，被柔毛，宿存花柱长约 4 cm，密被开展的白色长柔毛。花期 5 ～ 6 月，果期 7 月。

| 生境分布 | 生于森林带林间草甸和山地草甸。分布于内蒙古呼伦贝尔市（额尔古纳市、根河市、牙克石市、鄂伦春自治旗、鄂温克族自治旗）、兴安盟（阿尔山市、科尔沁右翼前旗、突泉县）、锡林郭勒盟（东乌珠穆沁旗）。

| 资源情况 | 野生资源一般。药材来源于野生。

| 采收加工 | 春、秋季采挖，除去茎叶、须根及泥沙，晒干。

| 功能主治 | 清热解毒，凉血，止痢，止血。用于细菌性痢疾，阿米巴痢疾，湿热带下。

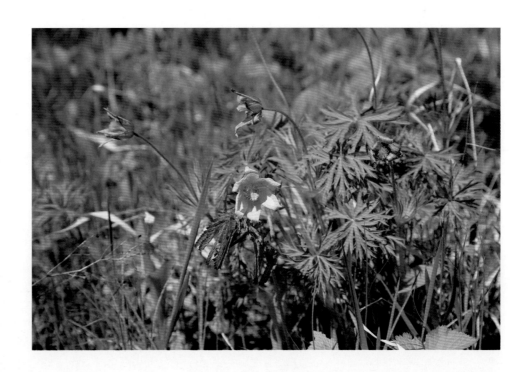

# 细叶白头翁 *Pulsatilla turczaninovii* Kryl. et Serg.

| **植物别名** | 毛姑朵花。

| **蒙 文 名** | 那林－那布其图－伊日贵。

| **药 材 名** | **中药** 细叶白头翁（药用部位：根及根茎）。
　　　　　　　　**蒙药** 那林－伊日贵（药用部位：全草）。

| **形态特征** | 多年生草本，高 10 ~ 40 cm。根粗大，垂直，暗褐色。基生叶多数，叶柄长达 14 cm，被白色柔毛；叶片卵形，长 7 ~ 8.5 cm，宽 2.5 ~ 4 cm，2 ~ 3 回羽状分裂，一回羽片 3 ~ 4 对，羽状深裂，对生或近对生，下部裂片有柄，上部裂片无柄，二回裂片再羽状细裂，末回裂片线状披针形或条形，宽 1 ~ 2 mm，先端常锐尖，全缘，边缘

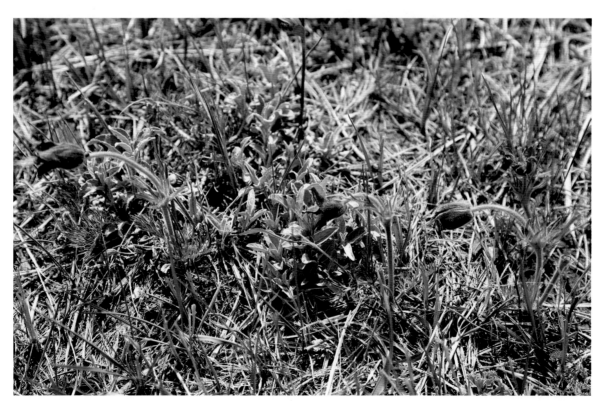

细叶白头翁

稍反卷，背面中脉疏被柔毛。花葶有柔毛；总苞钟形，掌状深裂，长 2.8 ～ 3.4 cm，筒长 5 ～ 6 mm，末回裂片条形或条状披针形，宽 1 ～ 1.5 mm，背面被长柔毛；花梗长约 1.5 cm，结果时长达 15 cm；花直立，萼片 6，蓝紫色，卵状长圆形或椭圆形，外表面被伏毛；雄蕊长约为花萼之半。瘦果纺锤形，长约 4 mm，密被长柔毛，宿存花柱长 3 ～ 6 cm，密被长柔毛。花果期 5 ～ 6 月。

| **生境分布** | 生于草原、草甸草原及山地灌丛中。分布于内蒙古呼伦贝尔市（额尔古纳市、牙克石市、扎兰屯市、海拉尔区、满洲里市、扎赉诺尔区、阿荣旗、陈巴尔虎旗、鄂温克族自治旗、莫力达瓦达斡尔族自治旗、新巴尔虎左旗、新巴尔虎右旗、鄂伦春自治旗）、兴安盟（科尔沁右翼前旗、科尔沁右翼中旗、扎赉特旗、阿尔山市、乌兰浩特市、突泉县）、通辽市（扎鲁特旗、霍林郭勒市）、赤峰市（松山区、元宝山区、红山区、阿鲁科尔沁旗、巴林左旗、巴林右旗、克什克腾旗、宁城县、翁牛特旗、喀喇沁旗、林西县）、锡林郭勒盟（东乌珠穆沁旗、西乌珠穆沁旗、锡林浩特市、阿巴嘎旗、正蓝旗、正镶白旗、镶黄旗、多伦县）、乌兰察布市（四子王旗、察哈尔右翼中旗、兴和县、丰镇市、集宁区、卓资县）、呼和浩特市（土默特左旗、武川县）、包头市（土默特右旗、固阳县）、鄂尔多斯市（准格尔旗）。

| **资源情况** | 野生资源一般。药材来源于野生。

| **采收加工** | **中药** 细叶白头翁：春、秋季采挖，除去茎叶、须根及泥沙，保留根头白色绒毛，干燥。
**蒙药** 那林 – 伊日贵：春季开花时采收，除去杂质和泥土，晒干。

| **功能主治** | **中药** 细叶白头翁：苦，寒。归胃、大肠经。清热解毒，凉血止痢，消炎退肿。用于细菌性痢疾，阿米巴痢疾，痔疮出血，淋巴结结核，阴痒带下等。
**蒙药** 那林 – 伊日贵：苦，热，轻、糙、燥、锐。消食，排脓，祛腐。用于寒痞，食积，"协日乌素"病，黄水疮，淋巴结结核等。

| **用法用量** | **中药** 细叶白头翁：内服煎汤，9 ～ 15 g；或入丸、散剂。外用适量，捣敷。
**蒙药** 那林 – 伊日贵：内服煮散剂，3 ～ 5 g；或入丸、散剂。

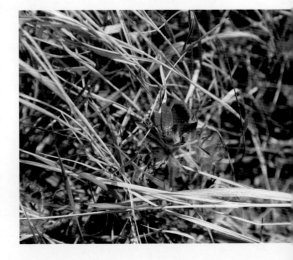

# 白花细叶白头翁 *Pulsatilla turczaninovii* Kryl. et Serg. f. *albiflora* Y. Z. Zhao

| 植物别名 | 毛姑朵花、古拉盖－花儿。

| 蒙 文 名 | 查干－高乐贵。

| 药 材 名 | **中药** 细叶白头翁（药用部位：根）。
**蒙药** 那林－高乐贵（药用部位：全草）。

| 形态特征 | 多年生草本，高达 25 cm。基生叶 4 ~ 5，具长柄，三回羽状复叶，叶片窄椭圆形，有时卵形，长 7 ~ 8.5 cm，羽片 3 ~ 4 对；下部叶具柄；上部叶无柄，卵形，2 回羽状细裂，末回裂片线状披针形或线形，上面毛脱落，下面疏被柔毛。花葶被柔毛；总苞钟状，

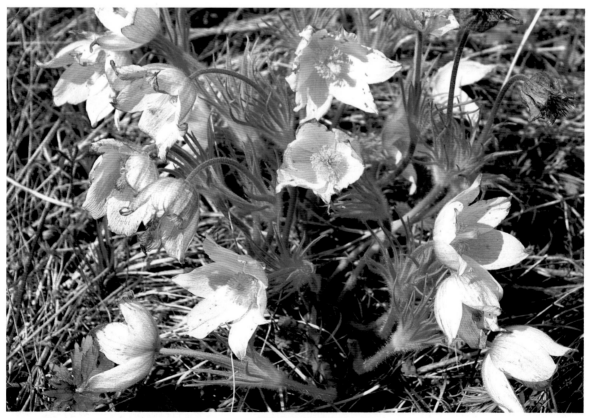

白花细叶白头翁

长 2.8 ~ 3.4 cm，筒长 5 ~ 6 mm，苞片细裂；花梗长约 1.5 cm；花直立，白色；萼片蓝紫色，卵状长圆形或椭圆形，长 2.2 ~ 4.2 cm。瘦果纺锤形，长约 4 mm，密被长柔毛，宿存花柱长约 3 cm，被向上斜展的长柔毛。花期 5 月。

| 生境分布 | 中旱生植物。生于草原、山地草坡或林边。分布于内蒙古呼和浩特市（回民区、土默特左旗、武川县、新城区）。

| 资源情况 | 野生资源较少。药材来源于野生。

| 采收加工 | **中药** 细叶白头翁：春、秋季采挖，除去泥沙，干燥。
**蒙药** 那林 – 高乐贵：春、夏季采收，洗净泥土，晒干。

| 功能主治 | **中药** 细叶白头翁：清热解毒，凉血止痢，消肿。用于热毒血痢，鼻衄，血痔，阴痒带下，淋巴结结核，疮疡。
**蒙药** 那林 – 高乐贵：破痞，燥"协日乌素"，消食，排脓，祛腐。用于食积，寒痞，寒性"协日乌素"病，黄水疮，淋巴结结核。

| 用法用量 | **中药** 细叶白头翁：内服煎汤，9 ~ 15 g；或入丸、散剂。外用适量，煎汤洗；或捣敷。
**蒙药** 那林 – 高乐贵：多配方用。

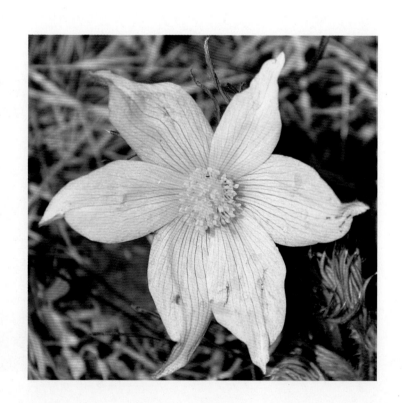

毛茛科 Ranunculaceae 白头翁属 Pulsatilla

# 黄花白头翁 Pulsatilla sukaczewii Juz.

| 蒙 文 名 | 希日－伊日贵。

| 药 材 名 | 黄花白头翁（药用部位：根及根茎）。

| 形态特征 | 多年生草本，高 5 ~ 15 cm。根直径 3 ~ 5 mm，长约 6 cm，根头密
被纤维状叶柄残基。基生叶丛生，叶柄长约 5 cm，被白色柔毛，叶
片长椭圆形，长 5 cm，宽 2 cm，2 ~ 3 回羽状全裂，末回裂片披针
状条形，先端尖，两面近无毛或有疏柔毛。花葶 1，直立，密被贴
伏白色长柔毛；总苞长 1.5 ~ 1.8 cm，筒长 1.5 ~ 3 mm，3 深裂，
侧裂片中下部羽状分裂，小裂片狭条形，下表面密被长柔毛；花直
立，花梗长不及 1 cm，果期长达 14 cm；萼片黄色，有时白色，长
圆状卵形，长 1 ~ 2.4 cm，宽 5 ~ 10 mm，先端微尖，外面被密柔

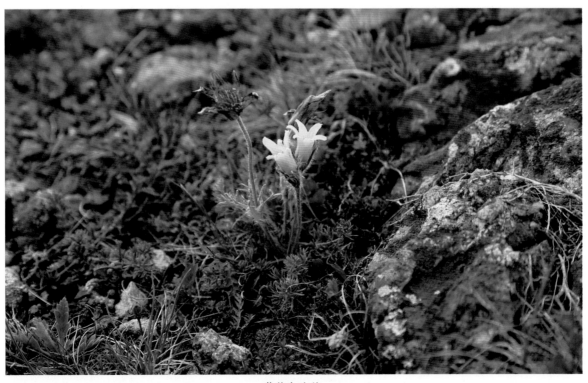

黄花白头翁

毛；雄蕊多数，长约为花萼之半；心皮多数，密被柔毛。聚合果直径约 4.2 cm；瘦果长约 3 mm，密被长柔毛，宿存花柱长 2 ~ 2.8 cm，被毛，下部为长柔毛，上部为短柔毛，先端无毛。花果期 5 ~ 6 月。

| 生境分布 | 生于草原区的石质山地及丘陵坡地和沟谷中。分布于内蒙古呼伦贝尔市（新巴尔虎右旗、满洲里市）、兴安盟（科尔沁右翼前旗）、赤峰市（巴林右旗）、锡林郭勒盟（东乌珠穆沁旗、阿巴嘎旗、正蓝旗）、乌兰察布市（卓资县、察哈尔右翼中旗）。

| 资源情况 | 野生资源稀少。药材来源于野生。

| 采收加工 | 春、秋季采挖，除去茎叶、须根及泥沙，晒干。

| 功能主治 | 苦，寒。归胃、大肠经。清热解毒，凉血止痢，消炎退肿。用于痢疾，痔疮出血，湿热带下，淋巴结结核等。

| 用法用量 | 内服煎汤，9 ~ 15 g；或入丸、散剂。外用适量，捣敷。

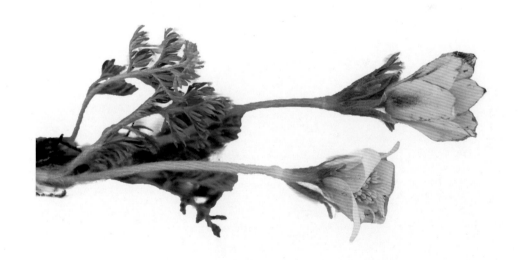

# 褐毛铁线莲 *Clematis fusca* Turcz.

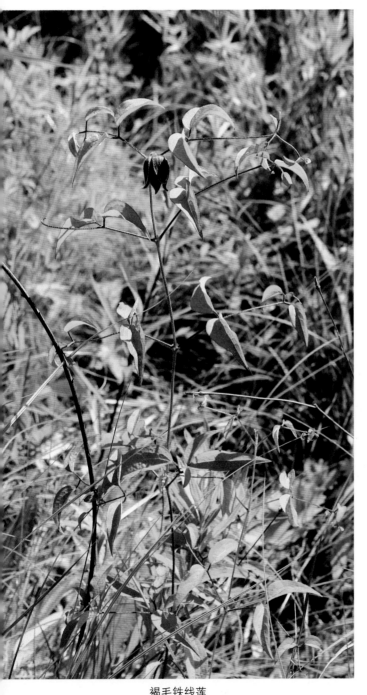

褐毛铁线莲

| 蒙 文 名 |

呼仁 – 奥日牙木格。

| 药 材 名 |

褐毛铁线莲（药用部位：全草或根）。

| 形态特征 |

多年生草质藤本。根茎粗壮，着生多数须根，棕褐色。茎纤细，有纵棱，微被柔毛或无毛，节部和幼枝毛较密。叶对生，一回羽状复叶；小叶 3 ~ 7，具柄，顶生小叶有时变为卷须，小叶片卵形至卵状披针形，基部宽楔形或微心形，先端渐尖，全缘，近基部小叶常 2 ~ 3 浅裂至深裂或具缺刻状牙齿，两面近无毛或背面疏被毛，幼叶具毛。花单生，腋生，花梗粗短，被黄褐色柔毛；苞片卵状披针形；萼片 4，卵状矩圆形，外面被褐色短柔毛，边缘密被白色毛，内面淡紫色，无毛；雄蕊短于萼片，花丝线形，外面及两侧被长柔毛；子房被短柔毛。瘦果扁平，倒卵形，棕色，疏被黄褐色柔毛，黄褐色羽状宿存花柱长达 3 cm。花期 6 ~ 7 月，果期 8 ~ 9 月。

| 生境分布 |

生于森林带林内、林缘、山地灌丛及河边草

甸。分布于内蒙古呼伦贝尔市（鄂伦春自治旗、扎兰屯市、阿荣旗）、兴安盟（扎赉特旗）。

### | 资源情况 |

野生资源稀少。药材来源于野生。

### | 采收加工 |

夏季采收全草，秋季采挖根，除去杂质及泥沙，晒干。

### | 功能主治 |

全草，活血化瘀，消肿止痛。根，有毒。祛风湿，调经。

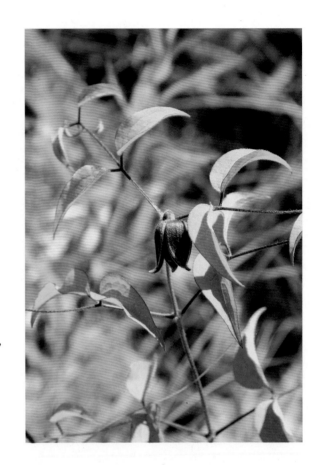

| 毛茛科 | Ranunculaceae | 铁线莲属 | Clematis |

# 芹叶铁线莲 *Clematis aethusifolia* Turcz.

| **植物别名** | 细叶铁线莲、断肠草。

| **蒙文名** | 那林－那布其特－奥日牙木格。

| **药材名** | **中药** 铁线透骨草（药用部位：全草）。
**蒙药** 查干牙芒（药用部位：全草）。

| **形态特征** | 多年生草质藤本。根细长，棕黑色。茎纤细，长 0.5 ~ 4 m，有纵沟纹，微被柔毛或无毛。叶对生，叶柄长 1.5 ~ 2 cm，微被绒毛或无毛；叶为二至三回羽状复叶或羽状细裂，长 7 ~ 14 cm，末回裂片线形或披针状条形，宽 0.5 ~ 2 mm，背面幼时微被柔毛。聚伞花序腋生，具 1 ~ 3 花；苞片羽状细裂；花钟状，下垂，萼片 4，淡黄色，

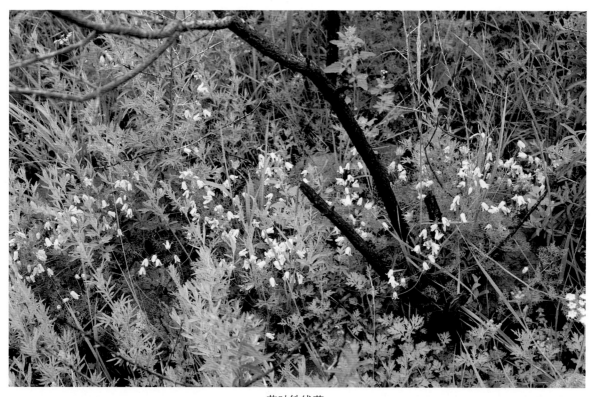

芹叶铁线莲

长方椭圆形或狭卵形，长 1.5 ~ 2 cm，宽 0.5 ~ 0.8 cm，外面边缘密被乳白色绒毛；雄蕊长为萼片之半，花丝扁平，线形或披针形，基部宽，被稀疏柔毛；心皮多数，子房扁平，卵形，被短柔毛。瘦果扁平，宽卵形或圆形，成熟后棕红色，长 3 ~ 4 mm，被短柔毛，羽毛状宿存花柱长达 3 cm。花期 7 ~ 8 月，果期 9 月。

| **生境分布** | 生于石质山坡、沙地柳灌丛、河谷草甸。分布于内蒙古兴安盟（科尔沁右翼前旗）、赤峰市（克什克腾旗）、锡林郭勒盟（锡林浩特市、东乌珠穆沁旗、西乌珠穆沁旗、苏尼特左旗、苏尼特右旗、正镶白旗、正蓝旗、镶黄旗、太仆寺旗）、乌兰察布市（化德县、商都县、四子王旗、兴和县、丰镇市、察哈尔右翼前旗、卓资县、凉城县、集宁区）、包头市（达尔罕茂明安联合旗、土默特右旗、固阳县）、呼和浩特市（武川县、土默特左旗、和林格尔县）、鄂尔多斯市（准格尔旗、达拉特旗、康巴什区、伊金霍洛旗、乌审旗、鄂托克旗）、巴彦淖尔市（乌拉特前旗、乌拉特中旗、乌拉特后旗、磴口县）、阿拉善盟（阿拉善左旗、阿拉善右旗）。

| **资源情况** | 野生资源一般。药材来源于野生。

| **采收加工** | **中药** 铁线透骨草：夏季采收，除去杂质，晒干。

| **药材性状** | **中药** 铁线透骨草：本品茎细长，直径 0.5 ~ 2 mm；表面灰黄绿色或红棕色，具明显纵线棱，节膨大；质脆，断面灰白色。叶对生，多破碎，灰绿色，完整者为二至三回羽状复叶或羽状细裂，末回裂片线形或披针状条形，宽 0.5 ~ 2 mm，全缘。气微香而特异，味微辛。

| **功能主治** | **中药** 铁线透骨草：辛、苦，温；有毒。祛风除湿，活血止痛。用于风湿腰腿痛，寒湿脚气，疮癣肿毒。

**蒙药** 查干牙芒：辛、微甘，热，锐、燥、糙、轻；有毒。破痞，消食，燥"协日乌素"，消肿，排脓，祛腐。用于寒痞，食痞，"协日乌素"病，肠痈。

| **用法用量** | **中药** 铁线透骨草：内服煎汤，3 ~ 9 g；或入丸、散剂。外用适量，捣敷；或煎汤洗。

**蒙药** 查干牙芒：内服多配方用。外用适量，研末调敷。

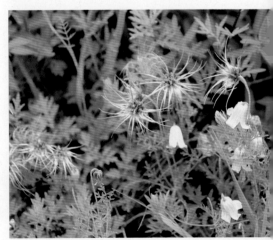

毛茛科 Ranunculaceae 铁线莲属 Clematis

# 宽芹叶铁线莲 *Clematis aethusifolia* Turcz. var. *latisecta* Maxim.

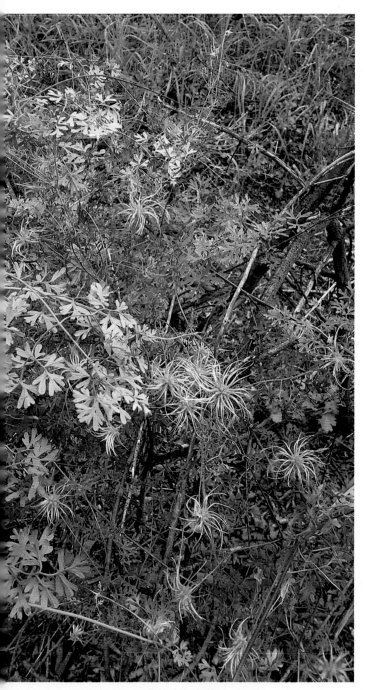

宽芹叶铁线莲

| 植物别名 |

草地铁线莲。

| 蒙 文 名 |

乌日根 – 斯吉古日图 – 奥日牙木格。

| 药 材 名 |

宽芹叶铁线莲（药用部位：全草）。

| 形态特征 |

多年生草质藤本。根细长，棕黑色。茎纤细，有纵沟纹，微被柔毛或无毛。叶对生，叶柄长 1.5 ~ 2 cm，微被绒毛或无毛；叶 2 ~ 3 回羽状中裂至深裂，末回裂片椭圆形或椭圆状披针形，宽 2 ~ 4 mm，背面幼时微被柔毛。聚伞花序腋生，具 1 ~ 3 花；苞片羽状细裂；花钟状，下垂，萼片 4，淡黄色，长方椭圆形或狭卵形，长 1.5 ~ 2 cm，宽 0.5 ~ 0.8 cm，外面边缘密被乳白色绒毛；雄蕊长为萼片之半，花丝扁平，线形或披针形，基部宽，被稀疏柔毛；心皮多数，子房扁平，卵形，被短柔毛。瘦果扁平，宽卵形或圆形，成熟后棕红色，长 3 ~ 4 mm，被短柔毛，羽毛状宿存花柱长达 3 cm。花期 7 ~ 8 月，果期 9 月。

| **生境分布** | 生于草原带丘陵坡地、石质山坡、沙地柳灌丛、河谷草甸。分布于内蒙古呼伦贝尔市（莫力达瓦达斡尔族自治旗）、兴安盟（扎赉特旗）、赤峰市（克什克腾旗）、锡林郭勒盟（东乌珠穆沁旗、正镶白旗、正蓝旗）、乌兰察布市（四子王旗、卓资县、凉城县）、包头市（土默特右旗、固阳县）、呼和浩特市（武川县、土默特左旗、和林格尔县）、巴彦淖尔市（乌拉特前旗）、阿拉善盟（阿拉善左旗）。

| **资源情况** | 野生资源一般。药材来源于野生。

| **采收加工** | 夏季采收，除去杂质，晒干。

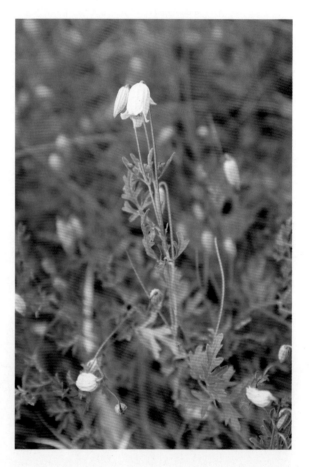

| **药材性状** | 本品茎细长，直径 0.5 ~ 2 mm；表面灰黄绿色或红棕色，具明显纵线棱，节膨大；质脆，断面灰白色。叶对生，多破碎，灰绿色，完整者 2 ~ 3 回羽状中裂或深裂，末回裂片椭圆形或椭圆状披针形，宽 2 ~ 4 mm，全缘。气微香而特异，味微辛。

| **功能主治** | 祛风除湿，活血止痛。用于筋骨拘挛，风湿痛，脚肿，无名肿毒。

毛茛科 Ranunculaceae 铁线莲属 Clematis

# 西伯利亚铁线莲 *Clematis sibirica* (L.) Mill.

| 植物别名 | 天山木通、花木通。

| 蒙 文 名 | 西伯日 – 奥日牙木格。

| 药 材 名 | 新疆木通（药用部位：茎）。

| 形态特征 | 亚灌木。直根棕黄色。茎攀缘，长达 3 m，圆柱形，光滑无毛，当年生枝基部有宿存的鳞片。二回三出复叶；小叶片 9，卵状椭圆形或窄卵形，长 3 ~ 6 cm，宽 1.2 ~ 2.5 cm，先端渐尖，中部小叶片基部楔形或近圆形，两侧小叶片常偏斜，先端及基部全缘，中部有整齐的锯齿，两面均不被毛。单花腋生，花梗长 3 ~ 10 cm，花钟

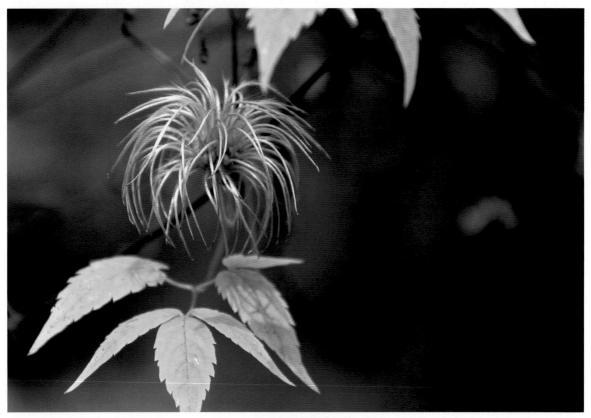

西伯利亚铁线莲

状下垂，直径 3 cm；萼片 4，淡黄色，外面有稀疏短柔毛，内面无毛；退化雄蕊花瓣状，长为萼片之半，条状匙形，被短柔毛，雄蕊多数，花药药隔被毛；子房被短柔毛，花柱被绢状毛。瘦果倒卵形，长 5 mm，宽 2 ~ 3 mm，微被毛，宿存花柱长 3 ~ 3.5 cm，棕黄色，羽毛状。花期 6 ~ 7 月，果期 7 ~ 8 月。

| 生境分布 | 生于森林带的山地林下、林缘或沟谷灌丛。分布于内蒙古呼伦贝尔市（额尔古纳市、根河市、鄂伦春自治旗、牙克石市）、兴安盟（阿尔山市、科尔沁右翼前旗）。

| 资源情况 | 野生资源稀少。药材来源于野生。

| 采收加工 | 全年均可采收，除去粗皮，晒干。

| 药材性状 | 本品根茎呈短柱状，稍扭曲。表面棕褐色，除去粗皮者淡黄棕色，分枝基部有鳞片，革质，节部膨大。质坚，断面木部占大部分，导管较大。气微，味微苦、辛。

| 功能主治 | 苦，微寒。归心、膀胱经。清心火，泻湿热，通血脉，下乳。用于热淋，小便热赤涩痛，口舌生疮，产后乳汁不通。

| 用法用量 | 内服煎汤，6 ~ 9 g。

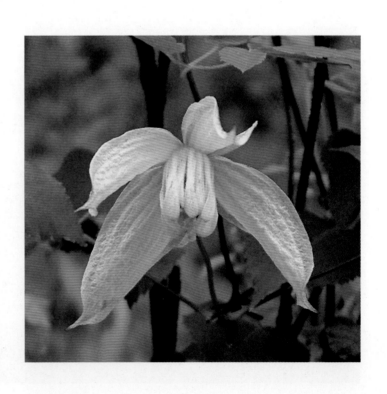

毛茛科 Ranunculaceae 铁线莲属 Clematis

# 长瓣铁线莲 *Clematis macropetala* Ledeb.

| 植物别名 | 大瓣铁线莲、大萼铁线莲。

| 蒙文名 | 淘木－和乐特斯图－奥日牙木格。

| 药材名 | **蒙药** 哈日－特木尔－敖日阳古（药用部位：全草）。

| 形态特征 | 多年生藤本，长约 2 m。幼枝微被柔毛，老枝无毛，具细条棱。叶对生，二回三出复叶；小叶片卵状披针形或菱状椭圆形，3 裂或不裂，长 2 ~ 4.5 cm，宽 1 ~ 2.5 cm，先端渐尖，两侧的小叶片常偏斜，边缘有整齐锯齿；叶柄长 3 ~ 5.5 cm，微被稀疏柔毛。花单生当年生枝先端，花梗长 8 ~ 12.5 cm，幼时微被柔毛；花萼钟状，直径 3 ~ 6 cm；萼片 4，蓝色或淡紫色，狭卵形或卵状披针形，长

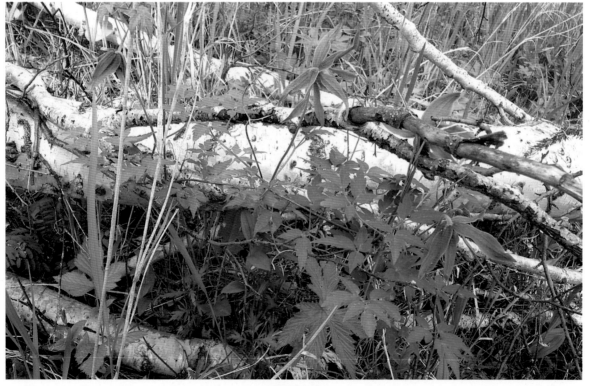

长瓣铁线莲

3 ~ 4 cm，宽 1 ~ 1.5 cm，先端渐尖，两面有短柔毛，边缘有密毛；退化雄蕊呈花瓣状，披针形或线状披针形，与萼片等长或较萼片微短，外面被密绒毛，内面近无毛；雄蕊花丝线形，边缘被短柔毛，花药内向着生，药隔被毛。瘦果倒卵形，长 5 mm，直径 2 ~ 3 mm，被疏柔毛，羽毛状宿存花柱长 4 ~ 4.5 cm。花期 7 月，果期 8 月。

| **生境分布** | 生于森林带和草原带的山地林下、林缘草甸。分布于内蒙古呼伦贝尔市（鄂伦春自治旗、额尔古纳市）、兴安盟（科尔沁右翼前旗、阿尔山市）、赤峰市（阿鲁科尔沁旗、巴林右旗、巴林左旗、林西县、克什克腾旗、红山区）、锡林郭勒盟（西乌珠穆沁旗）、乌兰察布市（兴和县、凉城县、察哈尔右翼前旗、察哈尔右翼后旗）、呼和浩特市（武川县）、包头市（石拐区、土默特右旗、固阳县）。

| **资源情况** | 野生资源较少。药材来源于野生。

| **采收加工** | **蒙药** 哈日－特木尔－敖日阳古：夏、秋季采收，除去杂质，晒干。

| **功能主治** | **蒙药** 哈日－特木尔－敖日阳古：辛，温；有毒。调理胃火，助消化，祛解痞。用于消化不良，胃胀，嗳气。

| **用法用量** | **蒙药** 哈日－特木尔－敖日阳古：内服煮散剂，3 ~ 5 g；或入丸剂。外用适量，研末调敷。

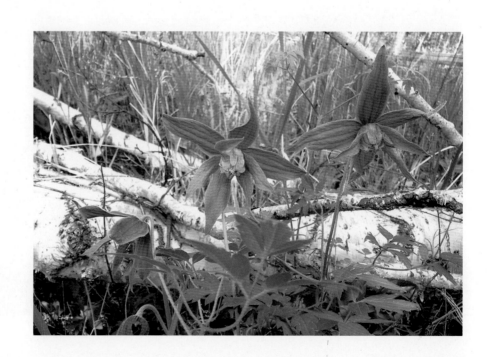

毛茛科 Ranunculaceae 铁线莲属 Clematis

# 白花长瓣铁线莲 Clematis macropetala Ledeb. var. albiflora (Maxim.) Hand.-Mazz.

| 蒙 文 名 | 查干－奥日牙木格。

| 药 材 名 | **蒙药** 查干－奥日牙木格（药用部位：全草）。

| 形态特征 | 木质藤本。枝无毛或疏被毛，具 4 ~ 6 纵棱；芽鳞三角形，长 0.2 ~ 1.8 cm。二回三出复叶与 1 花自老枝腋芽中生出；小叶片卵状披针形，长 3 ~ 5 cm，宽 1.5 ~ 2 cm，先端渐尖，基部圆形而全缘，中部边缘有整齐的锯齿；叶柄长 3 ~ 5.5 cm。花单生，直径 3 ~ 6 cm；花梗长 8 ~ 13 cm；萼片 4，白色或淡黄色，斜展，斜卵形，长 3 ~ 4 cm，密被柔毛；退化雄蕊窄披针形，有时内层的线状匙形，与萼片近等长，被柔毛；雄蕊长 1 ~ 1.4 cm，花丝被柔毛，花药窄长圆形或线形，长 2.5 ~ 4 mm，背面被毛，先端钝。瘦果倒卵圆形，长约 4 mm，

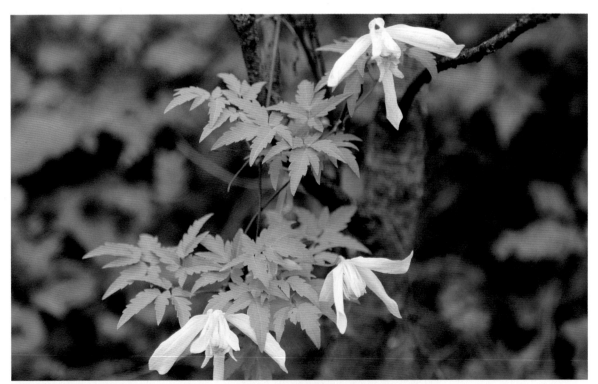

白花长瓣铁线莲

疏被毛；宿存花柱长 3.5 ~ 4 cm，羽毛状。花期 6 月。

| **生境分布** | 中生植物。生于沟边灌丛及林下。分布于内蒙古巴彦淖尔市（乌拉特前旗）。

| **资源情况** | 野生资源一般。药材来源于野生。

| **采收加工** | **蒙药** 查干－奥日牙木格：夏季采收，晒干。

| **功能主治** | **蒙药** 查干－奥日牙木格：祛风利湿，解毒止痛。用于风湿筋骨疼痛，下肢浮肿，痈疖肿毒。

| **用法用量** | **蒙药** 查干－奥日牙木格：内服煎汤，5 ~ 15 g。外用适量，煎汤洗；或捣敷。

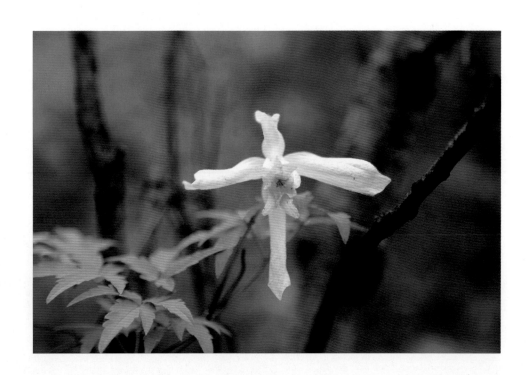

毛茛科 Ranunculaceae 铁线莲属 Clematis

# 黄花铁线莲 Clematis intricata Bunge

| 植物别名 | 狗豆蔓、萝萝蔓。

| 蒙 文 名 | 希日－奥日牙木格。

| 药 材 名 | **中药** 黄花铁线莲（药用部位：全草）。
**蒙药** 希勒牙芒（药用部位：全草）。

| 形态特征 | 草质藤本。茎纤细，多分枝，有细棱，近无毛。叶对生，一至二回羽状复叶；小叶有柄，2～3全裂、深裂或浅裂，中间裂片线状披针形、披针形或狭卵形，长1～4.5 cm，宽0.2～1.5 cm，先端渐尖，基部楔形，全缘或有少数牙齿，两侧裂片较短，下部常2～3浅裂。聚伞花序腋生，通常为3花；花序梗较粗，长1.2～3.5 cm，

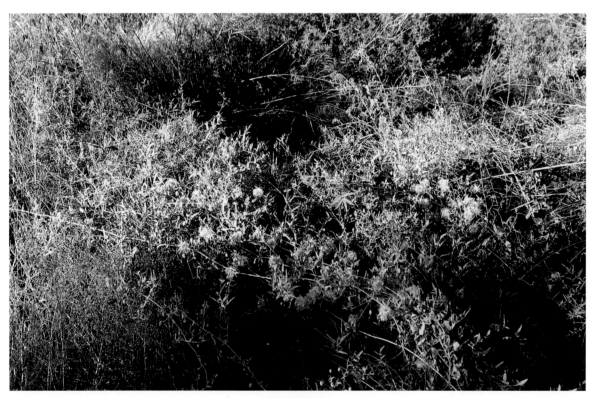

黄花铁线莲

疏被柔毛；侧生花梗下部有 2 对生的小苞片，苞片叶状，较大，全缘或 2 ~ 3
浅裂至全裂；萼片 4，黄色，狭卵形或长圆形，先端尖，长 1.2 ~ 2.2 cm，宽
0.4 ~ 0.6 cm，内面有极稀柔毛，外面边缘有短绒毛；花丝线形，有短柔毛。
瘦果卵形至椭圆状卵形，扁，长 2 ~ 3.5 mm，边缘增厚，被柔毛，宿存花柱长
3.5 ~ 5 cm，羽毛状。花期 6 ~ 7 月，果期 8 ~ 9 月。

| 生境分布 |　生于草原区和荒漠区的山地、丘陵、低湿地、沙地、田地、路旁、房舍旁。分
布于内蒙古锡林郭勒盟（东乌珠穆沁旗、苏尼特左旗、二连浩特市）、乌兰察
布市（兴和县、丰镇市、察哈尔右翼前旗、卓资县、凉城县、四子王旗、集宁区）、
呼和浩特市（清水河县、和林格尔县、土默特左旗、托克托县）、包头市（石拐区、
青山区、昆都仑区、东河区）、鄂尔多斯市（准格尔旗、达拉特旗、杭锦旗、
乌审旗、鄂托克前旗）、巴彦淖尔市（乌拉特前旗、乌拉特中旗、杭锦后旗、
磴口县）、阿拉善盟。

| 资源情况 |　野生资源较丰富。药材来源于野生。

| 采收加工 |　**中药**　黄花铁线莲：夏季采收，除去杂质，晒干。

| 药材性状 |　**中药**　黄花铁线莲：本品茎细长，直径 1 ~ 3 mm；表面灰黄绿色至灰绿色，具
明显纵线棱，节膨大；质脆，断面灰白色。叶对生，多破碎，灰绿色，完整者
为一至二回羽状复叶，小叶裂片披针形或狭卵形，先端渐尖，全缘或有疏齿。
花萼淡黄色；花柱羽状宿存。气微，味淡。

| 功能主治 |　**中药**　黄花铁线莲：辛、咸，温；有小毒。
归肾、膀胱经。祛风除湿，通络止痛。用
于风湿腰腿痛，四肢麻木，疮癣肿毒。
**蒙药**　希勒牙芒：辛、苦，热、锐、燥、糙、
轻；有毒。破痞，消食，燥"协日乌素"，
消肿，排脓，祛腐。用于寒痞，食痞，"协
日乌素"病，肠痈。

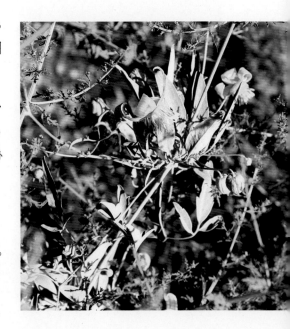

| 用法用量 |　**中药**　黄花铁线莲：内服煎汤，6 ~ 9 g；
或入丸、散剂。外用适量，捣敷；或煎汤洗。
**蒙药**　希勒牙芒：内服煮散剂，3 ~ 5 g；
或入丸、散剂。外用适量，研末调敷。

毛茛科 Ranunculaceae 铁线莲属 Clematis

# 灌木铁线莲 *Clematis fruticosa* Turcz.

| 蒙 文 名 | 毛敦－奥日牙木格。

| 药 材 名 | 灌木铁线莲（药用部位：全草）。

| 形态特征 | 直立小灌木,高达1m或更高。枝有棱,紫褐色,有短柔毛,后变无毛。单叶对生或数叶簇生,叶柄长0.3～1cm或近无柄,叶片绿色,薄革质,狭三角形、狭披针形或披针形, 长1.5～4（～6）cm, 宽0.5～1.5（～3）cm, 先端锐尖, 边缘疏生锯齿状牙齿, 有时1～2,下半部常羽状深裂至全裂, 裂片有小牙齿或小裂片, 或全缘,两面近无毛或疏生短柔毛。花单生, 或聚伞花序有3花, 腋生或顶生; 萼片4, 斜上展成钟状, 黄色, 长椭圆状卵形至椭圆形, 长1～2.5cm, 宽3.5～10mm, 先端尖, 外面边缘密生绒毛, 中间近无毛

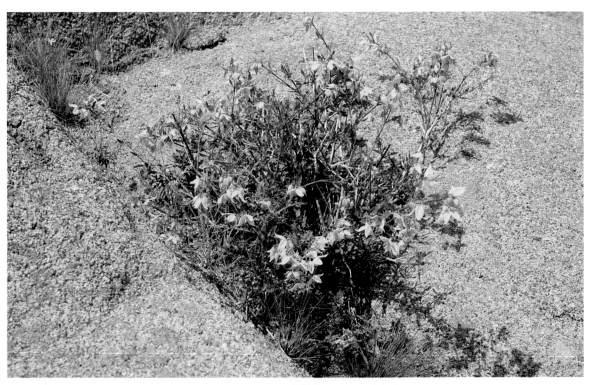

灌木铁线莲

或稍有短柔毛；雄蕊无毛，花丝披针形，比花药长。瘦果扁，卵形至卵圆形，长约 5 mm，密生长柔毛，宿存花柱长达 3 cm，有黄色长柔毛。花期 7 ~ 8 月，果期 9 月。

| 生境分布 | 旱生植物。生于荒漠草原带及荒漠带的石质山坡、沟谷、干河床。分布于乌兰察布市（察哈尔右翼前旗、集宁区、凉城县、四子王旗、卓资县）、呼和浩特市（和林格尔县、土默特左旗、托克托县、武川县）、包头市（达尔罕茂明安联合旗、固阳县、土默特右旗）、巴彦淖尔市（磴口县、乌拉特后旗、乌拉特前旗、乌拉特中旗）。

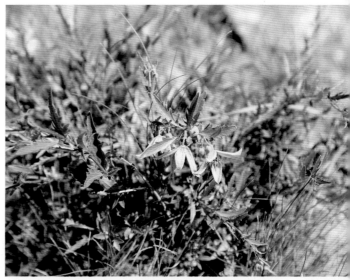

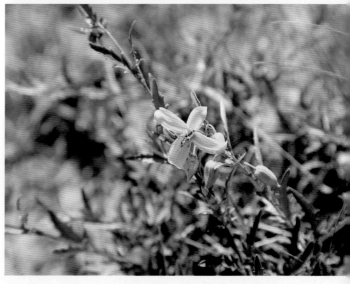

| 资源情况 | 野生资源一般。药材来源于野生。

| 采收加工 | 夏、秋季采收，除去须根及叶，洗净泥土，晒干。

| 功能主治 | 行气活血，祛风湿，止痛。用于风湿关节痛。

| 用法用量 | 内服煎汤，6 ~ 9 g。

毛茛科 Ranunculaceae 铁线莲属 Clematis

# 棉团铁线莲
*Clematis hexapetala* Pall.

| **植物别名** | 山蓼、山棉花。

| **蒙 文 名** | 伊日给。

| **药 材 名** | **中药** 威灵仙（药用部位：根及根茎）。
　　　　　　　　**蒙药** 依日绘（药用部位：全草）。

| **形态特征** | 多年生直立草本，高 30 ～ 100 cm。根茎粗壮，具多数须根，黑褐
色。茎圆柱形，有纵沟，疏生柔毛或近无毛。叶对生，叶片近革质，
绿色，1 ～ 2 回羽状深裂，裂片条状披针形或长椭圆状披针形，长
1.5 ～ 10 cm，宽 0.1 ～ 2 cm，先端锐尖，全缘，两面或沿叶脉疏生
长柔毛或近无毛。聚伞花序顶生或腋生；花直径 2.5 ～ 5 cm，萼片

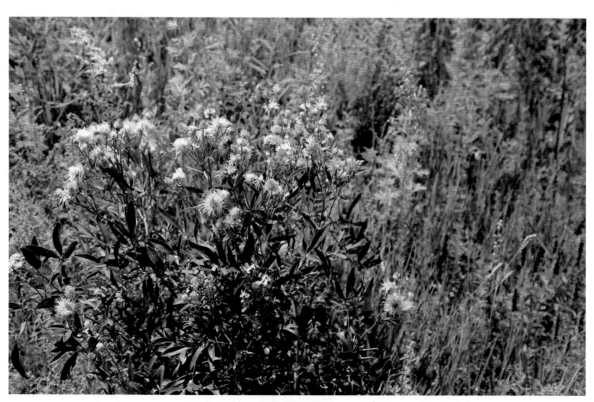

棉团铁线莲

4 ~ 8, 通常 6, 白色, 狭倒卵形, 长 1 ~ 2.5 cm, 宽 0.3 ~ 1 cm, 内面无毛, 外面密被柔毛, 花蕾时柔毛更密; 雄蕊多数, 花丝和花药等长, 无毛; 心皮多数, 密被柔毛。瘦果倒卵形, 扁平, 密生柔毛, 宿存花柱长 1.5 ~ 3 cm, 白色, 长羽毛状。花期 6 ~ 8 月, 果期 7 ~ 9 月。

| 生境分布 | 生于森林、森林草原、典型草原、山地草原带的草原及灌丛、固定沙丘或山坡林缘、林下。分布于内蒙古呼伦贝尔市（扎兰屯市、海拉尔区、满洲里市、扎赉诺尔区、鄂伦春自治旗、新巴尔虎右旗、新巴尔虎左旗、陈巴尔虎旗、阿荣旗、鄂温克族自治旗、莫力达瓦达斡尔族自治旗、额尔古纳市、牙克石市）、兴安盟、通辽市（奈曼旗、科尔沁区、科尔沁左翼后旗、科尔沁左翼中旗、库伦旗、扎鲁特旗、霍林郭勒市）、赤峰市（喀喇沁旗、巴林左旗、巴林右旗、林西县、翁牛特旗、阿鲁科尔沁旗、克什克腾旗、宁城县）、锡林郭勒盟（阿巴嘎旗、西乌珠穆沁旗、正镶白旗、锡林浩特市、太仆寺旗、多伦县、正蓝旗、镶黄旗、东乌珠穆沁旗）、乌兰察布市（察哈尔右翼后旗、卓资县、凉城县、集宁区）、呼和浩特市（武川县）、包头市（青山区）、鄂尔多斯市（准格尔旗、伊金霍洛旗）。

| 资源情况 | 野生资源较丰富。药材来源于野生。

| 采收加工 | **中药** 威灵仙: 秋季采挖, 除去地上部分及泥沙, 晒干。
**蒙药** 依日绘: 夏季采收, 除去杂质, 晒干。

| 药材性状 | **中药** 威灵仙: 本品根茎呈短柱状, 长 1 ~ 4 cm, 直径 0.5 ~ 1 cm。根长 4 ~ 20 cm, 直径 1 ~ 2 mm; 表面棕褐色至棕黑色; 断面木部圆形。气微, 味咸。

| 功能主治 | **中药** 威灵仙: 辛、咸, 温。归膀胱经。祛风湿, 通经络。用于风湿痹痛, 肢体麻木, 筋脉拘挛, 屈伸不利。
**蒙药** 依日绘: 辛、微甘, 热, 锐、燥、糙、轻; 有毒。破痞, 消食, 燥"协日乌素", 消肿, 排脓, 祛腐。用于寒痞, 食痞, "协日乌素"病, 肠痈。

| 用法用量 | **中药** 威灵仙: 内服煎汤, 6 ~ 10 g; 或入丸、散剂。外用适量, 煎汤洗。
**蒙药** 依日绘: 内服多配方用。外用适量, 研末调敷。

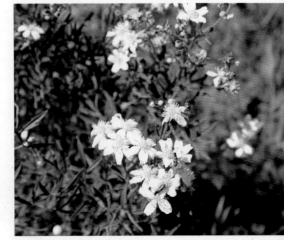

毛茛科 Ranunculaceae 铁线莲属 Clematis

# 辣蓼铁线莲 *Clematis terniflora* DC. var. *mandshurica* (Rupr.) Ohwi

| **植物别名** | 辣椒秧。

| **蒙 文 名** | 蔓吉－奥日牙木格。

| **药 材 名** | **中药** 辣蓼铁线莲（药用部位：根）。
**蒙药** 巴日斯温－萨哈勒（药用部位：根）。

| **形态特征** | 草质藤本。茎长达 1 m，具纵棱，节上有白色柔毛，其余无毛或近无毛。叶对生，一回羽状复叶，小叶通常 5，茎基部单叶或三出复叶；小叶片卵形、长卵形或披针状卵形，先端渐尖或锐尖，上面无毛，网脉明显，下面近无毛，近革质。圆锥聚伞花序顶生或腋生，挺直，长可达 25 cm；花序梗、花梗近无毛或稍有短柔毛；花直

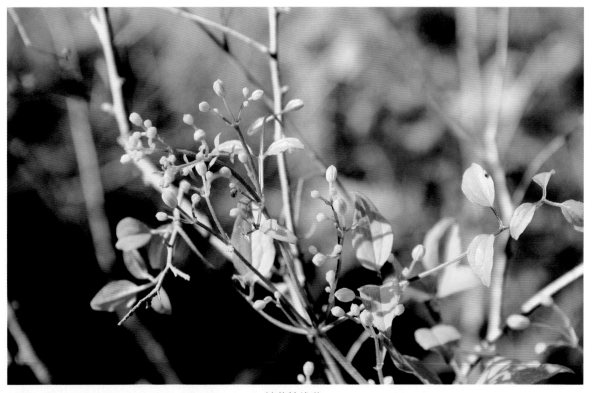

辣蓼铁线莲

径 1.5 ~ 3 cm；萼片常 4，白色，矩圆形或倒卵状矩圆形，长 1 ~ 12 mm，宽 1.5 ~ 4 mm，基部渐狭，先端钝，内面无毛，外面边缘密生白色毛；雄蕊多数，短于花萼，无毛；心皮多数，伏生白色毛。瘦果近卵形，扁平，长约 4.5 mm，宽约 3.5 mm。花期 7 ~ 8 月，果期 8 ~ 9 月。

| **生境分布** | 生于落叶阔叶林带的杂木林内、林缘、山地灌丛。分布于内蒙古呼伦贝尔市（莫力达瓦达斡尔族自治旗）。

| **资源情况** | 野生资源稀少。药材来源于野生。

| **采收加工** | **中药** 辣蓼铁线莲：秋季采挖，除去茎叶及杂质，洗净泥沙，晒干。

| **功能主治** | **中药** 辣蓼铁线莲：辛、苦，温。镇痛，利尿。用于风湿性关节炎，半身不遂，水肿，神经痛，偏头痛，颜面神经麻痹等。
**蒙药** 巴日斯温 – 萨哈勒：用于风寒湿痹，关节不利，四肢麻木，跌打损伤，扁桃体炎，急性黄疸性病毒性肝炎。

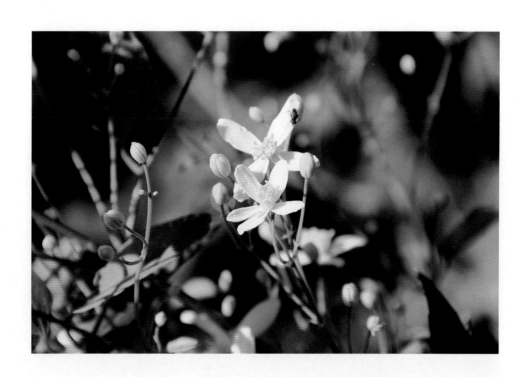

毛茛科 Ranunculaceae 铁线莲属 Clematis

# 短尾铁线莲 *Clematis brevicaudata* DC.

| **植物别名** | 林地铁线莲、红钉耙藤。

| **蒙 文 名** | 绍得格日－奥日牙木格。

| **药 材 名** | **中药** 红钉耙藤（药用部位：茎叶）。
　　　　　　　**蒙药** 奥日牙木格（药用部位：根、茎）。

| **形态特征** | 藤本。枝有棱，疏生短柔毛或近无毛。叶对生，一至二回羽状复叶
　　　　　　　或二回三出复叶，长达 18 cm；小叶片长卵形至宽卵状披针形或披
　　　　　　　针形，长 1.5 ~ 6 cm，宽 0.7 ~ 3.5 cm，先端渐尖或长渐尖，基部圆
　　　　　　　形、截形至浅心形，有时楔形，边缘疏生粗锯齿或牙齿，有时 3 裂，
　　　　　　　两面近无毛或疏生短柔毛。圆锥状聚伞花序腋生或顶生，常比叶短；

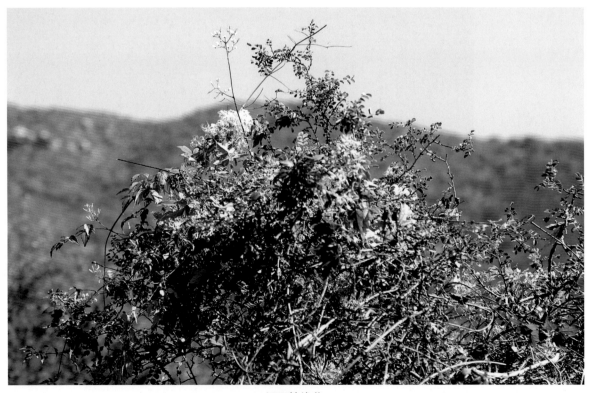

短尾铁线莲

花梗长 1 ~ 1.5 cm，有短柔毛；花直径 1.5 ~ 2 cm；萼片 4，开展，白色，狭倒卵形，长约 8 mm，宽约 3 mm，两面均有短柔毛，内面毛较疏或近无毛；雄蕊多数，无毛，花药长 2 ~ 2.5 mm；心皮多数，花柱被长绢毛。瘦果卵形，长约 3 mm，宽约 2 mm，密生柔毛，羽毛状宿存花柱长 1.5 ~ 2 cm。花期 7 ~ 9 月，果期 9 ~ 10 月。

| 生境分布 | 生于山地林下、林缘及灌丛中。分布于内蒙古呼伦贝尔市（鄂伦春自治旗、鄂温克族自治旗、莫力达瓦达斡尔族自治旗、额尔古纳市、扎兰屯市）、兴安盟（阿尔山市、科尔沁右翼前旗、科尔沁右翼中旗、扎赉特旗）、通辽市（科尔沁左翼后旗）、赤峰市（元宝山区、松山区、红山区、阿鲁科尔沁旗、喀喇沁旗、敖汉旗、巴林右旗、林西县、翁牛特旗、克什克腾旗）、锡林郭勒盟（多伦县、太仆寺旗）、乌兰察布市（丰镇市）、包头市（土默特右旗、固阳县、达尔罕茂明安联合旗）、呼和浩特市（土默特左旗、清水河县）、巴彦淖尔市（乌拉特后旗）。

| 资源情况 | 野生资源较少。药材来源于野生。

| 采收加工 | **中药** 红钉耙藤：夏、秋季采收，除去非药用部位及泥沙，晒干。
**蒙药** 奥日牙木格：全年均可采收，除去粗皮及杂质，晒干。

| 药材性状 | **中药** 红钉耙藤：本品茎藤长达数米，圆柱形，直径 2 ~ 5 mm；表面绿褐色或褐紫色，具明显纵线棱，节膨大，嫩茎具柔毛；质脆，易折断，断面类白色。叶对生，多破碎，灰绿色，完整者为二回三出复叶，小叶先端渐尖，基部圆形，叶缘有粗齿，有时 3 裂。气微，味微苦、涩。

| 功能主治 | **中药** 红钉耙藤：苦，凉；有小毒。归肝、膀胱经。清热利水，祛风湿，通经下乳。用于湿热淋证，风湿痹痛，产妇乳汁不通。
**蒙药** 奥日牙木格：苦，凉，糙、轻；有小毒。清热，止泻，止痛。用于肝热，肺热，肠刺痛，热泻。

| 用法用量 | **中药** 红钉耙藤：内服煎汤，5 ~ 10 g；或入丸、散剂。
**蒙药** 奥日牙木格：内服多配方用。

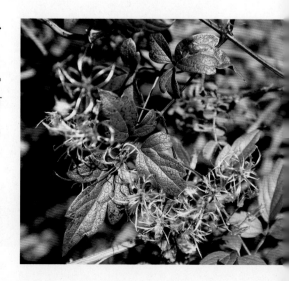

毛茛科 Ranunculaceae 侧金盏花属 Adonis

# 北侧金盏花 *Adonis sibirica* Patr. ex Ledeb.

| 植物别名 | 福寿草。

| 蒙 文 名 | 西伯日－阿拉坦－浑达嘎。

| 药 材 名 | 北侧金盏花（药用部位：根）。

| 形态特征 | 多年生草本。有粗根茎，直径达 2.5 cm。茎多丛生，高约 40 cm，直径 3 ~ 5 mm，基部有鞘状鳞片，褐色。叶无柄，叶片卵形或三角形，长达 6 cm，宽达 4 cm，2 ~ 3 回羽状细裂，末回裂片线状披针形，有时有小齿。花大，直径 4 ~ 5.5 cm；萼片 5 ~ 6，黄绿色，圆卵形，顶部渐狭，长约 1.5 cm，宽约 6 mm；花瓣黄色，狭倒卵形，长 2 ~ 2.3 cm，宽 6 ~ 8 mm，先端近圆形或钝，有不等大的小齿；雄

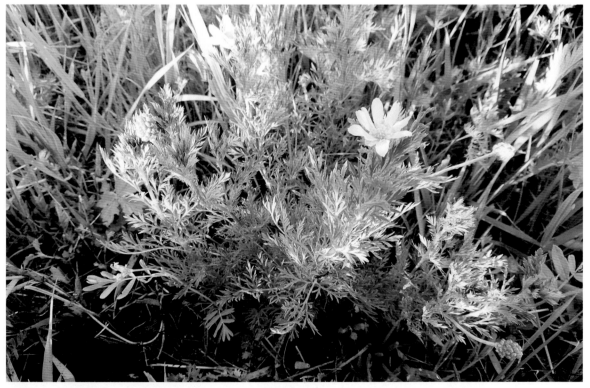

北侧金盏花

蕊长约 5 mm，花药狭长圆形，长约 1 mm。瘦果倒卵球形，长约 4 mm，有稀疏短柔毛，宿存花柱长约 1 mm，向下弯曲。花期 5 ～ 6 月。

| 生境分布 | 生于森林带山地林缘草甸。分布于内蒙古呼伦贝尔市（根河市、陈巴尔虎旗、新巴尔虎左旗、额尔古纳市）、兴安盟（阿尔山市）。

| 资源情况 | 野生资源稀少。药材来源于野生。

| 采收加工 | 5 ～ 6 月采收，除去杂质及泥沙，阴干。

| 功能主治 | 苦、甘，平。归心、肺经。利尿消肿，强心。用于水肿，小便不利，心气不足、心阴不足及心阳不足所致的心衰。

| 用法用量 | 内服煎汤，9 ～ 15 g。

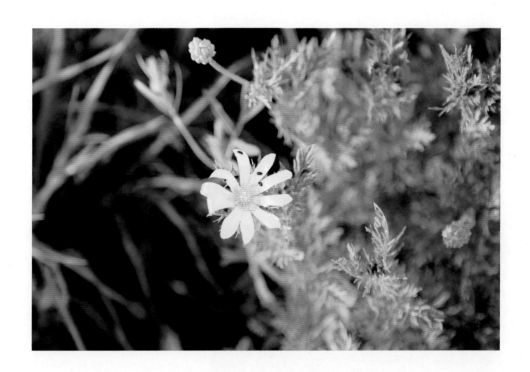

| 毛茛科 Ranunculaceae | 毛茛属 Ranunculus |

# 石龙芮 *Ranunculus sceleratus* L.

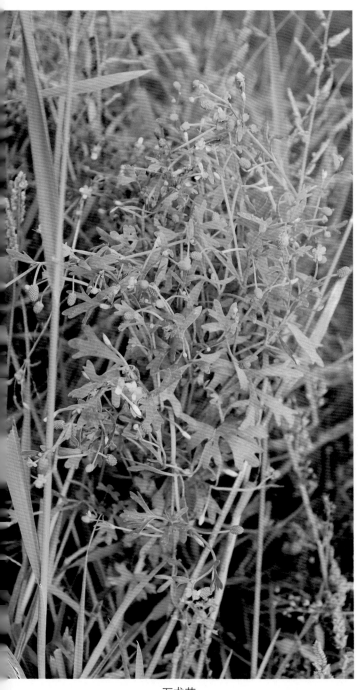

石龙芮

## 植物别名

无毛野芹菜、石龙芮毛茛。

## 蒙文名

乌热勒赫格 – 其其格。

## 药材名

**中药** 石龙芮（药用部位：全草）、石龙芮子（药用部位：果实）。

**蒙药** 乌热勒赫格 – 其其格（药用部位：全草）。

## 形态特征

一年生草本。须根簇生，淡褐色。茎直立，高 10 ~ 50 cm，直径 2 ~ 5 mm，常中空，无毛或疏生柔毛。基生叶多数，叶片肾状圆形，长 1 ~ 4 cm，宽 1.5 ~ 5 cm，基部心形，3 深裂，裂片倒卵状楔形，再 2 ~ 3 裂，先端钝圆，有粗圆齿，无毛，叶柄长 3 ~ 15 cm，基部扩大成膜质宽鞘；茎生叶与基生叶相似，裂片狭披针形。聚伞花序花多而小，直径约 7 mm；花梗长 1 ~ 2 cm，近无毛；萼片 5，卵状椭圆形，膜质，反曲，外被短柔毛；花瓣 5，倒卵形，黄色，基部有短爪；雄蕊多数，花药卵形；花托在果期伸长增大成圆柱形，长约 7 mm，直径 3 mm。聚合果矩圆形，长 8 ~ 12 mm，宽约 5 mm；瘦果极多，近百枚，排列紧密，倒卵球形，稍扁，长约 1 mm，果喙极短。花果期 7 ~ 8 月。

| 生境分布 | 生于河沟边及平原湿地。分布于内蒙古呼伦贝尔市（额尔古纳市、莫力达瓦达斡尔族自治旗、牙克石市、鄂伦春自治旗、海拉尔区、陈巴尔虎旗、新巴尔虎左旗、新巴尔虎右旗）、兴安盟（科尔沁右翼前旗、突泉县）、通辽市（科尔沁区、库伦旗、科尔沁左翼后旗、奈曼旗、霍林郭勒市）、赤峰市（巴林左旗、巴林右旗、克什克腾旗、林西县）、锡林郭勒盟（西乌珠穆沁旗、锡林浩特市、正蓝旗、苏尼特左旗、阿巴嘎旗）、乌兰察布市（凉城县、卓资县）、呼和浩特市（土默特左旗、和林格尔县）、包头市（土默特右旗）、巴彦淖尔市（乌拉特中旗）。

| 资源情况 | 野生资源较少。药材来源于野生。

| 采收加工 | **中药** 石龙芮：夏、秋季采收，除去泥沙，鲜用或晒干。
石龙芮子：果实成熟时采收，晒干。
**蒙药** 乌热勒赫格 – 其其格：同"石龙芮"。

| 药材性状 | **中药** 石龙芮：本品长达 45 cm。根细须状，黄褐色。茎扁圆柱形；表面黄绿色，有纵沟纹；质韧，中空。叶多皱缩破碎，完整者具长柄，叶片肾状圆形，3 深裂，裂片再 2 ~ 3 浅裂，黄绿色。花瓣黄色。聚合果矩圆形，长 8 ~ 12 mm，宽约 5 mm；瘦果极多，倒卵球形，稍扁，长约 1 mm。气微，味苦、辛。

| 功能主治 | **中药** 石龙芮：苦、辛，平；有毒。归心、肺经。消肿拔毒，散结，截疟。用于痈疖肿毒，痰核瘰疬，疟疾，风湿性关节炎，慢性下肢溃疡，毒蛇咬伤。
石龙芮子：苦，平。归心经。和胃，益肾，明目，祛风湿。用于心腹烦满，肾虚遗精，阳痿阴冷，不育无子，风寒湿痹。
**蒙药** 乌热勒赫格 – 其其格：辛、苦，热，轻、糙、燥、锐；有毒。破痞，消食，燥"协日乌素"病，消肿，止痛，杀虫。用于心口痞，虫痞，食积，"协日乌素"病，痈肿，淋巴结结核，毒蛇咬伤。

| 用法用量 | **中药** 石龙芮：内服煎汤，3 ~ 9 g。外用适量，捣敷；或煎膏涂敷。
石龙芮子：内服煎汤，3 ~ 9 g。
**蒙药** 乌热勒赫格 – 其其格：内服煮散剂，3 ~ 5 g；或入丸、散剂。外用适量，研末香油调涂；或制膏涂敷。

# 毛茛 *Ranunculus japonicus* Thunb.

| 植物别名 | 毛建草、鹤膝草、辣子草。

| 蒙 文 名 | 好乐得存 – 其其格。

| 药 材 名 | **中药** 毛茛（药用部位：全草）。
　　　　　 **蒙药** 浩勒套森 – 其其格（药用部位：全草）。

| 形态特征 | 多年生草本。根茎缩短，须根多数簇生。茎直立，高 30 ~ 70 cm，中空，有槽，被柔毛。基生叶丛生，叶柄长达 15 cm，被毛；叶片圆心形或五角形，长、宽均为 3 ~ 10 cm，基部心形，通常 3 深裂，中裂片倒卵状楔形或菱形，3 浅裂，侧裂片不等 2 裂，边缘有粗齿，两面贴生伏毛；茎生叶似基生叶，向上叶柄渐短，叶片渐小，3 深裂至全裂，裂片披针形至线形，全缘或有尖牙齿，被毛。聚伞花序

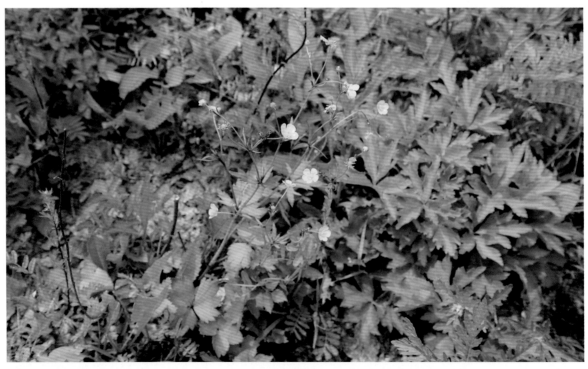

毛茛

有多数花；花直径 1.5 ~ 2.2 cm；花梗细长，贴生柔毛；萼片 5，椭圆形，长 4 ~ 6 mm，被柔毛；花瓣 5，鲜黄色，倒卵状圆形，长 6 ~ 11 mm，宽 4 ~ 8 mm，基部有爪和蜜槽；花托短小，无毛。聚合果近球形，直径约 7 mm；瘦果扁平，长约 3 mm，边缘有棱，果喙短。花果期 6 ~ 9 月。

| 生境分布 | 生于海拔 200 ~ 2 500 m 的林缘、沟谷、沼泽草甸。分布于内蒙古呼伦贝尔市（额尔古纳市、根河市、莫力达瓦达斡尔族自治旗、扎赉诺尔区、牙克石市、鄂伦春自治旗、鄂温克族自治旗、阿荣旗、扎兰屯市、陈巴尔虎旗、新巴尔虎左旗、新巴尔虎右旗）、兴安盟（科尔沁右翼前旗、阿尔山市、扎赉特旗、突泉县）、通辽市（库伦旗、科尔沁左翼后旗、扎鲁特旗）、赤峰市（阿鲁科尔沁旗、喀喇沁旗、翁牛特旗、宁城县、敖汉旗、巴林左旗、巴林右旗、克什克腾旗、林西县、红山区）、锡林郭勒盟（东乌珠穆沁旗、西乌珠穆沁旗、锡林浩特市、正蓝旗、多伦县、苏尼特左旗、苏尼特右旗、正镶白旗）、乌兰察布市（察哈尔右翼后旗、兴和县、丰镇市、凉城县、卓资县）、呼和浩特市（土默特左旗、武川县、和林格尔县）、包头市（土默特右旗、固阳县）。

| 资源情况 | 野生资源丰富。药材来源于野生。

| 采收加工 | **中药** 毛茛：夏、秋季采收，除去杂质及泥沙，鲜用或晒干。

| 药材性状 | **中药** 毛茛：本品长达 60 cm。根茎呈疙瘩状；须根多数，簇生，棕黄色。茎呈扁圆柱形；表面黄绿色，有纵沟纹，被柔毛，中空。叶多皱缩破碎，完整者具长柄，叶片近五角形，长达 6 cm，宽达 7 cm，3 深裂，裂片再 2 ~ 3 浅裂，黄绿色，两面被柔毛。萼片长椭圆形，长 4 ~ 6 mm；花瓣黄色，倒卵形，长 6 ~ 11 mm。聚合果球形，直径约 7 mm；瘦果极多，斜卵球形，稍扁，直径约 2 mm。气微，味辛、微苦。

| 功能主治 | **中药** 毛茛：辛、微苦，温；有毒。归肝、心、胃经。利湿，消肿，止痛，退翳，截疟。用于胃痛，黄疸，疟疾，淋巴结结核，目生翳膜。
**蒙药** 浩勒套森-其其格：辛，热，轻、糙、锐；有毒。破痞，调火，燥"协日乌素"病，消水肿，杀虫。用于心口痞，虫痞，食积，"协日乌素"病，风寒湿痹，水肿。

| 用法用量 | **中药** 毛茛：一般不内服。外用适量，捣敷穴位；或煎汤洗。
**蒙药** 浩勒套森-其其格：内服煮散剂，3 ~ 5 g；或入丸、散剂。外用适量，鲜品捣敷。

毛茛科 Ranunculaceae 毛茛属 Ranunculus

# 匍枝毛茛 *Ranunculus repens* L.

| **植物别名** | 伏生毛茛、鸭巴掌。

| **蒙 文 名** | 哲乐图 - 好乐得存 - 其其格。

| **药 材 名** | 匍枝毛茛（药用部位：全草）。

| **形态特征** | 多年生草本。根茎短，簇生多数粗长须根。茎下部匍匐地面，节处生根并分枝，上部直立，高 30 ~ 60 cm，粗壮，中空，有纵条纹，近无毛。叶为三出复叶，基生叶和下部叶相似，有长柄，叶片宽卵圆形，长、宽均为 3 ~ 9 cm；小叶具小叶柄，3 深裂或 3 全裂，裂片菱状楔形，再 3 中裂，边缘具缺刻状锯齿，先端尖；上部叶较小，有短柄或无柄。聚伞花序；花直径 2 ~ 2.5 cm；萼片卵形，长约

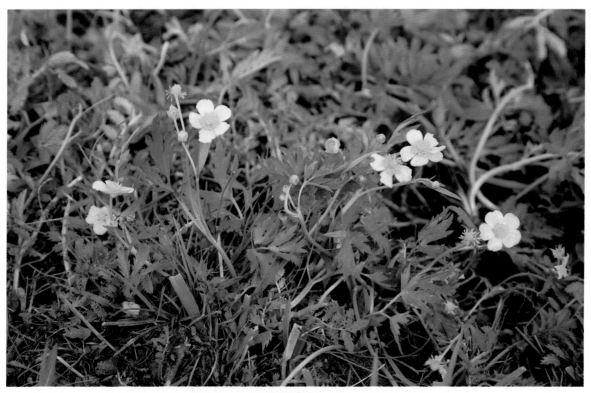

匍枝毛茛

5 mm，宽约 3 mm，无毛或疏生柔毛；花瓣 5 ～ 8，橙黄色至黄色，卵形至宽倒卵形，长 8 ～ 12 mm，宽 6 ～ 8 mm，基部渐狭成爪，蜜槽有鳞片覆盖；花托圆锥形，被白柔毛。聚合果卵球形，直径约 8 mm；瘦果扁平，长 2 ～ 3 mm，无毛，具边棱，喙稍外弯。花果期 5 ～ 8 月。

| **生境分布** | 生于草甸、沼泽草甸、沟边草地。分布于内蒙古呼伦贝尔市（额尔古纳市、鄂伦春自治旗、鄂温克族自治旗、陈巴尔虎旗、牙克石市、海拉尔区、扎赉诺尔区、扎兰屯市）、兴安盟（科尔沁右翼前旗、突泉县）、 通辽市（霍林郭勒市）、赤峰市（阿鲁科尔沁旗、克什克腾旗、林西县、敖汉旗）、锡林郭勒盟（东乌珠穆沁旗、西乌珠穆沁旗、锡林浩特市）。

| **资源情况** | 野生资源较少。药材来源于野生。

| **采收加工** | 夏、秋季采收，除去杂质，晒干。

| **功能主治** | 用于瘰疬，出血。

| **附　　注** | 《内蒙古植物药志》记载本种与毛茛 *Ranunculus japonicus* Thunb. 同等入药。

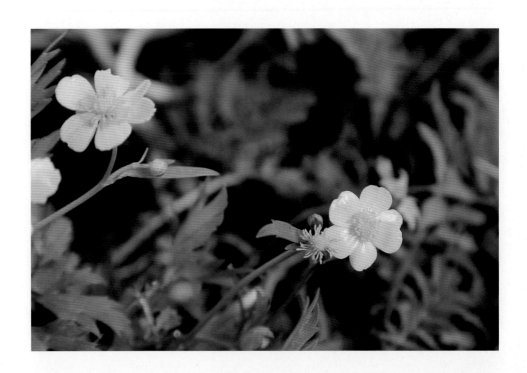

毛茛科 Ranunculaceae 毛茛属 Ranunculus

# 茴茴蒜 *Ranunculus chinensis* Bunge

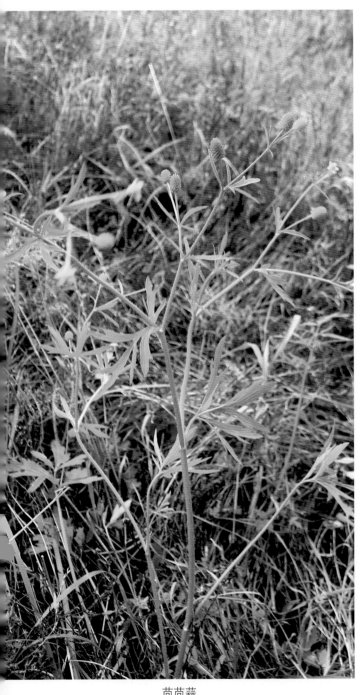

茴茴蒜

| 植物别名 |

回回蒜毛茛、野桑椹。

| 蒙 文 名 |

乌斯图 – 好乐得存 – 其其格。

| 药 材 名 |

回回蒜（药用部位：全草）。

| 形态特征 |

多年生草本。须根多数簇生，细长。茎直立，高 15 ~ 40 cm，直径超过 5 mm，中空，有纵条纹，密生开展的淡黄色长硬毛。基生叶与下部叶为三出复叶，叶柄长达 10 cm，叶片宽卵形，长、宽均为 2 ~ 7 cm；小叶 2 ~ 3 深裂，裂片倒披针状楔形，上部有不规则的粗齿或缺刻，先端尖，两面伏生硬毛，上部叶较小，叶柄较短或无。花序 1 ~ 2 生于茎枝先端，直径 6 ~ 12 mm；花梗长，贴生硬毛；萼片狭卵形，长约 4 mm，宽约 2 mm，黄绿色，外面被毛；花瓣 5，宽卵圆形，与萼片近等长或稍长，黄色，基部有短爪，蜜槽有卵形小鳞片；花托在果期显著伸长，圆柱形，长达 1 cm，密生短毛。聚合果长圆形，直径 6 ~ 10 mm；瘦果卵状椭圆形，

扁平，边缘有宽棱，喙极短，微弯。花期 5 ~ 8 月，果期 6 ~ 9 月。

| **生境分布** | 生于森林带和草原带的河滩草甸及沼泽草甸。分布于内蒙古呼伦贝尔市（额尔古纳市、鄂伦春自治旗、扎兰屯市）、兴安盟（科尔沁右翼前旗、科尔沁右翼中旗、突泉县）、通辽市（科尔沁左翼中旗、科尔沁左翼后旗、扎鲁特旗）、赤峰市（阿鲁科尔沁旗、喀喇沁旗、宁城县、敖汉旗、巴林右旗）、包头市（九原区）、鄂尔多斯市（达拉特旗、伊金霍洛旗、乌审旗、鄂托克旗）、巴彦淖尔市（杭锦后旗）、阿拉善盟（阿拉善左旗）。

| **资源情况** | 野生资源一般。药材来源于野生。

| **采收加工** | 夏、秋季采收，除去杂质及泥沙，鲜用或晒干。

| **药材性状** | 本品长达 30 cm。根细须状，黄褐色。茎圆柱形；表面灰绿色，有纵纹理，密被灰黄色糙毛；质韧，中空。叶多皱缩破碎，完整者为三出复叶，灰绿色，中央小叶叶柄长，3 深裂，两侧小叶叶柄短，2 ~ 3 裂。花瓣淡黄色。聚合果长圆形，长 8 ~ 12 mm，直径约 7 mm。气微，味淡，嚼之麻舌。

| **功能主治** | 辛、微苦，温；有毒。归肝经。消炎退肿，平喘，截疟，杀虫。用于肝炎，黄疸，哮喘，疟疾，胃痛，风湿痛，疮癞，牛皮癣。

| **用法用量** | 内服煎汤，3 ~ 9 g。外用适量，捣敷穴位；或绞汁搽；或煎汤洗。

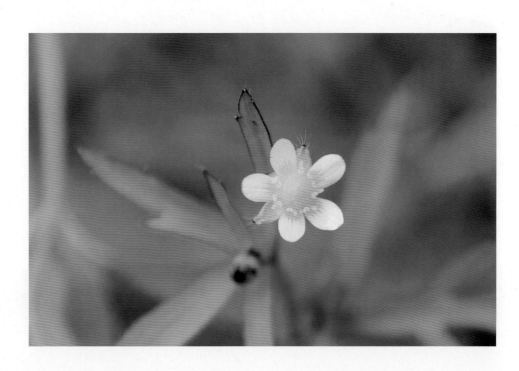

# 水葫芦苗

*Halerpestes cymbalaria* (Pursh) Green

| 植物别名 | 圆叶碱毛茛、碱毛茛。

| 蒙 文 名 | 那木格音－格车－其其格。

| 药 材 名 | **中药** 水葫芦苗（药用部位：全草）。
**蒙药** 那木格音－格乐－其其格（药用部位：全草）。

| 形态特征 | 多年生草本。匍匐茎细长，横走，节上生根长叶。基生叶多数，叶
柄长 2 ~ 12 cm；叶片纸质，近圆形、肾形或宽卵形，长 0.5 ~ 2.5 cm，
宽稍大于长，基部圆心形、截形或宽楔形，边缘有 3 ~ 7 圆齿，有
时 3 ~ 5 浅裂。花葶 1 ~ 4，高 5 ~ 15 cm；苞片线形；花小，直径
6 ~ 8 mm；萼片 5，卵形，长 3 ~ 4 mm，淡绿色；花瓣 5，黄色，

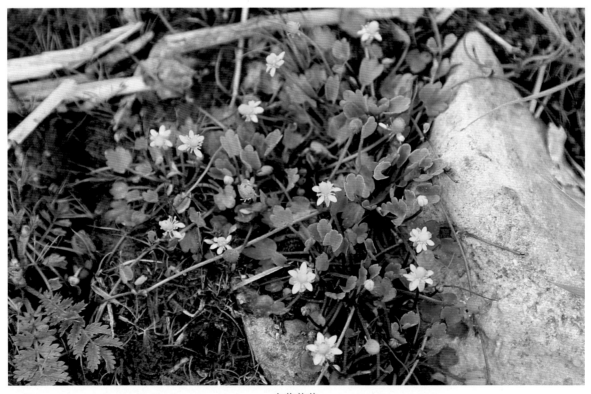

水葫芦苗

狭椭圆形，与萼片近等长，先端圆形，基部有爪，长约 1 mm，爪上端有点状蜜槽；花托圆柱形，长约 5 mm，有短柔毛；雄蕊多数；心皮多数。聚合果椭圆球形，直径约 5 mm；瘦果小而极多，斜倒卵形，长 1.2 ~ 1.5 mm，两面稍鼓起，有 3 ~ 5 纵肋，果喙极短，呈点状。花期 5 ~ 7 月，果期 6 ~ 8 月。

| 生境分布 | 生于低湿地草甸及轻度盐化草甸。分布于内蒙古呼伦贝尔市（额尔古纳市、鄂伦春自治旗、牙克石市、海拉尔区、满洲里市、新巴尔虎右旗）、兴安盟（科尔沁右翼前旗、科尔沁右翼中旗、扎赉特旗、乌兰浩特市、突泉县）、通辽市（科尔沁区、扎鲁特旗、科尔沁左翼后旗、科尔沁左翼中旗、库伦旗）、赤峰市（红山区、阿鲁科尔沁旗、翁牛特旗、克什克腾旗、林西县、喀喇沁旗）、锡林郭勒盟（东乌珠穆沁旗、西乌珠穆沁旗、锡林浩特市、正镶白旗、苏尼特右旗、苏尼特左旗）、乌兰察布市（集宁区、化德县、商都县、四子王旗、察哈尔右翼中旗、察哈尔右翼前旗、卓资县、凉城县）、呼和浩特市（武川县、土默特左旗、托克托县、清水河县）、包头市（白云鄂博矿区、固阳县、土默特右旗、达尔罕茂明安联合旗）、鄂尔多斯市（鄂托克前旗、鄂托克旗、康巴什区、乌审旗）、巴彦淖尔市（临河区、乌拉特中旗、乌拉特后旗、磴口县、杭锦后旗）、阿拉善盟（阿拉善右旗）。

| 资源情况 | 野生资源一般。药材来源于野生。

| 采收加工 | **中药** 水葫芦苗：7 ~ 9 月采收，除去杂质和泥沙，晒干或阴干。

| 功能主治 | **中药** 水葫芦苗：甘、淡，寒。归肾、小肠经。清热解毒，利水消肿，祛风除湿。用于烫火伤，风湿性关节炎，水肿，小便不利。
**蒙药** 那木格音 – 格乐 – 其其格：微甘、辛，寒。清热，续断。用于骨热，关节筋脉酸痛，金伤，各种水肿。

| 用法用量 | **中药** 水葫芦苗：内服煎汤，2 ~ 5 g。
**蒙药** 那木格音 – 格乐 – 其其格：多配方用。

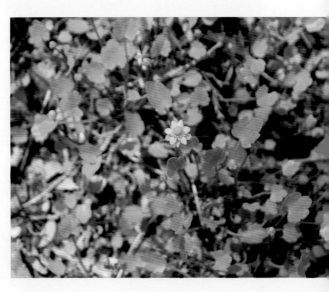

毛茛科 Ranunculaceae 碱毛茛属 Halerpestes

# 长叶碱毛茛 *Halerpestes ruthenica* (Jacq.) Ovcz.

| 植物别名 | 黄戴戴、金戴戴。

| 蒙 文 名 | 格车－其其格。

| 药 材 名 | **中药** 长叶碱毛茛（药用部位：全草）。
**蒙药** 格乐－其其格（药用部位：全草）。

| 形态特征 | 多年生草本。匍匐茎长达 30 cm 或更长。叶簇生，叶柄长 2 ~ 14 cm，
近无毛，基部有鞘；叶片卵状或椭圆状梯形，长 1.5 ~ 5 cm，宽
0.8 ~ 2 cm，基部宽楔形、截形至圆形，先端有 3 ~ 5 圆齿，常有 3
基出脉，无毛。花葶高 10 ~ 20 cm，单一或上部分枝，有 1 ~ 3 花，
疏生短柔毛；苞片线形，长约 1 cm；花直径约 1.5 cm；萼片 5，绿

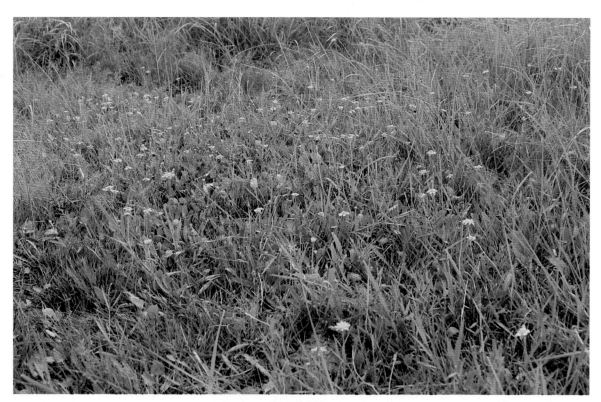

长叶碱毛茛

色，卵形，长 7 ~ 9 mm；花瓣 6 ~ 12，黄色，倒卵形，长 0.7 ~ 1 cm，基部渐狭成爪，蜜槽点状；花托圆柱形，有柔毛；雄蕊多数；心皮多数。聚合果卵球形，长 8 ~ 12 mm，宽约 8 mm；瘦果极多，排列紧密，斜倒卵形，长 2 ~ 3 mm，无毛，边缘有狭棱；两面有 3 ~ 5 分歧纵肋，果喙短而直。花期 5 ~ 6 月，果期 6 ~ 7 月。

| 生境分布 | 生于低湿地草甸及轻度盐化草甸。分布于内蒙古呼伦贝尔市（鄂伦春自治旗、海拉尔区、满洲里市、新巴尔虎右旗、新巴尔虎左旗、陈巴尔虎旗）、兴安盟（科尔沁右翼中旗、扎赉特旗）、通辽市（科尔沁区、科尔沁左翼后旗、奈曼旗）、赤峰市（红山区、阿鲁科尔沁旗、翁牛特旗、敖汉旗、克什克腾旗、巴林右旗、林西县）、锡林郭勒盟（东乌珠穆沁旗、西乌珠穆沁旗、锡林浩特市、正蓝旗、正镶白旗、苏尼特右旗、苏尼特左旗、多伦县）、乌兰察布市（四子王旗、察哈尔右翼后旗、兴和县、卓资县）、呼和浩特市（武川县、土默特左旗）、包头市（固阳县、土默特右旗、达尔罕茂明安联合旗）、鄂尔多斯市（准格尔旗、达拉特旗、杭锦旗、鄂托克前旗、鄂托克旗、乌审旗）、巴彦淖尔市（乌拉特前旗、乌拉特后旗）、乌海市、阿拉善盟。

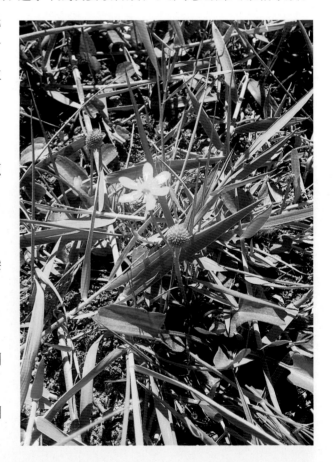

| 资源情况 | 野生资源一般。药材来源于野生。

| 采收加工 | **中药** 长叶碱毛茛：夏、秋季花开时采收，除去杂质和泥沙，晒干。

| 功能主治 | **中药** 长叶碱毛茛：辛，温。解毒，温中止痛。用于咽喉痛，烫火伤。
**蒙药** 格乐 – 其其格：用于咽喉病。

# 水毛茛

*Batrachium bungei* (Steud.) L. Liou

| 蒙 文 名 | 乌孙 – 浩勒特孙 – 其其格。

| 药 材 名 | 水毛茛（药用部位：全草）。

| 形态特征 | 多年生沉水草本。茎长 30 cm 或更长，无毛或节被毛。叶半圆形或扇状半圆形，宽 2.5 ~ 4 cm，3 ~ 5 回细裂，丝状小裂片在水外通常收拢，无毛或近无毛；叶柄长 0.7 ~ 2 cm。花梗长 2 ~ 5 cm，无毛；花托被毛；萼片卵状椭圆形，长 2.5 ~ 4 mm，无毛；花瓣白色，基部黄色，倒卵形，长 5 ~ 9 mm；雄蕊 10 余枚。聚合果卵圆形，直径约 3.5 mm；瘦果斜倒卵圆形，长 1.2 ~ 2 mm。花期 5 ~ 8 月。

| 生境分布 | 水生植物。生于山谷溪流、河滩积水地、平原湖中或水塘中。分布

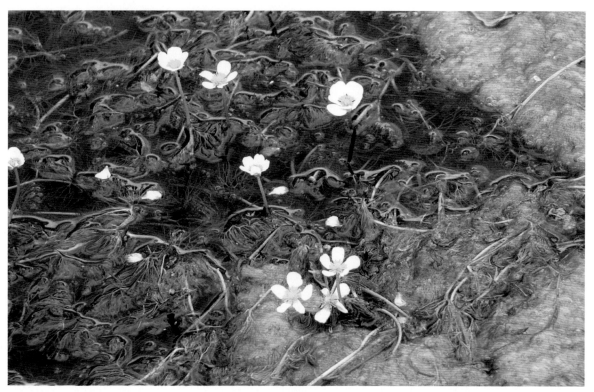

水毛茛

于内蒙古乌兰察布市（化德县）、呼和浩特市（回民区、赛罕区、新城区、玉泉区）。

| **资源情况** | 野生资源一般。药材来源于野生。

| **采收加工** | 夏季采收，鲜用或切段，晒干。

| **功能主治** | 拔毒，散结，截疟。用于痈疖肿毒，毒蛇咬伤，瘰疬，下肢溃疡，风湿性关节炎，疟疾。

| **用法用量** | 外用适量，捣汁涂；或熬膏涂敷。

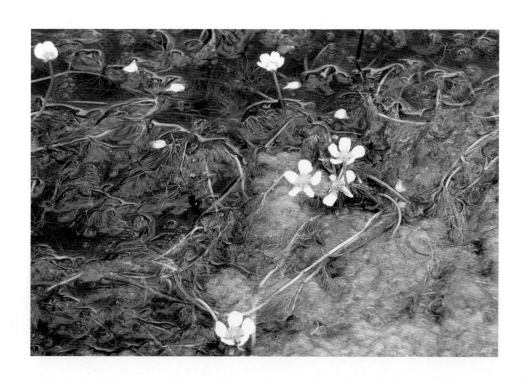

# 西伯利亚小檗 *Berberis sibirica* Pall.

| **植物别名** | 刺叶小檗。

| **蒙 文 名** | 西伯日－希日－毛都。

| **药 材 名** | **中药** 三颗针（药用部位：根、茎、树皮）。
 **蒙药** 哲日瓦（药用部位：根）。

| **形态特征** | 落叶灌木，高 0.5 ~ 1 m。老枝暗灰色，无毛；幼枝被微柔毛，具条
棱，带红褐色；茎刺 3 ~ 7 分叉，细弱，长 3 ~ 11 mm，有时刺基
部略增宽成叶状。叶纸质，倒卵形、倒披针形或倒卵状长圆形，长
1 ~ 2.5 cm，宽 5 ~ 8 mm，先端圆钝，具刺尖，基部楔形，上面深
绿色，背面淡黄绿色，不被白粉，两面中脉、侧脉和网脉明显隆起，

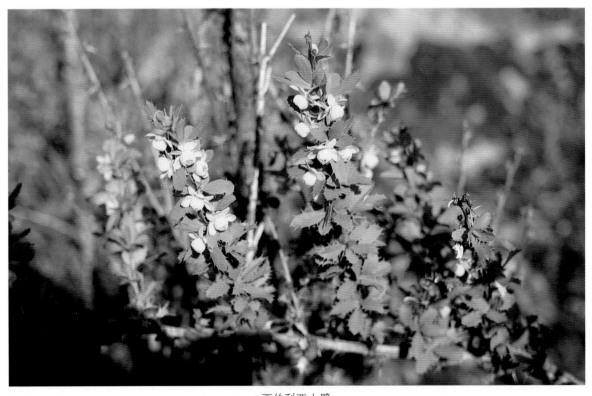

西伯利亚小檗

侧脉 4 ~ 5 对，斜上至近叶缘联结，叶缘有时略呈波状，每边具 4 ~ 7 硬直刺状牙齿；叶柄长 3 ~ 5 mm。花单生，花梗长 7 ~ 12 mm，无毛；萼片 2 轮，外轮萼片长圆状卵形，长约 4 mm，宽 2 mm，内轮萼片倒卵形，长约 4.5 mm，宽约 2.5 mm；花瓣倒卵形，长约 4.5 mm，宽约 2.5 mm，先端浅缺裂，基部具 2 分离的腺体；雄蕊长 2.5 ~ 3 mm，药隔先端平截；胚珠 5 ~ 8。浆果倒卵形，红色，长 7 ~ 9 mm，直径 6 ~ 7 mm，先端无宿存花柱，不被白粉。花期 5 ~ 7 月，果期 8 ~ 9 月。

| 生境分布 |　生于高山碎石坡、陡峭山坡、荒漠地区、林下。分布于内蒙古呼伦贝尔市（根河市、扎兰屯市）、兴安盟（阿尔山市）、赤峰市（克什克腾旗）、锡林郭勒盟（正蓝旗）、鄂尔多斯市（东胜区、准格尔旗）。

| 资源情况 |　野生资源较丰富。药材来源于野生。

| 采收加工 |　**中药**　三颗针：春、秋季采收根，除去须根，洗净，切片，烤干或弱太阳下晒干；全年均可采收茎，晒干；春夏之交剥取树皮，晒干。

| 功能主治 |　**中药**　三颗针：清热，燥湿，泻火解毒。用于湿热痢疾，腹泻，黄疸，湿疹，疮疡，口疮，目赤，咽痛。

**蒙药**　哲日瓦：燥"协日乌素"，清热，解毒，止泻，止血，明目。用于痛风，游痛症，白秃疮，疥癣，麻风病，皮肤瘙痒，毒热，鼻衄，吐血，月经过多，便血，火眼，眼白斑，肾热，遗精。

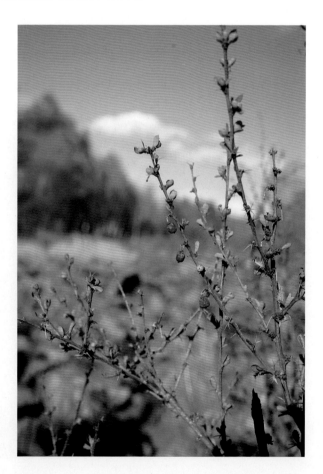

| 用法用量 |　**中药**　三颗针：内服煎汤，15 ~ 30 g；或浸酒。外用适量，研末调敷。

**蒙药**　哲日瓦：多配方用。

小檗科 Berberidaceae 小檗属 Berberis

# 日本小檗
*Berberis thunbergii DC.*

| **植物别名** | 红叶小檗。

| **蒙 文 名** | 宝日波特日－希日－毛都。

| **药 材 名** | 日本小檗（药用部位：根、茎）。

| **形态特征** | 多年生落叶灌木，高 200 ~ 300 cm。枝条开展，具细条棱，幼枝淡红色带绿色，无毛，老枝暗红色；茎刺单一，偶 3 分叉，长 5 ~ 15 mm；节间长 1 ~ 1.5 cm。叶薄纸质，倒卵形、匙形或菱状卵形，长 1 ~ 2 cm，宽 5 ~ 12 mm，先端骤尖或钝圆，基部狭而呈楔形，全缘，上面绿色，背面灰绿色，中脉微隆起，两面网脉不明显，无毛；叶柄长 2 ~ 8 mm。花 2 ~ 5 组成具总梗的伞形花序，花梗长

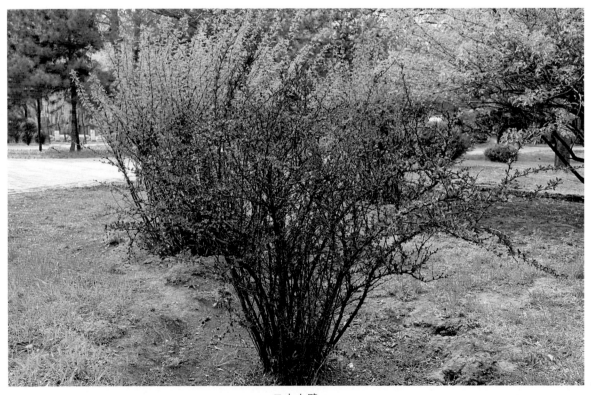

日本小檗

5 ~ 10 mm，无毛；花黄色，花瓣长圆状倒卵形，长5.5 ~ 6 mm，宽3 ~ 4 mm，先端微凹，基部略呈爪状，具2近靠的腺体；雄蕊长3 ~ 3.5 mm，药隔不延伸，先端平截；子房含1 ~ 2胚珠，无珠柄。浆果椭圆形，长约8 mm，直径约4 mm，亮鲜红色，无宿存花柱；种子1 ~ 2，棕褐色。花期4 ~ 6月，果期7 ~ 10月。

| **生境分布** | 内蒙古赤峰市（敖汉旗）、鄂尔多斯市（准格尔旗）等有栽培。

| **资源情况** | 栽培资源丰富。药材来源于栽培。

| **采收加工** | 春初秋末采收，除去杂质，晒干。

| **功能主治** | 清热，解毒，止泻，止血，明目。用于痛风，麻风，皮肤瘙痒，吐血，毒热等。

| **用法用量** | 内服，9 ~ 15 g，多配方用。外用适量，研末调敷；或煎汤滴眼。

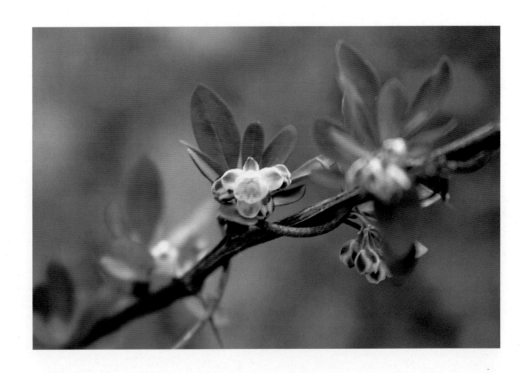

小檗科 Berberidaceae 小檗属 Berberis

# 鄂尔多斯小檗

*Berberis vernae* C. K. Schneid.

| **植物别名** | 匙叶小檗。

| **蒙 文 名** | 鄂尔多斯音 - 希日 - 毛都。

| **药 材 名** | **中药** 三颗针（药用部位：根）。
　　　　　　　 **蒙药** 陶木 - 希日 - 毛都（药用部位：根及根茎）。

| **形态特征** | 落叶灌木，高 0.5 ~ 1.5 m。老枝暗灰色，细弱，具条棱，无毛，散生黑色疣点；幼枝常带紫红色；茎刺粗壮，单生，淡黄色，长1 ~ 3 cm。叶纸质，倒披针形或匙状倒披针形，长 1 ~ 5 cm，宽0.3 ~ 1 cm，先端圆钝，基部渐狭，上面亮暗绿色，中脉扁平，侧脉微显，背面淡绿色，中脉和侧脉微隆起，两面网脉显著，无毛，

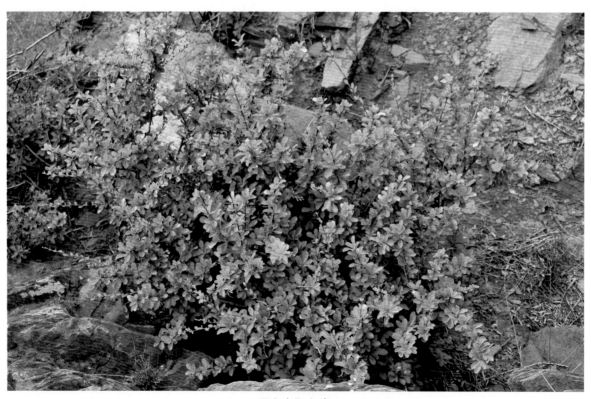

鄂尔多斯小檗

不被白粉，无乳突，叶缘平展，全缘，偶具 1 ~ 3 刺齿；叶柄长 2 ~ 6 mm，无
毛。穗状总状花序具 15 ~ 35 花，长 2 ~ 4 cm，连总梗长 5 ~ 10mm，无毛；
花黄色，花梗长 1.5 ~ 4 mm，无毛；苞片披针形，短于花梗，长约 1.3 mm，小
苞片披针形，长约 1 mm，常红色；萼片 2 轮，外轮萼片卵形，长 1.5 ~ 2.1 mm，
宽约 1 mm，先端急尖，内轮萼片倒卵形，长 2.5 ~ 3 mm，宽 1.5 ~ 2 mm；花
瓣倒卵状椭圆形，长 1.8 ~ 2 mm，宽约 1.2 mm，先端近急尖，全缘，基部缢缩，
略成爪，具 2 分离腺体；雄蕊长约 1.5 mm，药隔先端不延伸，平截；胚珠 1 ~ 2，
近无柄。浆果长圆形，淡红色，长 4 ~ 5 mm，先端不具宿存花柱，不被白粉。
花期 5 ~ 6 月，果期 8 ~ 9 月。

| **生境分布** | 旱中生植物。生于草原带的河滩砂质地或山坡灌丛中。分布于内蒙古包头市（固
阳县、土默特右旗）、巴彦淖尔市（乌拉特前旗、乌拉特中旗）。

| **资源情况** | 野生资源较丰富。药材来源于野生。

| **采收加工** | **中药** 三颗针：春、秋季采收，除
去叶、须根，洗净，切片，晒干。

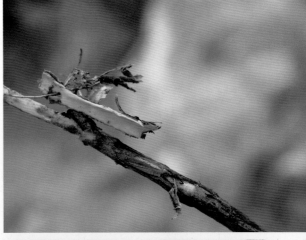

| **功能主治** | **中药** 三颗针：苦，寒。归肝、胃、
大肠经。清热燥湿，泻火解毒。用
于湿热泻痢，黄疸，湿疹，咽痛目赤，
聤耳流脓，痈肿疮毒。
**蒙药** 陶木 - 希日 - 毛都：除"协
日乌素"，明目，止血，止泻，清
热，解毒。用于热性"协日乌素"
病，白秃疮，疖，皮肤瘙痒，疥癣，
风火眼，鼻衄，吐血，崩漏，便血，
毒热，肾热，遗精，小便不利，尿
道肿痛，肠热腹泻。

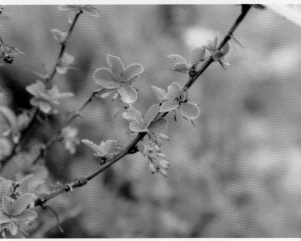

| **用法用量** | **中药** 三颗针：内服煎汤，9 ~ 15 g。
**蒙药** 陶木 - 希日 - 毛都：内服多
配方用。外用适量，研末调敷；或
煎汤滴眼。

小檗科 Berberidaceae 小檗属 Berberis

# 细叶小檗

*Berberis poiretii* Schneid

| **植物别名** | 针雀、泡小檗、波氏小檗。

| **蒙 文 名** | 古音－苏。

| **药 材 名** | 小檗（药用部位：根、茎枝）。

| **形态特征** | 落叶灌木，高 1 ~ 2 m。茎分枝，枝条开展，纤细，具条棱，表面
具黑色疣点。叶刺小，通常单一，有时具 3 ~ 5 叉，长 4 ~ 9 mm。
叶簇生刺腋，叶片倒披针形或披针状匙形，长 1.5 ~ 4 cm，宽
5 ~ 10 mm，先端锐尖，具小突尖，基部渐狭成短柄，全缘或中上
部有齿，网脉明显。总状花序下垂，具 8 ~ 15 花，鲜黄色，直径约
6 mm；花梗长 3 ~ 6 mm；苞片条形，长约为花梗的一半，小苞片 2，

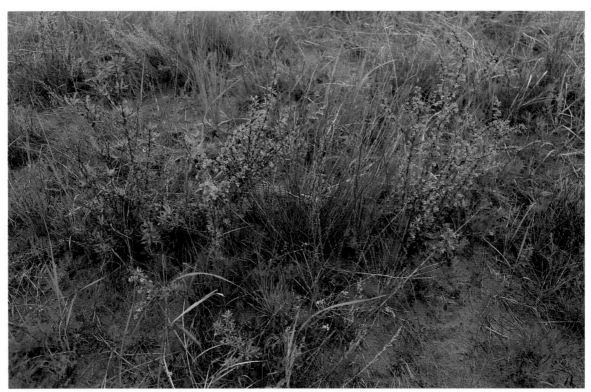

细叶小檗

披针形，长 1.2 ~ 2 mm；萼片 6，矩圆形或倒卵形；花瓣 6，倒卵形，较萼片稍短，先端具极浅的缺刻，近基部具矩圆形腺体；雄蕊 6，较花瓣短；子房圆柱形，花柱无，柱头扁平。浆果矩圆形，鲜红色，长约 9 mm，直径约 4 mm，柱头宿存，内含 1 ~ 2 种子。花期 5 ~ 6 月，果期 8 ~ 9 月。

| **生境分布** | 生于山地灌丛、砾质地、草原化荒漠、山沟河岸或林下。分布于内蒙古赤峰市（巴林右旗、林西县、克什克腾旗、喀喇沁旗、宁城县）、锡林郭勒盟（西乌珠穆沁旗、锡林浩特市、正蓝旗、多伦县）、包头市（东河区）、鄂尔多斯市（鄂托克旗、准格尔旗）、巴彦淖尔市（杭锦后旗）。

| **资源情况** | 野生资源较丰富。药材来源于野生。

| **采收加工** | 春、秋季采收，晒干或切片晒干。

| **功能主治** | 清热解毒，健胃。用于吐泻，消化不良，痢疾，咳嗽，胆囊炎，目赤，口疮，无名肿毒，湿疹，烫火伤，高血压。

| **用法用量** | 内服煎汤，12 ~ 18 g。外用适量，研末调敷；或煎汤洗。

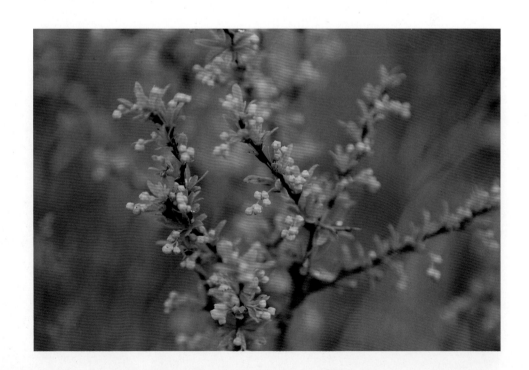

小檗科 Berberidaceae 小檗属 Berberis

# 黄芦木
*Berberis amurensis* Rupr.

| 植物别名 | 三颗针、狗奶子、阿穆尔小檗。

| 蒙 文 名 | 陶木－希日－毛都。

| 药 材 名 | **中药** 小檗（药用部位：根、茎枝）。
　　　　　　 **蒙药** 陶木－希日－毛都（药用部位：根皮、茎皮）。

| 形态特征 | 落叶灌木，高1～3m。幼枝灰黄色，具浅槽；老枝灰色，圆柱形，表面具纵条棱，叶刺3分叉，稀单一，长1～2cm。叶纸质，常5～7簇生刺腋，长椭圆形至倒卵状矩圆形或卵形至椭圆形，长3～8cm，宽2～5cm，先端锐尖或钝圆，基部渐狭，下延成柄，边缘密生不规则刺毛状细锯齿，上面深绿色，下面浅绿色，有时被白粉，网脉

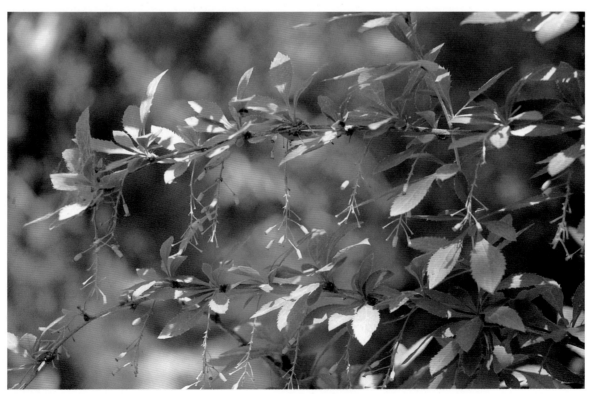

黄芦木

明显隆起。总状花序下垂，长 4 ~ 10 cm，有 10 ~ 25 花；花淡黄色，花梗长 5 ~ 10 mm；小苞片 2，三角形；萼片 6，外轮萼片卵形，长 2.5 ~ 3.5 mm，内轮萼片倒卵形，长约 0.6 cm；花瓣 6，长卵形，较花萼稍短，先端微缺，近基部具 1 对矩圆形腺体；雄蕊 6，较花瓣稍短；子房宽卵形，柱头头状扁平，内含 2 胚珠。浆果椭圆形，鲜红色，常被白粉，长约 1 cm，直径约 0.6 cm，内含 2 种子。花期 5 ~ 6 月，果期 8 ~ 9 月。

| 生境分布 | 生于阔叶林区及森林草原带的山地灌丛，有时疏生于林缘或山地沟谷。分布于内蒙古赤峰市（阿鲁科尔沁旗、巴林右旗、克什克腾旗、翁牛特旗、巴林左旗、喀喇沁旗、宁城县）、锡林郭勒盟（正镶白旗、苏尼特右旗、西乌珠穆沁旗）、乌兰察布市（卓资县、四子王旗）、呼和浩特市（武川县、土默特左旗）、包头市（达尔罕茂明安联合旗）。

| 资源情况 | 野生资源丰富。药材来源于野生。

| 采收加工 | **中药** 小檗：春初、秋末采收，除去叶和须根，晒干。
**蒙药** 陶木 – 希日 – 毛都：春末夏初剥取根皮、茎皮，晒干。

| 功能主治 | **中药** 小檗：微苦，寒。清热燥湿，泻火解毒。用于痢疾，黄疸，带下，关节肿痛，阴虚发热，骨蒸盗汗，痈肿疮疡，口疮，目疾，黄水疮等。
**蒙药** 陶木 – 希日 – 毛都：苦，凉，钝、糙、稀。燥"协日乌素"，清热，解毒，止泻，止血，明目。用于痛风，游痛症，白秃疮，疥癣，麻风病，皮肤瘙痒，毒热，鼻衄，吐血，月经过多，便血，火眼，眼白斑，肾热，遗精。

| 用法用量 | **中药** 小檗：内服煎汤，12 ~ 18 g。外用适量，研末调敷；或煎汤洗。
**蒙药** 陶木 – 希日 – 毛都：内服多配方用。外用适量，研末调敷；或煎汤滴眼。

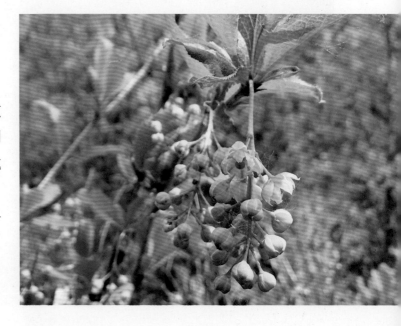

# 置疑小檗 *Berberis dubia* Schneid.

| 蒙 文 名 | 色吉格图－希日－毛都。

| 药 材 名 | **中药** 小檗（药用部位：根及根茎）。
**蒙药** 陶木－希日－毛都（药用部位：根及根茎）。

| 形态特征 | 落叶灌木，高 1 ～ 3 m。老枝灰黑色，稍具棱槽和黑色疣点，幼枝紫红色，有光泽，明显具棱槽；茎刺单生或 3 分叉，长 7 ～ 20 mm，与枝同色。叶纸质，狭倒卵形，长 1.5 ～ 3 cm，宽 5 ～ 18 mm，先端近渐尖，基部渐狭，上面深绿色，中脉和侧脉隆起，背面淡黄色，中脉和侧脉明显隆起，两面网脉显著隆起，无毛，无白粉，叶缘平展，每边具 6 ～ 14 细刺齿；叶柄长 1 ～ 3 mm。总状花序由 5 ～ 10 花组成，长 1 ～ 3 cm，总梗长 0.5 ～ 1 cm；花黄色，花梗长 3 ～ 6 mm，

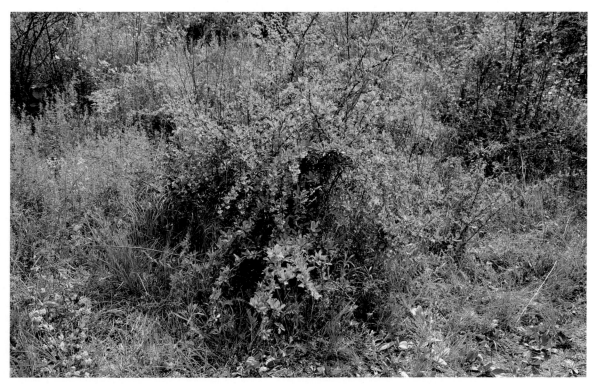

置疑小檗

细弱，无毛；小苞片披针形，长约 1.5 mm，宽约 1 mm，先端急尖；萼片 2 轮，外轮萼片卵形，长约 2.5 mm，宽约 1.5 mm，内轮萼片阔倒卵形，长约 4.5 mm，宽约 3.5 mm；花瓣椭圆形，长约 3.5 mm，短于内轮萼片，先端浅缺裂，基部楔形，具 2 腺体；雄蕊长约 2.5 mm，药隔延伸，先端短突尖；胚珠 2。浆果倒卵状椭圆形，红色，长约 8 mm，直径约 4 mm，先端不具宿存花柱，不被白粉。花期 5 ~ 6 月，果期 8 ~ 9 月。

| **生境分布** | 旱中生植物。生于山地林缘、山坡。分布于内蒙古包头市（固阳县、土默特右旗）、巴彦淖尔市（乌拉特前旗、乌拉特中旗）。

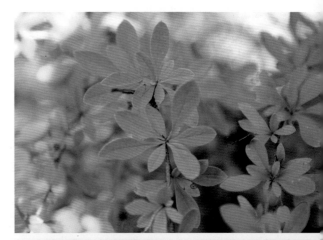

| **资源情况** | 野生资源较丰富。药材来源于野生。

| **采收加工** | **中药** 小檗：春、秋季采挖，除去叶、须根，洗净，晒干，切片。

| **功能主治** | **中药** 小檗：清热燥湿，泻火解毒。用于急性肠炎，痢疾，黄疸，肝硬化腹水，热淋，带下，肺炎，咽喉肿痛，目赤，口疮，痈疮疖肿。

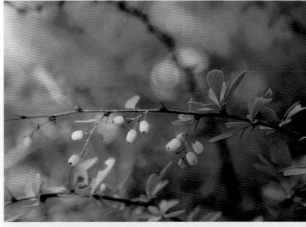

**蒙药** 陶木 – 希日 – 毛都：除"协日乌素"，明目，止血，止泻，清热，解毒。用于热性"协日乌素"病，白秃疮，疖，皮肤瘙痒，疥癣，风火眼，鼻衄，吐血，崩漏，便血，毒热，肾热，遗精，小便不利，尿道肿痛，肠热腹泻。

| **用法用量** | **中药** 小檗：内服煎汤，3 ~ 9 g。外用适量，研末敷；或煎汤洗。

**蒙药** 陶木 – 希日 – 毛都：内服多配方用。外用适量，研末调敷；或煎汤滴眼。

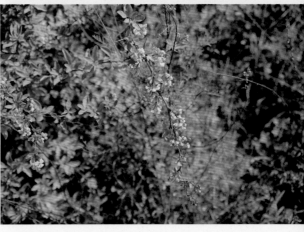

防己科 Menispermaceae 蝙蝠葛属 Menispermum

# 蝙蝠葛
*Menispermum dauricum* DC.

| **植物别名** | 山豆根、苦豆根、山豆秧根。 |
|---|---|
| **蒙文名** | 哈日－敖日秧古。 |
| **药材名** | **中药** 北豆根（药用部位：根及根茎）。<br>**蒙药** 哈日－敖日秧古（药用部位：根及根茎）。 |
| **形态特征** | 缠绕性落叶灌木，长达 10 余米。根茎细长，圆柱形，外皮黄棕色或黑褐色，断面黄白色，味极苦。茎圆柱形，有细纵棱纹，被稀疏短柔毛。单叶互生，叶片肾圆形至心形，长、宽均为 5 ~ 14 cm，先端尖或短渐尖，基部心形或截形，边缘 3 ~ 7 浅裂，裂片三角形，上面绿色，被稀疏短柔毛，下面苍白色，毛较密，有 5 ~ 7 掌状脉； |

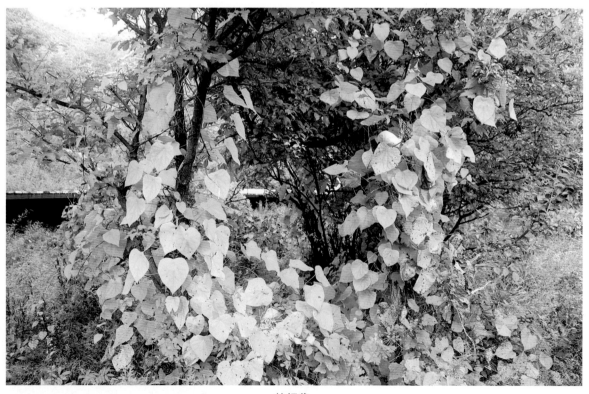

蝙蝠葛

叶柄盾状着生，长达 15 cm，无托叶。花白色或黄绿色，成腋生圆锥花序；总花梗长 3～6 cm，花梗长 0.5～0.7 cm，基部具条状披针形小苞片；萼片约 6，披针形或长卵形；花瓣约 6，肾圆形或倒卵形，长 0.2～0.3 cm，宽 2～2.5 mm，肉质，边缘内卷，具明显的爪；雄花有雄蕊 10～16，花药球形，4 室，鲜黄色；雌花有退化雄蕊 6～12，心皮 3，分离，子房上位，1 室。核果肾圆形，成熟时黑紫色，内果皮坚硬，半月形，内含 1 种子。花期 6 月，果期 8～9 月。

| 生境分布 | 生于山地林缘、灌丛、沟谷。分布于内蒙古呼伦贝尔市（鄂伦春自治旗、莫力达瓦达斡尔族自治旗、额尔古纳市、根河市、海拉尔区、牙克石市、扎兰屯市、阿荣旗）、兴安盟（扎赉特旗、阿尔山市、科尔沁右翼前旗）、通辽市（奈曼旗、科尔沁左翼后旗）、赤峰市（巴林右旗、林西县、喀喇沁旗、宁城县、翁牛特旗）、乌兰察布市（卓资县）。

| 资源情况 | 野生资源丰富。药材来源于野生。

| 采收加工 | **中药** 北豆根：春初、秋末采挖，除去残茎及须根，洗去泥土，晒干。

| 药材性状 | **中药** 北豆根：本品根茎呈圆柱形，直径 2～10 mm；表面黄棕色至黑棕色，有明显纵沟，节上有叶痕、侧枝痕或芽痕；质坚硬，折断面纤维性，皮部易剥落，木部导管呈孔洞状，中央有白色髓。根基部有时稍带有圆柱状的根茎，直径 12～24 mm；表面灰棕色或棕色，粗糙，具纵纹及支根痕；质坚硬，断面粉性，类白色，木部导管孔洞明显。气无，味淡。

| 功能主治 | **中药** 北豆根：苦，寒；有小毒。清热解毒，消肿止痛，利咽，通便，抗肿瘤。用于急性咽喉炎，扁桃体炎，牙龈肿痛，肺热咳嗽，湿热黄疸，痈疖肿毒，便秘，食管癌，胃癌。
**蒙药** 哈日－敖日秧古：苦，凉，钝、柔、稀。清热，除"协日乌素"，止渴。用于血热，希日热，骨热，热性"协日乌素"，丹毒，口渴，恶心，呕吐，皮肤病。

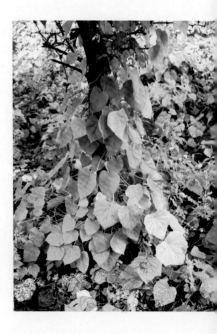

| 用法用量 | **中药** 北豆根：内服煎汤，3～15 g。外用适量，捣敷；或煎汤加酒熏洗。
**蒙药** 哈日－敖日秧古：内服多配方用。

藤黄科 Guttiferae 金丝桃属 Hypericum

# 黄海棠 *Hypericum ascyron* L.

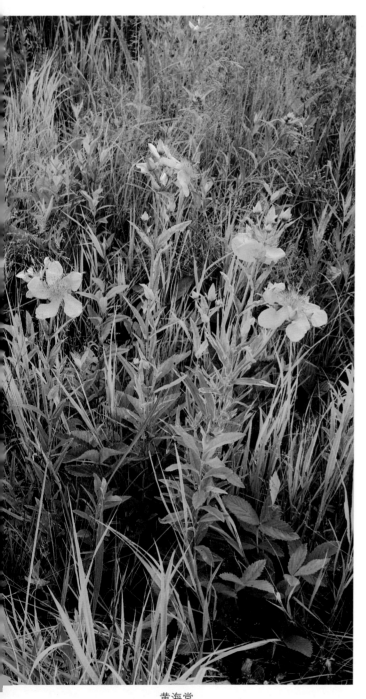

黄海棠

## 植物别名

湖南连翘、长柱金丝桃、金丝蝴蝶。

## 蒙 文 名

陶日格－阿拉坦－车格楚海。

## 药 材 名

黄海棠（药用部位：全草）。

## 形态特征

多年生草本，高达 1.3 m，全株光滑无毛。茎四棱形，灰棕色，上部有分枝。单叶对生，无叶柄；叶片宽披针形，长 5 ～ 10 cm，宽 1 ～ 3 cm，先端钝尖，基部抱茎，全缘，两面密布细小的透明腺点。花数朵排成顶生的二歧聚伞花序；花黄色，大型，直径 2.8 ～ 5 cm；萼片 5，卵圆形，具半透明腺点；花瓣 5，镰状倒卵形，各瓣稍偏斜而旋转；雄蕊多数，基部联合成 5 束，每束与花瓣对生；子房上位，圆锥形，花柱长，在中部以上 5 裂。蒴果圆锥形，长 1.5 ～ 2 cm，直径 0.8 ～ 1 cm；种子多数，长椭圆形，褐色。花期 6 ～ 7 月，果期 8 ～ 9 月。

| **生境分布** | 生于海拔 2 800 m 以下的山坡林缘、草丛、路旁向阳地。分布于内蒙古呼伦贝尔市（额尔古纳市、根河市、鄂伦春自治旗、鄂温克族自治旗、扎兰屯市、牙克石市、阿荣旗、莫力达瓦达斡尔族自治旗）、兴安盟（突泉县、科尔沁右翼前旗）、通辽市（科尔沁左翼后旗）、赤峰市（元宝山区、松山区、巴林左旗、巴林右旗、克什克腾旗、喀喇沁旗、敖汉旗、宁城县）、锡林郭勒盟（东乌珠穆沁旗）、乌兰察布市（兴和县、卓资县）、呼和浩特市（武川县）。 |

| **采收加工** | 7 ~ 8 月果实成熟时采收，用热水泡后晒干。 |

| **资源情况** | 野生资源较丰富。药材来源于野生。 |

| **药材性状** | 本品为不规则短段。茎呈圆柱形或略呈四棱形，表面棕褐色，切面类白色，中空。叶无柄，红棕色，两面均有黑色小斑点。蒴果圆锥形，棕褐色。种子多数，椭圆形，褐色，略弯曲。气微，味微苦、涩。 |

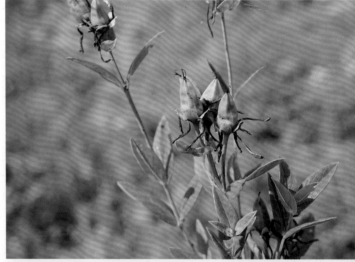

| **功能主治** | 凉血止血，活血调经，清热解毒。用于血热所致的吐血，咯血，尿血，便血，崩漏，跌打损伤，外伤出血，月经不调，痛经，乳汁不下，风热感冒，疟疾，肝炎，痢疾，腹泻，毒蛇咬伤，烫伤，湿疹，黄水疮。 |

| **用法用量** | 内服煎汤，5 ~ 10 g。外用适量，捣敷；或研末调涂。 |

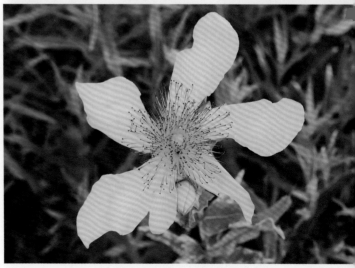

藤黄科 Guttiferae 金丝桃属 Hypericum

# 赶山鞭
*Hypericum attenuatum* Choisy

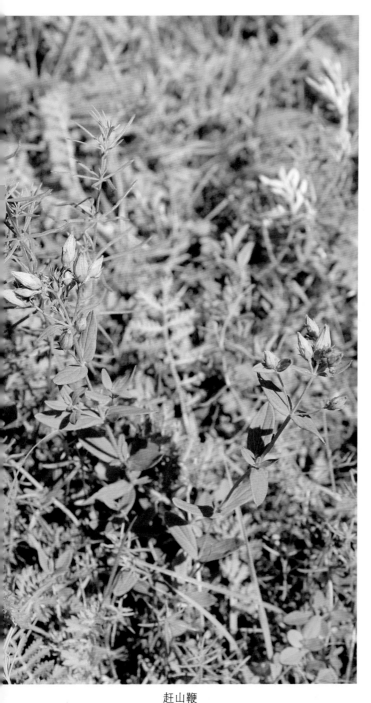

赶山鞭

| 植物别名 |

乌腺金丝桃、小金雀、女儿茶。

| 蒙 文 名 |

道鲁伯图－阿拉坦－车格楚海。

| 药 材 名 |

赶山鞭（药用部位：全草）。

| 形态特征 |

多年生直立草本，高 30 ~ 60 cm，上部多分枝。茎圆柱形，两侧各有一凸起的纵肋，并散生黑色腺点或黑点。单叶对生，无柄；叶片卵形、长圆状卵形或卵状长圆形，长1 ~ 3 cm，宽 0.5 ~ 1 cm，先端钝，基部渐狭而多少抱茎，两面及边缘散生黑色腺点，下面无乳头状突起。花多数，成顶生圆锥状花序或聚伞花序；萼片 5，卵形，先端急尖，表面及边缘有黑色腺点；花瓣 5，淡黄色，不等边形，旋转状排列，沿表面及边缘有稀疏的黑色腺点；雄蕊多数，联合成 3 束，花药上有黑色腺点；子房上位，3 室，花柱 3，分离。蒴果卵圆形或卵状长椭圆形，室间开裂。花期 7 ~ 8 月，果期 8 ~ 9 月。

| **生境分布** | 生于山坡杂草丛中。分布于内蒙古呼伦贝尔市（鄂伦春自治旗、陈巴尔虎旗、牙克石市、莫力达瓦达斡尔族自治旗、根河市、额尔古纳市、扎兰屯市、海拉尔区、满洲里市）、兴安盟（科尔沁右翼前旗、阿尔山市、突泉县）、通辽市（霍林郭勒市）、赤峰市（巴林左旗、林西县、喀喇沁旗）、锡林郭勒盟（西乌珠穆沁旗、锡林浩特市、多伦县、镶黄旗）、乌兰察布市（丰镇市）、呼和浩特市（土默特左旗）、包头市（固阳县）。

| **资源情况** | 野生资源较丰富。药材来源于野生。

| **采收加工** | 夏、秋季采收，除去杂质，晒干。

| **功能主治** | 凉血止血，活血止痛，解毒消肿。用于吐血，咯血，崩漏，外伤出血，风湿痹痛，跌打损伤，痈肿疔疮，乳痈肿痛，乳汁不下，烫伤，蛇虫咬伤。

| **用法用量** | 内服煎汤，9 ~ 15 g。外用适量，鲜品捣敷；或研末撒。

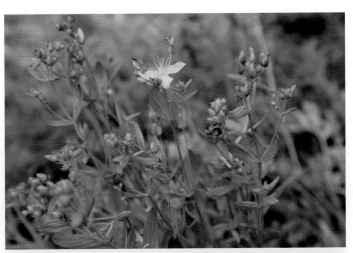

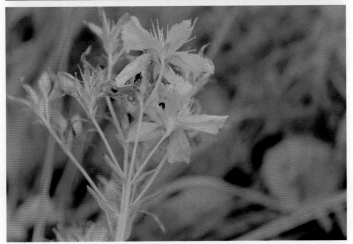

金丝桃科 Hypericaceae 金丝桃属 Hypericum

# 短柱金丝桃 *Hypericum gebleri* Ledeb.

| **植物别名** | 短柱黄海棠。

| **蒙 文 名** | 奥和日 – 阿拉坦 – 车格楚海。

| **药 材 名** | 金丝海棠（药用部位：全草）。

| **形态特征** | 多年生草本，高 4 ~ 80 cm。茎直立，具 4 棱，单一或数茎丛生，无毛。叶矩圆状卵形、矩圆状披针形或狭披针形，长 3 ~ 7 cm，宽 7 ~ 20 mm，先端急尖或圆钝，基部宽楔形或圆形，抱茎，无叶柄，全缘，两面无毛，散生条形及圆形腺点。花单生，或聚伞花序顶生或腋生；花黄色，直径 2.5 ~ 4 cm，花梗长 0.5 ~ 6 cm；萼片通常卵状披针形，长 7 ~ 10 mm，宽 3 ~ 4 mm，先端尖；花瓣倒卵形，

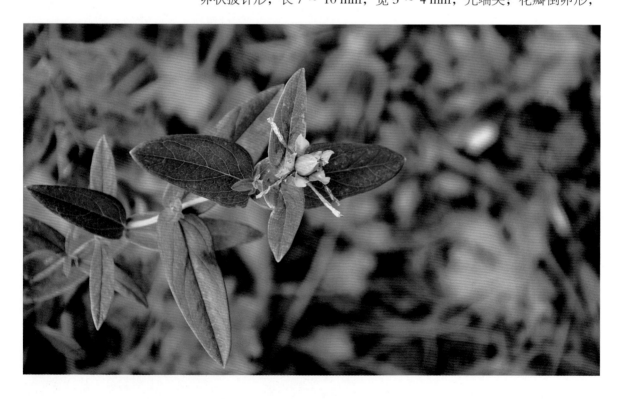

短柱金丝桃

长 15 ～ 18mm，宽 7 ～ 9 mm；雄蕊多数，呈 5 束，短于花瓣；子房卵形，长 5 ～ 7 mm，5 室，花柱自基部离生成 5，通常长为子房的一半。蒴果圆锥形，棕褐色，长 9 ～ 20 mm，成熟时先端 5 裂，花柱宿存，长为蒴果的 1/5；种子多数，圆柱形，稍弯，浅棕色，长约 1 mm，表面具小蜂窝纹，一侧具较宽的膜质翼，且一头较宽大。花果期 7 ～ 9 月。

| **生境分布** | 生于林缘、灌丛间、河岸边草甸。分布于内蒙古呼伦贝尔市（根河市、额尔古纳市、牙克石市）、兴安盟（阿尔山市）。

| **资源情况** | 野生资源较少。药材来源于野生。

| **采收加工** | 夏、秋季采收，除去杂质，晒干。

| **功能主治** | 清热利湿。用于小便淋痛，黄水疮，疝气。

| **用法用量** | 内服煎汤，3 ～ 15 g。

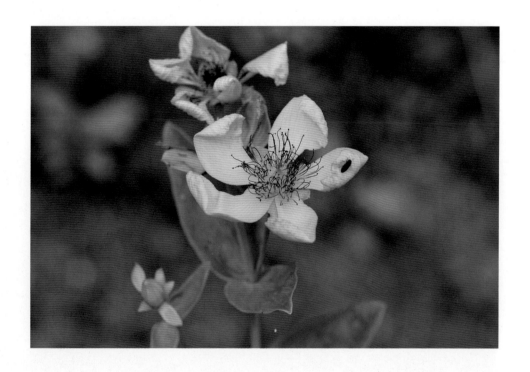

罂粟科 Papaveraceae 罂粟属 Papaver

# 虞美人 *Papaver rhoeas* L.

| 植物别名 | 仙女蒿、丽春花、赛牡丹。

| 蒙 文 名 | 洪赫柏 - 其其格。

| 药 材 名 | 雏罂粟（药用部位：全草）。

| 形态特征 | 一年生或二年生草本，高 30 ~ 90 cm，全体被伸展刚毛。茎直立，有分枝。叶互生；下部叶具柄，上部叶无柄；叶片披针形，长 3 ~ 15 cm，宽 1 ~ 6 cm，羽状分裂，下部全裂，边缘有粗锯齿，两面被淡黄色刚毛，叶脉在背面隆起，表面略凹。单花顶生，色鲜艳，花梗长 10 cm，未开放时下垂；萼片 2，椭圆形，绿色，长 1 ~ 1.8 cm，外面被糙毛；花瓣 4，近圆形，长 2 ~ 3.5 cm，紫红色，边缘带白

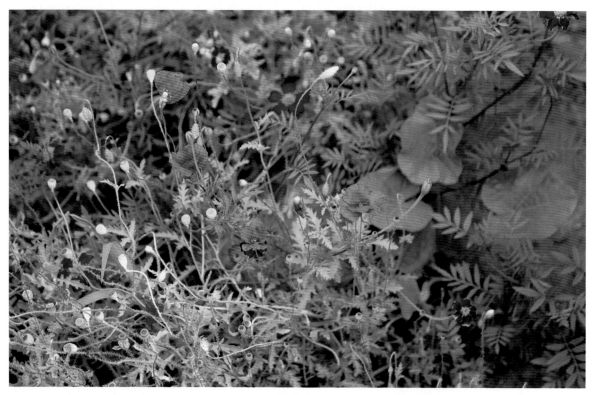

虞美人

色，基部具深紫色的小斑，长约 0.8 cm；花药长圆形，黄色；子房倒卵圆形，长 0.7 ~ 1 cm，无毛，柱头 5 ~ 18，辐射状。蒴果阔倒卵形，高 1 ~ 2.2 cm，无毛，具不明显的肋，孔裂；花盘平扁，边缘圆齿状；种子多数，肾状长圆形，长约 1 mm。花期 4 ~ 5 月，果期 5 ~ 7 月。

| **生境分布** | 生于向阳石质山坡、山顶石缝、草原。分布于内蒙古包头市（土默特右旗）、鄂尔多斯市（康巴什区、乌审旗）。

| **资源情况** | 野生资源稀少，栽培资源丰富。药材来源于栽培。

| **采收加工** | 夏、秋季采收，晒干。

| **功能主治** | 镇咳，镇痛，止泻。用于咳嗽，偏头痛，腹痛，痢疾。

| **用法用量** | 内服煎汤，3 ~ 6 g。

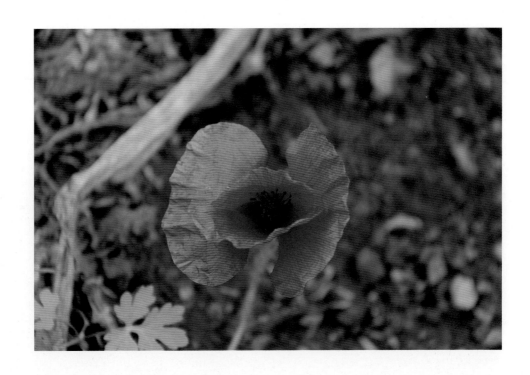

# 野罂粟 *Papaver nudicaule* L.

| **植物别名** | 山大烟、山罂粟、毛罂粟。

| **蒙 文 名** | 哲日利格－阿木－其其格。

| **药 材 名** | **中药** 山米壳（药用部位：果实）。
**蒙药** 哲日利格－阿木－其其格（药用部位：花）。

| **形态特征** | 多年生草本。主根圆柱形，木质化，黑褐色。叶全部基生，叶片矩圆形、狭卵形或卵形，长（1～）3～5（～7）cm，宽（5～）15～30（～40）mm，羽状深裂或近2回羽状深裂，一回深裂片卵形或披针形，再羽状深裂，最终小裂片狭矩圆形、披针形或狭长三角形，先端钝，全缘，两面被刚毛或长硬毛，多少被白粉；叶柄长

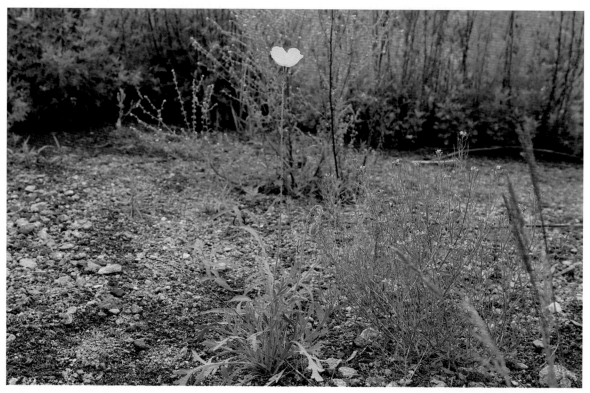

野罂粟

（1 ～ ）3 ～ 6（～ 10）cm，两侧具狭翅，被刚毛或长硬毛；花葶 1 至多条，高 10 ～ 60 cm，被刚毛状硬毛；花蕾卵形或卵状球形，常下垂；花黄色、橙黄色、淡黄色，稀白色，直径 2 ～ 6 cm；萼片 2，卵形；花瓣外 2 片较大，内 2 片较小，倒卵形，长 1.5 ～ 3 cm，边缘具细圆齿；花丝细丝状，淡黄色，花药矩圆形。蒴果矩圆形或倒卵状球形，长 1 ～ 1.5 cm，直径 5 ～ 10 cm，被刚毛，稀无毛，宿存盘状柱头常具 6 辐射状裂片；种子多数肾形，褐色。花期 5 ～ 7 月，果期 7 ～ 8 月。

| **生境分布** | 生于山地林缘、草甸、草原、固定沙丘、山坡高燥地带。分布于内蒙古呼伦贝尔市、兴安盟（阿尔山市、乌兰浩特市、突泉县、科尔沁右翼前旗、扎赉特旗）、通辽市（扎鲁特旗、霍林郭勒市）、赤峰市（元宝山区、松山区、巴林右旗、阿鲁科尔沁旗、克什克腾旗、宁城县、林西县、喀喇沁旗）、锡林郭勒盟（东乌珠穆沁旗、锡林浩特市、西乌珠穆沁旗、正蓝旗、多伦县）、乌兰察布市（集宁区、四子王旗、察哈尔右翼后旗、察哈尔右翼中旗、兴和县、丰镇市、卓资县、凉城县）、呼和浩特市（赛罕区、回民区、土默特左旗、武川县）、包头市（石拐区、固阳县、土默特右旗、达尔罕茂明安联合旗）、鄂尔多斯市（康巴什区）、巴彦淖尔市（乌拉特中旗）。

| **资源情况** | 野生资源丰富。药材来源于野生。

| **采收加工** | **中药** 山米壳：夏、秋季采收，除去杂质，晒干。
**蒙药** 哲日利格 - 阿木 - 其其格：春、夏季采收，鲜用或晒干。

| **功能主治** | **中药** 山米壳：酸、涩、微苦，微寒。涩肠止痛，解毒，止咳，定喘。用于神经性头痛，久咳，喘息，泻痢，便血，遗精，痛经，带下，脱肛，急、慢性胃炎，胃溃疡。
**蒙药** 哲日利格 - 阿木 - 其其格：甘、苦，凉。止痛，凉血。用于胸刺痛，血热，搏热。

| **用法用量** | **中药** 山米壳：内服煎汤，5 ～ 10 g。
**蒙药** 哲日利格 - 阿木 - 其其格：多配方用。

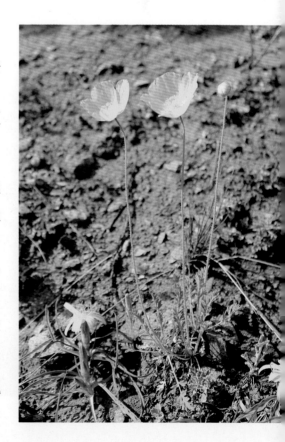

■罂粟科■ Papaveraceae ■白屈菜属■ Chelidonium

# 白屈菜 *Chelidonium majus* L.

| **植物别名** | 地黄连、山黄连、八步紧。 |

| **蒙文名** | 希古得日格纳。 |

| **药材名** | **中药** 白屈菜（药用部位：全草）、白屈菜根（药用部位：根）。<br>**蒙药** 希古得日格纳（药用部位：全草）。 |

| **形态特征** | 多年生草本，高 30 ～ 50 cm。主根粗壮，长圆锥形，暗褐色，具多数侧根。茎直立，多分枝，具纵沟棱，被细短柔毛。叶椭圆形或卵形，长 5 ～ 15 cm，宽 4 ～ 8 cm，单数羽状全裂，侧裂片 1 ～ 6 对，裂片卵形、倒卵形或披针形，先端钝形，边缘具不整齐的羽状浅裂和钝圆齿，上面绿色，无毛，下面粉白色，被短柔毛。伞形花序顶 |

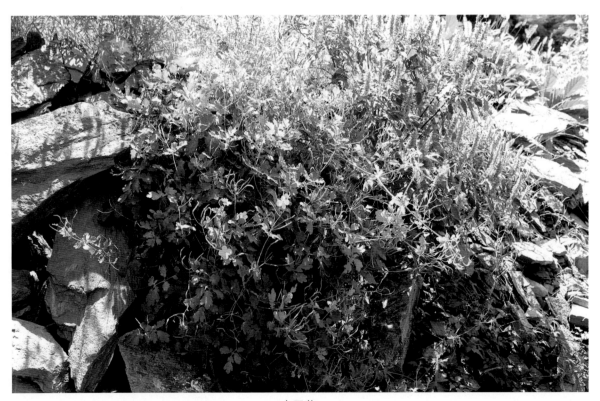

白屈菜

生和腋生；花梗纤细，长 5 ~ 8 mm；萼片 2，椭圆形，长约 5 mm，疏生柔毛，早落；花瓣 4，黄色，倒卵形，长 7 ~ 9 mm，宽 6 ~ 8 mm，先端圆形或微凹；雄蕊多数，长约 5 mm；子房圆柱形，花柱短，柱头头状，先端 2 浅裂。蒴果条状圆柱形，长 2.5 ~ 4 cm，宽约 2 mm；种子间稍收缩，无毛，种子多数，宽卵形，长约 1 mm，黑褐色，表面有光泽，具网纹。花期 6 ~ 7 月，果期 8 月。

| **生境分布** | 生于山地林缘、林下、沟谷溪边。分布于内蒙古呼伦贝尔市（莫力达瓦达斡尔族自治旗、扎兰屯市、海拉尔区、鄂伦春自治旗、陈巴尔虎旗、牙克石市、新巴尔虎左旗、鄂温克族自治旗、额尔古纳市、扎赉诺尔区）、兴安盟（阿尔山市、突泉县、科尔沁右翼前旗）、通辽市（库伦旗）、赤峰市（巴林右旗、阿鲁科尔沁旗、宁城县、喀喇沁旗）、锡林郭勒盟（锡林浩特市、东乌珠穆沁旗、正蓝旗）、乌兰察布市（卓资县、凉城县）、呼和浩特市（土默特左旗、武川县）、包头市（石拐区、东河区、固阳县、土默特右旗）、鄂尔多斯市（乌审旗）。

| **资源情况** | 野生资源丰富。药材来源于野生。

| **采收加工** | **中药** 白屈菜：盛花期采收，晒干或鲜用。
白屈菜根：秋末春初采挖，除去须根和杂质，晒干。
**蒙药** 希古得日格纳：同“白屈菜”。

| **药材性状** | **中药** 白屈菜：本品根呈圆锥形，多有分枝，密生须根。茎干瘪中空，表面黄绿色或绿褐色，有的可见白粉。叶互生，多皱缩、破碎，完整者为 1 ~ 2 回羽状分裂，裂片近对生，先端钝，边缘具不整齐的缺刻；上表面黄绿色，下表面绿灰色，具白色柔毛，脉上尤多。花瓣 4，卵圆形，黄色；雄蕊多数；雌蕊 1。蒴果细圆柱形。种子多数，卵形，细小，黑色。气微，味微苦。

| **功能主治** | **中药** 白屈菜：苦，寒。清热解毒，止痛，止咳。用于胃炎，胃溃疡，肠炎，痢疾，黄疸，慢性支气管炎，百日咳；外用于稻田性皮炎，毒虫咬伤。
白屈菜根：苦、涩，温。破瘀消肿，止血止痛。用于劳伤瘀血，月经不调，痛经，上消化道溃疡，蛇咬伤。
**蒙药** 希古得日格纳：微苦，凉。杀黏，清热，解毒。用于黏热，“发症”，毒热，浊热，未成熟热。

| **用法用量** | **中药** 白屈菜：内服煎汤，3 ~ 10 g。外用捣汁涂。
白屈菜根：内服煎汤，3 ~ 19 g。外用捣汁涂。
**蒙药** 希古得日格纳：多配方用。

罂粟科 Papaveraceae 角茴香属 Hypecoum

# 角茴香 *Hypecoum erectum* L.

| **植物别名** | 山黄连、野茴香。

| **蒙文名** | 嘎伦－塔巴格。

| **药材名** | **中药** 角茴香（药用部位：全草或根）。
　　　　　　**蒙药** 嘎伦－塔巴格（药用部位：全草）。

| **形态特征** | 一年生草本，高 15 ~ 30 cm。根圆柱形，长 8 ~ 15 cm，向下渐狭，
具少数细根。花茎多，圆柱形，二歧状分枝。基生叶多数，叶片倒
披针形，长 3 ~ 8 cm，多回羽状细裂，裂片线形，先端尖，叶柄细，
基部扩大成鞘；茎生叶同基生叶，但较小。二歧聚伞花序多花；苞
片钻形，长 2 ~ 5 mm；萼片卵形，长约 2 mm，先端渐尖，全缘；

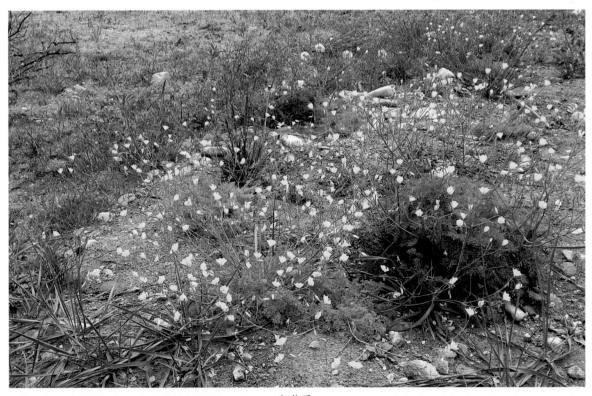

角茴香

花瓣淡黄色，长 1 ~ 1.2 cm，无毛，外面 2 枚倒卵形或近楔形，先端宽，3 浅裂，中裂片三角形，长约 2 mm，里面 2 枚倒三角形，长约 1 cm，3 裂至中部以上，侧裂片较宽，长约 5 mm，具微缺刻，中裂片狭，匙形，长约 3 mm，先端近圆形；雄蕊 4，长约 8 mm，花丝宽线形，长约 5 mm，扁平，下半部加宽，花药狭长圆形，长约 3 mm；子房狭圆柱形，长约 1 cm，直径约 0.5 mm，花柱长约 1 mm，柱头 2 深裂，裂片细，向两侧伸展。蒴果长圆柱形，长 4 ~ 6 cm，直径 1 ~ 1.5 mm，直立，先端渐尖，两侧稍压扁，成熟时分裂成 2 果瓣；种子多数，近四棱形，两面均具"十"字形突起。花果期 5 ~ 8 月。

| 生境分布 | 生于草原与荒漠草原地带的砾石质坡地、砂质地、盐化草甸等，多零星散生。分布于内蒙古呼伦贝尔市（满洲里市、海拉尔区、鄂伦春自治旗、新巴尔虎右旗、新巴尔虎左旗）、通辽市（库伦旗）、锡林郭勒盟（正镶白旗、苏尼特右旗、苏尼特左旗、二连浩特市、阿巴嘎旗）、乌兰察布市（商都县、四子王旗、丰镇市、察哈尔右翼前旗、凉城县、化德县）、呼和浩特市（赛罕区、玉泉区、武川县、托克托县、清水河县、土默特左旗）、包头市（石拐区、九原区、白云鄂博矿区、青山区、昆都仑区、东河区、土默特右旗、固阳县、达尔罕茂明安联合旗）、鄂尔多斯市（鄂托克前旗、鄂托克旗、达拉特旗、伊金霍洛旗、乌审旗、准格尔旗、康巴什区、杭锦旗）、巴彦淖尔市（临河区、乌拉特中旗、乌拉特前旗、乌拉特后旗）、乌海市。

| 资源情况 | 野生资源丰富。药材来源于野生。

| 采收加工 | **中药** 角茴香：春季开花前采收，晒干。

| 功能主治 | **中药** 角茴香：苦、辛，凉。清热解毒，镇咳止痛。用于感冒发热，咳嗽，咽喉肿痛，肝热目赤，肝炎，胆囊炎，痢疾，关节疼痛。
**蒙药** 嘎伦－塔巴格：苦，寒，糙、稀、钝、轻、动。杀黏，清热，解毒。用于流行性感冒，瘟疫，黄疸，结喉，"发症"，转筋痛，麻疹，炽热，劳热，讧热，毒热。

| 用法用量 | **中药** 角茴香：内服煎汤，6 ~ 9 g；或研末，1 ~ 1.5 g。
**蒙药** 嘎伦－塔巴格：多配方用。

罂粟科 Papaveraceae 角茴香属 Hypecoum

# 细果角茴香

*Hypecoum leptocarpum* J. D. Hook. et Thoms.

| 植物别名 | 节裂角茴香。

| 蒙 文 名 | 塔苏日海 – 嘎伦 – 塔巴格。

| 药 材 名 | 蒙药 塔苏日海 – 嘎伦 – 塔巴格（药用部位：全草）。

| 形态特征 | 一年生草本，高达 60 cm。茎丛生，多分枝。基生叶窄倒披针形，长 5 ~ 20 cm，叶柄长 1.5 ~ 10 cm，2 回羽状全裂，裂片 4 ~ 9 对，宽卵形或卵形，长 0.4 ~ 2.3 cm，近无柄，羽状深裂，小裂片披针形、卵形、窄椭圆形或倒卵形，长 0.3 ~ 2 mm；茎生叶具短柄或近无柄。花茎多数，高达 40 cm，常二歧分枝；苞叶轮生，卵形或倒卵形，长 0.5 ~ 3 cm，2 回羽状全裂；二歧聚伞花序；花直径 5 ~ 8 mm，

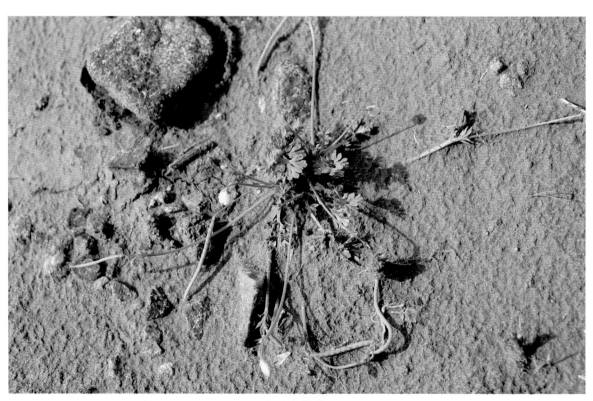

细果角茴香

每花具数枚刚毛状小苞片；萼片卵形或卵状披针形，长 2 ～ 3（～ 4）mm，边缘膜质；花瓣淡紫色，外面 2 花瓣宽倒卵形，长 0.5 ～ 1 cm，内面 2 花瓣 3 裂至近基部，中裂片匙状圆形，侧裂片较长，长卵形或宽披针形；雄蕊长 4 ～ 7 mm，花丝丝状，扁平，基部宽，花药卵圆形；子房长 5 ～ 8 mm，无毛，柱头 2 裂，裂片外弯。蒴果直立，圆柱形，长 3 ～ 4 cm，两侧扁，在关节处分离，每节具 1 种子；种子扁平，宽倒卵形或卵形，被小疣。花果期 6 ～ 9 月。

| 生境分布 | 生于山地沟谷、田边。分布于内蒙古锡林郭勒盟（太仆寺旗）、乌兰察布市（卓资县）、呼和浩特市（武川县、和林格尔县、土默特左旗）、包头市（九原区、土默特右旗、固阳县）。

| 资源情况 | 野生资源稀少。药材来源于野生。

| 采收加工 | **蒙药** 塔苏日海 – 嘎伦 – 塔巴格：夏、秋季花开时采收，晒干。

| 功能主治 | **蒙药** 塔苏日海 – 嘎伦 – 塔巴格：杀黏，清热，解毒。用于流行性感冒，瘟疫，黄疸，结喉，"发症"，转筋痛，麻疹，炽热，劳热，讧热，毒热。

| 用法用量 | **蒙药** 塔苏日海 – 嘎伦 – 塔巴格：内服煎汤，6 ～ 9 g；或研末，1 ～ 1.5 g。

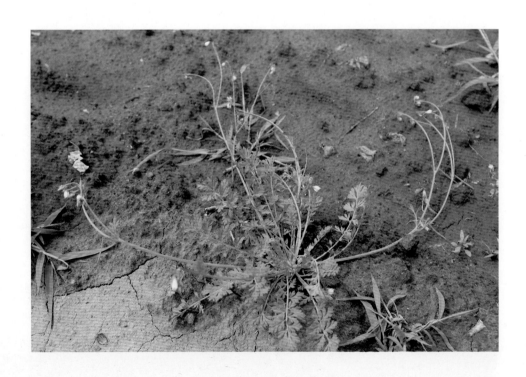

罂粟科 Papaveraceae 荷包牡丹属 Lamprocapnos

# 荷包牡丹 *Lamprocapnos spectabilis* (L.) Fukuhara

| 植物别名 | 滴血的心、鱼儿牡丹、活血草。

| 蒙 文 名 | 哈布塔盖 – 满德日娃。

| 药 材 名 | 荷包牡丹根（药用部位：根茎）。

| 形态特征 | 直立草本，高达 60 cm。茎带紫红色。叶三角形，长（15 ~）20 ~ 30（~ 40）cm，2 回三出全裂，一回裂片具长柄，中裂片柄较侧裂片柄长，二回裂片近无柄，2 或 3 裂，小裂片常全缘，下面被白粉，两面叶脉明显；叶柄长约 10 cm。总状花序长约 15 cm，具（5 ~）8 ~ 11（~ 15）花，于花序轴一侧下垂；花梗长 1 ~ 1.5 cm；苞片钻形或线状长圆形，长 2.5 ~ 3 cm，基部心形；萼片披针形，

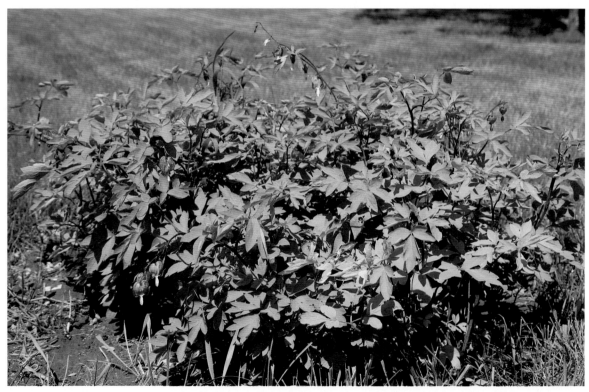

荷包牡丹

玫瑰色，早落；外花瓣紫红色或粉红色，稀白色，下部囊状，囊长约 1.5 cm，具脉纹，上部窄，向下反曲，内花瓣长约 2.2 cm，稍匙形，长 1 ~ 1.5 cm，先端紫色，鸡冠状突起高达 3 mm，爪长圆形或倒卵形，长约 1.5 cm，白色；柱头窄长方形，先端 2 裂，基部近箭形。花期 4 ~ 6 月，果期 5 ~ 6 月。

| 生境分布 | 生于海拔 780 ~ 2 800 m 的湿润草地和山坡。内蒙古各地均有栽培。

| 资源情况 | 无野生资源，栽培资源较少。药材来源于栽培。

| 采收加工 | 夏季采挖，洗净，晒干或鲜用。

| 功能主治 | 祛风，活血，镇痛。用于金疮，疮毒，胃痛。

| 用法用量 | 内服酒煎；或捣汁，酒冲服。

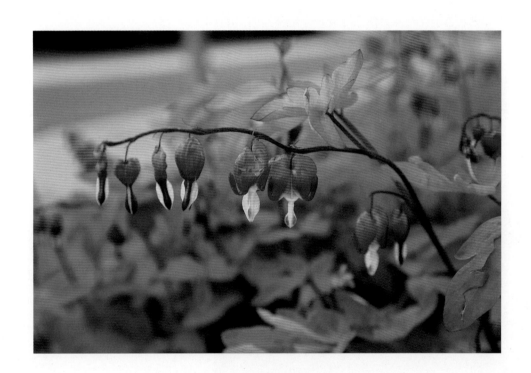

罂粟科 Papaveraceae 紫堇属 Corydalis

# 小黄紫堇 *Corydalis raddeana* Regel

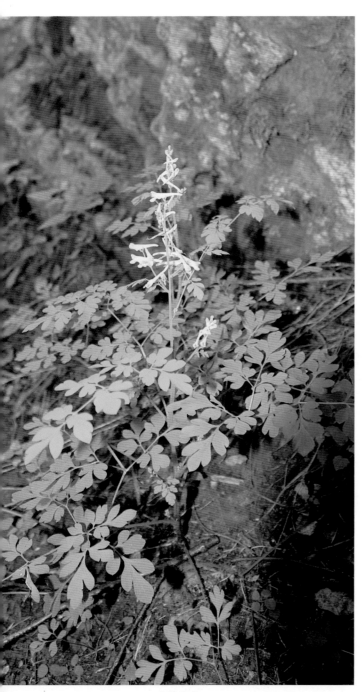

小黄紫堇

| 植物别名 |

黄堇。

| 蒙 文 名 |

希日－浩如海－其其格。

| 药 材 名 |

**中药** 黄花地丁（药用部位：全草）。

**蒙药** 希日－浩如海－其其格（药用部位：全草）。

| 形态特征 |

一年生或二年生草本，全株无毛。茎高达 40 cm，有分枝，具纵棱。叶有长柄，叶片三角形，长、宽均为 5 ~ 10 cm，2 ~ 3 回羽状全裂，一回全裂片常具叶柄，卵状三角形，羽状全裂，二回全裂片具短柄或无柄，卵形，羽状深裂或浅裂，最终小裂片倒卵形、菱状倒卵形或卵形，先端钝圆，具短尖，上面绿色，下面粉绿色。总状花序生于枝顶；苞片披针形，长 2 ~ 3 mm，常全缘；花梗长 1.5 ~ 3 mm，纤细；花瓣黄色，外轮上面 1 片连距长 15 ~ 18 mm，背部具龙骨状突起，距细长，长 7 ~ 10 mm，向末端渐细，直或稍向下，下面 1 片长 6 ~ 8 mm，背部有龙骨状突起，内轮 2 片，先端靠合，瓣片

近矩圆形，爪细长。蒴果狭矩圆形或倒披针形，长 8 ～ 15 mm，宽 1.5 ～ 2 mm，先端圆形，具长约 2 mm 的宿存花柱，基部楔形，种子间常稍缢细，1 行；果梗纤细，长 2 ～ 4 mm。花期 7 ～ 8 月。

| **生境分布** | 生于山地林缘、石崖下。分布于内蒙古呼伦贝尔市（鄂伦春自治旗）、赤峰市（巴林右旗、喀喇沁旗）、乌兰察布市（卓资县）、呼和浩特市（武川县、土默特左旗）。

| **资源情况** | 野生资源较少。药材来源于野生。

| **采收加工** | **中药** 黄花地丁：夏季采收，除去杂质，阴干。

| **功能主治** | **中药** 黄花地丁：清热，解毒，利尿。用于久咳痰喘，尿道炎，膀胱炎，痈疽疔疮。

**蒙药** 希日－浩如海－其其格：清热，平息希拉，愈伤，消肿。用于伏热，希热拉，血热，瘟疫，烧伤等。

| **用法用量** | **中药** 黄花地丁：内服煎汤，3 ～ 6 g。外用适量。

**蒙药** 希日－浩如海－其其格：多配方用。

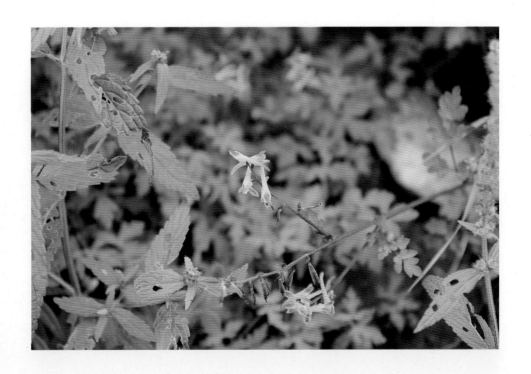

罂粟科 Papaveraceae 紫堇属 Corydalis

# 北紫堇 *Corydalis sibirica* (L. F.) Pers. Syn.

| 蒙 文 名 | 西伯日－好如海－其其格。

| 药 材 名 | **蒙药** 西伯日－好如海－其其格（药用部位：全草）。

| 形态特征 | 多年生草本，高达 50 cm。主根明显，狭圆柱形，向下渐狭；根茎短，具少数纤维状叶残基。茎直立，明显具棱，多分枝。基生叶少数，叶柄长 3 ~ 5 cm，叶片卵形；茎生叶多数，均具叶柄，基部均具叶鞘。总状花序生于茎和分枝先端，长 1.5 ~ 5 cm，具多花，先密后疏；萼片鳞片状，近圆形，边缘撕裂状；花瓣黄色，上花瓣长 7 ~ 8 mm，瓣片舟状卵形，先端渐尖，背部鸡冠状突起高不足 1 mm，下花瓣长 5 ~ 6 mm，鸡冠状突起同上花瓣，中部稍缢缩，下部略呈囊状，基部具短爪，内花瓣长 4 ~ 5 mm；雄蕊束长约 4 mm，花药极小，

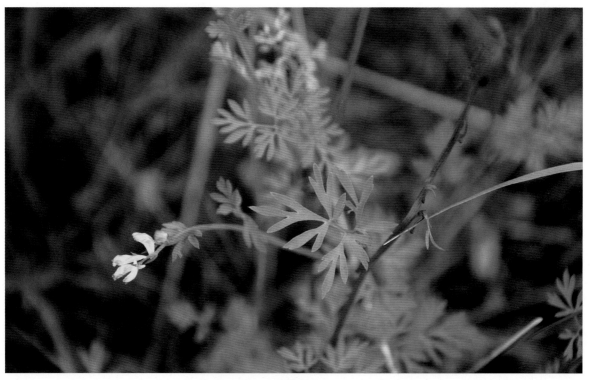

北紫堇

花丝披针形；子房狭倒卵形或狭倒卵状椭圆形，长约 2 mm。蒴果倒卵形，长 7 ~ 10 mm，有 3 ~ 8 种子，排成 2 列；种子近圆形，直径约 1.2 mm，黑色，具光泽。花果期 6 ~ 8 月。

| **生境分布** | 中生植物。生于山地林下、沟谷溪边。分布于内蒙古乌兰察布市（卓资县）、呼和浩特市（回民区、土默特左旗、武川县、新城区）、包头市（固阳县、九原区、石拐区、土默特右旗）、呼伦贝尔市（牙克石市、鄂伦春自治旗）、兴安盟（科尔沁右翼前旗）、锡林郭勒盟（西乌珠穆沁旗）。

| **资源情况** | 野生资源一般。药材来源于野生。

| **采收加工** | **蒙药** 西伯日 – 好如海 – 其其格：夏、秋季花果期采收，除去杂质，阴干。

| **功能主治** | **蒙药** 西伯日 – 好如海 – 其其格：清热，治伤，消肿。用于黏热，流行性感冒，伤热，隐热，烫伤。

| **用法用量** | **蒙药** 西伯日 – 好如海 – 其其格：多配方用。

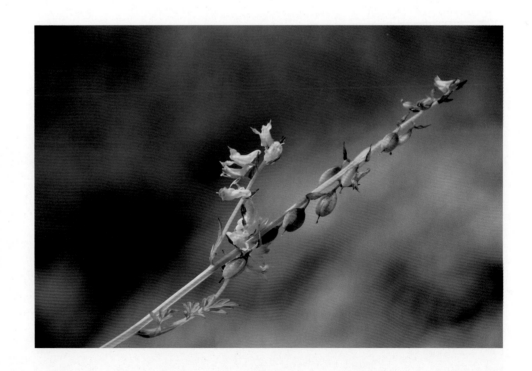

罂粟科 Papaveraceae 紫堇属 Corydalis

# 灰绿黄堇
*Corydalis adunca* Maxim.

| **植物别名** | 旱生黄堇。

| **蒙文名** | 柴布日－浩如海－其其格。

| **药材名** | 黄草花（药用部位：全草）。

| **形态特征** | 多年生草本，全株被白粉，呈灰绿色。直根粗壮，直径 0.5 ～ 1 cm，暗褐色。茎直立，高 20 ～ 40 cm，自基部多分枝，具纵条棱。叶具长叶柄，叶片披针形或卵状披针形，长 3 ～ 8 cm，宽 1.5 ～ 3 cm，2 回单数羽状全裂，一回全裂片 2 ～ 5 对，远离，卵形，具柄，二回小裂片披针形、倒披针形或矩圆形，宽 0.1 ～ 0.2 cm，先端圆钝。花黄色，排列成疏散的顶生总状花序；苞片条形，长 0.3 ～ 0.5 cm；

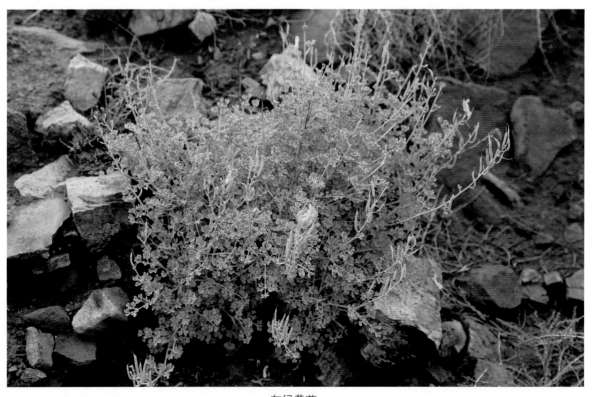

灰绿黄堇

花梗纤细,长 6 ~ 10 mm;萼片三角状卵形,长约 0.2 cm;上面花瓣连距长 1.4 ~ 1.6 cm,先端上举,具小突尖,距短,长 0.3 ~ 0.4 cm,稍内弯,下面花瓣较细,长约 1 cm,先端具小突尖,内面 2 花瓣矩圆形,具细长爪,先端靠合,包围雄蕊和雌蕊;子房条形,长约 0.5 cm,花柱长约 0.4 cm,上部弯曲,柱头膨大,有数个鸡冠状突起。蒴果条形,长 1.5 ~ 2.5 cm,宽约 0.3 cm,直立,先端具长约 0.3cm 的喙;种子扁球形,平滑,亮黑色。花果期 5 ~ 8 月。

| 生境分布 | 生于海拔 1 000 ~ 3 900 m 的干旱山地、河滩地或石缝中。分布于内蒙古乌兰察布市(卓资县)、包头市(土默特右旗)、鄂尔多斯市(鄂托克旗)、巴彦淖尔市(临河区、磴口县、乌拉特中旗、乌拉特后旗)、乌海市、阿拉善盟(阿拉善左旗)。

| 资源情况 | 野生资源较少。药材来源于野生。

| 采收加工 | 夏季花期采收,切段,阴干。

| 药材性状 | 本品为长 28 ~ 35 cm 的全株或为长 0.5 ~ 3 cm 的小段。茎圆柱形,多分枝;表面灰绿色至绿色,具纵棱及纵向细纹;质脆,断面中空或有髓。叶多皱缩或破碎,基生叶与茎下部叶均具长柄;叶片展平后完整者呈倒卵形,长 6 ~ 8 cm,2 回羽状全裂,灰绿色、浅绿色或黄绿色。总状花序位于枝顶,多卷曲或破碎,每花下有 1 披针形苞片,浅绿色;花萼 2,膜质,淡褐色;花冠黄色,有短距,长 0.8 ~ 1.2 cm。蒴果多开裂,果壳绿褐色。气清香,味微涩。

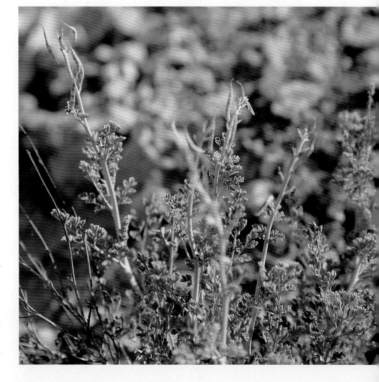

| 功能主治 | 清热解毒,凉血止血。用于肺热、胃火所致鼻疔、咽喉肿痛、齿龈红肿、口舌生疮,血热妄行之出血证等。

| 用法用量 | 内服煎汤,9 ~ 20 g。外用研末,水调后敷出血处。

罂粟科 Papaveraceae 紫堇属 Corydalis

# 齿瓣延胡索 *Corydalis turtschaninovii* Bess.

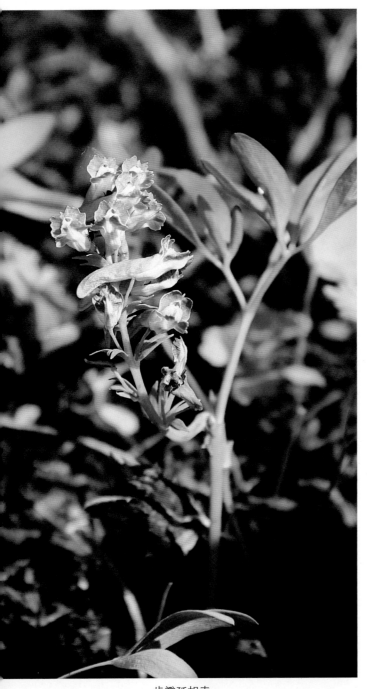

齿瓣延胡索

| 植物别名 |

蓝雀花、狭裂延胡索、元胡。

| 蒙 文 名 |

胡和－浩如海－其其格。

| 药 材 名 |

齿瓣延胡索（药用部位：根茎）。

| 形态特征 |

多年生草本。块茎球状，直径 1 ~ 3 cm，外被数层栓皮，棕黄色或黄褐色，皮内黄色，味苦而麻。茎直立或倾斜，高 10 ~ 30 cm，单一或由下部鳞片叶腋分出 2 ~ 3 枝。叶 2 回三出深裂或全裂，最终裂片披针形或狭卵形，长 1 ~ 5 cm，宽 0.5 ~ 1.5 cm。总状花序密集，具 20 ~ 30 花或更多；苞片半圆形，先端栉齿状半裂或深裂；花蓝色或蓝紫色，长 1 ~ 2.5 cm；花冠唇形，4 瓣，2 轮，基部联合，外轮上瓣最大，瓣片边缘具微波状牙齿，先端微凹，中具一明显的突尖，基部延伸成长距，内轮 2 较狭小，先端联合，包围雄蕊及柱头；雄蕊 6，3 枚成 1 束；雌蕊 1，花柱细长。蒴果线形或扁圆柱形，长 0.7 ~ 2.5 cm，柱头宿存，

成熟时 2 瓣裂；种子细小，多数，黑色，扁肾形。花期 4 ~ 5 月，果期 5 ~ 6 月。

| 生境分布 | 生于疏林下或林缘灌丛、山坡潮湿地。分布于内蒙古呼伦贝尔市（额尔古纳市、扎兰屯市、鄂伦春自治旗、牙克石市）、兴安盟（阿尔山市）、赤峰市（巴林左旗）、呼和浩特市（武川县）。

| 资源情况 | 野生资源稀少。药材来源于栽培。

| 采收加工 | 夏初茎叶枯萎时采挖，除去须根，洗净，置沸水中煮至恰无白心时，取出，晒干。

| 功能主治 | 辛、苦，温。活血，散瘀，理气，止痛。用于胃痛，胸腹痛，疝痛，痛经，月经不调，产后瘀血腹痛，跌打损伤。

| 用法用量 | 内服煎汤，8 ~ 15 g；或入丸、散剂。

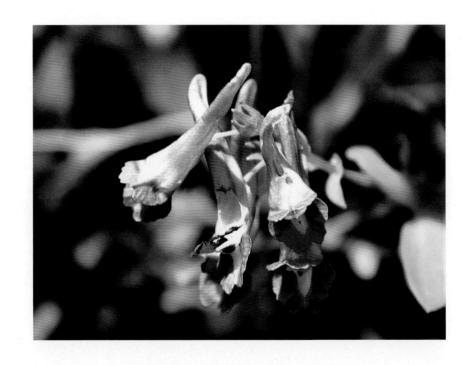

白花菜科 Cleomaceae 醉蝶花属 Tarenaya

# 醉蝶花 *Tarenaya hassleriana* (Chodat) Iltis

| 植物别名 | 西洋白菜花、紫龙须。

| 蒙 文 名 | 额日渤海音 – 浩日。

| 药 材 名 | 醉蝶花（药用部位：全草）。

| 形态特征 | 一年生粗壮草本，高 1 ~ 1.5 m。掌状复叶具 5 ~ 7 小叶，近花序的
常较少，小叶草质，椭圆状披针形或倒披针形，先端渐窄，基部楔形，
下延，中间小叶长 4 ~ 6 cm，宽 1 ~ 2.5 cm，侧生小叶渐小，侧脉
10 ~ 15 对；托叶刺状；叶柄长 2 ~ 10 cm，常有淡黄色皮刺。总状
花序顶生，长达 40 cm；苞片叶状，单生，无柄；花梗长 2 ~ 3.5 cm；
萼片长约 5 mm；花瓣红色、淡红色或白色，爪长 0.5 ~ 2 cm，无

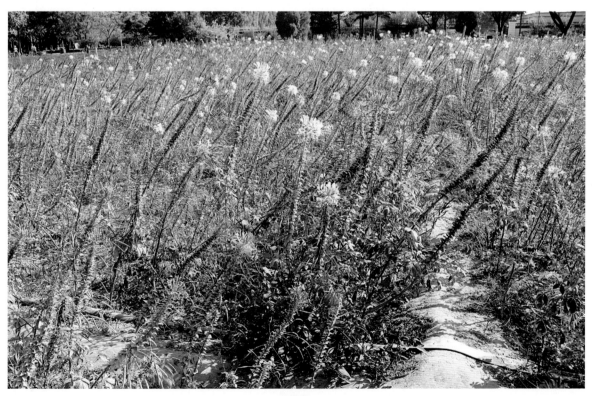

醉蝶花

毛，瓣片倒卵状匙形，长 1 ～ 1.5 cm；雄蕊 6，花丝长 3.5 ～ 4 cm；雌雄蕊柄长 1 ～ 3 mm；雌蕊柄长 4 ～ 5 cm；子房无毛。果实长 5 ～ 6.5 cm，中部直径约 4 mm，密布网状纹；种子褐色，直径约 2 mm，近平滑。花期初夏，果期夏末秋初。

| **生境分布** | 中生植物。生于砂壤土、带黏质的土壤、碱性土中。内蒙古各地均有栽培。

| **资源情况** | 无野生资源，栽培资源较少。药材来源于栽培。

| **采收加工** | 夏、秋季采收，除去泥沙，晒干。

| **功能主治** | 祛风散寒，杀虫止痒。

| **用法用量** | 内服煎汤，15 ～ 30 g。

| **附　　注** | 本种原产于热带美洲，喜高温，较耐暑热，忌寒冷，喜湿润土壤。

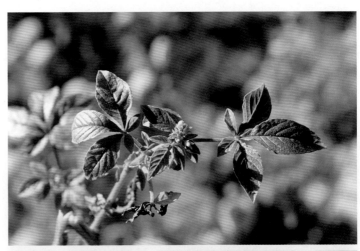

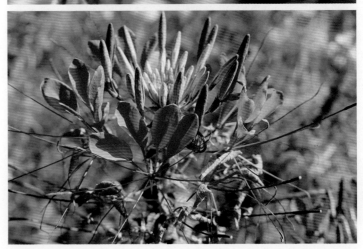

十字花科 Cruciferae 芸薹属 Brassica

# 甘蓝
*Brassica oleracea* L. var. *capitata* L.

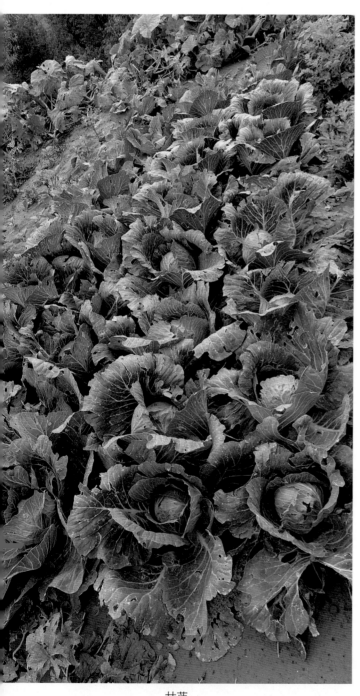

甘蓝

| 植物别名 |

卷心菜、圆白菜、疙瘩白。

| 蒙 文 名 |

布格仍黑－额希图－诺高。

| 药 材 名 |

甘蓝（药用部位：叶）。

| 形态特征 |

二年生草本，被粉霜。一年生茎肉质，矮而粗壮，不分枝。基生叶多数，质厚，层层包裹成球状体，直径 10～30 cm，乳白色或淡绿色。二年生茎分枝，具茎生叶。基生叶及下部茎生叶长圆状倒卵形或圆形，长达 30 cm，叶柄有宽翅；上部茎生叶卵形或长圆形，基部抱茎。总状花序顶生或腋生；萼片直立，窄长圆形，长 5～7 mm；花瓣淡黄色，长倒卵形或近圆形，长 1.3～1.5 cm，先端微凹，基部爪长 5～7 mm。长角果圆柱形，长 6～9 cm，两侧稍扁，喙圆锥形，长 0.6～1 cm；果柄直立开展；种子球形，棕色。花期 4 月，果期 5 月。

| 生境分布 | 中生植物。内蒙古阴山地区较为广泛栽培。

| 资源情况 | 栽培资源较丰富。药材来源于栽培。

| 采收加工 | 夏、秋季采收，鲜用。

| 功能主治 | 用于胃及十二指肠溃疡。

| 用法用量 | 内服绞汁饮，200 ～ 300 ml；或适量拌食、煮食。

| 附　　注 | 本种对土壤的选择不是很严格，但适宜在腐殖质丰富的黏壤土或砂壤土中种植。

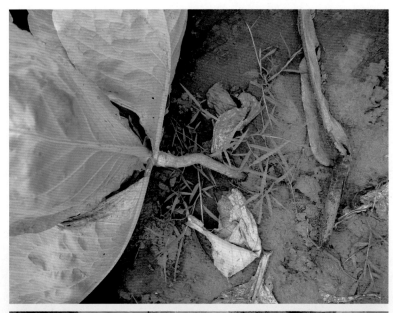

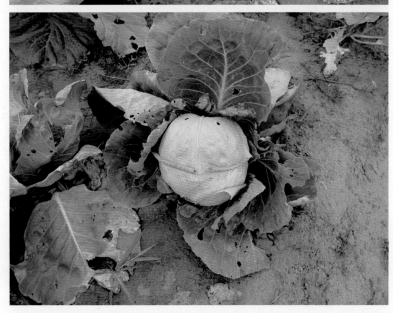

十字花科 Cruciferae 芸薹属 *Brassica*

# 擘蓝
*Brassica caulorapa* Pasq.

| **植物别名** | 芥兰头、玉头、茎蓝。 |

| **蒙 文 名** | 布格仍黑－额希图－诺高。 |

| **药 材 名** | **中药** 茎蓝（药用部位：球茎、叶、种子）。 |
| | **蒙药** 布格仍黑－额希图－诺高（药用部位：球茎、叶、种子）。 |

| **形态特征** | 二年生草本。植株光滑无毛，具白粉。叶片集生于球茎的顶部，具长柄；叶片卵圆形至长圆形，长 10 ～ 25 cm，叶片基部两侧有 1 ～ 2 裂片，边缘具不规则牙齿；第 2 年生茎伸长，高 30 ～ 80 cm，茎生叶长椭圆形或宽披针形，长 8 ～ 11 cm，宽 2 ～ 4 cm，叶缘具疏齿，或凹波状，基部渐狭，呈翅状，无柄，但不抱茎。总状花序生枝顶，开花后花序轴渐延伸，花大，排列疏松；萼片 4，宽披针形，光滑 |

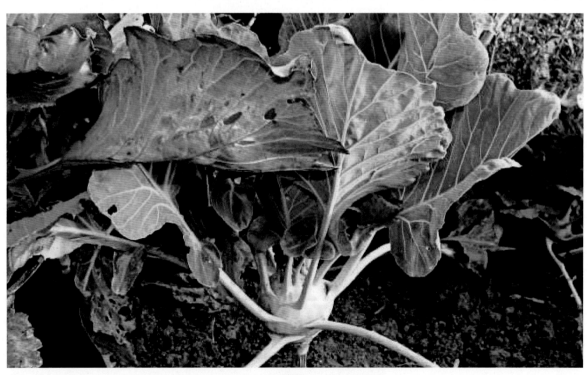

擘蓝

无毛，直立，基部略呈囊状；花瓣乳黄色，长倒卵形，长 1.8 ~ 2 cm，基部具爪，长约 1 cm；雄蕊 6，外侧 2 雄蕊稍短，长雄蕊长 1.3 cm，短雄蕊长 1 cm；雌蕊 1，子房圆柱形，花柱不明显，柱头头状。长角果长圆形，先端具短喙；种子球形。花期 4 ~ 5 月，果期 5 ~ 6 月。

| **生境分布** | 内蒙古各地均有栽培。

| **资源情况** | 栽培资源丰富。药材来源于栽培。

| **采收加工** | **中药** 芜蓝：秋季采挖球茎，除去茎叶及须根，削去外皮，鲜用或晒干；夏、秋季采收叶，洗去泥土，鲜用，或阴干；夏季果实成熟时采收果实，晒干，打下种子，除去杂质，晒干。
**蒙药** 布格仍黑 – 额希图 – 诺高：同"芜蓝"。

| **功能主治** | **中药** 芜蓝：球茎，甘、辛，凉。利水消肿，健脾除湿，化痰，止渴。用于脾虚浮肿，膈中痰饮，小便淋浊，大肠下血；外用于脑漏，中风不语，无名肿毒。叶、种子，辛、微甘，平。消食积，化痰饮，解毒。用于食积，痰积，恶疮。

| **用法用量** | **中药** 芜蓝：球茎，内服煎汤，30 ~ 60 g；或鲜品适量，生食。外用适量，研末吹鼻；或捣敷。叶、种子，内服煎汤，6 ~ 12 g；叶亦可煮食。外用适量，研末调敷。
**蒙药** 布格仍黑 – 额希图 – 诺高：同"芜蓝"。

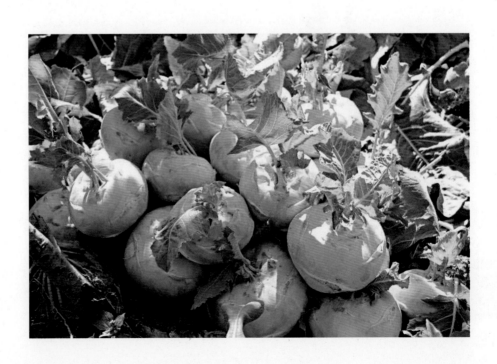

十字花科 Cruciferae 芸薹属 Brassica

# 芥菜
*Brassica juncea* (L.) Czern. et Coss. var. *juncea*

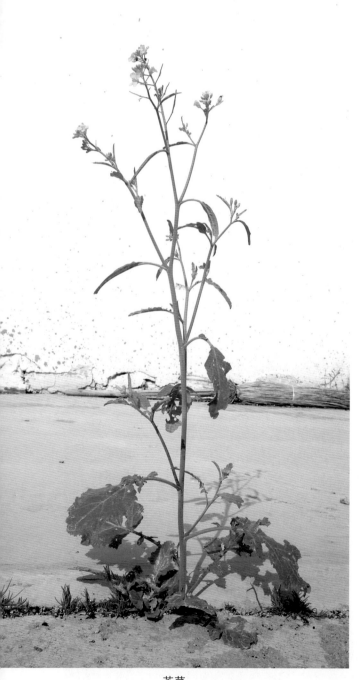

芥菜

| 植物别名 |

芥、大芥、油芥菜。

| 蒙 文 名 |

钙母。

| 药 材 名 |

芥菜（药用部位：茎、叶）、芥子（药用部位：种子）。

| 形态特征 |

一年生或二年生草本，高 30 ~ 150 cm。常无毛，有时幼茎及叶具刺毛，带粉霜，有辣味；茎直立，有分枝。基生叶宽卵形至倒卵形，长 15 ~ 35 cm，先端圆钝，基部楔形，大头羽裂，具 2 ~ 3 对裂片，或不裂，边缘均有缺刻或牙齿，叶柄长 3 ~ 9 cm，具小裂片；茎下部叶较小，边缘有缺刻或牙齿，有时具圆钝锯齿，不抱茎；茎上部叶窄披针形，长 2.5 ~ 5 cm，宽 4 ~ 9 mm，边缘具不明显疏齿或全缘。总状花序顶生，花后延长；花黄色，直径 7 ~ 10 mm；花梗长 4 ~ 9 mm；萼片淡黄色，长圆状椭圆形，长 4 ~ 5 mm，直立开展；花瓣倒卵形，长 8 ~ 10 mm，爪长 4 ~ 5 mm。长角果线形，

长 3 ~ 5.5 cm，宽 2 ~ 3.5 mm，果瓣具 1 突出中脉；喙长 6 ~ 12 mm；果柄长 5 ~ 15 mm；种子球形，直径约 1 mm，紫褐色。花期 5 ~ 6 月，果期 7 ~ 8 月。

| **生境分布** | 内蒙古各地均有栽培。

| **资源情况** | 栽培资源丰富。药材来源于栽培。

| **采收加工** | 芥菜：夏季采收，鲜用或晒干。
芥子：7 ~ 9 月果实成熟时割取全株，晒干，打下种子，晒干。

| **药材性状** | 芥菜：本品嫩茎呈圆柱形，黄绿色，有分枝，折断面髓部占大部分，类白色，海绵状。叶片常破碎，完整叶片宽披针形，长 3 ~ 6 cm，宽 1 ~ 2 cm；深绿色、黄绿色或枯黄色，全缘或具粗锯齿，基部下延，呈狭翅状；叶柄短，不抱茎。气微，搓之有辛辣气味。

芥子：本品较小，直径 1 ~ 2 mm。表面黄色至棕黄色，少数为暗红棕色。研碎后水浸则产生辛烈的特异臭气。

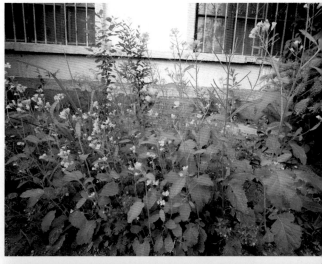

| **功能主治** | 芥菜：辛，温。归肺经。利肺豁痰，消肿散结。用于寒饮咳嗽，痰滞气逆，胸膈满闷，石淋，牙龈肿烂，乳痈，痔肿，冻疮，漆疮。

芥子：辛，温。归肺经。温肺豁痰利气，散结通络止痛。用于寒痰咳嗽，胸胁胀痛，痰滞经络，关节麻木、疼痛，痰湿流注，阴疽肿毒。

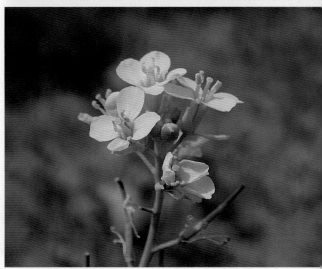

| **用法用量** | 芥菜：内服煎汤，10 ~ 15 g；或用鲜品捣汁。外用适量，煎汤熏洗；或烧存性，研末敷。

芥子：内服煎汤，3 ~ 9 g；或鲜品捣汁。外用适量，煎汤熏洗；或烧存性，研末敷。

十字花科 Cruciferae 芸薹属 Brassica

# 根用芥

*Brassica juncea* (L.) Czern. et Coss. var. *megarrhiza* Tsen et Lée

| 植物别名 | 芥菜疙瘩、芥疙瘩、辣疙瘩。

| 蒙文名 | 萨日莫格。

| 药材名 | 芥菜（药用部位：块根）、芥子（药用部位：种子）。

| 形态特征 | 二年生草本。块根肉质肥大，坚实，圆锥形，顶部不缩小，淡褐白色，下面生多数须根。基生叶及下部茎生叶长圆状卵形，长 20 ~ 30 cm，有粗齿，稍具粉霜。总状花序顶生；萼片长圆形；花瓣鲜黄色，倒披针形，有短爪。长角果线形，果瓣具 1 明显中脉；种子球形，浅黄棕色，近种脐处黑色，有细网状窠穴。花期 4 ~ 5 月，果期 5 ~ 6 月。

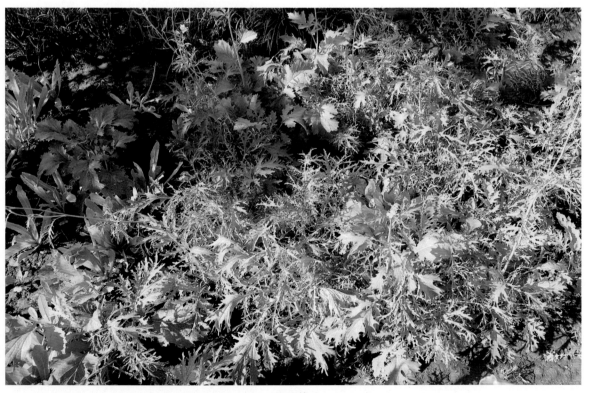

根用芥

| 生境分布 | 中生植物。内蒙古阴山地区有少量栽培。

| 资源情况 | 栽培资源较丰富。药材来源于栽培。

| 采收加工 | 芥菜：秋季采挖，鲜用或晒干。
芥子：夏末秋初果实成熟时采收全株，晒干，打下种子，筛去杂质。

| 功能主治 | 芥菜：利肺豁痰，消肿散结。用于寒饮咳嗽，痰滞气逆，胸膈满闷，石淋，牙龈肿烂，乳痈，痔肿，冻疮，漆疮。
芥子：温肺豁痰利气，散结通络止痛。用于寒痰，咯痰，胸胁胀痛，痰滞经络，关节麻木、疼痛，痰湿流注，阴疽肿痛。

| 用法用量 | 芥菜：内服煎汤，10 ~ 15 g；或鲜品捣汁饮。外用适量，煎汤熏洗；或烧存性，研末敷。
芥子：内服煎汤，3 ~ 9 g；或入丸、散剂。外用适量，研末调敷。

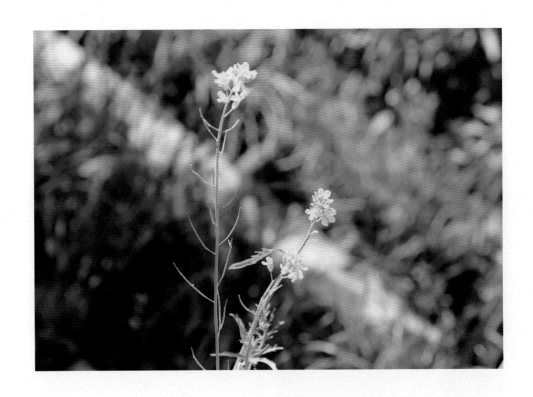

十字花科 Cruciferae 芸薹属 Brassica

# 油芥菜

*Brassica juncea* (L.) Czern. et Coss. var. *gracilis* Tsen et Lée

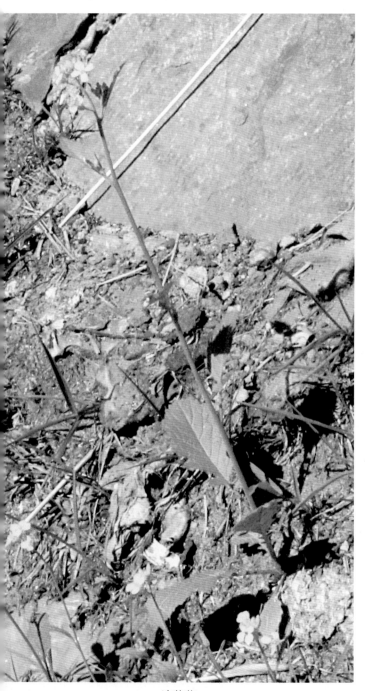

油芥菜

| 植物别名 |

芥菜型油菜、高油菜。

| 蒙 文 名 |

陶森 – 闹高。

| 药 材 名 |

**中药** 芥子（药用部位：种子）。

**蒙药** 陶森 – 钙母（药用部位：种子）。

| 形态特征 |

一年生或二年生草本，高 30 ~ 120 cm。幼茎及叶具刺毛，带粉霜，有辣味，茎直立，上部分枝。基生叶长圆形或倒卵形，边缘有重锯齿或缺刻，大头羽裂，常有 1 ~ 3 小裂片，边缘有重锯齿或缺刻；茎下部叶较小，具叶柄；茎上部叶最小，有短柄，披针形，全缘。花黄色；萼片开展，淡黄绿色。长角果细圆柱形，先端有细柱形的喙，喙长 6 ~ 12 mm；种子近球形。花期 5 ~ 6月，果期 7 ~ 8 月。

| 生境分布 |

内蒙古乌兰察布市和巴彦淖尔市广泛栽培。

| 资源情况 | 栽培资源丰富。药材来源于栽培。

| 采收加工 | **中药** 芥子：夏、秋季果实成熟时采挖全株，晒干，打下种子，除去杂质，晒干。
**蒙药** 陶森－钙母：同"芥子"。

| 药材性状 | **中药** 芥子：本品较小，直径 1 ~ 2 mm。表面黄色至棕黄色，少数为暗红棕色。研碎后水浸则产生辛烈的特异臭气。
**蒙药** 陶森－钙母：同"芥子"。

| 功能主治 | **中药** 芥子：辛，温。归肺经。温肺豁痰利气，散结通络止痛。用于寒痰咳嗽，胸胁胀痛，痰滞经络，关节麻木、疼痛，痰湿流注，阴疽肿毒。
**蒙药** 陶森－钙母：辛，平，固、重。利尿，强壮，止呕，解毒，祛"协日乌素"。用于小便不利，便秘，阳痿，身体虚弱，"协日乌素"病，中毒呕吐，黏病。

| 用法用量 | **中药** 芥子：内服煎汤，3 ~ 9 g；外用适量，研末用醋调敷。
**蒙药** 陶森－钙母：多配方用。

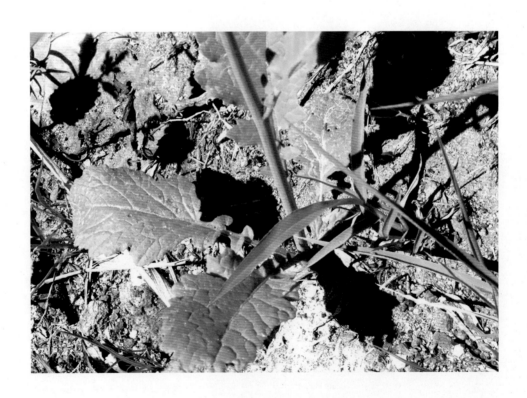

十字花科 Cruciferae 芸薹属 Brassica

# 花椰菜

*Brassica oleracea* L. var. *botrytis* L.

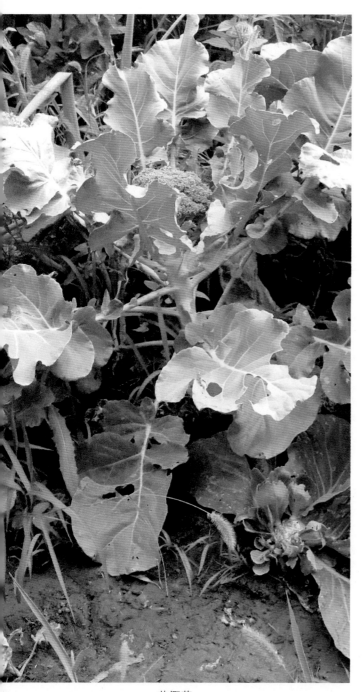

花椰菜

| 植物别名 |

花菜、菜花、椰菜花。

| 蒙 文 名 |

闹高音 – 其其格。

| 药 材 名 |

花椰菜（药用部位：花序）。

| 形态特征 |

二年生草本，高 60 ~ 90 cm，被粉霜。茎直立，粗壮，有分枝。基生叶及茎下部叶长圆形至椭圆形，长 2 ~ 3.5 cm，灰绿色，先端圆形，开展，不卷心，全缘或具细牙齿，有时叶片下延，具数个小裂片，呈翅状；叶柄长 2 ~ 3 cm；茎中、上部叶较小且无柄，长圆形至披针形，抱茎。茎先端有 1 由总花梗、花梗和未发育的花芽密集成的乳白色肉质头状体；总状花序顶生及腋生；花淡黄色，后变成白色。长角果圆柱形，长 3 ~ 4 cm，有 1 中脉，喙下部粗、上部细，长 10 ~ 12 mm；种子宽椭圆形，长近 2 mm，棕色。花期 4 月，果期 5 月。

| **生境分布** | 内蒙古部分地区有少量栽培。

| **资源情况** | 栽培资源较少。药材来源于栽培。

| **采收加工** | 5 月 10 日前后至 5 月 25 日采收，鲜用或晒干。

| **功能主治** | 甘，平。补髓，利关节，壮筋骨，利五脏，调六腑，清热止痛，抗肿瘤。用于感冒，坏血病，心血管疾病。

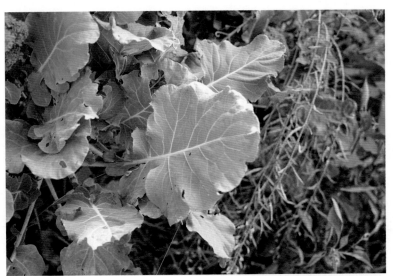

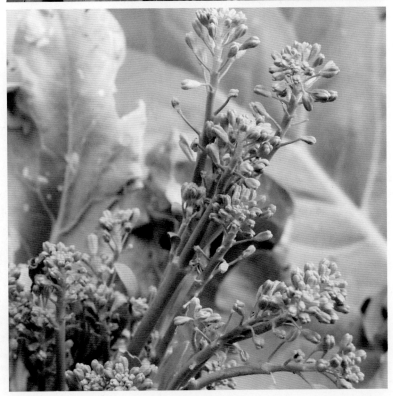

十字花科 Cruciferae 芸薹属 Brassica

# 青菜

*Brassica rapa* L.var. *chinensis* (Linnaeus) Kitamura

| **植物别名** | 小油菜、小白菜、小青菜。

| **蒙 文 名** | 胡和－闹高。

| **药 材 名** | 菘菜（药用部位：叶）、菘菜子（药用部位：种子）。

| **形态特征** | 一年生或二年生草本，高 25 ~ 70 cm，无毛，带粉霜。根粗，坚硬，常为纺锤形块根，先端常有短根颈。茎直立，有分枝。基生叶倒卵形或宽倒卵形，长 20 ~ 30 cm，坚实，深绿色，有光泽，基部渐狭成宽柄，全缘或有不明显圆齿、波状齿，中脉白色，宽达 1.5 cm，有多条纵脉，叶柄长 3 ~ 5 cm，有或无窄边；下部茎生叶和基生叶相似，基部渐狭成叶柄；上部茎生叶倒卵形或椭圆形，长 3 ~ 7 cm，宽 1 ~ 3.5 cm，基部抱茎，宽展，两侧有垂耳，全缘，微带粉霜。

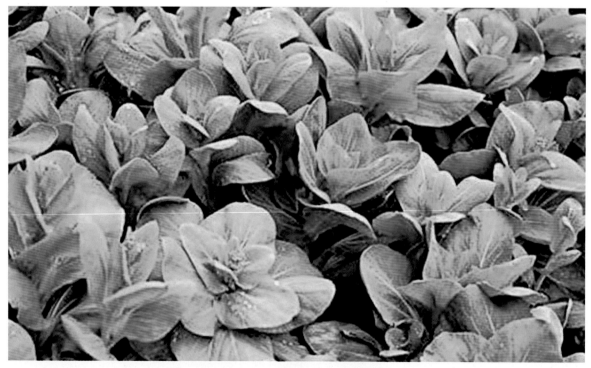

青菜

总状花序顶生，呈圆锥状；花浅黄色，初长约 1 cm，授粉后长达 1.5 cm；花梗细，与花等长或较花短；萼片长圆形，长 3 ~ 4 mm，直立开展，白色或黄色；花瓣长圆形，长约 5 mm，先端圆钝，有脉纹，具宽爪。长角果线形，长 2 ~ 6 cm，宽 3 ~ 4 mm，坚硬，无毛，果瓣有明显中脉及网结侧脉；喙先端细，基部宽，长 8 ~ 12 mm；果柄长 8 ~ 30 mm；种子球形，直径 1 ~ 1.5 mm，紫褐色，有蜂窝纹。花期 6 月，果期 7 ~ 8 月。

| **生境分布** | 内蒙古各地均有栽培。

| **资源情况** | 栽培资源丰富。药材来源于栽培。

| **采收加工** | 菘菜：5 ~ 6 月采收。
菘菜子：7 ~ 8 月种子成熟时，于晴天早晨割取植株，割取后置席上干燥 2 天，充分干燥后打下种子，清理并干燥 1 ~ 2 天，贮存。

| **功能主治** | 菘菜：甘，凉。归肺、胃、大肠经。解热除烦，生津止渴，清肺消痰，通利肠胃。用于肺热咳嗽，消渴，便秘，食积，丹毒，漆疮。
菘菜子：甘，平。归肺、胃经。清肺化痰，消食，解酒。用于痰热咳嗽，食积，醉酒。

| **用法用量** | 菘菜：内服适量，煮食；或捣汁饮。外用适量，捣敷。
菘菜子：内服煎汤，5 ~ 10 g；或入丸、散剂。

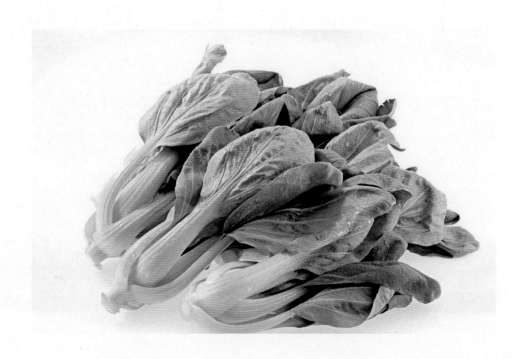

十字花科 Cruciferae 芸薹属 Brassica

# 白菜

*Brassica rapa* L. var. *glabra* Regel

| **植物别名** | 大白菜、京白菜、长白菜。

| **蒙 文 名** | 查干-闹高。

| **药 材 名** | **中药** 黄芽白菜（药用部位：叶、根）。
　　　　　　**蒙药** 查干-闹高（药用部位：叶、根）。

| **形态特征** | 一年生或二年生草本，高 40 ~ 60 cm，常全株无毛，有时叶下面中脉上有少数刺毛。基生叶多数，大形，倒卵状长圆形至宽倒卵形，长 30 ~ 60 cm，宽不及长的一半，先端圆钝，边缘皱缩，波状，有时具不明显牙齿，中脉白色，很宽，有多数粗壮侧脉；叶柄白色，扁平，边缘有具缺刻的宽薄翅；上部茎生叶长圆状卵形、长圆状披针形至长披针形，长 2.5 ~ 7 cm，先端圆钝至短急尖，全缘或有裂齿，

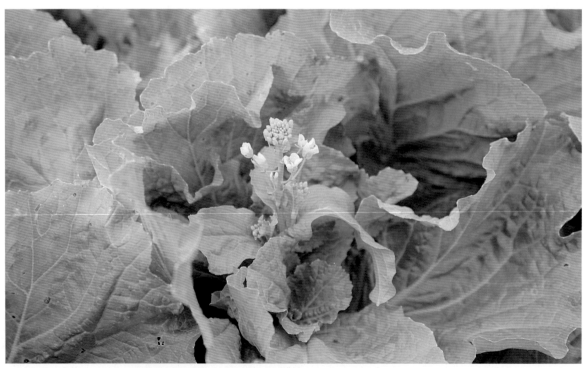

白菜

有柄或抱茎，有粉霜。花鲜黄色，直径 1.2 ~ 1.5 cm；萼片长圆形或卵状披针形，长 4 ~ 5 mm，直立，淡绿色至黄色；花瓣倒卵形，长 7 ~ 8 mm，基部渐窄成爪。长角果较粗短，长 3 ~ 6 cm，宽约 3 mm，两侧压扁，直立，先端圆；果柄开展或上升，长 2.5 ~ 3 cm，较粗；种子球形，直径 1 ~ 1.5 mm，棕色。花期 5 ~ 6 月，果期 6 ~ 7 月。

| 生境分布 | 内蒙古各地均有栽培。

| 资源情况 | 栽培资源丰富。药材来源于栽培。

| 采收加工 | **中药** 黄芽白菜：夏、秋季采挖根，除去泥沙，洗净，晒干；夏、秋季采收叶，鲜用。

**蒙药** 查干 - 闹高：同"黄芽白菜"。

| 药材性状 | **中药** 黄芽白菜：本品叶呈圆球形、椭圆形或长圆锥形，茎缩短，肉质，类白色，被层层包叠的基生叶包裹。基生叶倒宽卵形、长圆形，长 30 ~ 60 cm，宽约为长的一半。外层叶片绿色，内层叶片淡黄白色至白色，先端钝圆，具波状缘或细齿，中脉宽，细脉明显，呈凹凸不平的网状，叶片上端较薄，下部较厚，肉质，折断有筋脉。干燥叶黄棕色。气微，味淡。

**蒙药** 查干 - 闹高：同"黄芽白菜"。

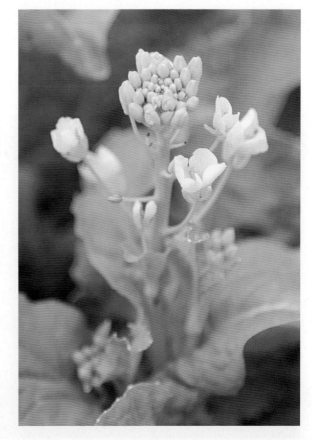

| 功能主治 | **中药** 黄芽白菜：甘、微酸，平、微寒。利肠胃，安五脏，除烦热，解酒毒，消食下气，止咳中和，利小便。

**蒙药** 查干 - 闹高：通利肠胃，养胃中和，利小便。

| 用法用量 | **中药** 黄芽白菜：内服煮食；或捣汁饮。

# 芸薹

*Brassica rapa* L. var. *oleifera* de Candolle

| **植物别名** | 油菜。

| **蒙 文 名** | 陶森－闹高。

| **药 材 名** | 芸薹（药用部位：全草）、芸薹子（药用部位：种子）、芸薹子油（药材来源：种子榨取的油）。

| **形态特征** | 一年生草本，高 30 ～ 90 cm。茎粗壮，直立，分枝或不分枝，无毛或近无毛，稍带粉霜。基生叶大头羽裂，顶裂片圆形或卵形，边缘有不整齐弯缺牙齿，侧裂片 1 至数对，卵形；叶柄宽，长 2 ～ 6 cm，基部抱茎；下部茎生叶羽状半裂，长 6 ～ 10 cm，基部扩展且抱茎，两面有硬毛及缘毛；上部茎生叶长圆状倒卵形、长圆形或长圆状披针形，基部心形，抱茎，两侧有垂耳，全缘或有波状细齿。总状花序在花期呈伞房状，以后伸长；花鲜黄色，直径 7 ～ 10 mm；萼片

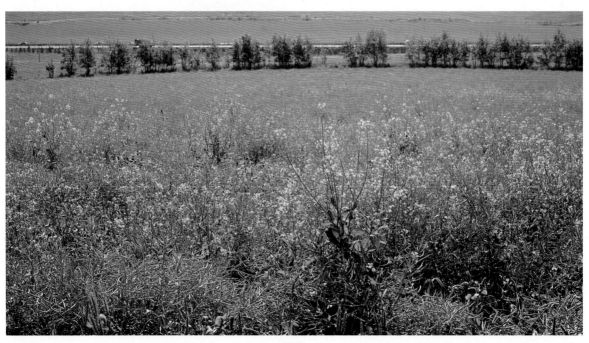

芸薹

长圆形，长 3 ~ 5 mm，直立开展，先端圆形，边缘透明，稍有毛；花瓣倒卵形，长 7 ~ 9 mm，先端近微缺，基部有爪。长角果线形，长 3 ~ 8 cm，宽 2 ~ 4 mm，果瓣有中脉及网纹，萼直立；果柄长 5 ~ 15 mm；种子球形，直径约 1.5 mm，紫褐色。花期 6 ~ 7 月，果期 7 ~ 8 月。

| **生境分布** | 内蒙古呼伦贝尔市（额尔古纳市、根河市、陈巴尔虎旗、鄂温克族自治旗、海拉尔区、牙克石市）、包头市（土默特右旗、达尔罕茂明安联合旗）等有栽培。

| **资源情况** | 栽培资源丰富。药材来源于栽培。

| **采收加工** | 芸苔：6 ~ 7 月采收，多鲜用。

芸苔子：8 ~ 9 月种子成熟时割取地上部分，晒干，打落种子，除去杂质，晒干。

| **药材性状** | 芸苔：本品茎粗壮，直立，分枝或不分枝，无毛或近无毛。基生叶大头羽裂，顶裂片圆形或卵形，边缘有不整齐弯缺牙齿，侧裂片 1 至数对，卵形；叶柄宽，长 2 ~ 6 cm，基部抱茎；下部茎生叶羽状半裂，长 6 ~ 10 cm，基部扩展且抱茎，两面有硬毛及缘毛；上部茎生叶长圆状倒卵形、长圆形或长圆状披针形，基部心形，抱茎，两侧有垂耳，全缘或有波状细齿。

芸苔子：本品近球形，直径 1.5 ~ 2 mm；表面红褐色或棕黑色，放大镜下观察具有网状纹理，一端具黑色圆点状种脐；破开种皮内有子叶 2，肥厚，乳黄色，富油质，沿中脉相对折，胚根位于 2 纵折的子叶之间。气微，味淡。以子粒饱满、色泽光亮者为佳。

| **功能主治** | 芸苔：辛、甘，平。归肝、大肠经。凉血散血，解毒消肿。用于血痢，丹毒，热毒疮肿，乳痈，风疹，吐血。

芸苔子：辛、甘，平。归肺、肝、脾经。行血散结消肿。用于劳伤吐血，血痢，丹毒，热毒疮，乳痈。

芸苔子油：辛、甘，平。解毒消肿，润肠。用于风疮，痈肿，烫火伤，便秘。

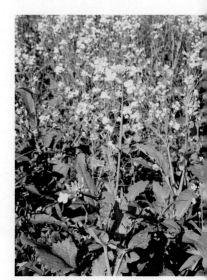

| **用法用量** | 芸苔：内服煮食，30 ~ 300 g；或捣汁，20 ~ 100 ml。外用适量，煎汤洗；或捣敷。

芸苔子：内服煎汤，5 ~ 10 g；或入丸、散剂。外用适量，研末调敷。

芸苔子油：内服，10 ~ 15 ml。外用适量，涂搽。

十字花科 Cruciferae 芝麻菜属 Eruca

# 芝麻菜
*Eruca vesicaria* (Linnaeus) Cavanilles subsp. *sativa* (Miller) Thellun

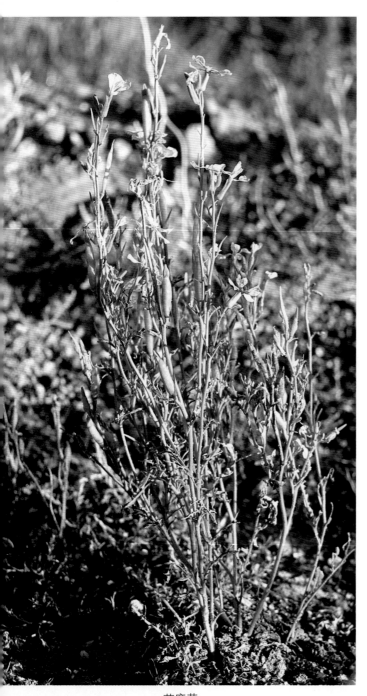

芝麻菜

| 植物别名 |

臭芥、臭萝卜。

| 蒙 文 名 |

麻吉－闹高。

| 药 材 名 |

芝麻菜（药用部位：种子）。

| 形态特征 |

一年生草本，高 20 ～ 90 cm。茎直立，上部常分枝，疏生硬长毛或近无毛。基生叶及下部叶大头羽状分裂或不裂，长 4 ～ 7 cm，宽 2 ～ 3 cm，顶裂片近圆形或短卵形，有细齿，侧裂片卵形或三角状卵形，全缘，仅下面脉上疏生柔毛；叶柄长 2 ～ 4 cm；茎上部叶无柄，具 1 ～ 3 对裂片，顶裂片卵形，侧裂片长圆形。总状花序有多数疏生花；花直径 1 ～ 1.5 cm；花梗长 2 ～ 3 mm，具长柔毛；萼片长圆形，长 8 ～ 10 mm，带棕紫色，外面有蛛丝状长柔毛；花瓣黄色，后变白色，有紫纹，短倒卵形，长 1.5 ～ 2 cm，基部有窄线形长爪。长角果圆柱形，长 2 ～ 3 cm，果瓣无毛，有 1 隆起中脉，喙剑形，扁平，长 5 ～ 9 mm，先端尖，有 5 纵脉；果柄长

2 ~ 3 mm；种子近球形或卵形，直径 1.5 ~ 2 mm，棕色，有棱角。花果期 6 ~ 8 月。

| **生境分布** | 常混生于亚麻地中，也有少量逸生种。分布于内蒙古锡林郭勒盟、乌兰察布市（察哈尔右翼前旗、兴和县）、巴彦淖尔市（五原县）、鄂尔多斯市（乌审旗）、包头市（固阳县、土默特右旗）、阿拉善盟（额济纳旗）。内蒙古有少量栽培。

| **资源情况** | 野生资源较少。药材来源于野生。

| **采收加工** | 8 月种子成熟时割取全株，晒干，打下种子。

| **药材性状** | 本品近球形或卵圆形，直径 1.5 ~ 2 mm。表面黄棕色，微有光泽，具细密的纹理和 2 纵列的浅槽，除去种皮可见肥厚的子叶 2，具油性。气微，味微辛、苦。

| **功能主治** | 辛、苦，大寒。利水，化痰，定喘。用于肺痈，咳喘气逆，水肿，腹水。

| **用法用量** | 内服煎汤，6 ~ 12 g；或入丸、散剂，量酌减。

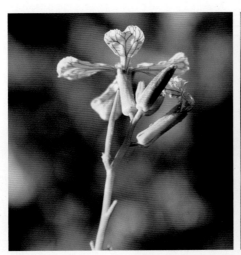
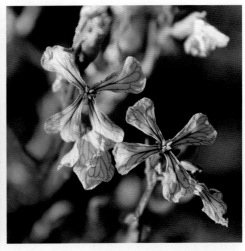

十字花科 Cruciferae 萝卜属 Raphanus

# 萝卜
*Raphanus sativus* L.

| 植物别名 | 莱菔、大萝卜。

| 蒙 文 名 | 老棒。

| 药 材 名 | **中药** 莱菔（药用部位：鲜根）、地骷髅（药用部位：老根）、莱菔叶（药用部位：基生叶）、莱菔子（药用部位：种子）。
**蒙药** 老棒（药用部位：鲜根、种子）。

| 形态特征 | 二年生草本。根肉质，形状、大小和颜色多变化，一般为圆锥形、球形或圆柱形，白色、绿色或红色等。茎直立，高达 1 m，常分枝，多少被蜡粉。基生叶和茎下部叶大头羽状分裂，连叶柄

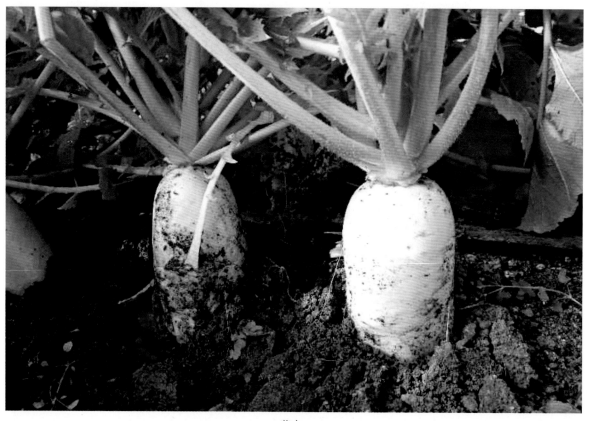

萝卜

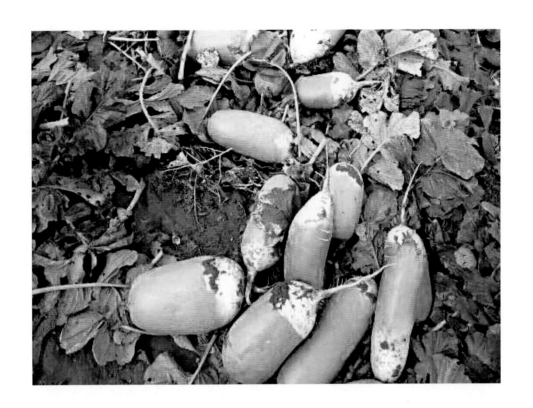

长达 30 cm，顶生裂片卵形，侧生裂片 2 ~ 6 对，向基部渐小，常矩圆形，
边缘具锯齿或缺刻，稀全缘，疏生单毛或无毛；茎上部叶矩圆形、披针形或
倒披针形，边缘具锯齿或缺刻，稀近全缘。萼片直立，条状矩圆形，长约
8 mm，淡黄绿色；花瓣粉红色或白色，瓣片宽倒卵形，长约 1 cm，开展，
爪条形，长约 1 cm。长角果肉质，圆柱形，长 1.5 ~ 3 cm，在种子间缢缩，
具海绵质横隔，先端有长尾状的喙；种子近球形，直径约 3 mm，稍扁，红
褐色，表面有细网纹。花果期 5 ~ 8 月。

| 生境分布 |　内蒙古各地均有栽培。

| 资源情况 |　栽培资源丰富。药材来源于栽培。

| 采收加工 |　**中药**　莱菔：秋、冬季采挖，除去茎叶，洗净。
地骷髅：待种子成熟后，连根拔起，剪除地上部分，将根洗净、晒干，贮干燥处。
莱菔叶：冬季或早春采收，洗净，风干或晒干。
莱菔子：夏季种子成熟时采割植株，晒干，搓出种子，除去杂质，晒干。
**蒙药**　老棒：鲜根同"莱菔"，种子同"莱菔子"。

| **药材性状** | **中药**　莱菔：本品肉质，呈圆柱形、圆锥形或圆球形，有的具分叉，大小差异较大。表面红色、紫红色、绿色、白色或粉红色与白色间有，先端有残留叶柄基。质脆，富含水分，断面类白色、浅绿色或紫红色，形成层环明显，皮部色深，木部占大部分，可见点状放射状纹理。气微，味甘、淡或辛。

地骷髅：本品呈圆柱状，长 20 ~ 25 cm，直径 3 ~ 4 cm，微扁，略扭曲，紫红色或灰褐色，表面不平整，具波状纵皱纹或网状纹理，可见横向排列的黄褐色条纹及长 2 ~ 3 cm 的直根或直根痕；先端具中空的茎基，长 1 ~ 4 cm。质轻，折断面淡黄色而疏松。气微，味略辛。

莱菔叶：本品通常皱缩、卷曲成团，展平后叶片呈琴形，羽状分裂，长可达 40 cm，表面不平滑，黄绿色。质干脆，易破碎。有香气。

莱菔子：本品呈类卵形或椭圆形，稍扁，长 2.5 ~ 4 mm，宽 2 ~ 3 mm，表面黄棕色、红棕色或灰棕色。一端有深棕色圆形种脐，一侧有数条纵沟。种皮薄而脆，子叶 2，黄白色，有油性。无臭，味淡、微苦、辛。

**蒙药**　老棒：鲜根同"莱菔"，种子同"莱菔子"。

| **功能主治** | **中药**　莱菔：辛、甘，凉。归脾、胃、肺、大肠经。消食，下气，化痰，止血，解渴，利尿。用于食积胀满，吞酸，吐食，腹泻，痢疾，便秘，痰热咳嗽，咽喉不利，咯血，吐血，衄血，便血，消渴，淋浊；外用于疮疡，损伤瘀肿，烫火伤，冻疮。

地骷髅：甘、微辛，平。归脾、胃、肺经。行气消积，化痰，解渴，利水消肿。用于食积气滞，腹胀痞满，痢疾，咳嗽痰多，消渴，脚气，水肿。

莱菔叶：辛、苦，平。归脾、胃、肺经。消食理气，清肺利咽，散瘀消肿。用于食积气滞，脘腹痞满，呃逆，吐酸，泄泻，痢疾，咳嗽，喑哑，咽喉肿痛，妇女乳房肿痛、乳汁不通；外用于损伤瘀肿。

莱菔子：辛、甘，平。归肺、脾、胃经。消食除胀，降气化痰。用于饮食停滞，脘腹胀痛，大便秘结，积滞泻痢，痰壅喘咳。

**蒙药**　老棒：鲜根，微辛、甘，温，轻、腻。祛巴达干赫依，温胃，定喘，祛痰，化痞，燥黄水。用于肺气肿，大便干燥，皮症，各种耳患。种子，辛、甘，平。祛寒，平喘，祛痰，消食，温肾。用于支气管炎，气喘咳嗽。

| **用法用量** | **中药**　莱菔：内服生食，30 ~ 100 g；或捣汁饮；或煎汤、煮食。外用适量，捣敷、捣汁涂；或滴鼻；或煎汤洗。

地骷髅：内服煎汤，10 ~ 30 g；或入丸、散剂。

莱菔叶：内服煎汤，10～15 g；或研末；或鲜品捣汁。外用适量，鲜品捣敷；或干品研末调敷。

莱菔子：内服煎汤，5～10 g；或入丸、散剂，宜炒用。外用适量，研末调敷。

**蒙药** 老棒：多配方用。

十字花科 Cruciferae 诸葛菜属 Orychophragmus

# 诸葛菜
*Orychophragmus violaceus* (L.) O. E. Schulz

| 植物别名 | 二月兰。

| 蒙 文 名 | 乌吉斯古楞 – 诺高。

| 药 材 名 | 诸葛菜（药用部位：全草）。

| 形态特征 | 一年生或二年生草本，植株高达 50 cm。主根圆锥状。茎直立，单一或上部分枝。基生叶心形，锯齿不整齐，叶柄长 7 ～ 9 cm；下部茎生叶大头羽状深裂或全裂，顶裂片卵形或三角状卵形，长 3 ～ 7 cm，全缘或有牙齿、钝齿、缺刻，基部心形，有不规则钝齿，侧裂片 2 ～ 6 对，斜卵形、卵状心形或三角形，全缘或有齿；茎上部叶长圆形或窄卵形，长 4 ～ 9 cm，基部耳状抱茎，锯齿不整齐。花紫色或白色；萼片长达 1.6 cm，紫色；花瓣宽倒卵形，长 1 ～ 1.5 cm，基

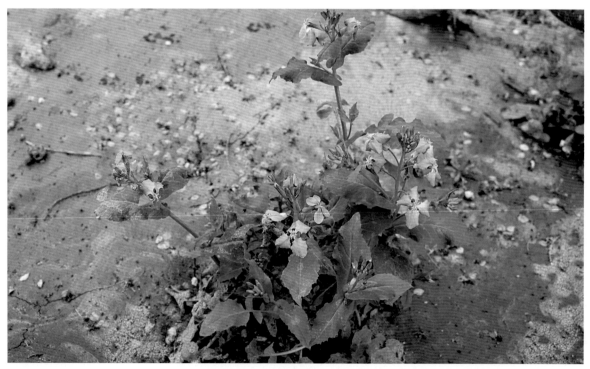

诸葛菜

部爪长达 1.5 cm。长角果线形，长 7 ~ 10 cm，具 4 棱；种子卵圆形或长圆形，黑棕色，有纵条纹。花期 4 ~ 5 月，果期 5 ~ 6 月。

| **生境分布** | 中生植物。内蒙古阴山地区有少量栽培。

| **资源情况** | 栽培资源较少。药材来源于栽培。

| **采收加工** | 夏季采收，除去杂质，置于阴凉干燥、通风处保存。

| **功能主治** | 温脾开胃，消食下气，利小便。

| **用法用量** | 内服煎汤，6 ~ 15 g。

| **附　　注** | 本种适应性强，耐寒，萌发早，喜光，对土壤要求不高，酸性土和碱性土均可生长。

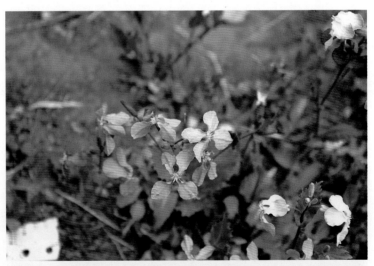

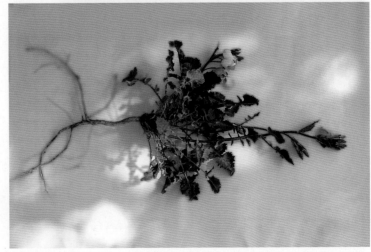

十字花科 Cruciferae 独行菜属 Lepidium

# 独行菜 *Lepidium apetalum* Willdenow

| 植物别名 | 腺独行菜、腺茎独行菜。

| 蒙文名 | 昌高。

| 药材名 | **中药** 北葶苈子（药用部位：种子）。
**蒙药** 汉毕勒（药用部位：种子）。

| 形态特征 | 一年生或二年生草本，高 5 ~ 30 cm。茎直立，有分枝，无毛或具微小头状毛。基生叶窄匙形，1 回羽状浅裂或深裂，长 3 ~ 5 cm，宽 1 ~ 1.5 cm；叶柄长 1 ~ 2 cm；茎上部叶线形，有疏齿或全缘。总状花序在果期可延长至 5 cm；萼片早落，卵形，长约 0.8 mm，外面有柔毛；花瓣不存或退化成丝状，比萼片短；雄蕊 2 或 4。短角果近圆形或宽椭圆形，扁平，长 2 ~ 3 mm，宽约 2 mm，先端微

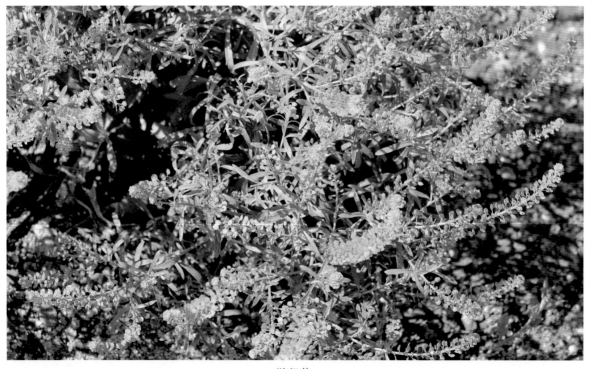

独行菜

缺，上部有短翅，隔膜宽不到 1 mm；果柄弧形，长约 3 mm；种子椭圆形，长约 1 mm，平滑，棕红色。花果期 5 ~ 9 月。

| **生境分布** | 生于村边、路旁、田间撂荒地、山地、沟谷，为常见的田间杂草。分布于内蒙古呼伦贝尔市（额尔古纳市、根河市、陈巴尔虎旗、新巴尔虎左旗、新巴尔虎右旗、海拉尔区、牙克石市、鄂伦春自治旗、莫力达瓦达斡尔族自治旗、阿荣旗、扎兰屯市）、兴安盟（阿尔山市、扎赉特旗、科尔沁右翼前旗、乌兰浩特市、突泉县、科尔沁右翼中旗）、通辽市（科尔沁区、库伦旗、扎鲁特旗、科尔沁左翼中旗）、赤峰市（宁城县、林西县、巴林右旗、喀喇沁旗、阿鲁科尔沁旗、克什克腾旗）、锡林郭勒盟（锡林浩特市、二连浩特市、多伦县、苏尼特左旗、苏尼特右旗、西乌珠穆沁旗、东乌珠穆沁旗、太仆寺旗、镶黄旗、正镶白旗、正蓝旗）、乌兰察布市（集宁区、丰镇市、察哈尔右翼前旗、察哈尔右翼中旗、察哈尔右翼后旗、四子王旗、商都县、化德县、卓资县、凉城县）、呼和浩特市（土默特左旗、托克托县、清水河县、和林格尔县、武川县）、包头市（昆都仑区、青山区、东河区、九原区、石拐区、固阳县、土默特右旗、白云鄂博矿区）、巴彦淖尔市（五原县、磴口县、乌拉特中旗）、鄂尔多斯市（达拉特旗、鄂托克前旗、鄂托克旗、乌审旗、伊金霍洛旗）、阿拉善盟（阿拉善左旗、阿拉善右旗）。

| **资源情况** | 野生资源丰富。药材来源于野生。

| **采收加工** | **中药**　北葶苈子：8 ~ 9 月果实成熟时采割植株，晒干，搓出种子，除去杂质。
**蒙药**　汉毕勒：同"北葶苈子"。

| **药材性状** | **中药**　北葶苈子：本品呈扁卵形，长 1 ~ 1.5 mm，宽 0.5 ~ 1 mm，表面棕色或红棕色，有光泽，具纵沟 2，其中 1 纵沟较明显。一端钝圆，另一端尖而微凹，种脐位于凹入端。味微辛、辣，黏性较强。
**蒙药**　汉毕勒：同"北葶苈子"。

| **功能主治** | **中药**　北葶苈子：苦、辛，大寒。泻肺平喘，祛痰止咳，行水消肿。用于痰涎壅肺，咳嗽喘促，胸胁胀满，肺痈，胸腹积水，水肿，小便不利，肺源性心脏病。
**蒙药**　汉毕勒：苦、辛，大寒。止咳，祛痰，平喘，清热，解毒。用于咳喘，肺感，搏热，脏热，毒热，希日热，血热，肺源性心脏病。

| **用法用量** | **中药**　北葶苈子：内服煎汤，3 ~ 9 g，包煎。
**蒙药**　汉毕勒：多入丸、散剂。

十字花科 Cruciferae 独行菜属 Lepidium

# 宽叶独行菜 *Lepidium latifolium* Linnaeus

| 植物别名 | 宽叶葶苈、羊辣辣、止痢草。

| 蒙 文 名 | 乌日根 – 昌高。

| 药 材 名 | 辣芥（药用部位：全草）。

| 形态特征 | 多年生草本，高 30 ~ 150 cm。茎直立，上部多分枝，基部稍木质化，无毛或疏生单毛。基生叶及茎下部叶革质，长圆状披针形或卵形，长 3 ~ 6 cm，宽 3 ~ 5 cm，先端急尖或圆钝，基部楔形，全缘或有牙齿，两面有柔毛，叶柄长 1 ~ 3 cm；茎上部叶披针形或长圆状椭圆形，长 2 ~ 5 cm，宽 5 ~ 15 mm，无柄。总状花序圆锥状；萼片脱落，卵状长圆形或近圆形，长约 1 mm，先端圆形；花瓣白色，倒卵形，长约 2 mm，先端圆形，爪明显或不明显；雄蕊 6；花柱极短。

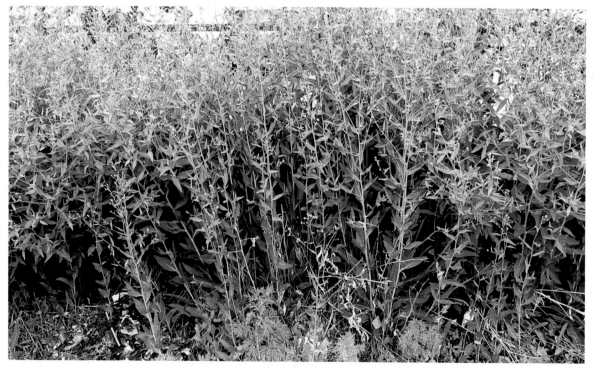

宽叶独行菜

短角果宽卵形或近圆形，长 1.5 ～ 3 mm，先端全缘，基部圆钝，无翅，有柔毛；
果柄长 2 ～ 3 mm；种子宽椭圆形，长约 1 mm，压扁，浅棕色，无翅。花期 6 ～ 7
月，果期 8 ～ 9 月。

| 生境分布 | 生于草原带和荒漠带的村舍旁、渠道边、盐化草甸。分布于内蒙古呼伦贝尔市
（海拉尔区、新巴尔虎右旗）、通辽市（科尔沁区）、锡林郭勒盟（锡林浩特市、
二连浩特市、多伦县、苏尼特右旗、东乌珠穆沁旗、西乌珠穆沁旗、太仆寺旗、
正镶白旗、正蓝旗）、乌兰察布市（集宁区、察哈尔右翼前旗、四子王旗、商都县、
化德县、凉城县）、阿拉善盟（额济纳旗、阿拉善左旗）、呼和浩特市（土默
特左旗、托克托县、武川县）、包头市（青山区、东河区、固阳县、土默特右旗）、
巴彦淖尔市（乌拉特前旗、乌拉特中旗、乌拉特后旗）、鄂尔多斯市（达拉特旗）。

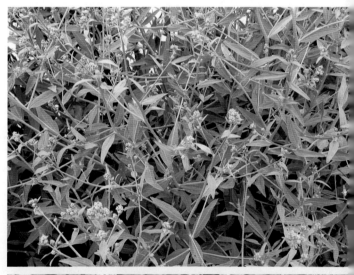

| 资源情况 | 野生资源较丰富。药材来源
于野生。

| 采收加工 | 夏季采收，洗去泥土，鲜用
或晒干，切碎。

| 药材性状 | 本品茎中上部分枝。叶互生，
多皱缩，展平后叶片呈长圆
状披针形、广椭圆形或卵形，
长 6 ～ 8 cm，宽 3 ～ 5 cm，
先端急尖，基部楔形，边缘
具稀锯齿；基生叶和茎下部叶
具长柄，长 1 ～ 3 cm；茎上部
叶苞片状，无柄。圆锥花序，
花小，直径 1 mm，白色。短
角果扁椭圆形。气微，味淡。

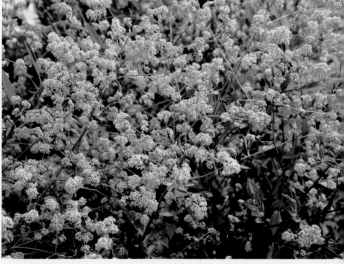

| 功能主治 | 微苦、涩，凉。清热燥湿。
用于湿热痢疾，腹泻。

| 用法用量 | 内服煎汤，15 ～ 30 g，鲜品
60 ～ 80 g。

十字花科 Cruciferae 菘蓝属 Isatis

# 长圆果菘蓝 *Isatis costata* C. A. Mey.

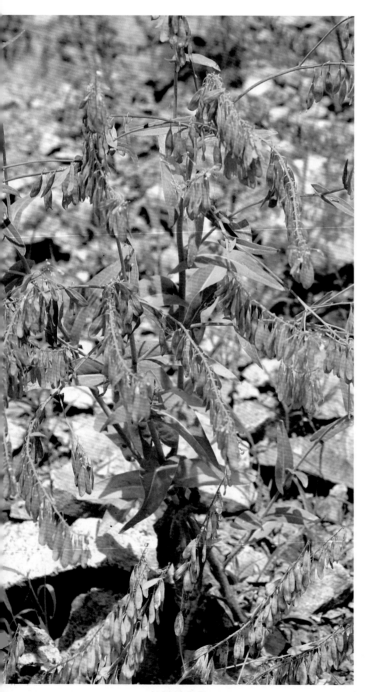

长圆果菘蓝

| 植物别名 |

三肋菘蓝、矩叶大青。

| 蒙 文 名 |

苏达拉图 – 呼呼日格纳。

| 药 材 名 |

长圆果菘蓝（药用部位：根、叶）。

| 形态特征 |

一年生或二年生草本，高 30 ～ 80 cm，全株稍被蓝粉霜，无毛。茎直立，上部稍分枝。基生叶条形或椭圆状条形，长 5 ～ 10 cm，宽 5 ～ 15 mm，先端钝，基部渐狭，全缘，近无柄；茎生叶无柄，披针形或条状披针形，比基生叶小，基部耳垂状，抱茎。总状花序顶生或腋生，组成圆锥状花序；花小，直径 1.5 ～ 2.5 mm，黄色；花梗丝状，长 2 ～ 4 mm；萼片矩圆形至长椭圆形，长 1.5 ～ 2 mm，边缘宽膜质；花瓣倒卵形，长 2.5 ～ 3 mm。短角果成熟时倒卵状矩圆形或椭圆状矩圆形，长 10 ～ 14 mm，宽 4 ～ 5 mm，先端和基部常圆形，有时微凹，无毛，中肋扁平且有 2 ～ 3 纵向脊棱，棕黄色，有光泽；种子条状矩圆形，长约 3 mm，宽约 1 mm，

棕黄色。花果期 5 ～ 7 月。

| **生境分布** | 生于草原带的干河床、芨芨草滩、山坡或沟谷。分布于内蒙古呼伦贝尔市（额尔古纳市、陈巴尔虎旗、海拉尔区、满洲里市）、锡林郭勒盟（苏尼特左旗）、乌兰察布市。

| **资源情况** | 野生资源一般。药材来源于野生。

| **采收加工** | 夏、秋季采集，洗净，鲜用或晒干。

| **功能主治** | 清热利咽，凉血解毒。用于伤寒，细菌性痢疾，口腔炎，咽喉炎，扁桃体炎，鼻衄。

| **用法用量** | 内服煎汤，9 ～ 12 g。

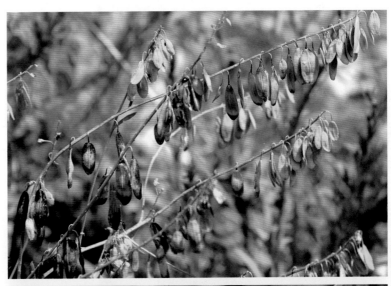

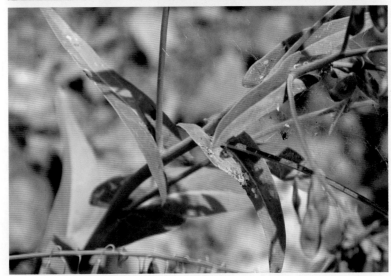

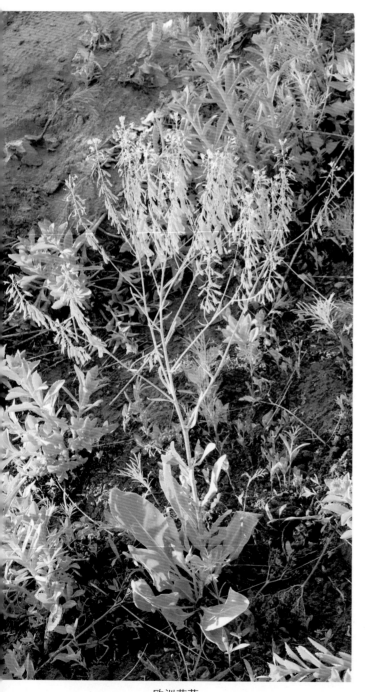

欧洲菘蓝

十字花科 Cruciferae 菘蓝属 *Isatis*

# 欧洲菘蓝 *Isatis tinctoria* L. var. *tinctoria*

**| 植物别名 |**

大青叶。

**| 蒙 文 名 |**

呼呼日 – 根纳。

**| 药 材 名 |**

**中药** 板蓝根（药用部位：根）、大青叶（药用部位：叶）。

**蒙药** 呼呼日 – 根纳（药用部位：叶）。

**| 形态特征 |**

二年生草本，高 30 ~ 120 cm。茎直立，茎及基生叶背面带紫红色，上部多分枝，植株被白色柔毛（尤以幼苗为多），稍带白粉霜。基生叶莲座状，长椭圆形至长圆状倒披针形，长 5 ~ 11 cm，宽 2 ~ 3 cm，灰绿色，先端钝圆，边缘有浅齿，具柄；茎生叶长 6 ~ 13 cm，宽 2 ~ 3 cm，基部耳状多变化，锐尖或钝，半抱茎，叶全缘或有不明显锯齿，叶缘及背面中脉具柔毛。萼片近长圆形，长 1 ~ 1.5 mm；花瓣黄色，宽楔形至宽倒披针形，长 3.5 ~ 4 mm，先端平截，基部渐狭，具爪。短角果宽楔形，长 1 ~ 1.5 cm，宽 3 ~ 4 mm，先端平截，基部楔形，无毛；

果柄细长；种子长圆形，长 3 ~ 4 mm，淡褐色。花期 4 ~ 5 月，果期 5 ~ 6 月。

| 生境分布 | 内蒙古呼和浩特市、鄂尔多斯市（准格尔旗）有少量栽培。

| 资源情况 | 栽培资源较少。药材来源于栽培。

| 采收加工 | **中药** 板蓝根：秋季采挖，除去茎枝，洗去泥土，晒干，切片。

大青叶：夏、秋季采收，除去杂质，晒干。

**蒙药** 呼呼日 – 根纳：同"大青叶"。

| 药材性状 | **中药** 板蓝根：本品呈圆柱形，稍扭曲，长 10 ~ 20 cm，直径 0.5 ~ 1 cm。表面淡灰黄色或淡棕黄色，有纵皱纹及横生皮孔，并有支根或支根痕。可见暗绿色或暗棕色轮状排列的叶柄残茎基和密集的疣状突起。体实，质略软，断面皮部黄白色，木部黄色。气微，味微甜后苦、涩。

大青叶：本品多皱缩、卷曲，有的破碎。完整叶片展平后呈长椭圆形至长圆状倒披针形，长 5 ~ 11 cm，宽 2 ~ 3 cm；上表面暗灰绿色，有的可见色较深且稍凸起的小点；先端钝，全缘或微波状，基部狭窄下延至叶柄，呈翼状；叶柄长 4 ~ 10 cm，淡棕黄色。质脆。气微，味微酸、苦、涩。

**蒙药** 呼呼日 – 根纳：同"大青叶"。

| 功能主治 | **中药** 板蓝根：苦，寒。清热解毒，凉血利咽。用于温病发热，热毒发斑，痄腮，丹毒，咽喉肿痛，痈肿，肺炎，流行性脑脊髓膜炎，流行性乙型脑炎，急性肝炎。

大青叶：苦，寒。清热解毒，凉血消斑。用于热毒发斑，丹毒，咽喉肿痛，高热神昏，黄疸，热痢，流行性乙型脑炎，流行性脑脊髓膜炎，急性肝炎，疔疮肿毒，蛇咬伤。

**蒙药** 呼呼日 – 根纳：苦，寒。清热，解毒，杀黏。用于瘟疫，流行性感冒，希日热。

| 用法用量 | **中药** 板蓝根：内服煎汤，15 ~ 30 g；或入丸、散剂。

大青叶：内服煎汤，10 ~ 30 g，鲜品加倍；或入丸、散剂。外用适量，涂敷。

**蒙药** 呼呼日 – 根纳：多配方用。

十字花科 Cruciferae 沙芥属 Pugionium

# 沙芥

*Pugionium cornutum* (Linnaeus) gaertn.

| **植物别名** | 沙芥、山萝卜、山羊沙芥。

| **蒙文名** | 额乐孙 - 老棒。

| **药材名** | **中药** 沙芥（药用部位：全草）。
　　　　　　**蒙药** 额乐孙 - 老棒（药用部位：根）。

| **形态特征** | 一年生或二年生草本，高 50 ~ 100 cm。根肉质，手指粗。茎直立，多分枝。叶肉质，下部叶有柄，羽状分裂，长 10 ~ 20 cm，宽 3 ~ 4.5 cm，裂片 3 ~ 4 对，顶裂片卵形或长圆形，长 7 ~ 8 cm，全缘或有 1 ~ 2 齿，或先端 2 ~ 3 裂，侧裂片长圆形，基部稍抱茎，边缘有 2 ~ 3 齿；茎上部叶披针状线形，长 3 ~ 5 cm，宽 2 ~ 5 mm，全缘。总状花序顶生，呈圆锥花序；萼片长圆形，长 6 ~ 7 mm；花

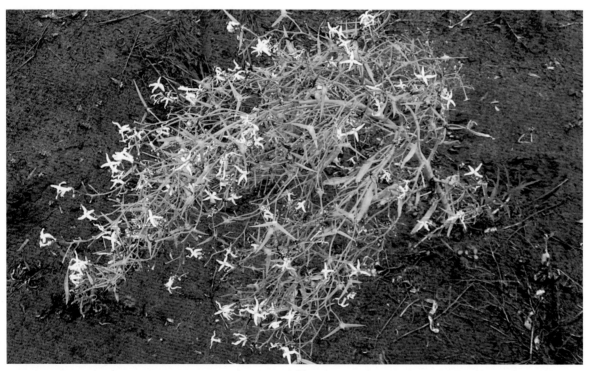

沙芥

瓣黄色，宽匙形，长约 1.5 cm，先端细尖。短角果革质，横卵形，长约 1.5 cm，宽 7 ~ 8 mm，侧扁，两侧各有 1 披针形翅，长 2 ~ 5 cm，宽 3 ~ 5 mm，成钝角上举，具凸起网纹，有 4 或更多角状刺；果柄粗，长 2 ~ 2.5 cm；种子长圆形，长约 1 cm，黄棕色。花期 6 ~ 7 月，果期 8 ~ 9 月。

| **生境分布** | 生于典型草原带的半固定或流动沙地上。分布于内蒙古赤峰市（翁牛特旗、克什克腾旗）、锡林郭勒盟（苏尼特左旗、西乌珠穆沁旗、正蓝旗）、巴彦淖尔市（乌拉特前旗）、鄂尔多斯市（准格尔旗、鄂托克前旗、鄂托克旗、杭锦旗、乌审旗、伊金霍洛旗）。

| **资源情况** | 野生资源一般。药材来源于野生。

| **采收加工** | 中药　沙芥：夏、秋季采收，洗去泥土，阴干或放入开水中略烫后，晒干，切段。
蒙药　额乐孙 – 老棒：秋季采挖，除去残茎，洗去泥土，晒干。

| **药材性状** | 中药　沙芥：本品缠绕成团。茎多分枝，表面黄绿色，微具纵棱。基生叶较大，具长柄，完整的叶片长 10 ~ 25 cm，宽 3 ~ 4 cm，羽状全裂，先端裂片较大，全缘或 1 ~ 2 齿，侧裂片长圆形，具 2 ~ 3 齿；茎生叶较小，羽状全裂，茎上部叶呈条状披针形。总状花序。短角果横肾形，两侧具 2 细剑状翅，上翘呈钝角状；果皮革质，不易开裂，表面具网纹和 6 ~ 8 尖刺；种子长圆形，长约 1 mm，黄棕色，富油性。具辛辣味。
蒙药　额乐孙 – 老棒：本品呈长圆柱形，黄棕色。

| **功能主治** | 中药　沙芥：辛，温。行气，止痛，消食，解毒。用于消化不良，胸胁胀满，食物中毒。
蒙药　额乐孙 – 老棒：辛，微温，锐、糙、轻、燥。解毒，消食。用于头痛，上吐下泻，胃脘胀痛。

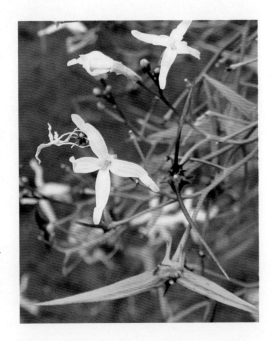

| **用法用量** | 中药　沙芥：内服煎汤，15 ~ 30 g，鲜品加倍；或研末冲服。
蒙药　额乐孙 – 老棒：内服多配方用；或研末冲服，3 ~ 5 g。

# 宽翅沙芥 *Pugionium dolabratum* Maxim. var. *latipterum* S. L. Yang

| 植物别名 | 绵羊沙芥、斧形沙芥、斧翅沙芥。

| 蒙 文 名 | 乌日根 – 额乐孙 – 老棒。

| 药 材 名 | **中药** 斧翅沙芥（药用部位：全草）。
　　　　　　**蒙药** 乌日根 – 额乐孙 – 老棒（药用部位：全草）。

| 形态特征 | 一年生草本。植株具强烈的芥菜辣味，全株呈球形，高 60 ～ 100 cm，植丛的直径 50 ～ 100 cm。直根圆柱状，两侧稍扁，深入地下，直径 1 ～ 1.5 cm，淡灰黄色或淡褐黄色。茎直立，圆柱形，近基部直径 6 ～ 12 mm，淡绿色，无毛，有光泽。分枝极多，开展。叶肉质，基生叶与茎下部叶为矩圆形或椭圆形，长 7 ～ 12 cm，宽 3 ～ 6 cm，不规则 2 回羽状深裂至全裂，最终裂片条形至披针形，

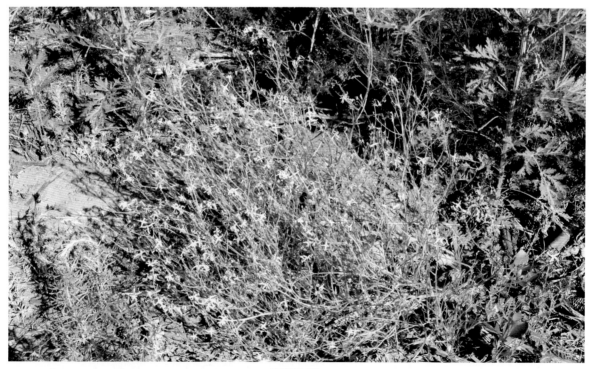

宽翅沙芥

先端锐尖；基生叶具长叶柄，茎下部叶叶柄较短，在柄基部膨大成叶鞘。雌蕊极短，子房扁，无柄，无花柱，柱头具多数乳头状突起，先端多数截形而呈啮蚀状，少数钝圆，极少渐尖，近平展。果核扁椭圆形，长 6 ～ 8 mm，宽 8 ～ 10 mm，其表面有齿状、刺状或扁长三角形突起，长短不一。花果期 6 ～ 8 月。

| **生境分布** | 生于草原、荒漠草原及草原化荒漠地带的半固定沙地。分布于内蒙古巴彦淖尔市（磴口县、乌拉特后旗）、鄂尔多斯市（鄂托克旗、鄂托克前旗、乌审旗）、阿拉善盟（阿拉善左旗）。

| **资源情况** | 野生资源一般。药材来源于野生。

| **采收加工** | **中药** 斧翅沙芥：夏季采收，晒干。

**蒙药** 乌日根－额乐孙－老棒：同"斧翅沙芥"。

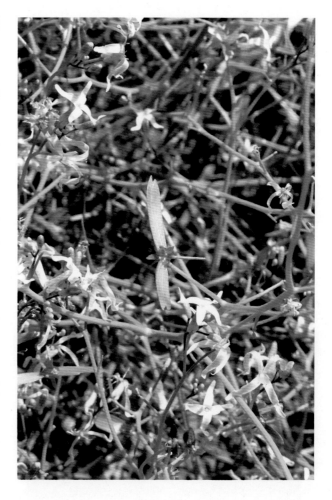

| **功能主治** | **中药** 斧翅沙芥：行气止痛，消食解毒，清肺止咳。用于胸腹胀满，消化不良，食物中毒，咳嗽。

**蒙药** 乌日根－额乐孙－老棒：同"斧翅沙芥"。

| **用法用量** | **中药** 斧翅沙芥：内服煎汤，6 ～ 9 g。外用捣敷。

**蒙药** 乌日根－额乐孙－老棒：同"斧翅沙芥"。

十字花科 Cruciferae 菥蓂属 Thlaspi

# 菥蓂 *Thlaspi arvense* L.

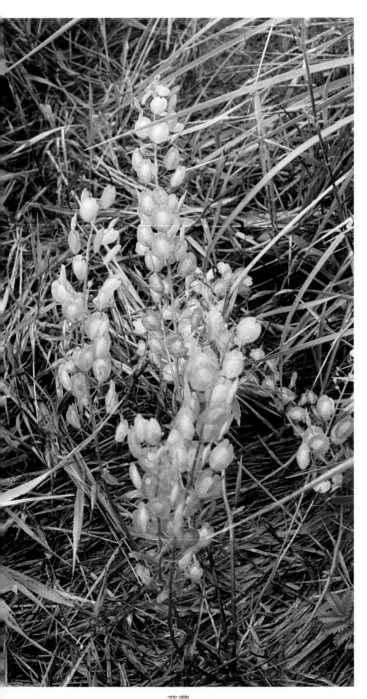

菥蓂

| 植物别名 |

遏蓝菜、洋辣罐、臭虫草。

| 蒙 文 名 |

淘力图 – 额布斯。

| 药 材 名 |

**中药** 菥蓂（药用部位：地上部分）、菥蓂子（药用部位：种子）。

**蒙药** 恒日格 – 额布斯（药用部位：种子）。

| 形态特征 |

一年生草本，高 9 ~ 60 cm，无毛。茎直立，不分枝或分枝，具棱。基生叶倒卵状长圆形，长 3 ~ 5 cm，宽 1 ~ 1.5 cm，先端圆钝或急尖，基部抱茎，两侧箭形，边缘具疏齿；叶柄长 1 ~ 3 cm。总状花序顶生；花白色，直径约 2 mm；花梗细，长 5 ~ 10 mm；萼片直立，卵形，长约 2 mm，先端圆钝；花瓣长圆状倒卵形，长 2 ~ 4 mm，先端圆钝或微凹。短角果倒卵形或近圆形，长 13 ~ 16 mm，宽 9 ~ 13 mm，扁平，先端凹入，边缘有翅，宽约 3 mm；种子每室 2 ~ 8，倒卵形，长约 1.5 mm，稍扁平，黄褐色，有同心环状条纹。花果期 5 ~ 7 月。

| 生境分布 | 生于山地草甸、沟边、村庄附近。分布于内蒙古呼伦贝尔市（海拉尔区）、兴安盟（阿尔山市、科尔沁右翼前旗）、通辽市（扎鲁特旗）、赤峰市（克什克腾旗）、锡林郭勒盟（西乌珠穆沁旗）、乌兰察布市（丰镇市、卓资县、凉城县）、呼和浩特市（武川县）、包头市（土默特右旗）、阿拉善盟。

| 资源情况 | 野生资源一般。药材来源于野生。

| 采收加工 | **中药** 菥蓂：5 ～ 6 月果实成熟时采收，晒干。
菥蓂子：6 ～ 7 月果实成熟时割取全株，打下种子，晒干，扬净。
**蒙药** 恒日格 - 额布斯：同"菥蓂子"。

| 药材性状 | **中药** 菥蓂：本品为不规则的段、茎、叶、果实混合。茎呈圆柱形，表面灰黄色或灰绿色，有细纵棱，折断面中央有白色疏松短髓。叶互生，多脱落，黄绿色。总状花序生于茎枝先端及叶腋。果实卵圆形而扁平，边缘有翅。质硬脆，易折断，折断面不平坦。
菥蓂子：本品呈扁圆形，长约 1.8 mm，宽约 1.2 mm；表面棕黑色，两面各有 5 ～ 7 凸起的偏心性环纹，基部尖，并有小凹。种皮薄，无胚乳，子叶直叠。气微，味淡。
**蒙药** 恒日格 - 额布斯：同"菥蓂子"。

| 功能主治 | **中药** 菥蓂：辛，微寒。归肝、胃、大肠经。清肝明目，和中利湿，解毒消肿。用于目赤肿痛，脘腹胀痛，胁痛，肠痈，水肿，带下，疮疖痈肿。
菥蓂子：辛、甘，微温。明目，祛风湿。用于目赤肿痛，障翳胬肉，迎风流泪，风湿痹痛。
**蒙药** 恒日格 - 额布斯：清肾热，利尿，消肿，强壮，开胃。用于肺热，水肿，肾脉损伤，腰腿痛，睾丸肿大，遗精，阳痿，积食，泛恶，黄疸。

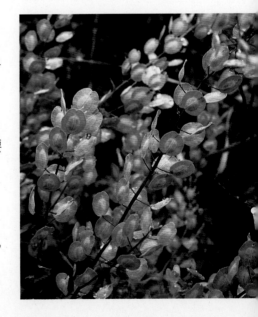

| 用法用量 | **中药** 菥蓂：内服煎汤，10 ～ 30 g，鲜品加倍。
菥蓂子：内服煎汤，5 ～ 15 g。
**蒙药** 恒日格 - 额布斯：多配方用。

十字花科 Cruciferae 菥蓂属 Thlaspi

# 山菥蓂 *Thlaspi cochleariforme* de Candolle

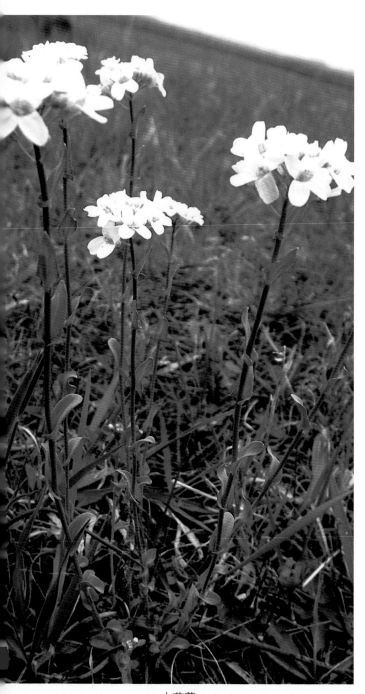

山菥蓂

## | 植物别名 |

山遏蓝菜。

## | 蒙 文 名 |

乌拉音 – 淘力图 – 额布斯。

## | 药 材 名 |

**中药** 山菥蓂（药用部位：种子）。

**蒙药** 乌拉音 – 淘力图 – 额布斯（药用部位：种子）。

## | 形态特征 |

多年生草本，高 7 ~ 30 cm，无毛。根茎直径 3 ~ 4 mm，有残存叶基。茎多数，直立。基生叶莲座状，匙形或长圆状倒卵形，长 1.5 ~ 2 cm，宽 5 ~ 8 mm，先端圆形，基部渐狭，近全缘或疏生数枚浅锯齿，叶柄长 1 ~ 1.5 cm；茎生叶卵状心形，长 1 ~ 1.5 cm，抱茎，先端急尖，全缘或有不明显锯齿。总状花序在果期长达 16 cm；花白色，直径 4 ~ 5 mm；花梗长 3 ~ 5 mm；萼片卵形，长 2 ~ 3 mm；花瓣倒卵形，长 4 mm，先端稍凹缺；花柱长 1 ~ 2 mm。短角果长圆状倒卵形，长 7 ~ 10 mm，宽 2 ~ 4 mm，先端稍凹缺，略有翅，具 1 明显中脉；果柄长约 1 cm，水平开展或斜上；种子每室 3 ~ 4，卵形，长 1 ~ 1.5 mm，棕色。
花果期 5 ~ 7 月。

| **生境分布** | 生于森林带和草原带山地石质山坡或石缝间、山坡草地、草甸。分布于内蒙古呼伦贝尔市（额尔古纳市、根河市、陈巴尔虎旗、鄂温克族自治旗、海拉尔区、牙克石市、鄂伦春自治旗、莫力达瓦达斡尔族自治旗、阿荣旗、扎兰屯市）、兴安盟（阿尔山市、科尔沁右翼前旗、科尔沁右翼中旗）、通辽市（科尔沁左翼中旗）、赤峰市（林西县、巴林左旗、阿鲁科尔沁旗、翁牛特旗、克什克腾旗）、锡林郭勒盟（锡林浩特市、多伦县、阿巴嘎旗、西乌珠穆沁旗、太仆寺旗、镶黄旗、正蓝旗）、呼和浩特市、包头市（固阳县、土默特右旗）。

| **资源情况** | 野生资源较丰富。药材来源于野生。

| **采收加工** | **中药** 山菥蓂：7 ~ 8 月采收果穗，晒干，除去种皮。
**蒙药** 乌拉音 – 淘力图 – 额布斯：同"山菥蓂"。

| **药材性状** | **中药** 山菥蓂：本品近卵形，长约 1.5 mm，宽约 1 mm，黄褐色。
**蒙药** 乌拉音 – 淘力图 – 额布斯：同"山菥蓂"。

| **功能主治** | **中药** 山菥蓂：辛、苦，微温。利肝明目，强筋骨。用于风湿痹痛，目赤肿痛等。
**蒙药** 乌拉音 – 淘力图 – 额布斯：同"山菥蓂"。

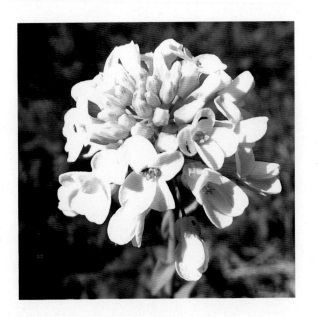

| **用法用量** | **中药** 山菥蓂：内服煎汤，5 ~ 9 g。
**蒙药** 乌拉音 – 淘力图 – 额布斯：多配方用。

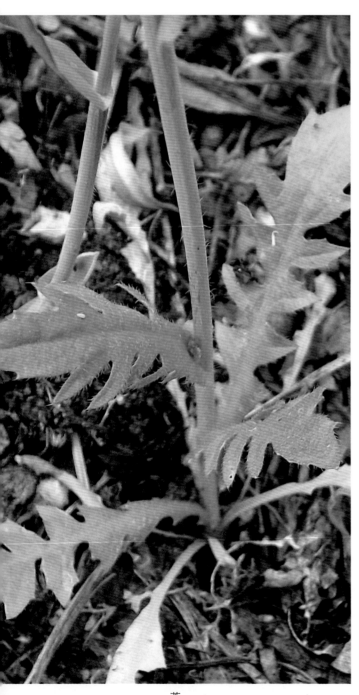

荠

# 荠

*Capsella bursa-pastoris* (L.) Medic.

| 植物别名 |

荠菜、菱角菜。

| 蒙 文 名 |

阿布嘎。

| 药 材 名 |

**中药** 荠菜（药用部位：全草）、荠菜花（药用部位：花序）、荠菜子（药用部位：种子）。
**蒙药** 阿布嘎（药用部位：种子）。

| 形态特征 |

一年生或二年生草本，高 10 ~ 50 cm。茎直立，有分枝，稍有单毛及星状毛。基生叶具长柄，大头羽裂、不整齐羽裂或不分裂，连叶柄长 5 ~ 7 cm，宽 8 ~ 15 mm；茎生叶无柄，披针形，长 1 ~ 4 cm，宽 3 ~ 13 mm，先端锐尖，基部箭形且抱茎，全缘或具疏细齿，两面被星状毛并混生单毛。总状花序生枝顶，花后伸长；萼片狭卵形，长约 1.5 mm，宽约 1 mm，具膜质边缘；花瓣白色，矩圆状倒卵形，长约 2 mm，具短爪。短角果倒三角形，长 6 ~ 8 mm，宽 4 ~ 7 mm，扁平，无毛，先端微凹，有极短的宿存花柱；种子2行，长椭圆形，长约 1 mm，宽约 0.5 mm，

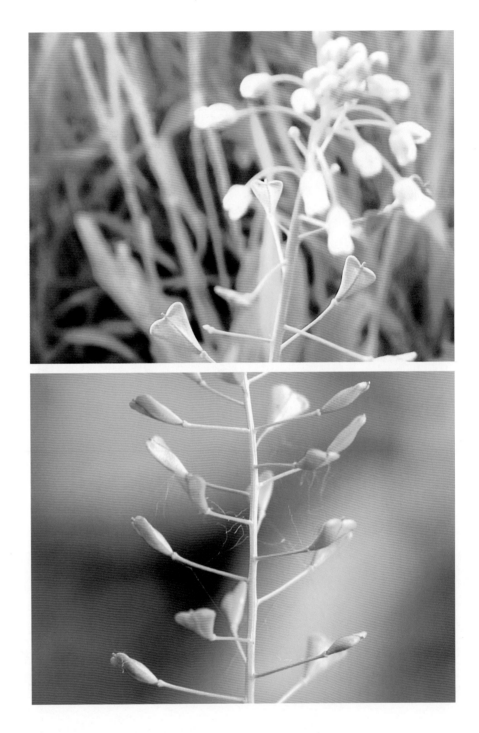

黄棕色。花果期 6 ～ 8 月。

| **生境分布** | 生于森林带和草原带的田边、村舍附近、路旁。分布于内蒙古呼伦贝尔市（额尔古纳市、根河市、新巴尔虎左旗、新巴尔虎右旗、鄂温克族自治旗、陈巴尔虎旗、海拉尔区、牙克石市、鄂伦春自治旗、莫力达瓦达斡尔族自治旗、阿荣旗、扎兰屯市）、兴安盟（阿尔山市、科尔沁右翼前旗）、通辽市（奈曼旗、科尔

沁左翼中旗、科尔沁左翼后旗）、赤峰市（喀喇沁旗、翁牛特旗、克什克腾旗）、锡林郭勒盟（东乌珠穆沁旗）、乌兰察布市（四子王旗、卓资县、凉城县）、呼和浩特市（土默特左旗、托克托县、武川县）、包头市（昆都仑区、青山区、东河区、固阳县）、巴彦淖尔市（磴口县）、阿拉善盟（阿拉善左旗）。

| **资源情况** | 野生资源丰富。药材来源于野生。

| **采收加工** | **中药** 荠菜：5～6月采收，除去枯叶、杂质，洗去泥土，鲜用或晒干，切段。

荠菜花：5～6月采收，晒干。

荠菜子：6～7月果实成熟时采摘，晒干，揉出种子。

**蒙药** 阿布嘎：同"荠菜子"。

| **药材性状** | **中药** 荠菜：本品主根呈圆柱形或圆锥形，有的有分枝，长4～10 cm，表面类白色或淡褐色，有许多须状侧根。茎纤细，黄绿色，易折断。根出叶羽状分裂，多卷缩，展平后呈披针形，先端裂片较大，边缘有粗齿，表面灰绿色或枯黄色，有的棕褐色，纸质，易碎；茎生叶长圆形或线状披针形，基部耳状抱茎。果实倒三角形，扁平，先端微凹，具残存短花柱。种子细小，呈倒卵圆形，着生在假隔膜上，排列成2行。搓之有清香气，味淡。

荠菜花：本品总状花序轴较细，鲜品绿色，干品黄绿色；小花梗纤细，易断；花小，直径约2.5 mm，花瓣4，白色或淡黄棕色；花序轴下部常有倒三角形的小角果，绿色或黄绿色，长5～8 mm，宽4～6 mm。气微清香，味淡。

荠菜子：本品呈小圆球形或卵圆形，直径约2 mm，表面黄棕色或棕褐色，一端可见类白色小脐点。种皮薄，易压碎。气微香，味淡。

**蒙药** 阿布嘎：同"荠菜子"。

| **功能主治** | **中药** 荠菜：甘、淡，凉。归肝、脾、膀胱经。凉肝止血，平肝明目，清热利湿。用于吐血，咯血，衄血，尿血，崩漏，目赤疼痛，视网膜出血，高血压，赤白痢疾，肾炎。

荠菜花：甘，凉。归肝、脾经。凉血止血，清热利湿。用于崩漏，尿血，吐血，咯血，衄血，小儿乳积，痢疾，赤白带下。

荠菜子：甘，平。祛风明目。用于目痛，青盲翳障。

**蒙药** 阿布嘎：辛、甘，平。止呕，降血压，利尿。用于呕吐，水肿，小便不利，脉热。

| **用法用量** | **中药** 荠菜：内服煎汤，15 ~ 30 g，鲜品加倍；或入丸、散剂。外用适量，鲜品捣敷；或捣汁点眼。

荠菜花：内服煎汤，10 ~ 15 g；或研末。

荠菜子：内服煎汤，10 ~ 30 g。

**蒙药** 阿布嘎：多配方用。

# 播娘蒿
*Descurainia sophia* (L.) Webb. ex Prantl

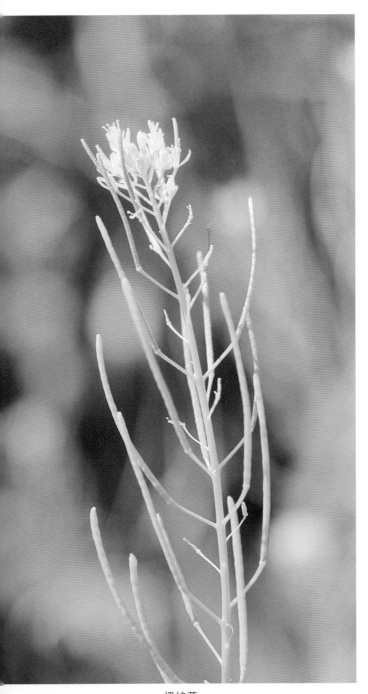

播娘蒿

## 植物别名

腺毛播娘蒿、婆婆蒿、野芥菜。

## 蒙 文 名

希热乐金 – 罕柏。

## 药 材 名

**中药** 南葶苈子（药用部位：种子）。
**蒙药** 汉毕勒（药用部位：种子）。

## 形态特征

一年生草本，高 20 ～ 80 cm，有毛或无毛，毛为叉状毛，以下部茎生叶为多，向上渐少。茎直立，分枝多，常于下部呈淡紫色。叶为 3 回羽状深裂，长 2 ～ 12（～ 15）cm，末端裂片条形或长圆形，裂片长（2 ～）3 ～ 5（～ 10）mm，宽 0.8 ～ 1.5（～ 2）mm，下部叶具柄，上部叶无柄。花序伞房状，果期伸长；萼片直立，早落，长圆条形，背面有分叉细柔毛；花瓣黄色，长圆状倒卵形，长 2 ～ 2.5 mm，或稍短于萼片，具爪；雄蕊 6，比花瓣长 1/3。长角果圆筒状，长 2.5 ～ 3 cm，宽约 1 mm，无毛，稍内曲，与果柄不成一条直线，果瓣中脉明显；果柄长 1 ～ 2 cm；种子每室 1 行，种子形小，多数，长圆形，长约 1 mm，稍扁，淡红褐色，表面有细网纹。花果期 6 ~ 9 月。

| 生境分布 | 生于森林带和草原带的山地草甸、沟谷、山坡、沙质地、村旁、田野。分布于内蒙古呼伦贝尔市（额尔古纳市、根河市、陈巴尔虎旗、新巴尔虎左旗、海拉尔区、牙克石市、鄂伦春自治旗、莫力达瓦达斡尔族自治旗、阿荣旗、扎兰屯市）、兴安盟（阿尔山市）、通辽市（科尔沁区）、赤峰市（林西县、巴林右旗、喀喇沁旗、克什克腾旗）、锡林郭勒盟（锡林浩特市、多伦县、苏尼特右旗、东乌珠穆沁旗、西乌珠穆沁旗、镶黄旗、正镶白旗、正蓝旗）、乌兰察布市（丰镇市、察哈尔右翼前旗、察哈尔右翼后旗、四子王旗、卓资县、凉城县、兴和县）、呼和浩特市（土默特左旗、和林格尔县、武川县）、包头市（固阳县）。

| 资源情况 | 野生资源较丰富。药材来源于野生。

| 采收加工 | **中药** 南葶苈子：夏季果实成熟时采割植株，晒干，搓出种子，除去杂质。
**蒙药** 汉毕勒：同"南葶苈子"。

| 药材性状 | **中药** 南葶苈子：本品长圆形，略扁，长 0.8 ~ 1.2 mm，宽约 0.5 mm。表面棕色或红棕色，微有光泽，具纵沟 2，其中 1 纵沟明显。一端钝圆，另一端微凹或平截，种脐类白色，位于凹端或平截处。
**蒙药** 汉毕勒：同"南葶苈子"。

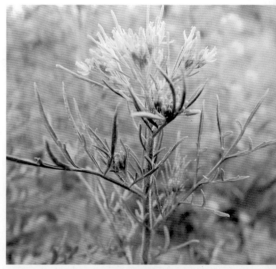

| 功能主治 | **中药** 南葶苈子：辛、苦，大寒。归肺、膀胱经。泻肺平喘，行水消肿。用于痰涎壅肺，喘咳痰多，胸胁胀满，胸腹水肿，小便不利等。
**蒙药** 汉毕勒：苦、辛，凉，钝、稀、轻、糙。清热，解毒，止咳，祛痰，平喘。用于搏热，脏热，毒热，血热，希日热，肺感，咳嗽，气喘，肺源性心脏病。

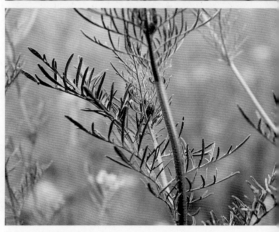

| 用法用量 | **中药** 南葶苈子：内服煎汤，3 ~ 9 g，包煎。
**蒙药** 汉毕勒：多入丸、散剂。

十字花科 Cruciferae 葶苈属 Draba

# 葶苈
*Draba nemorosa* L.

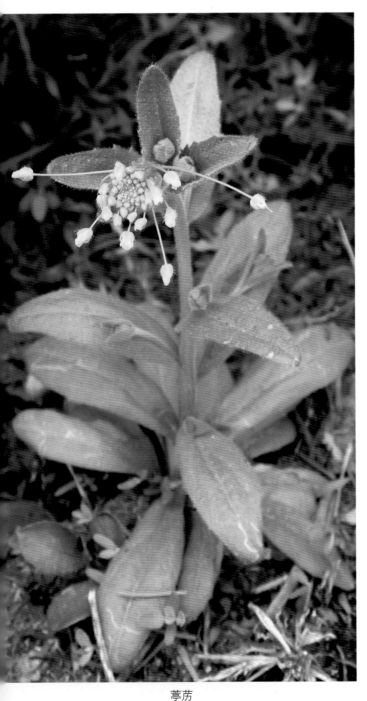

葶苈

| 植物别名 |

葶苈子、光果葶苈。

| 蒙 文 名 |

罕毕勒。

| 药 材 名 |

**中药** 葶苈子（药用部位：种子）、辣辣菜（药用部位：全草）。

**蒙药** 罕毕勒（药用部位：种子）。

| 形态特征 |

一年生或二年生草本。茎直立，高 5 ~ 45 cm，单一或分枝，疏生叶或无叶，但分枝茎有叶；下部密生单毛、叉状毛和星状毛，上部渐稀至无毛。基生叶莲座状，长倒卵形，先端稍钝，边缘有疏细齿或近全缘；茎生叶长卵形或卵形，先端尖，基部楔形或渐圆，边缘有细齿，无柄，上面被单毛和叉状毛，下面以星状毛为多。总状花序有花 25 ~ 90，密集成伞房状，花后显著伸长，疏松，小花梗细，长 5 ~ 10 mm；萼片椭圆形，背面略有毛；花瓣黄色，花期后成白色，倒楔形，长约 2 mm，先端凹；雄蕊长 1.8 ~ 2 mm，花药短心形；雌蕊椭圆形，密

生短单毛，花柱几乎不发育，柱头小。短角果长圆形或长椭圆形，长 4 ～ 10 mm，宽 1.1 ～ 2.5 mm，被短单毛；果柄长 8 ～ 25 mm，与果序轴成直角开展，或近直角向上开展；种子椭圆形，褐色，种皮有小疣。花果期 5 ～ 7 月。

| 生境分布 | 生于山坡草甸、林缘、沟谷溪边。分布于内蒙古呼伦贝尔市（额尔古纳市、根河市、鄂温克族自治旗、陈巴尔虎旗、新巴尔虎左旗、新巴尔虎右旗、海拉尔区、牙克石市、鄂伦春自治旗、莫力达瓦达斡尔族自治旗、阿荣旗、扎兰屯市）、兴安盟（阿尔山市、科尔沁右翼前旗）、赤峰市（巴林右旗、喀喇沁旗、巴林左旗、克什克腾旗）、锡林郭勒盟（锡林浩特市、东乌珠穆沁旗、西乌珠穆沁旗、苏尼特右旗、太仆寺旗、正镶白旗）、乌兰察布市（集宁区、卓资县、凉城县、兴和县）、呼和浩特市（武川县）、包头市（昆都仑区、固阳县、土默特右旗）、巴彦淖尔市（乌拉特前旗、乌拉特后旗）、鄂尔多斯市（鄂托克前旗）、阿拉善盟（阿拉善左旗、阿拉善右旗）。

| 资源情况 | 野生资源丰富。药材来源于野生。

| 采收加工 | **中药** 葶苈子：夏季采摘果序，打下种子，除去杂质，晒干。
辣辣菜：春季采收，晒干。
**蒙药** 罕毕勒：同"葶苈子"。

| 药材性状 | **中药** 葶苈子：本品呈卵形，长 1 ～ 1.5mm。表面棕色或红棕色，微有光泽，具纵沟 2，其中 1 纵沟较明显；一端钝圆，另一端尖而微凹，类白色，种脐位于凹入端。无臭，味微辛、辣，黏性较强。
**蒙药** 罕毕勒：同"葶苈子"。

| 功能主治 | **中药** 葶苈子：辛、苦，大寒。归肺、膀胱经。破坚逐邪，泻肺行水，祛痰平喘。用于咳喘，脘腹胀满，肺痈。
辣辣菜：辛，平。清热解毒，利尿，通淋。用于痢疾，腹泻，小便不利，淋证，浮肿。
**蒙药** 罕毕勒：同"葶苈子"。

| 用法用量 | **中药** 葶苈子：内服煎汤，3 ～ 9 g；或入丸、散剂。外用适量，煎汤洗；或研末调敷。
辣辣菜：内服煎汤，6 ～ 9 g。
**蒙药** 罕毕勒：同"葶苈子"。

十字花科 Cruciferae 碎米荠属 Cardamine

# 白花碎米荠

*Cardamine leucantha* (Tausch) O. E. Schulz

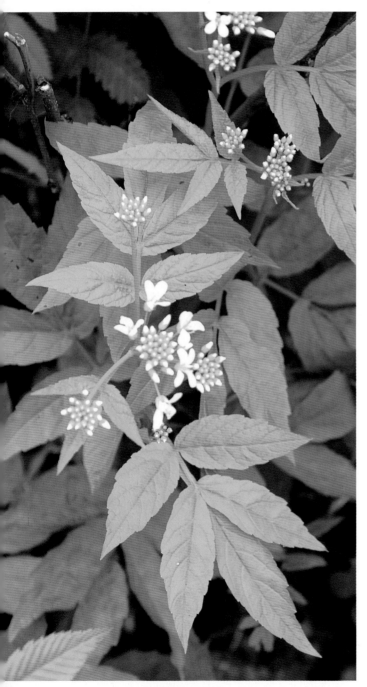

白花碎米荠

| 蒙 文 名 |

查干 – 照古其。

| 药 材 名 |

菜子七（药用部位：根及根茎）。

| 形态特征 |

多年生草本，高 5 ~ 30 cm，被二叉毛，并杂有三叉毛，毛的分枝弯曲，有的在叶上以三叉毛为主。茎自基部分枝，有的基部有残存叶柄。基生叶窄卵形，早枯；下部的茎生叶变化较大，叶片宽匙形至窄长卵形，长 5 ~ 30 mm，宽 1 ~ 6 mm，先端钝圆，基部渐窄，近无柄，全缘，或具 2 ~ 3 对明显或不明显的钝齿；中、上部的叶条形；最上部数叶常入花序而成苞片。花序呈紧密伞房状，果期伸长；萼片长圆形，长 1.5 ~ 2.5 mm，外轮的萼片较内轮的萼片窄，有的在背面先端隆起，内轮的偶在基部，略呈囊状，均有膜质边缘；花瓣倒卵形或宽楔形，白色，长 2 ~ 3 mm，先端近截形或微缺，基部渐窄成爪；子房有毛，花柱短，柱头 2 浅裂。长角果筒状，长 8 ~ 20（ ~ 30）mm，略呈念珠状，两端渐细，直或略曲，或呈"之"字形弯曲；果瓣被二叉毛；果柄长

3～6 mm；种子长圆形，长约 1 mm，橘红色。花果期 6～8 月。

| **生境分布** | 生于森林带的林下、林缘、湿草地。 分布于内蒙古呼伦贝尔市（额尔古纳市、根河市、牙克石市、鄂伦春自治旗）、兴安盟（阿尔山市、扎赉特旗）、赤峰市（喀喇沁旗）。

| **资源情况** | 野生资源较少。药材来源于野生。

| **采收加工** | 秋季采挖，除去泥土、杂质及须根，晒干。

| **功能主治** | 辛、甘，平。化痰止咳，活血止痛。用于百日咳，慢性支气管炎，月经不调，跌打损伤。

| **用法用量** | 内服煎汤，6～15 g。

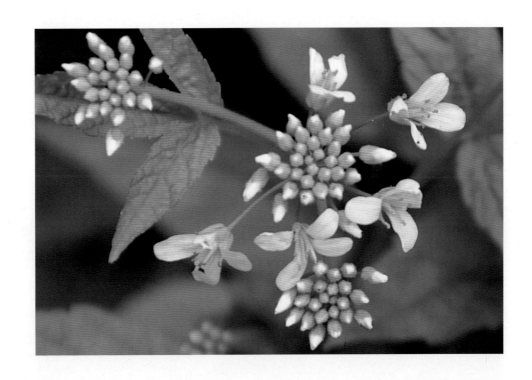

# 水田碎米荠 *Cardamine lyrata* Bunge

| 植物别名 | 小水田荠、水田荠。

| 蒙 文 名 | 奥存－照古其。

| 药 材 名 | 水田碎米荠（药用部位：全草）。

| 形态特征 | 多年生草本，高 30 ~ 70 cm，无毛。根茎较短，丛生多数须根。茎直立，不分枝，表面有沟棱。生于匍匐茎上的叶为单叶，基部心形，有叶柄；茎生叶无柄，羽状复叶，小叶 2 ~ 9 对，顶生小叶大，圆形或卵形，先端圆或微凹，基部心形、截形或宽楔形，边缘有波状圆齿或近全缘，侧生小叶比顶生小叶小，卵形，着生于最下的 1 对小叶全缘，向下弯曲成耳状抱茎。总状花序顶生，花梗长 5 ~ 20 mm；萼片长卵形，长约 4.5 mm，边缘膜质；花瓣白色，倒

水田碎米荠

卵形，长约 8 mm，先端平截或微凹，基部楔形渐狭；雌蕊圆柱形，花柱长约为子房之半，柱头球形，比花柱宽。果瓣平，自基部有一不明显的中脉；果柄水平开展，长 12 ~ 22 mm；种子椭圆形，边缘有显著的膜质宽翅。花期 4 ~ 6 月，果期 5 ~ 7 月。

| **生境分布** | 生于森林带的沟谷、湿地、溪边。分布于内蒙古呼伦贝尔市（额尔古纳市、海拉尔区、扎兰屯市）、兴安盟（科尔沁右翼前旗）、赤峰市（喀喇沁旗、宁城县）。

| **资源情况** | 野生资源一般。药材来源于野生。

| **采收加工** | 春季采集，洗净，晒干或鲜用。

| **药材性状** | 本品常缠结成团。须根纤细，类白色。根茎短，茎黄绿色，有沟棱；匍匐茎细长，节处有类白色细根。奇数羽状复叶多皱缩，小叶 3 ~ 9 对，先端小叶圆形或卵圆形，长 1.2 ~ 2.5 cm，宽 0.7 ~ 2.3 cm，全缘或有波状圆齿，侧生小叶较小，基部不对称；匍匐茎上的叶多为单叶，互生，圆肾形，宽 0.5 ~ 2 cm。总状花序顶生。长角果长 2 ~ 3 cm，宽约 2 mm，绿褐色，每室有数枚种子，1 列。种子椭圆形，长约 1.6 mm，宽约 1 mm，边缘有膜质宽翅。气微，味微甘。

| **功能主治** | 清热利湿，凉血调经，明目去翳。用于肾炎水肿，痢疾，吐血，崩漏，月经不调，目赤，云翳。

| **用法用量** | 内服煎汤，15 ~ 30 g。

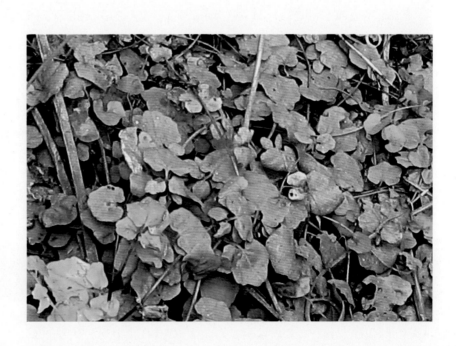

十字花科 Cruciferae 碎米荠属 Cardamine

# 大叶碎米荠 *Cardamine macrophylla* Willd.

| **植物别名** | 钝圆齿碎米荠、重齿碎米荠、多叶碎米荠。

| **蒙 文 名** | 淘木 – 照古其。

| **药 材 名** | 普贤菜（药用部位：全草）。

| **形态特征** | 多年生草本，高 30 ~ 100 cm。根茎匍匐延伸，密被纤维状的须根。茎较粗壮，圆柱形，直立，有时基部倾卧，不分枝或上部分枝，表面有沟棱。茎生叶通常 4 ~ 5，有叶柄，长 2.5 ~ 5 cm；小叶 4 ~ 5 对，顶生小叶与侧生小叶的形状及大小相似，小叶椭圆形或卵状披针形，长 4 ~ 9 cm，宽 1 ~ 2.5 cm，先端钝或短渐尖，边缘具比较整齐的锐锯齿或钝锯齿，顶生小叶基部楔形，无小叶柄，侧生小叶基部稍不等，生于最上部的 1 对小叶基部常下延，生于最下部的 1 对有时

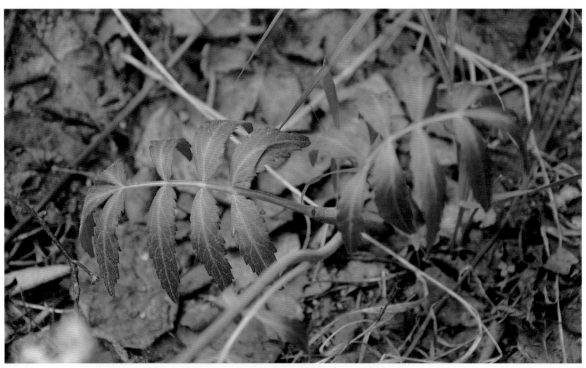

大叶碎米荠

有极短的柄；小叶上面毛少，下面散生短柔毛，有时两面均无毛。总状花序多花，花梗长 10 ~ 14 mm；外轮萼片淡红色，长椭圆形，长 5 ~ 6.5 mm，边缘膜质，外面有毛或无毛，内轮萼片基部囊状；花瓣淡紫色、紫红色，少有白色，倒卵形，长 9 ~ 14 mm，先端圆或微凹，向基部渐狭成爪；花丝扁平；子房柱状，花柱短。长角果扁平，长 35 ~ 45 mm，宽 2 ~ 3 mm；果瓣平坦无毛，有时带紫色，花柱很短，柱头微凹；果柄直立开展，长 10 ~ 25 mm；种子椭圆形，长约 3 mm，褐色。花期 5 ~ 6 月，果期 7 ~ 8 月。

| **生境分布** | 生于森林草原带的山坡林下、林缘、草甸。分布于内蒙古赤峰市（巴林右旗、克什克腾旗）。

| **资源情况** | 野生资源稀少。药材来源于野生。

| **采收加工** | 春、夏季采集，洗净，鲜用或晒干。

| **药材性状** | 本品根茎细长，其上可见须根。茎圆柱形，具纵棱，直径约为 0.5 cm，表面绿色或枯绿色。奇数羽状复叶多皱缩，小叶 4 ~ 5 对，卵状披针形，先端渐尖，基部楔形，边缘有锯齿，主脉明显，黄绿色或棕绿色；无小叶柄。质脆，易破碎。有时可见总状花序或果序，具长角果，紫棕色或棕色。气清香，味淡。

| **功能主治** | 甘、淡，平。消肿，补虚。用于虚劳内伤，头晕，体倦乏力，崩漏，带下，水肿，败血症等。

| **用法用量** | 内服煎汤，9 ~ 15 g；或炖肉。

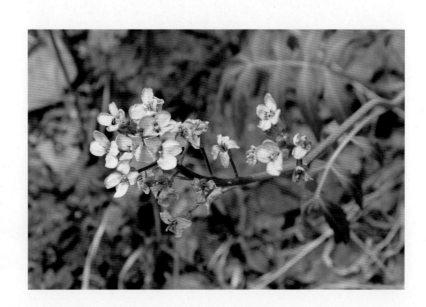

# 垂果南芥 *Arabis pendula* L.

| **植物别名** | 垂果南芥菜、粉绿垂果南芥、毛果南芥。

| **蒙 文 名** | 温吉格日－绍布图海。

| **药 材 名** | **中药** 扁担蒿（药用部位：种子）。
　　　　　　　　**蒙药** 温吉格日－绍布图海（药用部位：种子）。

| **形态特征** | 二年生草本，高 30 ～ 150 cm，全株被硬单毛，杂有二叉或三叉毛。主根圆锥状，黄白色。茎直立，上部有分枝。茎下部的叶长椭圆形至倒卵形，长 3 ～ 10 cm，宽 1.5 ～ 3 cm，先端渐尖，边缘有浅锯齿，基部渐狭而成叶柄，长达 1 cm；茎上部的叶狭长椭圆形至披针形，较下部的叶略小，基部呈心形或箭形，抱茎，上面黄绿色至绿色。总状花序顶生或腋生，有花十几朵；萼片椭圆形，长 2 ～ 3 mm，

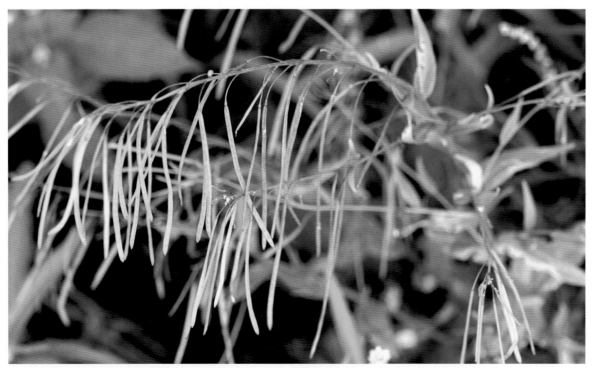

垂果南芥

背面被有单毛、二叉毛或三叉毛及星状毛，花蕾期更密；花瓣白色，匙形，长3.5 ~ 4.5 mm，宽约 3 mm。长角果线形，长 4 ~ 10 cm，宽 1 ~ 2 mm，弧曲，下垂；种子每室 1 行，椭圆形，褐色，长 1.5 ~ 2 mm，边缘有环状的翅。花期 6 ~ 9 月，果期 7 ~ 10 月。

| 生境分布 | 生于森林带和草原带的山地林缘、路旁、灌丛、草地、河边、居民区附近。分布于内蒙古呼伦贝尔市（额尔古纳市、根河市、鄂温克族自治旗、陈巴尔虎旗、新巴尔虎左旗、海拉尔区、牙克石市、鄂伦春自治旗、莫力达瓦达斡尔族自治旗、阿荣旗、扎兰屯市）、兴安盟（扎赉特旗、科尔沁右翼前旗）、通辽市（科尔沁区、库伦旗、奈曼、科尔沁左翼后旗）、赤峰市（宁城县、林西县、巴林右旗、喀喇沁旗、巴林左旗、阿鲁科尔沁旗、克什克腾旗）、锡林郭勒盟（锡林浩特市、多伦县、东乌珠穆沁旗、西乌珠穆沁旗、正蓝旗）、乌兰察布市（丰镇市、察哈尔右翼中旗、察哈尔右翼后旗、凉城县、兴和县）、呼和浩特市（武川县）、包头市（固阳县、土默特右旗、达尔罕茂明安联合旗）、巴彦淖尔市（乌拉特前旗）、鄂尔多斯市（乌审旗）、阿拉善盟（阿拉善左旗）。

| 资源情况 | 野生资源较丰富。药材来源于野生。

| 采收加工 | **中药** 扁担蒿：秋季果实成熟时采摘果序，晒干，打下种子，除去杂质，晒干。
**蒙药** 温吉格日 - 绍布图海：同"扁担蒿"。

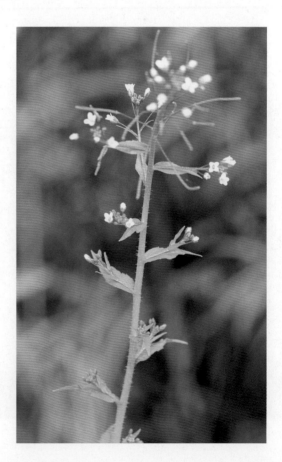

| 功能主治 | **中药** 扁担蒿：辛，平。清热解毒，消肿。用于痈疮肿毒，滴虫性阴道炎。
**蒙药** 温吉格日 - 绍布图海：辛，平。用于搏热，毒热，血热，咳嗽，肺感，气喘。

| 用法用量 | **中药** 扁担蒿：内服煎汤，3 ~ 10 g。外用适量，煎汤熏洗。
**蒙药** 温吉格日 - 绍布图海：多配方用。

十字花科 Cruciferae 蔊菜属 Rorippa

# 蔊菜
*Rorippa indica* (L.) Hiern

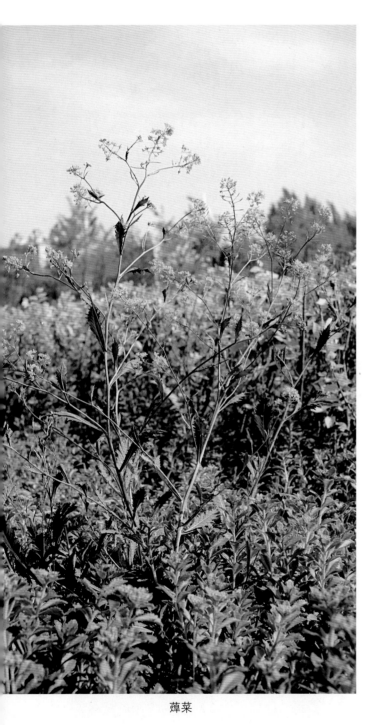

蔊菜

| 植物别名 |

辣米菜、野油菜、干油菜。

| 蒙 文 名 |

萨日巴。

| 药 材 名 |

蔊菜（药用部位：全草）。

| 形态特征 |

一年生或二年生直立草本，植株较粗壮，高达 40 cm。茎单一或分枝，具纵沟。单叶互生，基生叶及茎下部叶具长柄，常大头羽状分裂，长 4 ~ 10 cm，顶裂片大，卵状披针形，具不整齐牙齿，侧裂片 1 ~ 5 对；茎上部叶宽披针形或近匙形，疏生齿，具短柄或基部耳状抱茎。总状花序顶生或侧生，花小，多数，具细花梗；萼片 4，卵状长圆形；花瓣 4，黄色，匙形，基部渐狭成短爪，与萼片近等长；四强雄蕊。长角果线状圆柱形，短且粗。花期 4 ~ 6 月，果期 6 ~ 8 月。

| 生境分布 |

中生植物。生于路旁、田边、园圃、河边、屋边墙脚及山坡路旁等较潮湿处。分布于内

蒙古包头市（东河区）。

| **资源情况** | 野生资源较少。药材来源于野生。

| **采收加工** | 5 ~ 7 月采收，鲜用或晒干。

| **功能主治** | 祛痰止咳，解表散寒，活血解毒，利湿退黄。用于咳嗽痰喘，感冒发热，麻疹透发不畅，风湿痹痛，咽喉肿痛，疔疮痈肿，漆疮，闭经，跌打损伤，黄疸，水肿。

| **用法用量** | 内服煎汤，10 ~ 30 g，鲜品加倍；或捣汁服；或绞汁服。外用适量，捣敷。

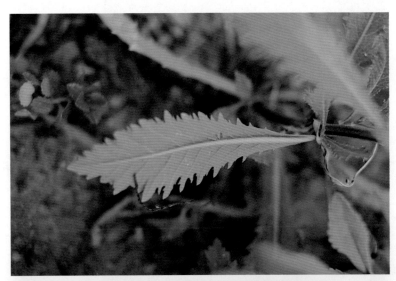

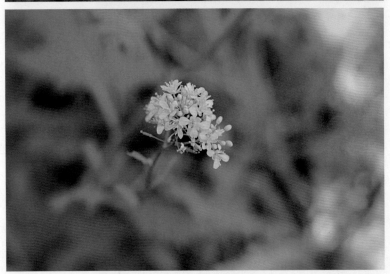

十字花科 Cruciferae 蔊菜属 Rorippa

# 风花菜

*Rorippa palustris* (Linnaeus) Besser

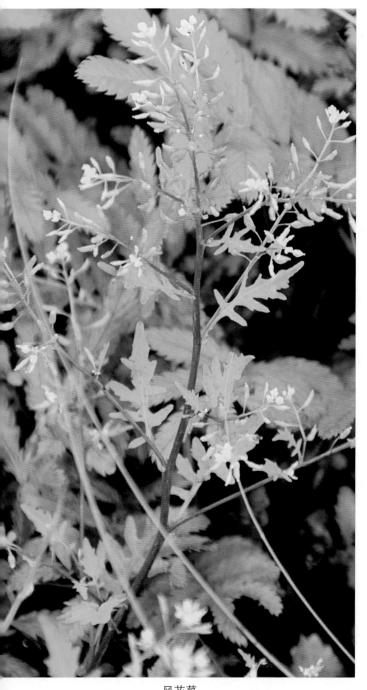

风花菜

| 植物别名 |

沼生蔊菜、蔊菜。

| 蒙 文 名 |

那木根 – 萨日布。

| 药 材 名 |

风花菜（药用部位：全草）。

| 形态特征 |

二年生或多年生草本，无毛。茎直立或斜升，高 10 ~ 60 cm，多分枝，有时带紫色。基生叶和茎下部叶具长柄，大头羽状深裂，长 5 ~ 12 cm，顶生裂片较大，卵形，侧裂片较小，3 ~ 6 对，边缘有粗钝齿；茎生叶向上渐小，羽状深裂或具齿，有短柄，其基部具耳状裂片而抱茎。总状花序生枝顶，花极小，直径约 2 mm；花梗纤细，长 1 ~ 2 mm；萼片直立，淡黄绿色，矩圆形，长 1.5 ~ 2 mm，宽 0.5 ~ 0.7 mm；花瓣黄色，倒卵形，与萼片近等长。短角果稍弯曲，圆柱状长椭圆形，长 4 ~ 6 mm，宽约 2 mm；果柄长 4 ~ 6 mm；种子近卵形，长约 0.5 mm。花果期 6 ~ 8 月。

| **生境分布** | 生于水边、沟谷，为沼泽草甸或草甸种。分布于内蒙古呼伦贝尔市（额尔古纳市、根河市、陈巴尔虎旗、鄂温克族自治旗、牙克石市、鄂伦春自治旗、莫力达瓦达斡尔族自治旗、阿荣旗、扎兰屯市）、兴安盟（阿尔山市、科尔沁右翼前旗）、通辽市（科尔沁左翼中旗）、赤峰市（林西县、阿鲁科尔沁旗）、锡林郭勒盟（锡林浩特市、苏尼特左旗、西乌珠穆沁旗）、乌兰察布市（丰镇市、察哈尔右翼前旗、察哈尔右翼中旗、察哈尔右翼后旗、四子王旗、商都县、化德县、兴和县）、呼和浩特市（托克托县）、包头市（青山区、东河区、固阳县、土默特右旗）、巴彦淖尔市（磴口县、乌拉特前旗、乌拉特中旗）、鄂尔多斯市（达拉特旗、伊金霍洛旗）。 |

**资源情况**　野生资源丰富。药材来源于野生。

**采收加工**　7～8月采收，洗净，切断，晒干。

**药材性状**　本品茎表面黄绿色，基部带紫色，具数条棱线；断面髓部类白色。叶多皱缩破碎，完整的基生叶羽状深裂，侧裂片3～7对，裂片宽披针形或条形，边缘具疏齿，表面黄绿色，有长柄；茎生叶稍小，基部耳状抱茎。短角果圆柱形或椭圆形，稍弯曲，长4～6 mm，果爿肿胀，绿褐色。种子近卵形，长约0.5 mm，褐色，具细网纹。气微，味辛。

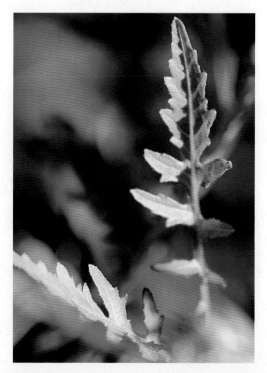

**功能主治**　苦、辛，凉。归心、肝、肺经。清热解毒，利尿消肿。用于风热感冒，淋证，水肿，关节炎，痈肿，烫火伤。

**用法用量**　内服煎汤，6～15 g。外用适量，捣敷。

**附　注**　在FOC中，本种的拉丁名被修订为 *Rorippa globose* (Turczaninow ex Fischer & C. A. Meyer) Hayek。

十字花科 Cruciferae 花旗杆属 Dontostemon

# 花旗杆
*Dontostemon dentatus* (Bunge) Lédeb.

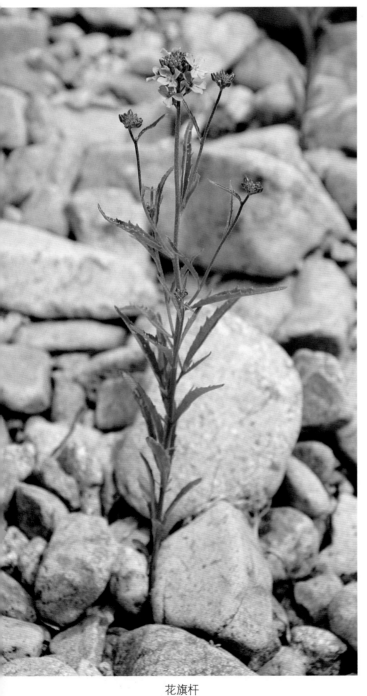

花旗杆

| 植物别名 |

齿叶花旗杆。

| 蒙 文 名 |

巴格太 – 额布苏。

| 药 材 名 |

花旗杆（药用部位：全草）。

| 形 态 特 征 |

二年生草本，高 15 ~ 50 cm。植株散生白色弯曲柔毛。茎单一或分枝，基部常带紫色。叶椭圆状披针形，长 3 ~ 6 cm，宽 3 ~ 12 mm，两面稍具毛。总状花序生枝顶，结果时长 10 ~ 20 cm；萼片椭圆形，长 3 ~ 4.5 mm，宽 1 ~ 1.5 mm，具白色膜质边缘，背面稍被毛；花瓣淡紫色，倒卵形，长 6 ~ 10 mm，宽约 3 mm，先端钝，基部具爪。长角果长圆柱形，光滑无毛，长 2.5 ~ 6 cm，宿存花柱短，先端微凹；种子棕色，长椭圆形，长 1 ~ 1.3 mm，宽 0.5 ~ 0.8 mm，具膜质边缘；子叶斜缘倚胚根。花果期 6 ~ 8 月。

| **生境分布** | 生于森林带的山地林下、林缘草甸、山坡草地。分布于内蒙古呼伦贝尔市（额尔古纳市、根河市、满洲里市、牙克石市、鄂伦春自治旗、莫力达瓦达斡尔族自治旗、阿荣旗、扎兰屯市）、兴安盟（阿尔山市、突泉县、扎赉特旗、科尔沁右翼前旗）、通辽市（科尔沁左翼后旗）、赤峰市（宁城县、巴林右旗、喀喇沁旗）、锡林郭勒盟（东乌珠穆沁旗）。 |

| **资源情况** | 野生资源较丰富。药材来源于野生。 |

| **采收加工** | 夏季采收，除去杂质，晒干。 |

| **药材性状** | 本品茎单一或分枝，基部常带紫色。叶通常皱缩、卷曲成团，展平后叶片呈椭圆状披针形。 |

| **功能主治** | 淡、微苦，平。利小便。用于小便不利，水肿胀满。 |

| **用法用量** | 内服煎汤，6 ~ 12 g。 |

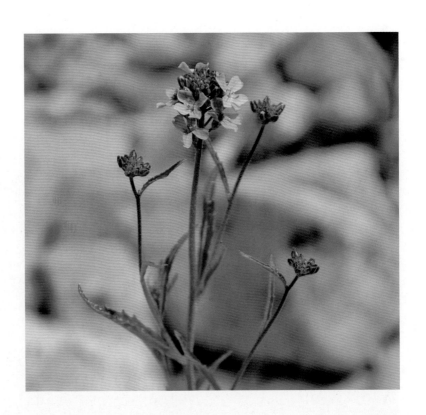

十字花科 Cruciferae 涩荠属 Malcolmia

# 涩荠
*Malcolmia africana* (L.) R. Br.

| **植物别名** | 涩荠马康草、离蕊芥。

| **蒙 文 名** | 萨龙黑－道灰古日特。

| **药 材 名** | 紫花芥子（药用部位：种子）。

| **形态特征** | 二年生草本，高 8 ～ 35 cm，密生单毛或叉状硬毛。茎直立或近直立，多分枝，有棱角。叶长圆形、倒披针形或近椭圆形，长 1.5 ～ 8 cm，宽 5 ～ 18 mm，先端圆形，有小短尖，基部楔形，边缘有波状齿或全缘；叶柄长 5 ～ 10 mm 或近无柄。总状花序有 10 ～ 30 花，疏松排列，果期时长达 20 cm；萼片长圆形，长 4 ～ 5 mm；花瓣紫色或粉红色，长 8 ～ 10 mm。长角果（线细状）圆柱形或近圆柱形，长 3.5 ～ 7 cm，宽 1 ～ 2 mm，近 4 棱，倾斜、直立或稍弯曲，密生

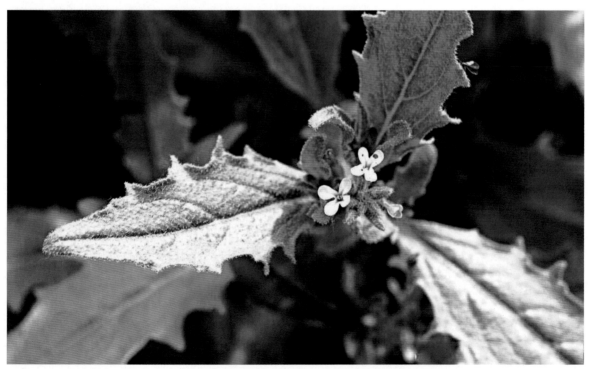

涩荠

短或长分叉毛，或二者间生，或具刚毛，少数几无毛或完全无毛；柱头圆锥状；果柄加粗，长 1 ~ 2 mm。种子长圆形，长约 1 mm，浅棕色。花果期 5 ~ 7 月。

| **生境分布** | 生于田野或麦田中。分布于内蒙古阿拉善盟（额济纳旗）。

| **资源情况** | 野生资源稀少。药材来源于野生。

| **采收加工** | 7 月果实成熟时割取全草，晒干，打下种子，除去杂质。

| **药材性状** | 本品长圆形，呈稍压扁状，长约 1 mm，表面浅褐色，一端可见种脐。去掉种皮可见肥厚的子叶 2，油质，相互折叠，子叶背倚胚根。气微，味苦、辛。

| **功能主治** | 苦、辛，寒。祛痰定喘，泻肺行水。用于咳逆痰多，脾虚肿满，胸腹积水，胸胁胀满，肺痈。

| **用法用量** | 内服煎汤，3 ~ 9 g。

十字花科 Cruciferae 糖芥属 Erysimum

# 糖芥
*Erysimum amurense* Kitagawa.

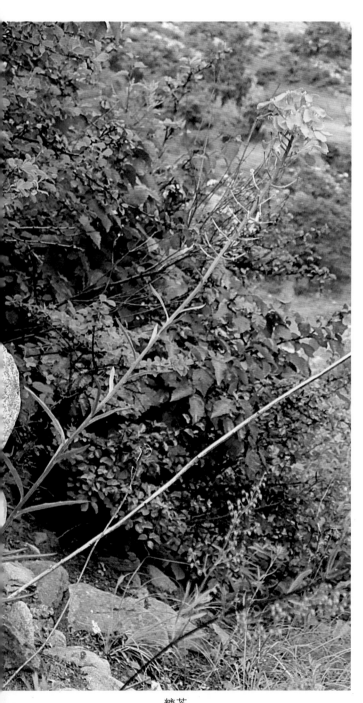

糖芥

| 植物别名 |

黄花糖芥。

| 蒙 文 名 |

乌兰 – 龚涛格。

| 药 材 名 |

**中药** 糖芥（药用部位：全草或种子）。
**蒙药** 乌兰 – 龚涛格（药用部位：种子）。

| 形态特征 |

一年生或二年生草本，高 30 ～ 60 cm，密生伏贴二叉毛。茎直立，不分枝或上部分枝，具棱角。叶披针形或长圆状线形，基生叶长 5 ～ 15 cm，宽 5 ～ 20 mm，先端急尖，基部渐狭，全缘，两面有二叉毛；叶柄长 1.5 ～ 2 cm；上部叶有短柄或无柄，基部近抱茎，边缘有波状齿或近全缘。总状花序顶生，有多数花；萼片长圆形，长 5 ～ 7 mm，密生二叉毛，边缘白色膜质；花瓣橘黄色，倒披针形，长 10 ～ 14 mm，有细脉纹，先端圆形，基部具长爪；雄蕊 6，近等长。长角果线形，长 4.5 ～ 8.5 cm，宽约 1 mm，稍呈四棱形，花柱长约 1 mm，柱头 2 裂，裂瓣具隆起中肋；果柄长 5 ～ 7 mm，斜上

开展；种子每室 1 行，长圆形，侧扁，长 1 ~ 1.5 mm，深红褐色。花果期 6 ~ 9 月。

| 生境分布 | 生于草原带的山地林缘、草甸、沟谷。分布于内蒙古呼伦贝尔市（新巴尔虎左旗）、赤峰市（林西县、喀喇沁旗、翁牛特旗、克什克腾旗）、锡林郭勒盟（多伦县、苏尼特右旗、太仆寺旗、镶黄旗、正镶白旗）、乌兰察布市（察哈尔右翼前旗、察哈尔右翼中旗、卓资县、凉城县、兴和县）、呼和浩特市（和林格尔县、武川县）、包头市（土默特右旗）、巴彦淖尔市（乌拉特前旗）。

| 资源情况 | 野生资源较丰富。药材来源于野生。

| 采收加工 | **中药** 糖芥：夏、秋季采收全草，除去杂质，阴干，切段；7 ~ 9 月果实成熟时割取全株，晒干，打下种子，扬净即得。
**蒙药** 乌兰 – 龚涛格：同"糖芥"。

| 药材性状 | **中药** 糖芥：本品为不规则的小段，茎、叶、花、果实混合。茎长达 60 cm，不分枝或上部分枝，具棱角，密生伏贴二叉毛。叶多皱缩，展平后叶片披针形或长圆状线形，基生叶长 5 ~ 15 cm，宽 0.5 ~ 2 cm，全缘，两面有伏贴二叉毛。花直径约 1 cm，花瓣橙黄色，类圆形；气微，味微苦。种子长圆形，侧扁，长约 2.5 mm，深红褐色；气微，味淡。
**蒙药** 乌兰 – 龚涛格：本品长圆形，侧扁，长约 2.5 mm，深红褐色。气微，味淡。

| 功能主治 | **中药** 糖芥：苦、辛，寒。归脾、胃、心经。健脾和胃，利尿强心。用于脾胃不和，食积不化，心力衰竭之浮肿。
**蒙药** 乌兰 – 龚涛格：清热，解毒，止咳，祛痰，平喘。用于脏热，毒热，血热，搏热，肺感，咳嗽，气喘，肺源性心脏病。

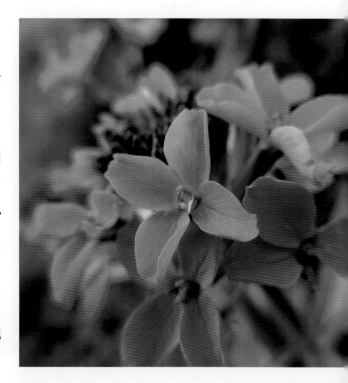

| 用法用量 | **中药** 糖芥：内服煎汤，3 ~ 9 g；或研末冲服，0.3 ~ 0.6 g。
**蒙药** 乌兰 – 龚涛格：多配方用。

# 小花糖芥 *Erysimum cheiranthoides* L.

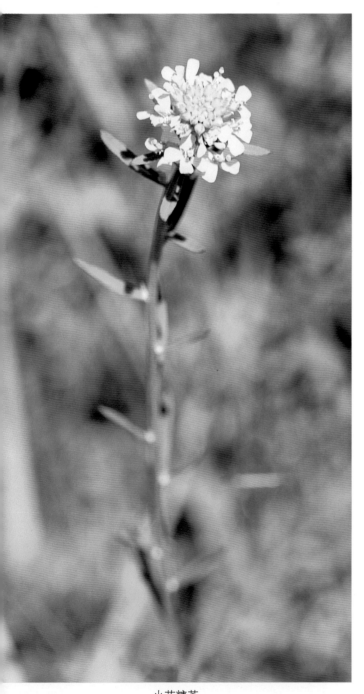

小花糖芥

### | 植物别名 |

野菜子、桂竹香糖芥。

### | 蒙 文 名 |

龚涛格。

### | 药 材 名 |

桂竹糖芥（药用部位：全草或种子）。

### | 形态特征 |

一年生草本，高 15 ~ 50 cm。茎直立，分枝或不分枝，有棱角，具二叉毛。基生叶莲座状，无柄，平铺地面，叶片长（1 ~ ）2 ~ 4 cm，宽 1 ~ 4 mm，有二叉或三叉毛；叶柄长 7 ~ 20 mm；茎生叶披针形或线形，长 2 ~ 6 cm，宽 3 ~ 9 mm，先端急尖，基部楔形，边缘具深波状疏齿或近全缘，两面具三叉毛。总状花序顶生，果期时长达 17 cm；萼片长圆形或线形，长 2 ~ 3 mm，外面有三叉毛；花瓣浅黄色，长圆形，长 4 ~ 5 mm，先端圆形或截形，下部具爪。长角果圆柱形，长 2 ~ 4 cm，宽约 1 mm，侧扁，稍有棱，具三叉毛；果瓣有 1 不明显中脉；花柱长约 1 mm，柱头头状；果柄粗，长 4 ~ 6 mm；种子每室 1 行，种子卵形，长约 1 mm，淡褐色。花果期 7 ~ 8 月。

| **生境分布** | 生于森林带和草原带的山地林缘、草原、草甸、沟谷。分布于内蒙古呼伦贝尔市（额尔古纳市、根河市、鄂温克族自治旗、牙克石市、鄂伦春自治旗、莫力达瓦达斡尔族自治旗、阿荣旗、扎兰屯市）、兴安盟（阿尔山市、扎赉特旗、科尔沁右翼前旗、科尔沁右翼中旗）、赤峰市（巴林右旗、喀喇沁旗、宁城县、敖汉旗、克什克腾旗）、锡林郭勒盟（锡林浩特市、苏尼特左旗、东乌珠穆沁旗）、阿拉善盟（阿拉善左旗）。

| **资源情况** | 野生资源较丰富。药材来源于野生。

| **采收加工** | 7 ~ 8 月花盛期割取全草，晒干；果实近成熟时割下全草，晒干，将种子打落，簸去杂质，晒干。

| **药材性状** | 本品茎呈圆柱形，长 10 ~ 45 cm，黄绿色，有纵棱和伏贴的毛茸。基生叶莲座状，条形羽状分裂，无叶柄；茎生叶披针形或条形，全缘或具波状齿，两面有毛茸。长角果微扁，四角形或近圆柱形，长 2 ~ 2.5 cm。种子椭圆形，略具 3 棱，长约 0.8 mm，宽约 0.4 mm，先端圆或平截，基部略尖或微凹，有白色、短小的种柄，表面黄褐色，具微细的网状瘤点样纹理及 2 纵裂浅槽，种皮薄，无胚乳，胚根背倚，2 子叶折叠。气微，味苦。

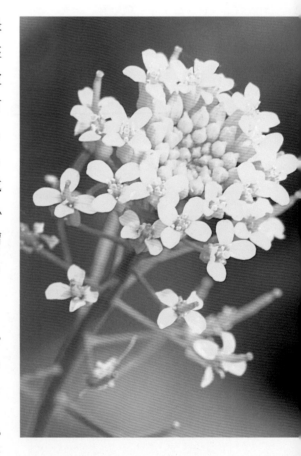

| **功能主治** | 辛、微苦，寒；有小毒。归脾、胃、心经。强心利尿，和胃消食。用于心悸，浮肿，消化不良。

| **用法用量** | 内服煎汤，6 ~ 9 g；或研末，0.3 ~ 1 g。

十字花科 Cruciferae 糖芥属 Erysimum

# 蒙古糖芥 *Erysimum flavum* (Georgi) Bobrov

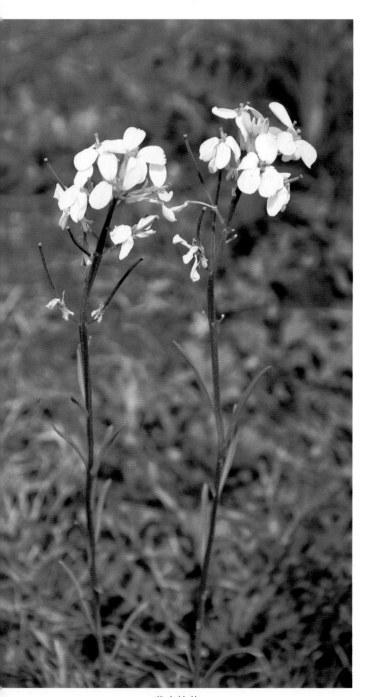

蒙古糖芥

| 植物别名 |

兴安糖芥、阿尔泰糖芥。

| 蒙 文 名 |

阿拉泰 – 龚涛格。

| 药 材 名 |

蒙药 阿拉泰 – 龚涛格（药用部位：种子）。

| 形态特征 |

多年生草本，高 15 ~ 30 cm，全株密生伏贴的二叉丁字毛。茎数个，直立，从基部分枝，稍有棱角。基生叶莲座状，叶片线状长圆形、倒披针形或宽线形，长 3 ~ 5 cm，宽 1.5 ~ 2 mm，先端急尖，基部渐狭，全缘，叶柄长 5 ~ 20 mm；茎生叶线形，叶片较短，宽 1 ~ 1.5 mm，无柄。总状花序果期延长达 20 cm；萼片长圆形，长 4.5 ~ 7 mm，先端圆形，边缘白色，膜质；花瓣黄色，宽倒卵形或近圆形，长 10 ~ 12 mm，爪长 6 ~ 7 mm；花柱长 1 ~ 5 mm，柱头 2 裂。长角果线状长圆形，长 4 ~ 6 cm，宽 1.5 ~ 2.5 mm，侧扁，直立至稍开展；果柄较粗，长 4 ~ 6 mm；种子长圆形，长 1.5 ~ 2 mm，褐色，先端有或无不明显翅。花期 5 ~ 6 月，

果期 7 ~ 8 月。

| **生境分布** | 生于森林带的山坡、河滩及草原、草甸。分布于内蒙古呼伦贝尔市（额尔古纳市、根河市、鄂温克族自治旗、新巴尔虎左旗、新巴尔虎右旗、满洲里市、海拉尔区、牙克石市、鄂伦春自治旗）、兴安盟（阿尔山市、科尔沁右翼中旗）、赤峰市（克什克腾旗）、锡林郭勒盟（锡林浩特市、多伦县、苏尼特左旗、东乌珠穆沁旗、西乌珠穆沁旗）。

| **资源情况** | 野生资源一般。药材来源于野生。

| **采收加工** | 蒙药　阿拉泰 - 龚涛格：秋季采收，洗净，鲜用或晒干。

| **功能主治** | 蒙药　阿拉泰 - 龚涛格：清热解毒，止咳祛痰，平喘。用于脏热，毒热，血热，搏热，肺感，咳嗽，气喘，肺源性心脏病。

| **用法用量** | 蒙药　阿拉泰 - 龚涛格：多配方用。

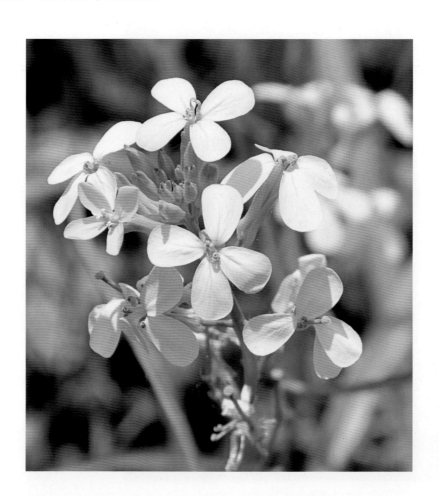

# 垂果大蒜芥 *Sisymbrium heteromallum* C. A. Mey.

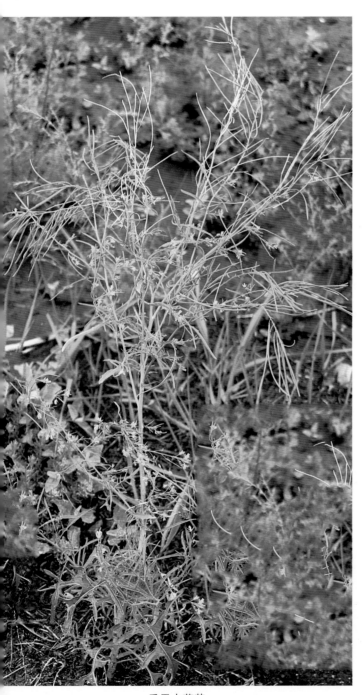

垂果大蒜芥

## | 植物别名 |

垂果蒜芥、弯果蒜芥。

## | 蒙 文 名 |

温吉格日 – 罕柏。

## | 药 材 名 |

垂果大蒜芥（药用部位：全草或种子）。

## | 形态特征 |

一年生或二年生草本，高 30 ～ 90 cm。茎直立，不分枝或分枝，具疏毛。基生叶羽状深裂或全裂，叶片长 5 ～ 15 cm，先端裂片大，长圆状三角形或长圆状披针形，渐尖，基部常与侧裂片汇合，全缘或具齿，侧裂片 2 ～ 6 对，长圆状椭圆形或卵圆状披针形，下面中脉有微毛，叶柄长 2 ～ 5 cm；上部的叶无柄，叶片羽状浅裂，裂片披针形或宽条形。总状花序密集成伞房状，果期伸长；花梗长 3 ～ 10 mm；萼片淡黄色，长圆形，长 2 ～ 3 mm，内轮的基部略呈囊状；花瓣黄色，长圆形，长 3 ～ 4 mm，先端钝圆，具爪。长角果线形，纤细，长 4 ～ 8 cm，宽约 1 mm，常下垂；果瓣略隆起；果柄长 1 ～ 1.5 cm；种子长圆形，长约 1 mm，黄棕色。花果期 6 ~ 9 月。

| **生境分布** | 生于森林草原带和草原带的山地林缘、草甸、沟谷溪边。分布于内蒙古赤峰市（阿鲁科尔沁旗、翁牛特旗、克什克腾旗）、锡林郭勒盟（锡林浩特市、东乌珠穆沁旗、西乌珠穆沁旗、正镶白旗）、乌兰察布市（察哈尔右翼后旗、四子王旗、商都县、化德县、卓资县、凉城县、兴和县）、呼和浩特市（和林格尔县）、包头市（昆都仑区、青山区、固阳县、土默特右旗、达尔罕茂明安联合旗）、巴彦淖尔市（磴口县、乌拉特前旗、乌拉特中旗、乌拉特后旗）、鄂尔多斯市（准格尔旗、鄂托克旗、乌审旗）、阿拉善盟（阿拉善左旗、阿拉善右旗）。

| **资源情况** | 野生资源较丰富。药材来源于野生。

| **采收加工** | 8 ~ 9 月果实成熟时采收全草和种子，晾干。

| **药材性状** | 本品茎呈圆柱形，上部有分枝，长可达 80 cm，表面黄绿色或绿棕色；断面髓部类白色。叶皱缩，多破碎，完整叶展平后呈长圆状披针形，羽状深裂或全裂，全缘或具齿，侧裂片 2 ~ 6 对。总状花序，花梗纤细，花黄色或黄棕色，萼片 4，花瓣 4。长角果圆柱形，稍扁而弯曲，长 4 ~ 7 cm，宽约 0.8 mm，先端有极短的宿存花柱；种子多数，气微，长椭圆形或长圆形，长约 1 mm，宽 0.5 mm，黄棕色，放大镜下可见颗粒状纹理，子叶 2，肥厚，纵折，有油性。破碎后香气浓，味辛、辣、刺鼻。

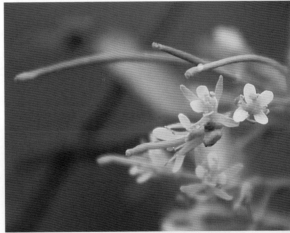

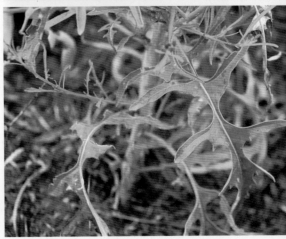

| **功能主治** | 甘、辛，凉。归肺经。止咳化痰，清热，解毒。用于急、慢性支气管炎，百日咳；外用于肉瘤。

| **用法用量** | 内服煎汤，10 ~ 15 g。外用适量，鲜品捣敷。

# 蚓果芥
*Neotorularia humilis* (C. A. Meyer) Hedge & J. Léonard

| 植物别名 | 窄叶蚓果芥、无毛蚓果芥、串珠芥。

| 蒙 文 名 | 额日很－格其。

| 药 材 名 | 蚓果芥（药用部位：全草）。

| 形态特征 | 多年生草本，高 5 ~ 30 cm，被二叉毛，并杂有三叉毛，毛的分枝弯曲，有的在叶上以三叉毛为主。茎自基部分枝，有的基部有残存叶柄。基生叶窄卵形，早枯；下部的茎生叶变化较大，叶片宽匙形至窄长卵形，长 5 ~ 30 mm，宽 1 ~ 6 mm，先端钝圆，基部渐窄，近无柄，全缘，或具 2 ~ 3 对明显或不明显的钝齿；中、上部的条形；最上部数叶常入花序而成苞片。花序呈紧密伞房状，果期伸长；萼片长圆形，长 1.5 ~ 2.5 mm，外轮的萼片较内轮的萼片窄，有的在背面

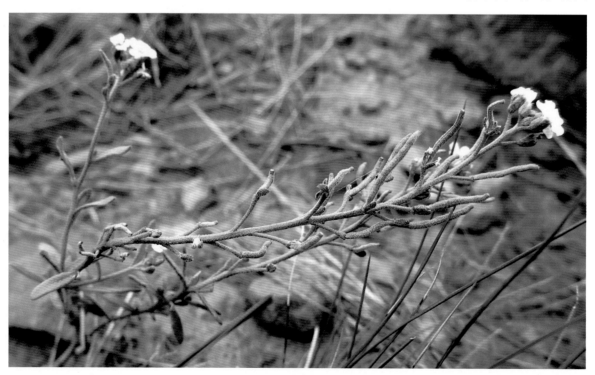

蚓果芥

先端隆起，内轮的偶在基部略呈囊状，均有膜质边缘；花瓣倒卵形或宽楔形，白色，长 2 ~ 3 mm，先端近截形或微缺，基部渐窄成爪；子房有毛。长角果筒状，长 8 ~ 20（~ 30）mm，略呈念珠状，两端渐细，直或略曲，或呈"之"字形弯曲；花柱短，柱头 2 浅裂；果瓣被二叉毛；果柄长 3 ~ 6 mm；种子长圆形，长约 1 mm，橘红色。花期 5 ~ 9 月。

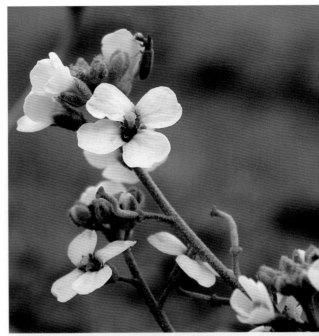

| **生境分布** | 生于草原带和荒漠带的向阳石质山坡、石缝中、山地沟谷。分布于内蒙古乌兰察布市（集宁区、丰镇市、察哈尔右翼后旗、卓资县、凉城县）、呼和浩特市（清水河县）、包头市（固阳县、土默特右旗）、鄂尔多斯市（鄂托克旗）、乌海市（海南区）、阿拉善盟（阿拉善左旗、阿拉善右旗）。

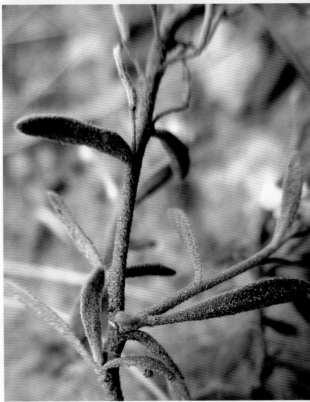

| **资源情况** | 野生资源一般。药材来源于野生。

| **采收加工** | 夏季采收，晒干。

| **功能主治** | 消食，解肉食中毒。用于消化不良，食物中毒。

| **用法用量** | 多配方用，6 ~ 9 g。

景天科 Crassulaceae 八宝属 Hylotelephium

# 长药八宝 *Hylotelephium spectabile* (Bor.) H. Ohba

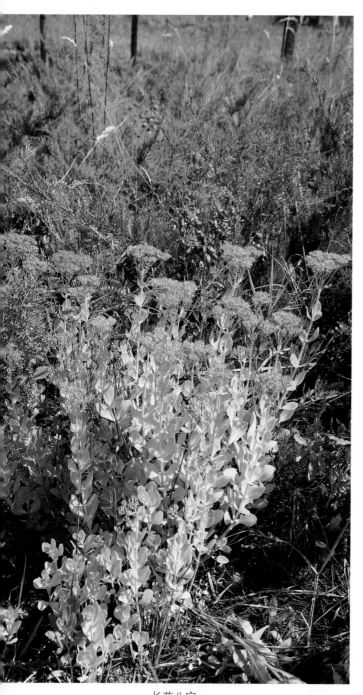

长药八宝

## 植物别名

长药景天、石头菜、蝎子掌。

## 蒙文名

乌日图 – 黑鲁特日根纳。

## 药材名

石头菜（药用部位：叶）。

## 形态特征

多年生草本。茎直立，高 30 ~ 70 cm。叶对生，或 3 叶轮生，卵形至宽卵形或长圆状卵形，长 4 ~ 10 cm，宽 2 ~ 5 cm，先端急尖，钝，基部渐狭，全缘或多少有波状牙齿。花序大形，伞房状，顶生，直径 7 ~ 11 cm；花密生，直径约 1 cm，萼片 5，线状披针形至宽披针形，长 1 mm，渐尖；花瓣 5，淡紫红色至紫红色，披针形至宽披针形，长 4 ~ 5 mm；雄蕊 10，长 6 ~ 8 mm，花药紫色；鳞片 5，长方形，长 1 ~ 1.2 mm，先端有微缺；心皮 5，狭椭圆形，长 4.2 mm，花柱长 1.2 mm 在内。蓇葖果直立。花期 8 ~ 9 月，果期 9 ~ 10 月。

| **生境分布** | 中生植物。生于山地山坡及路边。内蒙古阴山地区有大量栽培。

| **资源情况** | 栽培资源较丰富。药材来源于栽培。

| **采收加工** | 春、夏季采收，鲜用或晒干。

| **功能主治** | 清热解毒，消肿止痛。用于疔疮，痈肿，烫火伤，蜂螫伤。

| **用法用量** | 内服煎汤，3～9 g。外用适量，鲜品捣汁敷。

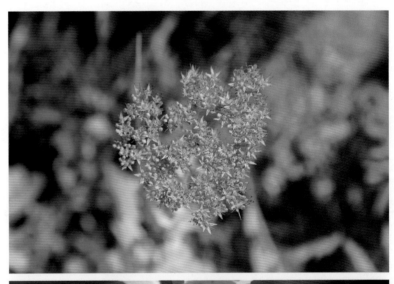

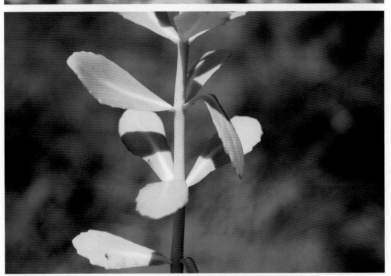

景天科 Crassulaceae 八宝属 Hylotelephium

# 白八宝

*Hylotelephium pallescens* (Freyn) H. Ohba

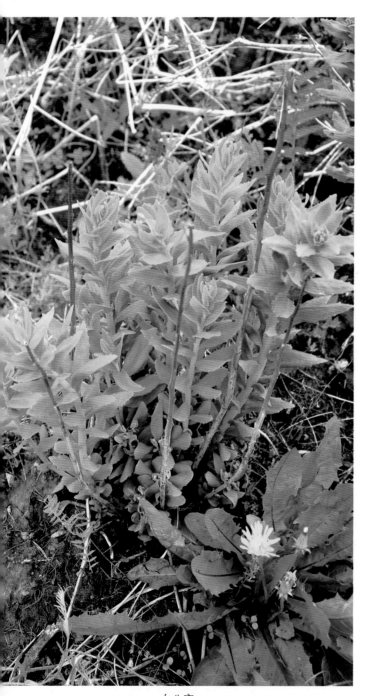

白八宝

| 植物别名 |

白景天、白花景天、长茎景天。

| 蒙 文 名 |

查干 – 矛盖 – 伊得。

| 药 材 名 |

白八宝（药用部位：全草或叶）。

| 形态特征 |

多年生草本。根茎短，直立；根束生。茎直立，高 20 ~ 60（~ 100）cm。叶互生，有时对生，长圆状卵形或椭圆状披针形，长 3 ~ 6（~ 10）cm，宽 0.7 ~ 2.5（~ 4）cm，先端圆，基部楔形，几无柄，全缘或上部有不整齐的波状疏锯齿，叶面有多数红褐色斑点。复伞房花序，长达 10 cm，宽达 13 cm，顶生，分枝密；花梗长 2 ~ 4 mm；萼片 5，披针状三角形，长 1 ~ 2 mm，先端急尖；花瓣 5，白色至浅红色，直立，披针状椭圆形，长 4 ~ 8 mm，宽 1.8 mm，先端急尖；雄蕊 10，对花瓣的稍短，对萼的与花瓣同长或稍长；鳞片 5，长方状楔形，长约 1 mm，先端有微缺。蓇葖果直立，披针状椭圆形，长约 5 mm，

基部渐狭，分离，喙短，线形；种子狭长圆形，长 1 ~ 1.2 mm，褐色。花期 7 ~ 8 月，果期 8 ~ 9 月。

| 生境分布 | 生于河边石砾滩及林下草地上。分布于内蒙古呼伦贝尔市（额尔古纳市、根河市、海拉尔区、牙克石市、鄂伦春自治旗、莫力达瓦达斡尔族自治旗、阿荣旗、扎兰屯市、鄂温克族自治旗）、兴安盟（阿尔山市、扎赉特旗、科尔沁右翼前旗、科尔沁右翼中旗）、赤峰市（巴林右旗、克什克腾旗、喀喇沁旗、宁城县）、锡林郭勒盟（东乌珠穆沁旗）、呼和浩特市。

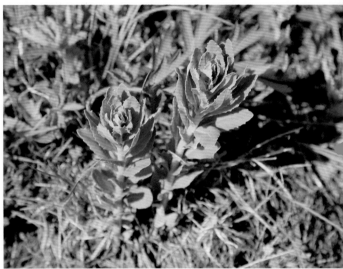

| 资源情况 | 野生资源较丰富。药材来源于野生。

| 采收加工 | 7 ~ 8 月采收，鲜用或晒干。

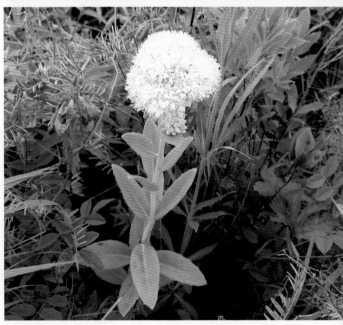

| 功能主治 | 全草，清热解毒，镇静止痛，活血化瘀，生津止渴。用于疔疮，痈肿，烫火伤。叶，用于烫火伤，创伤。

| 用法用量 | 内服煎汤，3 ~ 9 g。外用适量。

| 附 注 | 民间以白八宝的干燥花浸酒饮，用于抗疲劳。

景天科 Crassulaceae 八宝属 Hylotelephium

# 华北八宝

*Hylotelephium tatarinowii* (Maxim.) H. Ohba

| 植物别名 | 华北景天。

| 蒙 文 名 | 奥木日特音－矛盖－伊得。

| 药 材 名 | 华北八宝（药用部位：全草）。

| 形态特征 | 多年生草本。根茎常有小型胡萝卜状的根。茎直立或斜升，多数。叶互生，狭倒披针形至倒披针形，长 1.2 ~ 3 cm，宽 0.5 ~ 0.7 cm，先端渐尖，基部渐狭，边缘有疏锯齿至浅裂。伞房花序宽 3 ~ 5 cm；花梗长 2 ~ 3.5 mm；萼片 5，卵状披针形，先端稍急尖；花瓣 5，淡红色，卵状披针形，先端浅尖；雄蕊 10，与花瓣近等长，花丝白色，花药紫色；鳞片 5，近正方形；心皮 5，直立，卵状披针形，花柱长约 1 mm，稍外弯。花期 7 ~ 8 月，果期 9 月。

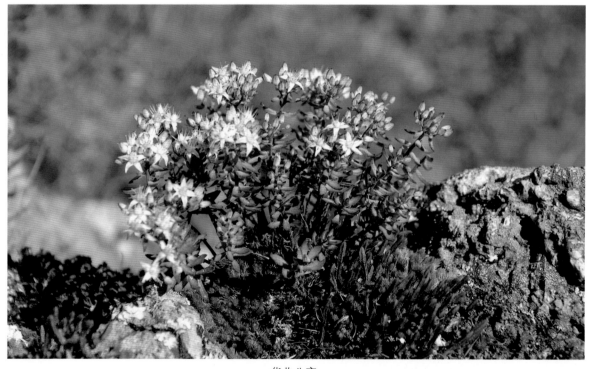

华北八宝

| **生境分布** | 生于山坡草丛中或沟边阴湿处。分布于内蒙古呼伦贝尔市（鄂伦春自治旗、扎兰屯市）、兴安盟（阿尔山市）、赤峰市（克什克腾旗、巴林左旗、巴林右旗、喀喇沁旗、宁城县、敖汉旗）、锡林郭勒盟（太仆寺旗）、呼和浩特市。 |

| **资源情况** | 野生资源一般。药材来源于野生。 |

| **采收加工** | 7～8月采收，鲜用或晒干。 |

| **功能主治** | 苦，平；无毒。解毒消炎，止渴，调经，止血生肌。用于大热大疮，身热烦，邪恶气，诸蛊毒，疝疮，寒热风痹，金疮出血，风疹恶痒，漆疮，小儿丹毒发热，眼睛红肿，头痛寒热，带下，产后脱阴，小儿惊风。 |

| **用法用量** | 内服煎汤，6～12 g；或浸酒服。外用适量，捣敷；或绞汁涂。 |

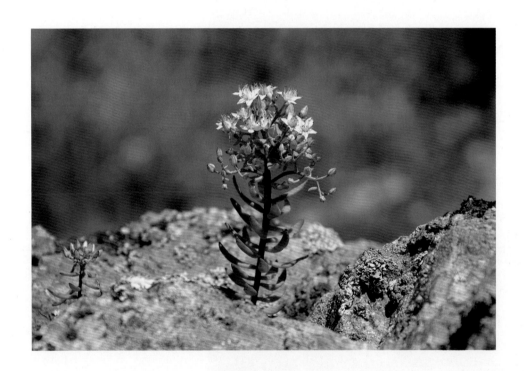

# 紫八宝

*Hylotelephium triphyllum* (Haworth) Holub

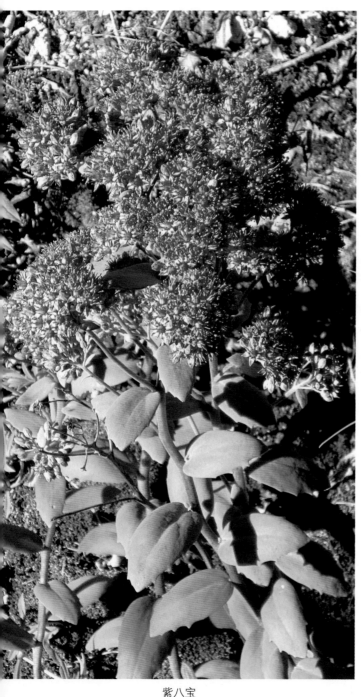

紫八宝

| 植物别名 |

紫景天、红火球。

| 蒙 文 名 |

宝日 – 矛盖 – 伊得。

| 药 材 名 |

紫八宝（药用部位：全草）。

| 形态特征 |

多年生草本。块根多数，胡萝卜状。茎直立，单生或少数聚生，高 16 ～ 70 cm。叶互生，卵状长圆形至长圆形，长 2 ～ 7 cm，宽（0.4 ～）1 ～ 3 cm，先端急尖或钝，上部叶无柄，基部圆，下部叶基部楔形，边缘有不整齐牙齿。花序伞房状，花密生，花梗长 4 mm；萼片 5，卵状披针形，长 2 mm，先端尖，基部合生；花瓣 5，紫红色，长圆状披针形，长 5 ～ 6 mm，急尖，自中部向外反折；雄蕊 10，与花瓣稍同长；鳞片 5，线状匙形，长 1 mm，先端稍宽，有缺刻；心皮 5，直立，椭圆状披针形，长 6 mm，两端渐狭，花柱短。种子小，卵状椭圆形，长 1 mm，褐色。花期 7 ～ 8 月，果期 9 月。

| **生境分布** | 生于森林带和草原带的山地林缘草甸、山坡草甸、草地、岩石缝、路旁。分布于内蒙古呼伦贝尔市（额尔古纳市、根河市、鄂温克族自治旗、陈巴尔虎旗、海拉尔区、牙克石市、莫力达瓦达斡尔族自治旗、鄂伦春自治旗、阿荣旗、扎兰屯市）、兴安盟（阿尔山市、科尔沁右翼前旗）、通辽市（扎鲁特旗）、赤峰市（巴林右旗、克什克腾旗）、锡林郭勒盟（二连浩特市、西乌珠穆沁旗、正蓝旗）、乌兰察布市（察哈尔右翼前旗、察哈尔右翼中旗、商都县）、包头市（昆都仑区、青山区、东河区、固阳县）、巴彦淖尔市（磴口县、乌拉特后旗）。 |

| **资源情况** | 野生资源一般。药材来源于野生。 |

| **采收加工** | 7 ~ 8 月采收，鲜用或晒干。 |

| **药材性状** | 本品块根多数，呈胡萝卜状。茎直立，单生或少数聚生，高 16 ~ 70 cm。叶互生，卵状长圆形至长圆形。 |

| **功能主治** | 甘、涩、微苦，平。归心、肺、肾经。清热解毒，敛疮，祛风镇痛，补益心肾。用于疮疡痈疽，瘰疬，痔核，感冒头痛，风寒痹痛，痛风，肺炎，肺结核，心悸，虚劳，阳痿，不孕，癫痫，神经障碍，便秘，虫积，食积，腱鞘炎。 |

| **用法用量** | 内服煎汤，10 ~ 15 g。外用适量，捣敷；或制成软膏；或鲜品绞汁搽洗。 |

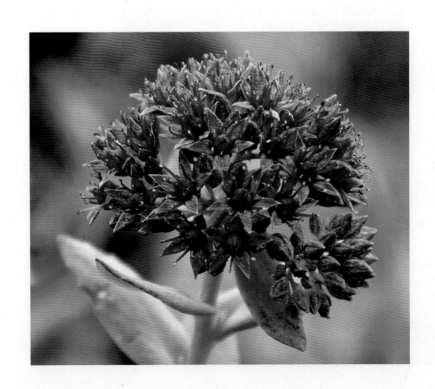

景天科 Crassulaceae 八宝属 Hylotelephium

# 八宝 *Hylotelephium erythrostictum* (Miq.) H. Ohba

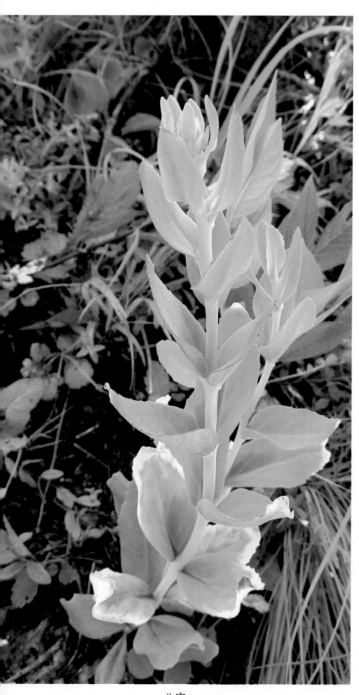

八宝

**| 植物别名 |**

八宝景天、活血三七。

**| 蒙 文 名 |**

矛盖－伊得。

**| 药 材 名 |**

**中药** 景天（药用部位：全草）、景天花（药用部位：花）。

**蒙药** 矛盖－伊得（药用部位：全草）。

**| 形态特征 |**

多年生草本。块根胡萝卜状。茎直立，高30～70 cm，不分枝。叶对生，少有互生或3叶轮生，长圆形至卵状长圆形，长4.5～7 cm，宽2～3.5 cm，先端急尖或钝，基部渐狭，边缘有疏锯齿，无柄。伞房状花序顶生；花密生，直径约1 cm，花梗稍短或同长；萼片5，卵形，长1.5 mm；花瓣5，白色或粉红色，宽披针形，长5～6 mm，渐尖；雄蕊10，与花瓣同长或稍短，花药紫色；鳞片5，长圆状楔形，长1 mm，先端有微缺；心皮5，直立，基部几分离。花期8～9月。

| **生境分布** | 生于阔叶林带的山地林缘及沟谷。分布于内蒙古呼伦贝尔市（鄂伦春自治旗、海拉尔区、阿荣旗、扎兰屯市）、兴安盟（科尔沁右翼中旗）、赤峰市（宁城县、喀喇沁旗、克什克腾旗）、锡林郭勒盟（锡林浩特市、东乌珠穆沁旗）、鄂尔多斯市（鄂托克前旗）。

| **资源情况** | 野生资源一般。药材来源于野生。

| **采收加工** | **中药**　景天：夏、秋季采收，除去杂质，洗去泥土，鲜用或晒干。
景天花：7 ~ 8 月花期采摘，晒干。
**蒙药**　矛盖 – 伊得：同"景天"。

| **药材性状** | **中药**　景天：本品根略呈圆锥形，表面较粗糙，密生多数细根。茎呈圆柱形，长 30 ~ 60 cm，直径 0.2 ~ 1 cm，表面淡黄绿色、淡紫色或黑棕色，有细纵纹及叶痕。叶对生，叶片多已碎落，展平后多呈长卵形，无柄。有的可见顶生伞房花序或黄白色果实。气微，味甘、淡。
**蒙药**　矛盖 – 伊得：同"景天"。

| **功能主治** | **中药**　景天：苦、酸，寒。清热解毒，止血，散瘀消肿。用于赤游丹毒，疔疮痈疖，火眼目翳，烦热惊狂，风疹，漆疮，烫火伤，蛇虫咬伤，吐血，咯血，月经过多，外伤出血，喉炎，热疖，跌打损伤。
景天花：苦，寒。清热利湿，明目，止痒。用于赤白带下，火眼赤肿，风疹瘙痒。
**蒙药**　矛盖 – 伊得：用于荨麻疹，丹毒，带状疱疹，咽喉痛，吐血，瘾疹；外用于疔疮肿毒，缠腰火丹，脚癣，毒蛇咬伤，烫火伤。

| **用法用量** | **中药**　内服煎汤，15 ~ 30 g，鲜品 50 ~ 100 g；或捣汁。外用适量，捣敷；或取汁摩涂、滴眼；或研粉调搽；或煎汤洗。
**蒙药**　矛盖 – 伊得：多配方用。

景天科 Crassulaceae 瓦松属 Orostachys

# 钝叶瓦松 *Orostachys malacophylla* (Pall.) Fisch.

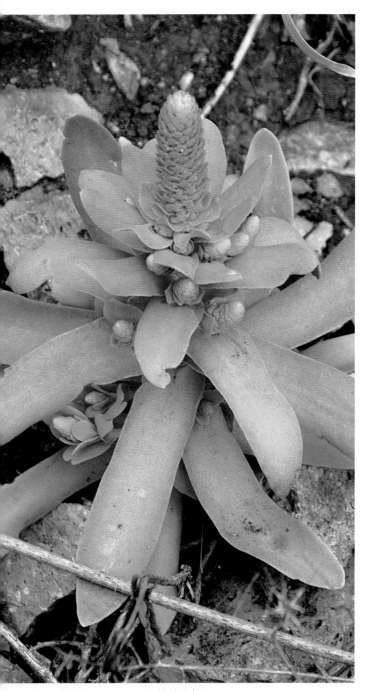

钝叶瓦松

| 蒙 文 名 |

矛胡日－斯琴－额布苏。

| 药 材 名 |

**中药** 瓦松（药用部位：全草）。
**蒙药** 矛胡日－斯琴－额布苏（药用部位：全草）。

| 形态特征 |

二年生肉质草本。第一年植株有莲座丛；莲座叶先端不具刺，钝或短渐尖，长圆状披针形、倒卵形、长椭圆形至椭圆形，全缘。第三年自莲座丛中抽出花茎，花茎高10～30 cm。茎生叶互生，近生，较莲座叶为大，长达7 cm，钝。花序紧密，总状，有时穗状，有时有分枝；苞片匙状卵形，常呈啮蚀状，上部的短渐尖；花常无梗；萼片5，长圆形，长3～4 mm，急尖；花瓣5，白色或带绿色，长圆形至卵状长圆形，长4～6 mm，边缘上部常带啮蚀状，基部1～1.4 mm合生；雄蕊10，较花瓣长，花药黄色；鳞片5，线状长方形，长0.3 mm，先端有微缺；心皮5，卵形，长4.5 mm，两端渐尖，花柱长1 mm。种子卵状长圆形，长0.8 mm，有纵条纹。花期8～9月，果期

9 ～ 10 月。

| **生境分布** | 生于森林带和草原带的山地、丘陵的砾石质地及平坦的沙质地。分布于内蒙古呼伦贝尔市（额尔古纳市、根河市、鄂温克族自治旗、陈巴尔虎旗、海拉尔区、牙克石市、鄂伦春自治旗、莫力达瓦达斡尔族自治旗、阿荣旗、扎兰屯市）、兴安盟（阿尔山市、科尔沁右翼前旗、科尔沁右翼中旗）、通辽市（奈曼旗、扎鲁特旗）、赤峰市（红山区、林西县、巴林左旗、巴林右旗、喀喇沁旗、翁牛特旗、克什克腾旗）、锡林郭勒盟（阿巴嘎旗、东乌珠穆沁旗、西乌珠穆沁旗、锡林浩特市、苏尼特左旗、正蓝旗、镶黄旗、正镶白旗、太仆寺旗）、乌兰察布市（察哈尔右翼中旗、卓资县、凉城县）、呼和浩特市（武川县）。

| **资源情况** | 野生资源一般。药材来源于野生。

| **采收加工** | **中药** 瓦松：夏、秋季采收，用开水泡后晒干或鲜用。

| **药材性状** | **中药** 瓦松：本品茎呈黄褐色或暗棕褐色，长 12 ～ 20 cm，残留多数叶脱落后的疤痕，交互连接呈棱形花纹。叶灰绿色或黄褐色，皱缩卷曲，长 12 ～ 15 mm，宽约 3 mm。茎上部叶间带有小花，呈红褐色，小花柄长短不一。质轻、脆，易碎。气微，味酸。
**蒙药** 矛胡日－斯琴－额布苏：同"瓦松"。

| **功能主治** | **中药** 瓦松：酸、苦，凉。归肝、肺经。凉血止血，清热解毒，收湿敛疮。用于吐血、鼻衄，便血，血痢，热淋，月经不调，疔疮痈肿，痔疮，湿疹，肺炎，肝炎，宫颈柱状上皮异位，乳糜尿。
**蒙药** 矛胡日－斯琴－额布苏：清热，解毒，止泻。用于血热，毒热，热性泻下，便血。

| **用法用量** | **中药** 瓦松：内服煎汤，5 ～ 15 g；或捣汁；或入丸剂。外用适量，捣敷；或煎汤熏洗；或研末调敷。
**蒙药** 矛胡日－斯琴－额布苏：多配方用。

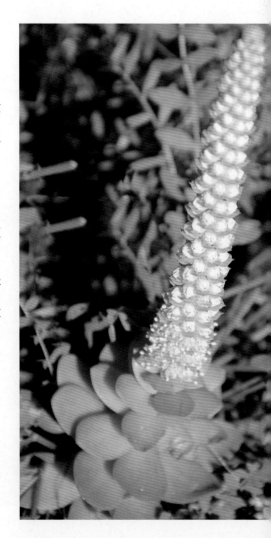

景天科 Crassulaceae 瓦松属 Orostachys

# 瓦松 *Orostachys fimbriatus* (Turcz.) Berger

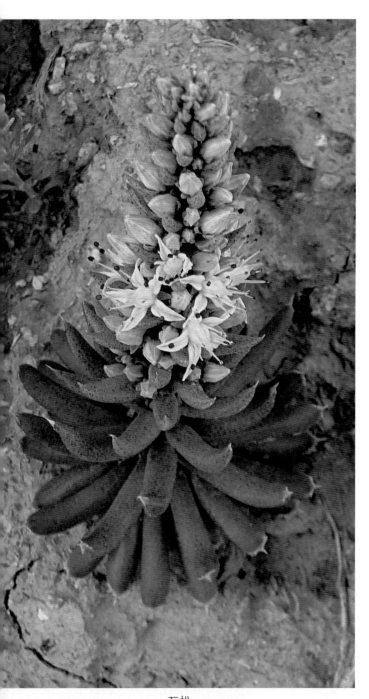

瓦松

| 植物别名 |

石扣子、瓦塔、酸溜溜。

| 蒙 文 名 |

斯琴 – 额布苏。

| 药 材 名 |

**中药** 瓦松（药用部位：地上部分）。
**蒙药** 斯琴 – 额布苏（药用部位：地上部分）。

| 形态特征 |

二年生草本。一年生莲座丛的叶短；莲座叶线形，先端增大，为白色软骨质，半圆形，有齿。二年生花茎一般高 10 ~ 20 cm，小的只长 5 cm，高的有时达 40 cm。叶互生，疏生，有刺，线形至披针形，长可达 3 cm，宽 2 ~ 5 mm。花序总状，紧密，或下部分枝，可呈宽 20 cm 的金字塔形；苞片线状渐尖；花梗长达 1 cm；萼片 5，长圆形，长 1 ~ 3 mm；花瓣 5，红色，披针状椭圆形，长 5 ~ 6 mm，宽 1.2 ~ 1.5 mm，先端渐尖，基部 1 mm 合生；雄蕊 10，与花瓣同长或稍短，花药紫色；鳞片 5，近四方形，长 0.3 ~ 0.4 mm，先端稍凹。蓇葖果 5，长

圆形，长 5 mm，喙细，长 1 mm；种子多数，卵形，细小。花期 8 ～ 9 月，果期 9 ～ 10 月。

| 生境分布 | 生于石质山坡、石质丘陵及沙地。分布于内蒙古呼伦贝尔市（鄂温克族自治旗、阿荣旗、满洲里市）、兴安盟（阿尔山市、科尔沁右翼前旗、乌兰浩特市、突泉县）、通辽市（奈曼旗）、赤峰市（宁城县、林西县、巴林左旗、阿鲁科尔沁旗）、锡林郭勒盟（锡林浩特市、多伦县、苏尼特左旗、苏尼特右旗、东乌珠穆沁旗、西乌珠穆沁旗、太仆寺旗、镶黄旗、正镶白旗、正蓝旗）、乌兰察布市（察哈尔右翼前旗、察哈尔右翼后旗、四子王旗、商都县、卓资县、凉城县、兴和县）、呼和浩特市（土默特左旗、和林格尔县、武川县）、包头市（固阳县、土默特右旗）、巴彦淖尔市（乌拉特中旗）、鄂尔多斯市（鄂托克前旗、鄂托克旗、乌审旗）、阿拉善盟（阿拉善右旗）。

| 资源情况 | 野生资源较丰富。药材来源于野生。

| 采收加工 | **中药** 瓦松：夏、秋季采收，除去杂质，用开水略烫后晒干或鲜用。

| 药材性状 | **中药** 瓦松：本品茎呈黄褐色或暗棕褐色，长 12 ～ 20 cm，残留多数叶脱落后的疤痕，交互连接成棱形花纹。叶灰绿色或黄褐色，皱缩卷曲，长 12 ～ 15 mm，宽约 3 mm，茎上部叶间带有小花，呈红褐色，小花柄长短不一。质轻脆，易碎。气微，味酸。
**蒙药** 斯琴 - 额布苏：同"瓦松"。

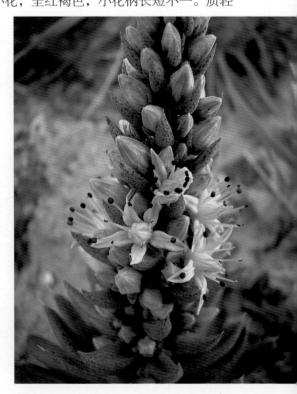

| 功能主治 | **中药** 瓦松：酸、苦，凉。归肝、肺经。凉血止血，清热解毒，收湿敛疮。用于吐血，鼻衄，便血，血痢，热淋，月经不调，疔疮痈肿，痔疮，湿疹，肺炎，肝炎，宫颈柱状上皮异位，乳糜尿。
**蒙药** 斯琴 - 额布苏：清热，解毒，止泻。用于血热，毒热，热性泻下，便血。

| 用法用量 | **中药** 瓦松：内服煎汤，5 ～ 15 g；或捣汁；或入丸剂。外用适量，捣敷；或煎汤熏洗；或研末调敷。
**蒙药** 斯琴 - 额布苏：多配方用。

景天科 Crassulaceae 瓦松属 Orostachys

# 黄花瓦松
*Orostachys spinosus* (Linnaeus) Sweet

| 植物别名 | 刺叶瓦花。

| 蒙 文 名 | 希日－斯琴－额布苏。

| 药 材 名 | 瓦松（药用部位：地上部分）。

| 形态特征 | 二年生草本。第一年有莲座丛，密被叶，莲座叶长圆形，先端有半圆形、白色、软骨质的附属物，中央有长 2 ~ 4 mm、白色、软骨质的刺。花茎高 10 ~ 30 cm。叶互生，宽线形至倒披针形，长 1 ~ 3 cm，宽 2 ~ 5 mm，先端渐尖，有软骨质的刺，基部无柄。花序顶生，狭长，穗状或呈总状，长 5 ~ 20 cm；花梗长 1 mm，或无梗；苞片披针形至长圆形，长达 4 mm，有刺尖；萼片 5，卵状长圆形，长 2 ~ 3 mm，先端渐尖，有刺尖，有红色斑点；花瓣 5，黄

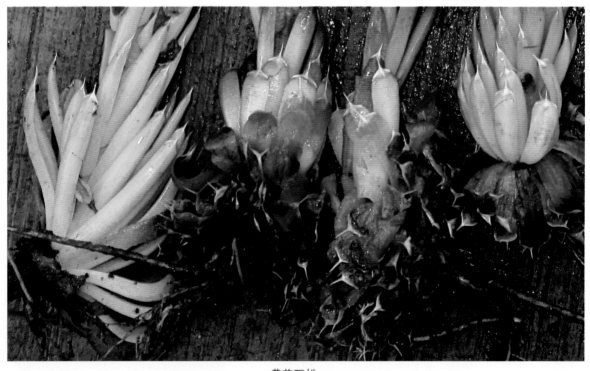

黄花瓦松

绿色，卵状披针形，长 5 ~ 7 mm，宽 1.5 mm，基部 1 mm 处合生，先端渐尖；雄蕊 10，较花瓣稍长，花药黄色；鳞片 5，近正方形，长 0.7 mm，先端有微缺。蓇葖果 5，椭圆状披针形，长 5 ~ 6 mm，直立，基部狭，喙长 1.5 mm；种子长圆状卵形，长 0.8 ~ 1 mm。花期 7 ~ 8 月，果期 9 月。

| **生境分布** | 生于森林带和草原带的干坡石缝中及林下岩石上。分布于内蒙古呼伦贝尔市（额尔古纳市、根河市、陈巴尔虎旗、鄂温克族自治旗、满洲里市、海拉尔区、牙克石市、鄂伦春自治旗、莫力达瓦达斡尔族自治旗、阿荣旗、扎兰屯市）、锡林郭勒盟（阿巴嘎旗、太仆寺旗）。

| **资源情况** | 野生资源一般。药材来源于野生。

| **采收加工** | 夏、秋季采收，用开水浸泡后晒干或鲜用；或除去残根及杂质，洗净，润软，切段，干燥。

| **功能主治** | 同"瓦松"。

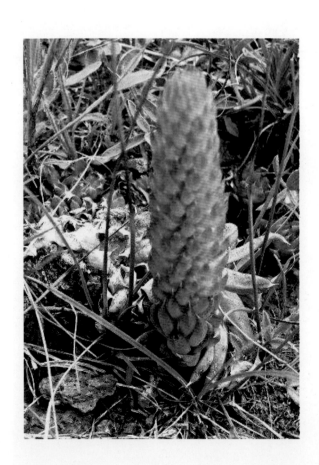

景天科 Crassulaceae 瓦松属 Orostachys

# 狼爪瓦松
*Orostachys cartilagineus* Borissova

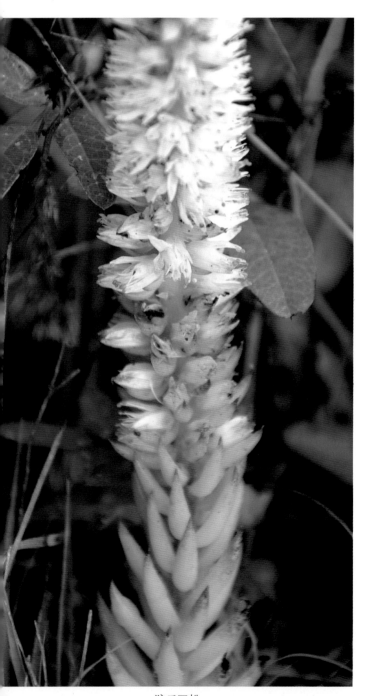

狼爪瓦松

| 植物别名 |

瓦松、干滴落。

| 蒙 文 名 |

查干－斯琴－额布苏。

| 药 材 名 |

**中药** 辽瓦松（药用部位：全草）。
**蒙药** 爱日格－额布斯（药用部位：全草）。

| 形态特征 |

二年生或多年生草本。莲座叶长圆状披针形，先端有软骨质附属物，背凸出，白色，全缘，先端中央有白色软骨质的刺。花茎不分枝，高 10 ~ 35 cm。茎生叶互生，线形或披针状线形，长 1.5 ~ 3.5 cm，宽 2 ~ 4 mm，先端渐尖，有白色软骨质的刺，无柄。总状花序圆柱形，紧密多花，高 10 ~ 30 cm，苞片线形至线状披针形，与花同长或较长，先端有刺；花梗与花同长或稍长，萼片 5，狭长圆状披针形，长 2 mm，有斑点，先端呈软骨质；花瓣 5，白色，长圆状披针形，长 5 ~ 6 mm，宽 2 mm，基部稍合生，先端急尖；雄蕊 10，较花瓣稍短；鳞片 5，近四方形，长 6 ~ 7 mm，有短梗，喙呈丝状。种子线状

长圆形，长 0.5 mm，褐色。花果期 9 ～ 10 月。

| 生境分布 | 生于森林带和草原带的石质山坡。分布于内蒙古呼伦贝尔市（新巴尔虎右旗、牙克石市）、兴安盟（阿尔山市、科尔沁右翼前旗、科尔沁右翼中旗、突泉县）、赤峰市（巴林右旗）、锡林郭勒盟。

| 资源情况 | 野生资源一般。药材来源于野生。

| 采收加工 | **中药** 辽瓦松：夏季采收，除去残根及杂质，切段，晒干。
**蒙药** 爱日格 - 额布斯：同"辽瓦松"。

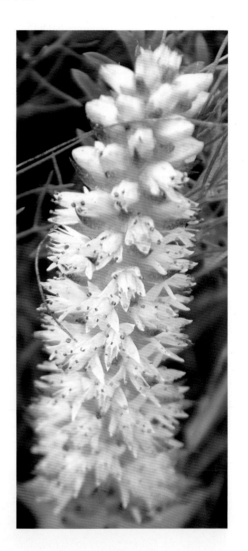

| 功能主治 | **中药** 辽瓦松：酸，平；有毒。归肝、大肠经。凉血，止痢，解毒敛疮。用于泻痢，便血，崩漏，疮疡，烫火伤。
**蒙药** 爱日格 - 额布斯：清热，解毒，止泻。用于血热，毒热，热性泻下，便血。

| 用法用量 | **中药** 辽瓦松：内服煎汤，3 ～ 9 g。外用适量，研末敷。
**蒙药** 爱日格 - 额布斯：多配方用。

景天科 Crassulaceae 红景天属 Rhodiola

# 小丛红景天 *Rhodiola dumulosa* (Franch.) S. H. Fu

| 植物别名 | 凤凰草、香景天。

| 蒙 文 名 | 宝特－刚奴日－额布苏。

| 药 材 名 | **中药** 凤尾七（药用部位：根）。
  **蒙药** 乌兰－扫日劳（药用部位：根）。

| 形态特征 | 多年生草本。根颈粗壮，分枝，地上部分常被有残留的老枝。花茎聚生主轴先端，长 5 ~ 28 cm，直立或弯曲，不分枝。叶互生，线形至宽线形，长 7 ~ 10 mm，宽 1 ~ 2 mm，先端稍急尖，基部无柄，全缘。花序聚伞状，有 4 ~ 7 花；萼片 5，线状披针形，长 4 mm，宽 0.7 ~ 0.9 mm，先端渐尖，基部宽；花瓣 5，白色或红色，披针状长圆形，直立，长 8 ~ 11 mm，宽 2.3 ~ 2.8 mm，先端渐尖，

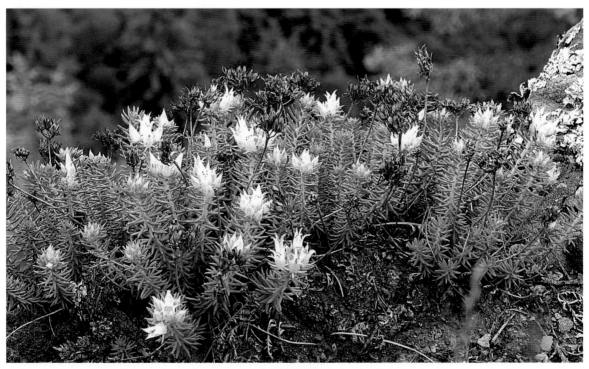

小丛红景天

有较长的短尖，边缘平直，或多少呈流苏状；雄蕊 10，较花瓣短，对萼片的长 7 mm，对花瓣的长 3 mm，着生于花瓣基部上 3 mm 处；鳞片 5，横长方形，长 0.4 mm，宽 0.8 ~ 1 mm，先端微缺；心皮 5，卵状长圆形，直立，长 6 ~ 9 mm，基部 1 ~ 1.5 mm 合生。种子长圆形，长 1.2 mm，有微乳头状突起，有狭翅。花期 7 ~ 8 月，果期 9 ~ 10 月。

| 生境分布 | 生于草原带和荒漠带的山地阳坡及山脊岩石缝中。分布于内蒙古兴安盟（科尔沁右翼前旗）、通辽市（奈曼旗）、锡林郭勒盟（西乌珠穆沁旗）、乌兰察布市（凉城县）、包头市（土默特右旗）、巴彦淖尔市（乌拉特后旗）、鄂尔多斯市（鄂托克前旗）、阿拉善盟（阿拉善左旗、阿拉善右旗）。

| 资源情况 | 野生资源较少。药材来源于野生。

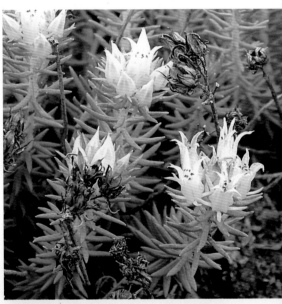

| 采收加工 | **中药** 凤尾七：秋季采挖，除去茎叶及须根，洗净，晒干或阴干。
**蒙药** 乌兰－扫日劳：同"凤尾七"。

| 药材性状 | **中药** 凤尾七：本品根颈粗壮，分枝，地上部分常被有残留的老枝。
**蒙药** 乌兰－扫日劳：同"凤尾七"。

| 功能主治 | **中药** 凤尾七：甘、苦，平。归肾、肝经。益肾养肝，调经活血。用于劳热骨蒸，干血痨，头晕目眩，月经不调。
**蒙药** 乌兰－扫日劳：清热，滋补，润肺。用于肺热，咳嗽，气喘，感冒发热。

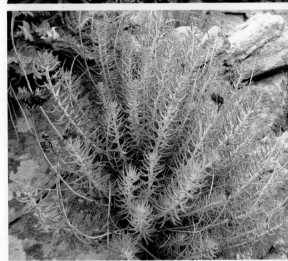

| 用法用量 | **中药** 凤尾七：内服煎汤，6 ~ 12 g。
**蒙药** 乌兰－扫日劳：多配方用。

景天科 Crassulaceae 红景天属 Rhodiola

# 红景天 *Rhodiola rosea* L.

| 植物别名 | 高山红景天。

| 蒙文名 | 乌兰 – 刚奴日 – 额布苏。

| 药材名 | 红景天（药用部位：根及根茎）。

| 形态特征 | 多年生草本。根粗壮，直立。根颈短，先端被磷片。花茎高 20 ~ 30 cm。叶疏生，长圆形至长圆状宽卵形，长 7 ~ 35 mm，宽 5 ~ 18 mm，先端急尖或渐尖，全缘或上部有少数牙齿，基部稍抱茎。花序伞房状，密集多花，长约 2 cm，宽 3 ~ 6 cm；雌雄异株；萼片 4，披针状线形，长约 1 mm，钝；花瓣 4，黄绿色，线状倒披针形或长圆形，长约 3 mm，钝；雄花中雄蕊 8，较花瓣长；鳞片 4，长圆形，长 1 ~ 1.5 mm，宽约 0.6 mm，上部稍狭，先端有齿状微缺；雄花

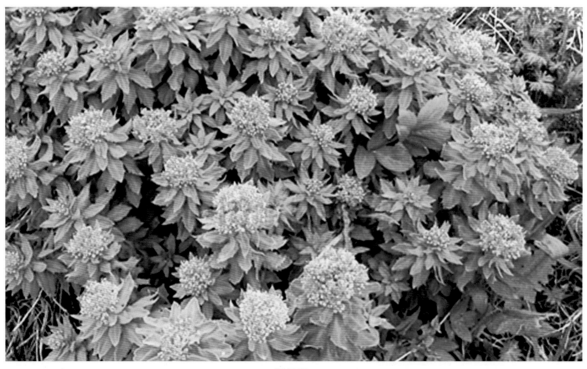

红景天

中心皮 4，花柱外弯。蓇葖果披针形或线状披针形，直立，长 6 ~ 8 mm，喙长约 1 mm；种子披针形，长约 2 mm，一侧有狭翅。花期 5 ~ 6 月，果期 7 ~ 9 月。

| **生境分布** | 生于草原带的山地林下或草坡上。分布于内蒙古赤峰市（克什克腾旗）、包头市（土默特右旗）、阿拉善盟（阿拉善左旗）。

| **资源情况** | 野生资源稀少。药材来源于野生。

| **采收加工** | 春、秋季均可采挖，洗净，晒干。

| **功能主治** | 甘、苦，平。归肺、心经。益气活血，通脉平喘。用于气虚血瘀，胸痹心痛，中风偏瘫，倦怠气喘。

| **用法用量** | 内服煎汤，3 ~ 6 g。外用适量，捣敷；或研末调敷。

景天科 Crassulaceae 红景天属 Rhodiola

# 库页红景天

*Rhodiola sachalinensis* A. Bor.

| 植物别名 | 高山红景天、红景天。

| 蒙 文 名 | 萨哈林－刚奴日－额布苏。

| 药 材 名 | 红景天（药用部位：全草）。

| 形态特征 | 多年生草本。根粗壮，通常直立，少有为横生；根颈短粗，先端被多数棕褐色、膜质鳞片状叶。花茎高 6 ~ 30 cm，其下部的叶较小，疏生，上部叶较密生，叶长圆状匙形、长圆状菱形或长圆状披针形，长 7 ~ 40 mm，宽 4 ~ 9 mm，先端急尖至渐尖，基部楔形，边缘上部有粗牙齿，下部近全缘。聚伞花序，密集多花，宽 1.5 ~ 2.5 cm，下部托似叶；雌雄异株；萼片 4，少有 5，披针状线形，长 1 ~ 3 mm，先端钝；花瓣 4，少有 5，淡黄色，线状倒披针形或长圆形，长

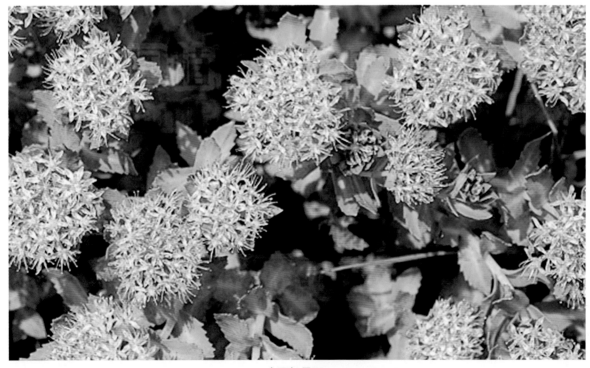

库页红景天

2～6 mm，先端钝；雄花雄蕊 8，较花瓣长，花药黄色，有不发育的心皮；雌花心皮 4，花柱外弯，鳞片 4，长圆形，长 1～1.5 mm，宽 0.6 mm，先端微缺。蓇葖果披针形或线状披针形，直立，长 6～8 mm，喙长 1 mm；种子长圆形至披针形，长 2 mm，宽 0.6 mm。花期 5～6 月，果期 7～9 月。

| **生境分布** | 生于森林带的山坡林下、碎石山坡及高山冻原。分布于内蒙古呼伦贝尔市（扎兰屯市）、锡林郭勒盟（西乌珠穆沁旗）。

| **资源情况** | 野生资源稀少。药材来源于野生。

| **采收加工** | 夏季采收，洗净，晒干。

| **功能主治** | 滋补强壮，降血压，安神。用于气虚体弱，病后畏寒，气短乏力，肺热咳嗽，咯血，带下，腹泻，跌打损伤，烫火伤，高原反应。

| **用法用量** | 内服煎汤，3～9 g。外用适量，捣敷；或研末调敷。

景天科 Crassulaceae 费菜属 Phedimus

# 费菜
*Phedimus aizoon* (Linnaeus) 't Hart

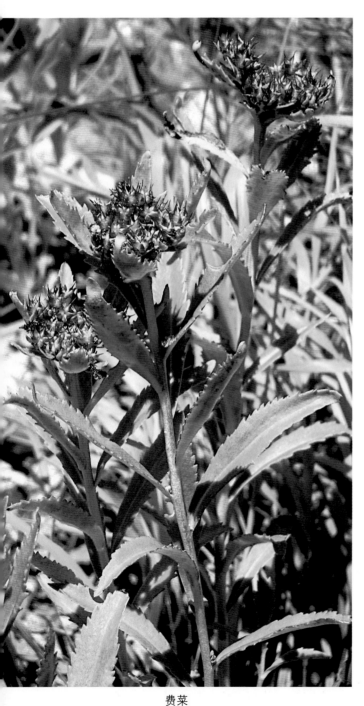

费菜

| 植物别名 |

景天三七、土三七、乳毛费菜。

| 蒙 文 名 |

乌拉布日 – 矛盖 – 伊得。

| 药 材 名 |

景天三七（药用部位：全草或根）。

| 形态特征 |

多年生草本，全体无毛。根茎短而粗。茎高 20 ~ 50 cm，具 1 ~ 3 茎，少数茎丛生，直立，不分枝。叶互生，椭圆状披针形至倒披针形，长 2.5 ~ 8 cm，宽 0.7 ~ 2 cm，先端渐尖或稍钝，基部楔形，边缘有不整齐的锯齿，几无柄。聚伞花序顶生，分枝平展，多花，下托以苞叶，花近无梗；萼片 5，条形，肉质，不等长，长 3 ~ 5 mm，先端钝；花瓣 5，黄色，矩圆形至椭圆状披针形，长 6 ~ 10 mm，有短尖；雄蕊 10，较花瓣短；鳞片 5，近正方形，长约 0.3 mm，心皮 5，卵状矩圆形，基部合生，腹面有囊状突起。蓇葖果呈星芒状排列，长约 7 mm，有直喙；种子椭圆形，长约 1 mm。花期 6 ~ 8 月，果期 8 ~ 10 月。

| **生境分布** | 生于森林带和草原带的山地林下、林缘草甸、灌丛、林间草甸及草甸草原。分布于内蒙古呼伦贝尔市（额尔古纳市、根河市、陈巴尔虎旗、新巴尔虎左旗、新巴尔虎右旗、鄂温克族自治旗、满洲里市、海拉尔区、牙克石市、莫力达瓦达斡尔族自治旗、阿荣旗、扎兰屯市）、兴安盟（阿尔山市、扎赉特旗、科尔沁右翼前旗、科尔沁右翼中旗、突泉县）、通辽市（科尔沁区、库伦旗、奈曼旗、扎鲁特旗、科尔沁左翼中旗、科尔沁左翼后旗）、赤峰市（红山区、宁城县、林西县、巴林左旗、巴林右旗、喀喇沁旗、翁牛特旗、阿鲁科尔沁旗、克什克腾旗）、锡林郭勒盟（锡林浩特市、二连浩特市、多伦县、苏尼特左旗、苏尼特右旗、东乌珠穆沁旗、西乌珠穆沁旗、正蓝旗、太仆寺旗、镶黄旗、正镶白旗）、乌兰察布市（察哈尔右翼后旗、四子王旗、卓资县、凉城县、兴和县）、呼和浩特市（土默特左旗、托克托县、武川县）、包头市（昆都仑区、青山区、东河区、固阳县、土默特右旗）、巴彦淖尔市（磴口县、乌拉特中旗、乌拉特后旗、临河区）、鄂尔多斯市（达拉特旗、准格尔旗、鄂托克旗、乌审旗）、乌海市（海南区）、阿拉善盟。 |

| **资源情况** | 野生资源较丰富。药材来源于野生。 |

| **采收加工** | 全草随用随采或秋季采收，晒干；春、秋季采挖根部，洗净，晒干。 |

| **功能主治** | 甘、微酸，平。归心、肝经。散瘀，止血，宁心安神，解毒。用于衄血，吐血，咯血，便血，尿血，崩漏，紫斑，外伤出血，跌打损伤，心悸，失眠，疮疖痈肿，烫火伤，毒虫螫伤。 |

| **用法用量** | 内服煎汤，15～30 g。外用适量，鲜品捣敷；或研末撒敷。 |

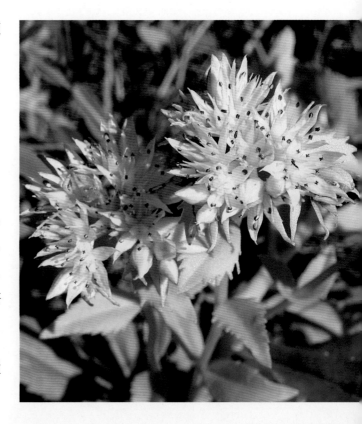

景天科 Crassulaceae 费菜属 Phedimus

# 宽叶费菜

*Phedimus aizoon* L. var. *latifolium* (Maximowicz) H. Ohba et al.

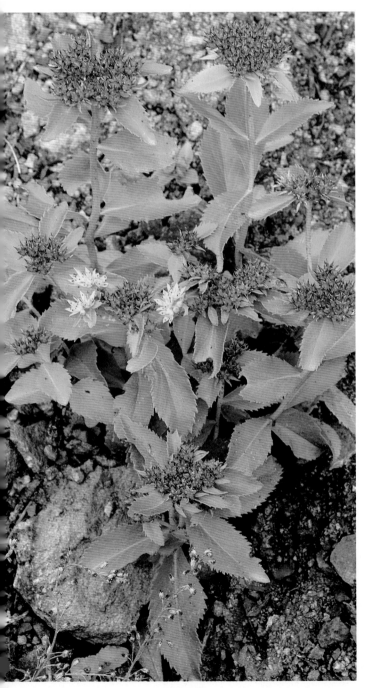

宽叶费菜

| 植物别名 |

宽叶土三七。

| 蒙 文 名 |

乌日格伯特日－乌拉布日－矛盖－伊得。

| 药 材 名 |

费菜（药用部位：全草或根）。

| 形态特征 |

本变种与费菜的区别在于，本种的叶宽倒卵形、椭圆形、卵形，有时稍呈圆形，先端圆钝，基部楔形，长 2 ~ 7 cm，宽达 3 cm。花期 7 月。

| 生境分布 |

生于森林带的山地林下。分布于内蒙古呼伦贝尔市（额尔古纳市、牙克石市、鄂伦春自治旗、莫力达瓦达斡尔族自治旗、阿荣旗、扎兰屯市）、赤峰市（宁城县、喀喇沁旗）。

| 资源情况 |

野生资源较少。药材来源于野生。

| **采收加工** | 全草随用随采或秋季采收，晒干；春、秋季采挖根部，洗净，晒干。

| **功能主治** | 同"费菜"。

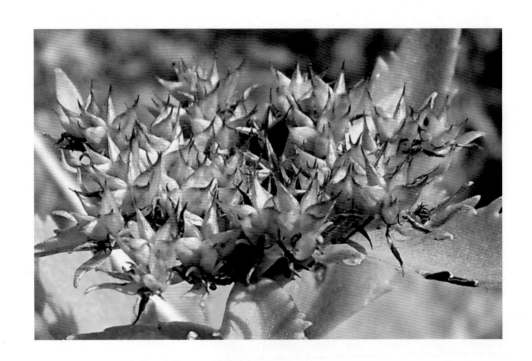

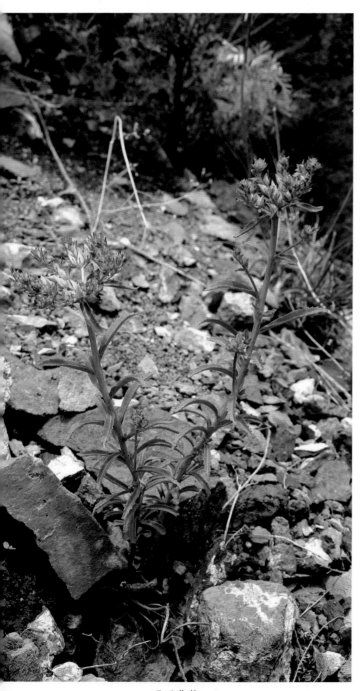

乳毛费菜

| 景天科 | Crassulaceae | 费菜属 | Phedimus

# 乳毛费菜 *Phedimus aizoon* L. var. *scabrus* (Maximowicz) H. Ohba et al.

## | 植物别名 |

四季还阳、黄菜、景天三七。

## | 蒙 文 名 |

呼混其日 – 矛钙 – 伊得。

## | 药 材 名 |

乳毛费菜（药用部位：全草或根）。

## | 形态特征 |

多年生草本。根茎短，有 1 ~ 3 茎，直立，无毛，不分枝。叶互生，边缘有不整齐的锯齿；叶坚实，近革质。聚伞花序有多数花，下托以苞叶；萼片 5，线形，肉质，不等长，先端钝；花瓣 5，黄色，长圆形至椭圆状披针形，有短尖；雄蕊 10，较花瓣短；鳞片 5，近正方形。种子椭圆形。花期 6 ~ 7 月，果期 8 月。

## | 生境分布 |

中生植物。生于山地林下、林缘、石质山坡、山坡草地、山顶砾石地、沟谷草甸。分布于内蒙古包头市（固阳县、土默特右旗）、巴彦淖尔市（乌拉特中旗）、呼伦贝尔市（陈巴尔虎旗、海拉尔区）、赤峰市（克什克腾旗）、锡林郭勒盟（锡林浩特市、镶黄旗、正蓝旗）、乌兰察布市（凉城县）、呼和浩特市、阿拉善盟。

| **资源情况** | 资源较丰富。药材来源于野生。

| **采收加工** | 夏、秋季花开时采收全草，除去杂质，鲜用或晒干；春、秋季采挖根，洗净泥土，晒干。

| **功能主治** | 散瘀止血，安神镇痛。用于血小板减少性紫癜，衄血，吐血，咯血，便血，齿龈出血，子宫出血，心悸，烦躁，失眠；外用于跌打损伤，外伤出血，烫火伤，疮疖痈肿。

| **用法用量** | 内服煎汤，9 ~ 15 g；或研末冲服。外用适量，鲜品捣敷。

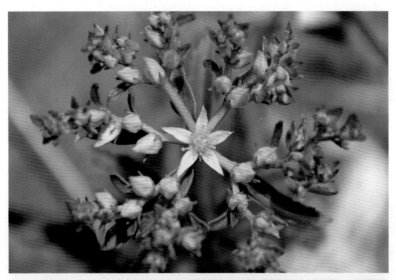

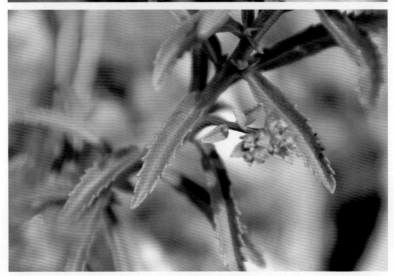

虎耳草科 Saxifragaceae 落新妇属 *Astilbe*

# 落新妇 *Astilbe chinensis* (Maxim.) Franch. et Savat.

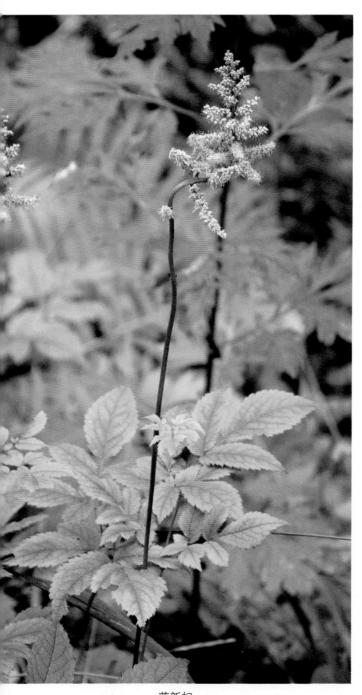

落新妇

## | 植物别名 |

小升麻、红花落新妇。

## | 蒙文名 |

巴日斯 – 敖鲁素。

## | 药材名 |

落新妇(药用部位：全草)、红升麻(药用部位：根茎)。

## | 形态特征 |

多年生草本，高 50 ~ 100 cm。根茎暗褐色，粗壮，须根多数。茎无毛。基生叶为二至三回三出羽状复叶；顶生小叶片菱状椭圆形，侧生小叶片卵形至椭圆形，长 1.8 ~ 8 cm，宽 1.1 ~ 4 cm，先端短渐尖至急尖，边缘有重锯齿，基部楔形、浅心形至圆形，腹面沿脉生硬毛，背面沿脉疏生硬毛和小腺毛；叶轴仅于叶腋部具褐色柔毛；茎生叶 2 ~ 3，较小。圆锥花序长 8 ~ 37 cm，宽 3 ~ 4(~ 12)cm；下部第一回分枝长 4 ~ 11.5 cm，通常与花序轴成 15° ~ 30° 角斜上；花序轴密被褐色卷曲长柔毛；苞片卵形，几无花梗；花密集；萼片 5，卵形，长 1 ~ 1.5 mm，宽约 0.7 mm，两面无毛，边缘中部以上生微腺毛；花瓣 5，淡紫色至紫红色，线形，长 4.5 ~ 5 mm，宽 0.5 ~ 1 mm，单脉；雄蕊 10，长 2 ~ 2.5 mm；心皮 2，仅基部合生，长约 1.6 mm。蓇葖果长约 3 mm；种子褐色，长约 1.5 mm。

| 生境分布 | 生于森林带和草原带的山地林缘草甸。分布于内蒙古锡林郭勒盟（东乌珠穆沁旗）、通辽市（科尔沁左翼后旗）、赤峰市（喀喇沁旗、宁城县、敖汉旗）。

| 资源情况 | 野生资源较少。药材来源于野生。

| 采收加工 | 落新妇：夏季采收，洗净，鲜用或晒干。
红升麻：夏、秋季采挖，除去杂质，洗净，鲜用或晒干。

| 药材性状 | 落新妇：本品皱缩。茎呈圆柱形，直径 1 ~ 4 mm，表面棕黄色，基部具有褐色膜质鳞片状毛或长柔毛。基生叶为二至三回三出复叶，多破碎，完整小叶呈披针形、卵形、阔椭圆形，长 1.8 ~ 8 cm，宽 1 ~ 4 cm，先端渐尖，基部多楔形，边缘有牙齿，两面沿脉疏生硬毛；茎生叶较小，棕红色。圆锥花序密被褐色卷曲长柔毛，花密集，几无梗，花萼 5 深裂；花瓣 5，窄条形。有时可见枯黄色果实。气微，味苦、辛。

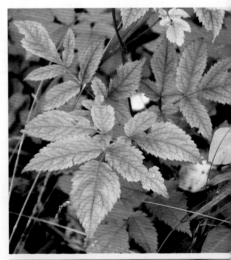

红升麻：本品呈不规则长块状，长约 7 cm，直径 0.5 ~ 1 cm。表面棕褐色或黑褐色，凹凸不平，有多数须根痕，有时可见鳞片状苞片。残留茎基生有棕黄色长绒毛。质硬，不易折断，断面粉性，黄白色，略带红色或红棕色。气微，味苦、辛。

| 功能主治 | 落新妇：苦，凉。祛风，清热，止咳。用于风热感冒，头身疼痛，咳嗽。
红升麻：辛、苦，温。活血止痛，祛风除湿，强筋健骨，解毒。用于跌打损伤，风湿痹痛，劳倦乏力，毒蛇咬伤。

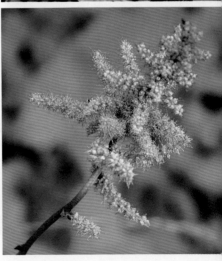

| 用法用量 | 落新妇：内服煎汤，6 ~ 9 g，鲜品 10 ~ 20 g；或浸酒。
红升麻：内服煎汤，9 ~ 15 g，鲜品加倍；或鲜品捣汁兑酒。外用适量，捣敷。

虎耳草科 Saxifragaceae 虎耳草属 Saxifraga

# 零余虎耳草 *Saxifraga cernua* L.

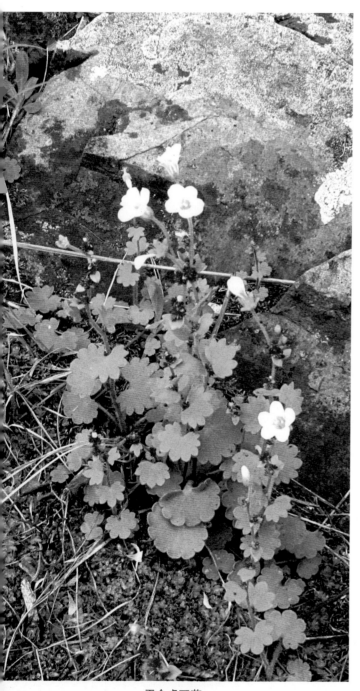

零余虎耳草

## 植物别名

点头虎耳草。

## 蒙文名

布木布力格 – 色日得格。

## 药材名

零余虎耳草（药用部位：全草）。

## 形态特征

多年生草本，高 6 ~ 25 cm。茎被腺柔毛，分枝或不分枝，基部具芽，叶腋部具珠芽，有时还发出鞭匐枝；鞭匐枝疏生腺柔毛。基生叶具长柄，叶片肾形，长 0.7 ~ 1.5 cm，宽 0.9 ~ 1.8 cm，通常 5 ~ 7 浅裂，裂片近阔卵形，两面和边缘均具腺毛，叶柄长 3 ~ 8 cm，被腺毛，基部扩大，具卷曲长腺毛；茎生叶亦具柄，中下部者肾形，长 0.8 ~ 2 cm，宽 1 ~ 2.4 cm，5 ~ 7（~ 9）浅裂，两面和边缘均具腺毛，叶柄长 0.3 ~ 3.4 cm，被腺毛，上部者 3 浅裂，叶柄变短。单花生于茎顶或枝端，或聚伞花序具 2 ~ 5 花；苞腋具珠芽；花梗长 0.6 ~ 3 cm，被腺柔毛；萼片在花期直立，椭圆形、卵形至近长圆形，长 3 ~ 3.7 mm，宽 1 ~ 2.8 mm，先端急尖或稍钝，腹面无毛，背面和边缘具腺毛，3（~7）脉于先端不汇合、半汇合至汇合（同时交错存在）；花瓣白色或淡黄色，倒卵形至狭倒卵形，长 4.5 ~ 10.5 mm，宽 2.1 ~ 4.1 mm，先端微凹或钝，基部渐狭成爪，长 1.2 ~ 1.8 mm，具 3 ~ 8（~ 10）脉，无痂体；雄蕊长 4 ~ 5.5 mm，花丝钻形；2 心皮中下部合生；子房近上位，卵球形，长 1 ~ 2.5 mm，花柱 2，长 0.9 ~ 2 mm。花果期 6 ~ 9 月。

| **生境分布** | 生于山地阴坡的岩石缝间。分布于内蒙古呼伦贝尔市（额尔古纳市、根河市、鄂伦春自治旗）、兴安盟（阿尔山市、科尔沁右翼前旗）。

| **资源情况** | 野生资源较少。药材来源于野生。

| **采收加工** | 夏季采收，晒干。

| **功能主治** | 祛风清热，凉血解毒。用于小儿发热，咳嗽气喘；外用于中耳炎，耳郭溃烂，疔疮，疖肿，湿疹。

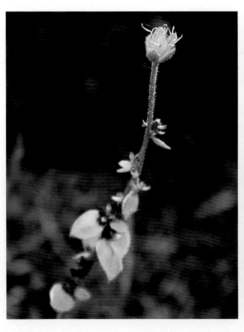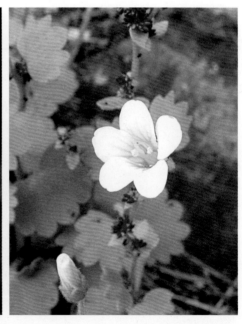

虎耳草科 Saxifragaceae 虎耳草属 Saxifraga

# 球茎虎耳草 *Saxifraga sibirica* L.

| 蒙 文 名 | 西伯日 – 色日得格。

| 药 材 名 | 球茎虎耳草（药用部位：全草）。

| 形态特征 | 多年生草本，高 6.5 ～ 25 cm，具鳞茎。茎密被腺柔毛。基生叶具长柄，叶片肾形，长 0.7 ～ 1.8 cm，宽 1 ～ 2.7 cm，7 ～ 9 浅裂，裂片卵形、阔卵形至扁圆形，两面和边缘均具腺柔毛，叶柄长 1.2 ～ 4.5 cm，基部扩大，被腺柔毛；茎生叶肾形、阔卵形至扁圆形，长 0.45 ～ 1.5 cm，宽 0.5 ～ 2 cm，基部肾形、截形至楔形，5 ～ 9 浅裂，两面和边缘均具腺毛，叶柄长 1 ～ 9 mm。聚伞花序伞房状，长 2.3 ～ 17 cm，具 2 ～ 13 花，稀单花；花梗纤细，长 1.5 ～ 4 cm，被腺柔毛；萼片直立，披针形至长圆形，长 3 ～ 4 mm，宽 0.6 ～ 1.8 mm，先端急

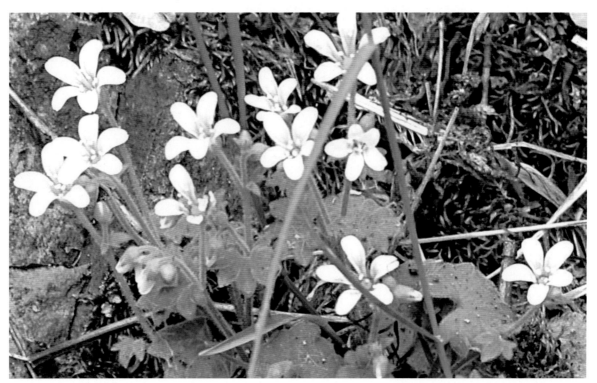

球茎虎耳草

尖或钝，腹面无毛，背面和边缘具腺柔毛，3 ~ 5 脉于先端不汇合、半汇合至汇合（同时交错存在）；花瓣白色，倒卵形至狭倒卵形，长 6 ~ 14.5 mm，宽 1.5 ~ 4.7 mm，基部渐狭成爪，具 3 ~ 8 脉，无痂体；雄蕊长 2.5 ~ 5.5 mm，花丝钻形；2 心皮中下部合生，长 2.6 ~ 4.9 mm；子房卵球形，长 1.8 ~ 3 mm，花柱 2，长 0.8 ~ 2 mm，柱头小。花期 6 ~ 7 月，果期 8 ~ 9 月。

| 生境分布 | 生于海拔 500 ~ 1 900 m 的森林带的山地林下、灌丛下、石缝间。分布于内蒙古呼伦贝尔市（额尔古纳市、牙克石市、扎兰屯市）、兴安盟（阿尔山市、扎赉特旗、科尔沁右翼前旗）、赤峰市（喀喇沁旗）。

| 资源情况 | 野生资源较少。药材来源于野生。

| 采收加工 | 夏季采收，洗净，晾干。

| 功能主治 | 苦、辛，寒；有小毒。清热解毒，活血止血。用于麻疹，高热，咳嗽，中耳炎，支气管炎，咯血，皮肤过敏，月经不调，腮腺炎，乳腺炎，无名肿毒，毒蛇咬伤，皮肤溃疡，湿疹，烫火伤。

| 用法用量 | 内服煎汤，鲜品 100 g。外用适量，煎汤洗；或鲜品捣敷；或熏洗。

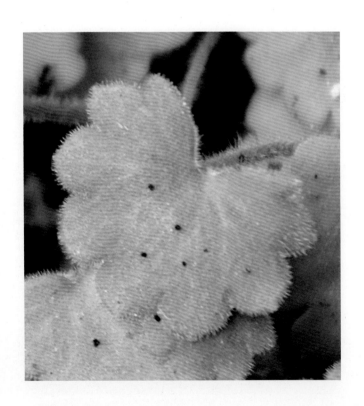

虎耳草科 Saxifragaceae 金腰属 Chrysosplenium

# 毛金腰
*Chrysosplenium pilosum* Maxim.

| 蒙 文 名 | 乌斯图－阿拉坦－博日。

| 药 材 名 | 金腰子（药用部位：全草）。

| 形态特征 | 多年生草本，高 10 ~ 15 cm。根茎短，具多数须根。茎柔弱，直立
或斜升，常自基部分枝，被长柔毛。基生叶花期早枯萎，茎生叶 1 ~ 3
对，近圆形或扇形，直径长 6 ~ 12 mm，先端圆形，基部宽楔形，
边缘有圆齿，上面有稀疏长柔毛，下面近无毛，叶柄长 6 ~ 8 mm，
有长柔毛。聚伞花序生于花茎分枝先端；苞片近扇形，边缘有不等
形的圆齿，被疏柔毛；花萼钟状，具 4 裂片，裂片近圆形至宽椭圆
形，长与宽均约 2 mm，黄绿色，雄蕊 8，长约 1 mm，花盘淡黄绿色，
有 8 圆裂片。蒴果长约 5 mm，2 裂瓣不等长，斜向开展；种子黑色，

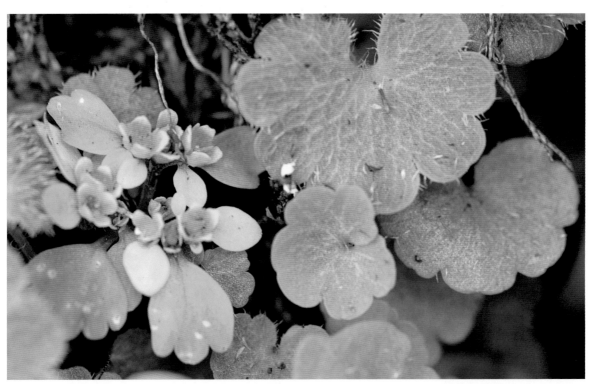

毛金腰

宽椭圆形，长约 1 mm，有多条纵肋，沿肋有小乳突。花果期 7 ~ 9 月。

| **生境分布** | 生于森林带的山地林下阴湿处、林缘溪边、阴湿石缝处。分布于内蒙古呼伦贝尔市（额尔古纳市、根河市、鄂伦春自治旗）、乌兰察布市（兴和县）。

| **资源情况** | 野生资源稀少。药材来源于野生。

| **采收加工** | 夏季采收，晒干。

| **功能主治** | 苦，寒。清热利湿。用于淋证，黄疸，出血。

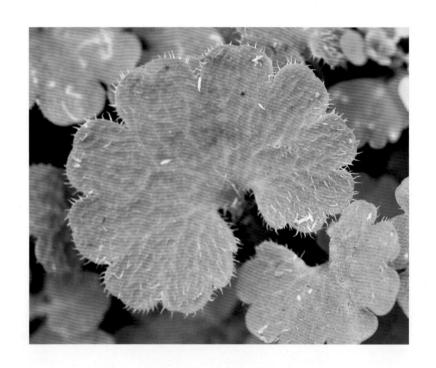

| 虎耳草科 | Saxifragaceae | 金腰属 | Chrysosplenium

# 五台金腰 *Chrysosplenium serreanum* Hand.-Mazz.

| **植物别名** | 互叶金腰。

| **药材名** | 金腰子（药用部位：全草）。

| **形态特征** | 多年生草本，高 6.5 ~ 19.5 cm，无单宁质斑纹。鞭匐枝具鳞片状叶，边缘具褐色柔毛。基生叶具长柄，叶片肾形至圆状肾形，长 0.8 ~ 2.5 cm，宽 1 ~ 3 cm，边缘具 8 ~ 11 圆齿，两面和边缘均疏生柔毛，有时背面无毛，叶柄长 2.5 ~ 4 cm，疏生柔毛；茎生叶通常 1，稀不存在，肾形，边缘具圆齿，基部近心形至心形，多少具柔毛，叶柄疏生褐色柔毛。聚伞花序长 1.5 ~ 3 cm；苞叶卵形、近阔卵形至扁圆形，具 2 ~ 7 圆齿，稀全缘，基部楔形至宽楔形，无毛，柄长 1 ~ 5 mm，疏生柔毛，苞腋具褐色柔毛和乳头状突起；花

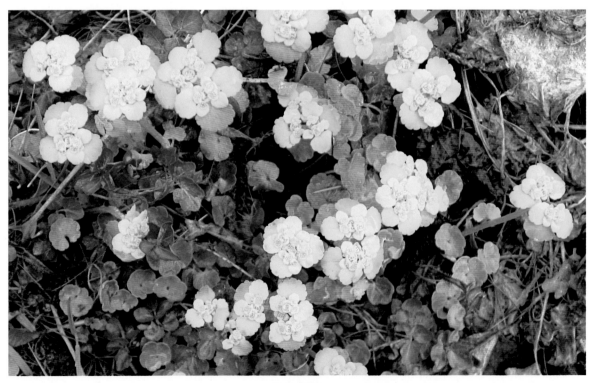

五台金腰

黄色，直径 3 ~ 4 mm；花梗无毛或疏生褐色柔毛；萼片近圆形至阔卵形，先端钝圆，无毛，在花期近直立；花盘不存在。蒴果长 2.6 ~ 3 mm，先端微凹，2 果瓣近等大，喙长 0.5 ~ 0.7 mm；种子黑棕色，卵球形，光滑无毛，有光泽。花果期 5 ~ 7 月。

| **生境分布** | 生于森林带和草原带的山地林下阴湿处、石崖阴处、山谷溪边。分布于内蒙古呼伦贝尔市（额尔古纳市、根河市、牙克石市、鄂伦春自治旗、阿荣旗、扎兰屯市）、兴安盟（阿尔山市、科尔沁右翼前旗、突泉县）、赤峰市（喀喇沁旗）、乌兰察布市（兴和县）。

| **资源情况** | 野生资源一般。药材来源于野生。

| **采收加工** | 夏季采收，晒干。

| **药材性状** | 本品根茎短，有多数细根，浅黄色。鞭匍枝细长，具鳞叶，鳞叶边缘有褐色柔毛。茎长 5 ~ 15 cm，扁缩，浅黄色至暗褐色，无毛或疏生毛。叶基生，完整叶片肾形，长 0.8 ~ 2.5 cm，宽 1 ~ 3 cm，边缘具 8 ~ 11 圆齿，齿端有 1 小疣点，两面和边缘均疏生柔毛，叶柄长 1.5 ~ 4 cm，疏生褐色柔毛。聚伞花序；花萼黄绿色，无花盘。气微，味苦、涩。

| **功能主治** | 同"毛金腰"。

| **用法用量** | 内服煎汤，3 ~ 9 g。

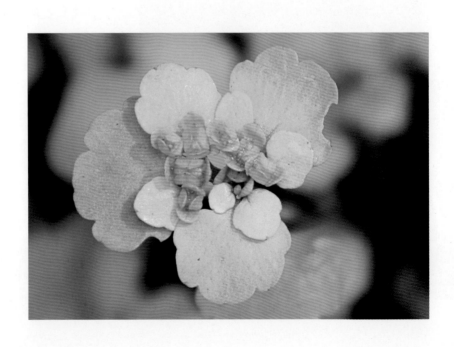

虎耳草科 Saxifragaceae 梅花草属 Parnassia

# 细叉梅花草 *Parnassia oreophila* Hance

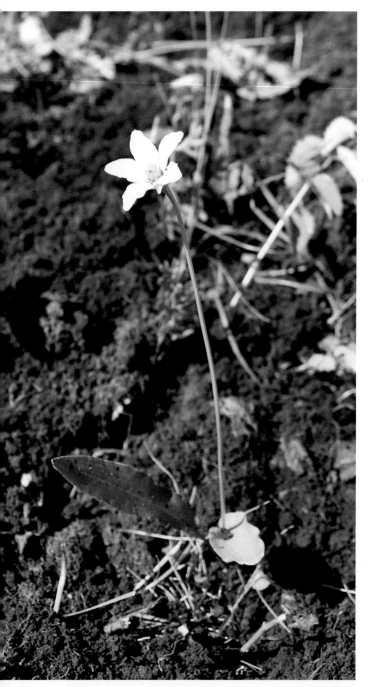

细叉梅花草

| 植物别名 |

四川苍耳七。

| 蒙 文 名 |

那林－孟根－地格达。

| 药 材 名 |

**中药** 细叉梅花草（药用部位：全草）。
**蒙药** 阿查－孟根－地格达（药用部位：
全草）。

| 形态特征 |

多年生小草本，高 17 ～ 30 cm。根茎粗壮，
形状不定，常呈长圆形或块状，其上残存褐
色鳞片，周围长出丛密、细长的根。基生
叶 2 ～ 8，具柄；叶片卵状长圆形或三角状
卵形，长 2 ～ 3.5 cm，宽 1 ～ 1.8 cm，先端
圆，有时带短尖头，基部常截形或微心形，
有时下延于叶柄，全缘，上面深绿色，下面
色淡，有 3 ～ 5 明显凸起之脉；叶柄长 2 ～ 5
（～ 10）cm，扁平，两侧均为窄膜质；托
叶膜质，边缘疏生褐色流苏状毛，早落。
茎（1 ～）2 ～ 9 或更多，在中部或中部以
下具 1 叶（苞叶），茎生叶卵状长圆形，长
2.5 ～ 4.5 cm，宽 1 ～ 2.5 cm，先端急尖，

在基部常有数条锈褐色的附属物，较早脱落，无柄，半抱茎。花单生于茎顶，直径 2 ～ 3 cm；萼筒钟状；萼片披针形，长 6 ～ 7 mm，宽约 2 mm，先端钝，全缘，具 3 明显的脉；花瓣白色，宽匙形或倒卵状长圆形，长 1 ～ 1.5 cm，宽 6 ～ 8 mm，先端圆，基部渐窄成长约 2 mm 之爪，有 5 紫褐色之脉；雄蕊 5，长约 6.5 mm，向基部逐渐加宽，花药长圆形，长约 1.5 mm，顶生；退化雄蕊 5，长约 5 mm，与花丝近等长，具长 1 ～ 1.5 mm、宽约 1.5 mm 之柄，头部长约 4 mm，宽约 1.8 mm，先端 3 深裂达 2/3，稀稍超过中裂，裂片长可达 3.2 mm，先端平；子房半下位，长卵球形，花柱短，长约 1 mm，柱头 3 裂，裂片长圆形，长约 1 mm，花后开展。蒴果长卵球形，直径 5 ～ 7 mm；种子多数，沿整个缝线着生，褐色，有光泽。花期 7 ～ 8 月，果期 9 月。

| **生境分布** | 生于草原带山地林下和林缘、山地草甸、沟谷。分布于内蒙古乌兰察布市（凉城县、兴和县）、包头市（固阳县）。

| **资源情况** | 野生资源较少。药材来源于野生。

| **功能主治** | **中药** 细叉梅花草：苦，寒。归胃、心经。清热解毒，止咳化痰。用于细菌性痢疾，高热，咽喉肿痛，百日咳，咳嗽痰多等。

**蒙药** 阿查－孟根－地格达：破痞，清热。用于间热痞，内热痞，脉痞，脏腑希日病。

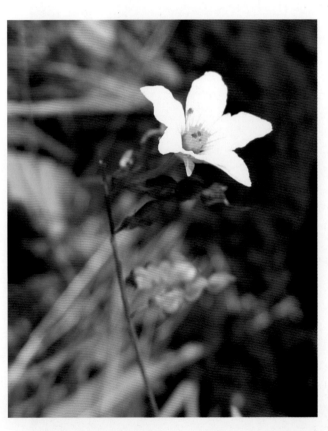

| **用法用量** | **中药** 细叉梅花草：内服煎汤，3 ～ 9 g；或研末，1 ～ 3 g。

**蒙药** 阿查－孟根－地格达：多配方用。

# 梅花草 *Parnassia palustris* L.

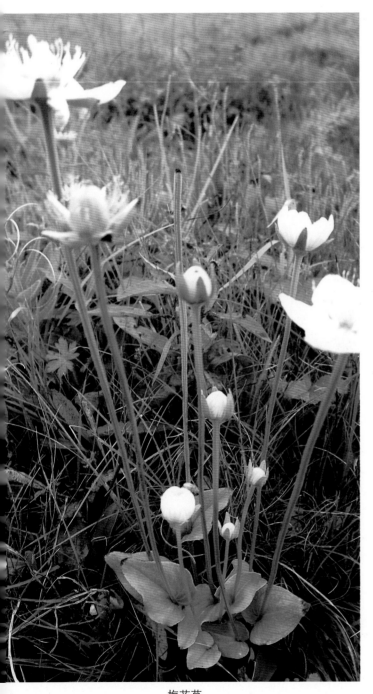

梅花草

| 植物别名 |

苍耳七。

| 蒙 文 名 |

孟根－地格达。

| 药 材 名 |

**中药** 梅花草（药用部位：全草）。
**蒙药** 孟根－地格达（药用部位：全草）。

| 形态特征 |

多年生草本，高 12 ～ 20（～ 30） cm。根茎短粗，偶有稍长者，其下长出多数细长的纤维状和须状根，其上残存褐色膜质鳞片。基生叶 3 至多数，具柄；叶片卵形至长卵形，偶有三角状卵形，长 1.5 ～ 3 cm，宽 1 ～ 2.5 cm，先端圆钝或渐尖，常带短尖头，基部近心形，全缘，薄而微向外反卷，上面深绿色，下面淡绿色，常被紫色长圆形斑点，近基部脉 5 ～ 7，呈弧形，下面更明显；叶柄具长条形紫色斑点；托叶膜质，大部贴生于叶柄，边缘有褐色流苏状毛，早落；茎生叶与基生叶同形，其基部常有铁锈色的附属物，无柄，半抱茎。花单生于茎顶；萼片椭圆形或长圆形，先端钝，全缘，具 7 ～

9 脉，密被紫褐色小斑点；花瓣白色，宽卵形或倒卵形，全缘，有显著自基部发出的 7 ～ 13 脉，常有紫色斑点。蒴果卵球形，干后有紫褐色斑点，呈 4 瓣开裂；种子多数，长圆形，褐色，有光泽。花期 7 ～ 9 月，果期 9 ～ 10 月。

| **生境分布** | 生于森林带和草原带山地的沼泽化草甸。分布于内蒙古呼伦贝尔市（额尔古纳市、根河市、陈巴尔虎旗、鄂温克族自治旗、新巴尔虎左旗、新巴尔虎右旗、牙克石市、鄂伦春自治旗、阿荣旗、扎兰屯市）、兴安盟（阿尔山市、科尔沁右翼前旗、科尔沁右翼中旗）、通辽市（扎鲁特旗、科尔沁左翼后旗）、赤峰市（宁城县、巴林右旗、巴林左旗、敖汉旗、阿鲁科尔沁旗、翁牛特旗、克什克腾旗）、锡林郭勒盟（锡林浩特市、多伦县、阿巴嘎旗、苏尼特左旗、东乌珠穆沁旗、西乌珠穆沁旗、正蓝旗）、乌兰察布市（卓资县、凉城县、兴和县）、呼和浩特市（武川县）、鄂尔多斯市（伊金霍洛旗）、乌海市（海南区）。

| **资源情况** | 野生资源一般。药材来源于野生。

| **采收加工** | **中药** 梅花草：夏、秋季花开时采收，洗净，晾干。

| **药材性状** | **中药** 梅花草：本品根茎呈不规则团块状，褐色，有多数须根。茎圆柱形，长 3 ～ 27 cm，直径 1 ～ 2 mm，有纵棱，质脆，易折断。基生叶褐色，多破碎，完整叶片呈卵形或心形，长 1 ～ 3 cm，宽 0.5 ～ 2.5 cm，全缘，叶柄较长；茎生叶 1，形同基生叶，无柄。花黄色，单生于茎顶。气微，味甘。

**蒙药** 孟根 - 地格达：同"梅花草"。

| **功能主治** | **中药** 梅花草：苦，凉。清热凉血，解毒消肿，止咳化痰。用于黄疸性肝炎，细菌性痢疾，咽喉肿痛，脉管炎，疮痈肿毒，百日咳，咳嗽痰多。

**蒙药** 孟根 - 地格达：苦，凉，糙。破痞，清热。用于间热痞，内热痞，脉痞，肝血痞，肠希日痞，脏腑希日病。

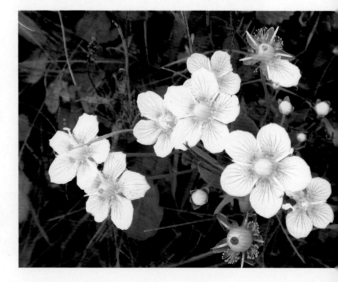

| **用法用量** | **中药** 梅花草：内服煎汤，3 ～ 9 g；或研末，1 ～ 3 g。

**蒙药** 孟根 - 地格达：多配方用。

虎耳草科 Saxifragaceae 山梅花属 Philadelphus

# 堇叶山梅花 *Philadelphus tenuifolius* Rupr. ex Maxim.

| 植物别名 | 薄叶山梅花。

| 蒙 文 名 | 哲日力格 – 恩和丽格 – 其其格。

| 药 材 名 | 山梅花（药用部位：茎叶）。

| 形态特征 | 灌木，高 1 ~ 3 m。二年生小枝灰棕色，当年生小枝浅褐色，被毛。
叶卵形，长 8 ~ 11 cm，宽 5 ~ 6 cm，先端急尖，基部近圆形或阔
楔形，边缘具疏离锯齿，花枝上叶卵形或卵状椭圆形，长 3 ~ 6 cm，
宽 2 ~ 3 cm，先端急尖或渐尖，基部圆形或钝，近全缘或具疏离锯齿，
上面疏被长柔毛，下面沿叶脉疏被长柔毛，常呈紫堇色；叶脉 3 ~ 5，
离基出；叶柄长 3 ~ 8 mm，被毛。总状花序有花 3 ~ 7（~ 9）；

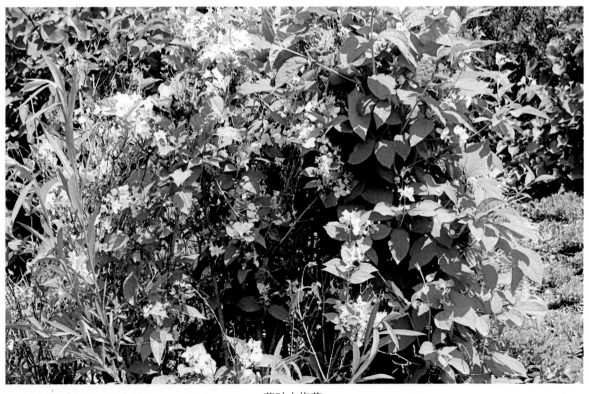

堇叶山梅花

花序轴长 3 ~ 5 cm，黄绿色；花梗长 3 ~ 10 mm，果期较长，疏被短毛；花萼黄绿色，外面疏被微柔毛；裂片卵形，长约 5 mm，先端急尖，干后脉纹明显，无白粉；花冠盘状，直径 2.5 ~ 3.5 cm；花瓣白色，卵状长圆形，长 1 ~ 1.5 cm，宽 0.6 ~ 1.3 cm，先端圆，稍 2 裂，无毛；雄蕊 25 ~ 30，最长达 10 mm；花盘无毛；花柱纤细，先端稍分裂，无毛，柱头槌形，长约 1.5 mm，较花药小。蒴果倒圆锥形，长 4 ~ 6 mm，直径 4 ~ 5 mm；种子长 2.5 ~ 3 mm，具短尾。花期 6 ~ 7 月，果期 8 ~ 9 月。

| **生境分布** | 生于阔叶林带和草原带的山坡林缘、灌丛。分布于内蒙古赤峰市（林西县、宁城县、喀喇沁旗、敖汉旗、翁牛特旗）、兴安盟（科尔沁右翼前旗）、乌兰察布市（凉城县）、呼和浩特市（和林格尔县）。

| **资源情况** | 野生资源较少。药材来源于野生。

| **采收加工** | 夏季采集，扎把晒干。

| **药材性状** | 本品叶片多卷曲皱缩，完整者展平后呈长卵形，长 2 ~ 10 cm，宽 1 ~ 5 cm，先端尖，边缘具锯齿，表面深灰色至灰褐色，两面及叶柄均被白色小柔毛，主脉基部 3 ~ 5 出；叶柄长 1 ~ 3 mm，扁平；纸质，质脆，易破碎；气微，味甘、淡。茎呈圆柱形，棕褐色，长短不一，直径 0.5 ~ 1 cm，有节，节部膨大，有叶及小枝的脱落痕，节间长 3 ~ 8 cm，皮孔稀疏，质脆，易折断，断面较平坦，黄白色，纤维性；气微，味淡。

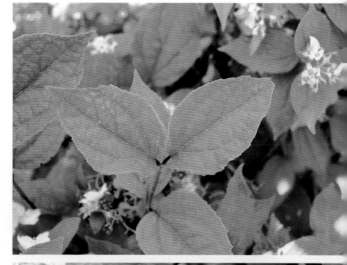

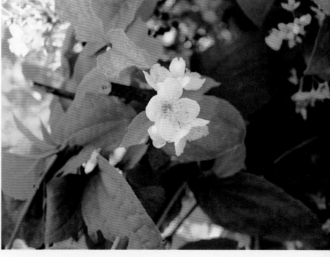

| **功能主治** | 甘、淡，平。清热利湿。用于膀胱炎，黄疸性肝炎。

| **用法用量** | 内服煎汤，3 ~ 6 g。

茶藨子科 Grossulariaceae 茶藨子属 Ribes

# 楔叶茶藨子 *Ribes diacanthum* Pall.

| 植物别名 | 双刺茶藨子、二刺茶藨子、楔叶茶藨。

| 蒙 文 名 | 乌混－少布特日。

| 药 材 名 | 二刺茶藨（药用部位：果实）。

| 形态特征 | 落叶灌木，高1～2（～3）m。小枝较平滑，灰褐色，皮呈纵向细条状剥裂，嫩枝红褐色或红棕色，稍具纵棱，无毛，在叶下部的节上常有1对长3～5 mm的小刺，节间无刺或有稀疏细刺；芽小，卵圆形，长3～5 mm，先端急尖，具数枚棕色鳞片，外面无毛。叶倒卵圆形或菱状倒卵圆形，长1.5～3.5 cm，宽1～3 cm，基部楔形，上面暗绿色，有光泽，下面灰绿色，两面无毛，掌状3裂，裂片先端稍钝或微尖，边缘具粗大锯齿；叶柄长1～2 cm，无毛，稀仅于

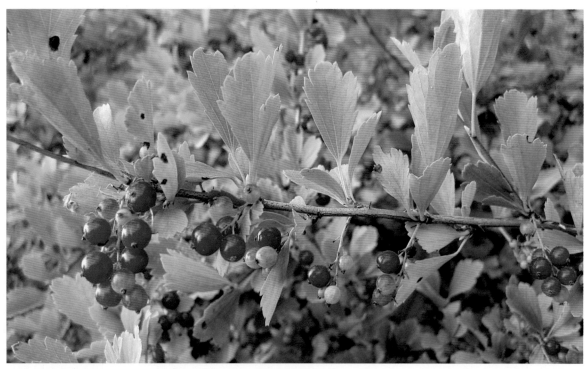

楔叶茶藨子

沿槽有稀疏柔毛。花单性，雌雄异株，组成总状花序；雄花序长 3 ～ 6 cm，下垂，具花 10 ～ 20；雌花序较短，长 1 ～ 2.5 cm，具花 10 ～ 15；花序轴和花梗无柔毛，稀疏生短腺毛；花梗长 2 ～ 4 mm；苞片披针形或舌形，长 4 ～ 6 mm，先端急尖或稍钝，近膜质，无柔毛，具单脉；花萼黄绿色，无毛；萼筒辐状或碟形，长 1 ～ 1.5 mm，宽大于长；萼片卵圆形，稀椭圆形，长 1.5 ～ 2 mm，先端微钝，直立；花瓣甚小，楔状圆形，长 0.5 ～ 1 mm，先端圆钝；雄蕊短，约与花瓣等长，稀稍长，下弯；雌花的雄蕊不育，花药常无花粉；子房近球形，无毛，雄花几无子房；花柱先端 2 裂。果实球形或卵球形，直径 5 ～ 9 mm，红色或红黑色，无毛。花期 5 ～ 6 月，果期 8 ～ 9 月。

| **生境分布** | 生于森林带和草原带的沙丘、河岸及石质山地。分布于内蒙古呼伦贝尔市（额尔古纳市、根河市、鄂温克族自治旗、陈巴尔虎旗、新巴尔虎左旗、海拉尔区、牙克石市、鄂伦春自治旗、莫力达瓦达斡尔族自治旗、阿荣旗、扎兰屯市）、兴安盟（阿尔山市、科尔沁右翼前旗）、赤峰市（阿鲁科尔沁旗、巴林左旗、巴林右旗、克什克腾旗）、锡林郭勒盟（锡林浩特市、西乌珠穆沁旗、苏尼特左旗、正蓝旗）。

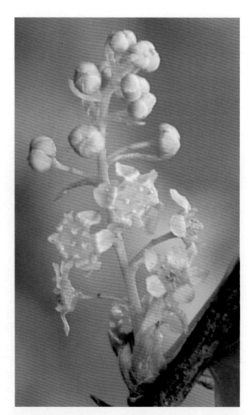

| **资源情况** | 野生资源较丰富。药材来源于野生。

| **采收加工** | 8 ～ 9 月采摘成熟果实，晒干。

| **药材性状** | 本品果实呈扁球形，直径 6 mm。表面皱缩不平，红褐色至黑褐色，显油性。先端有花萼脱落痕，基部有果柄。果皮薄，多已破裂，可见棕红色、小椭圆球形或小肾球形的种子。气微，味苦。

| **功能主治** | 苦，凉。清热解毒。用于风热感冒，无名肿毒，肝炎。

| **用法用量** | 内服煎汤，9 ～ 15 g。

茶藨子科 Grossulariaceae 茶藨子属 Ribes

# 欧洲醋栗 *Ribes reclinatum* L.

| 植物别名 | 须具利、鹅莓、圆醋栗。

| 蒙 文 名 | 毛仁 – 哈德。

| 药 材 名 | 欧洲醋栗（药用部位：茎枝、果实）。

| 形态特征 | 全株高 1 ~ 1.5 m。幼枝具柔毛，茎下部的节上具 1 ~ 3 粗刺，节间常有稀疏针刺。叶圆形或近肾形，长、宽均 2 ~ 4（~ 6）cm，基部平截或浅心形，两面被柔毛，掌状 3 ~ 5 裂，具粗大圆钝齿；叶柄长 2 ~ 4 mm，近基部常有羽毛状毛。花梗长 5 ~ 7 mm，具柔毛或混生腺毛；苞片卵圆形或圆形；花萼绿白色并带红色，萼筒短钟形，萼片长圆形或舌形，稀倒卵状长圆形，花期反折；花瓣近扇形

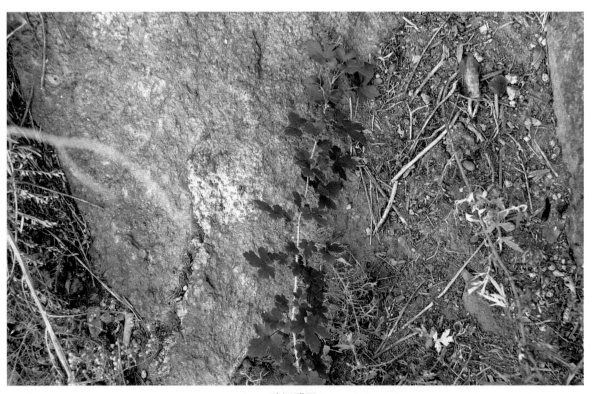

欧洲醋栗

或宽倒卵圆形，浅绿白色，稀红色，具柔毛；花托内面于花瓣和雄蕊着生处周围具长柔毛；雄蕊直立，花丝白色；子房具柔毛，常混生腺毛，花柱棒状，2 裂，具长柔毛。果实球形，直径达 1.4 cm，黄绿色或红色，常被柔毛或混生腺毛，稀无毛。

| 生境分布 | 中生植物。生于林下或灌丛中。分布于内蒙古包头市（达尔罕茂明安联合旗）。

| 资源情况 | 野生资源较少。药材来源于野生。

| 采收加工 | 夏季采收茎枝，刮去外皮，剥取内皮，晒干；秋季采收成熟果实，晒干。

| 功能主治 | 解毒。用于肝炎。

| 用法用量 | 内服煎汤，3 ~ 10 g。

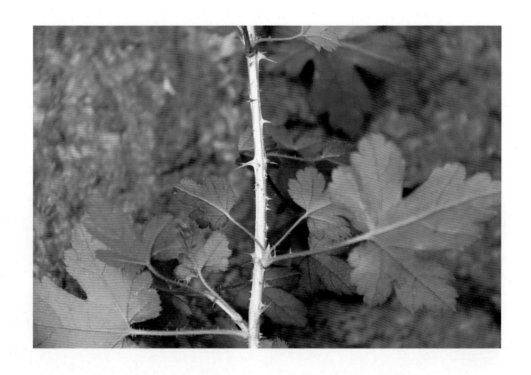

# 糖茶藨子 *Ribes himalense* Royle ex Decne.

| 植物别名 | 西南茶藨子、瘤糖茶藨子、喜马拉雅茶藨子。

| 蒙 文 名 | 哈德。

| 药 材 名 | 糖茶藨（药用部位：茎内皮、果实）。

| 形态特征 | 灌木，高 1 ～ 2 m。当年生枝淡黄褐色或棕褐色，近无毛，二至三年生枝灰褐色，稍剥裂；芽卵形，有几片密被柔毛的鳞片。叶宽卵形，长与宽均为 3 ～ 7 cm，掌状 3 浅裂至中裂，稀 5 裂；裂片卵状三角形，先端锐尖，边缘有不整齐的重锯齿，基部心形；上面绿色，有腺毛，嫩叶极明显，有时混生疏柔毛；下面灰绿色，疏生柔毛或密生柔毛，沿叶脉有腺毛；掌状三至五出脉；叶柄长 1 ～ 6 cm，有腺毛和疏或密的柔毛。总状花序长 3 ～ 6 cm，总花梗密生长柔毛，有花 10 余

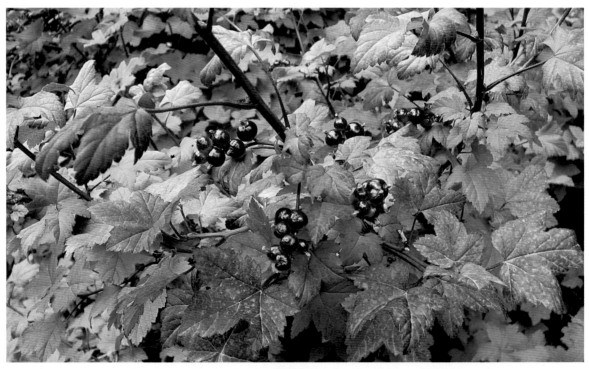

糖茶藨子

朵；苞片三角状卵形，长约 1 mm，花梗与苞片近相等；花两性，淡紫红色，长 5 ~ 6 mm，直径 2 ~ 3 mm；萼筒钟状管形，萼片 5，直立，近矩圆形，长 2.5 mm，先端有睫毛；花瓣比萼裂片短一半；雄蕊长约 2 mm；子房下位，椭圆形，长约 2 mm，花柱长 2.5 mm，柱头 2 裂。浆果红色，球形，直径 6 ~ 9 mm。花期 5 ~ 6 月，果期 8 ~ 9 月。

| 生境分布 | 生于森林带和草原带，也生于荒漠带东部边缘的山地林缘、沟谷。分布于内蒙古兴安盟（突泉县、科尔沁右翼中旗）、通辽市（奈曼旗）、赤峰市（喀喇沁旗、阿鲁科尔沁旗、翁牛特旗、克什克腾旗）、锡林郭勒盟（西乌珠穆沁旗）、乌兰察布市（兴和县、凉城县）、包头市（土默特右旗、达尔罕茂明安联合旗）、乌海市（海南区）、阿拉善盟（阿拉善左旗、阿拉善右旗）。

| 资源情况 | 野生资源一般。药材来源于野生。

| 采收加工 | 5 ~ 6 月割取茎枝，刮去外皮，剥取内皮，晒干；8 ~ 9 月采收成熟果实，晒干。

| 药材性状 | 本品茎内皮呈薄片状，长短不等，宽约 0.5 cm；外表面深紫褐色至紫黑色，极光滑，可见枝痕及叶柄脱落痕；内表面深红棕色，较粗糙；质脆，易折断，断面红棕色。果实呈类圆球形，直径约 7 mm；果皮多皱缩不平，浅棕红色，稀黑红色；先端有枯黄色宿萼，基部有果柄，具疏生白色小柔毛；果皮易碎，可见种子；种子深褐色，类椭圆球形，有棱。

| 功能主治 | 甘、涩，平。清热解毒。用于肝炎。

| 用法用量 | 内服煎汤，3 ~ 9 g。

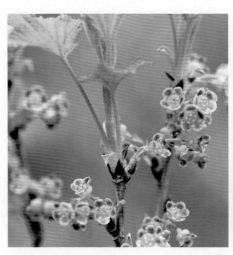 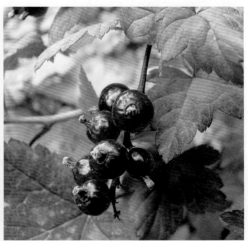

# 东北茶藨子 *Ribes mandshuricum* (Maxim.) Kom.

| 植物别名 | 狗葡萄、满洲茶藨子、东北醋李。

| 蒙文名 | 满吉－乌混－少布特日。

| 药材名 | 灯笼果（药用部位：果实）。

| 形态特征 | 灌木，高1～2m。当年生小枝红褐色，密生短柔毛；老枝灰褐色，稍纵向剥裂，节上常有皮刺1对。叶宽卵形，长与宽均为1～2cm，有时达3cm，掌状3深裂，少5深裂，先端尖，边缘有粗锯齿，基部近截形，两面有短柔毛，掌状三至五出脉；叶柄长5～18mm，有短柔毛。花单性，雌雄异株，总状花序生于短枝上，总花梗、花梗和苞片有短柔毛与腺毛，花淡绿黄色或淡红色，萼筒浅碟形，萼片5，宽卵形，长1.5mm；花瓣5，鳞片状，长约0.5mm；雄蕊5，

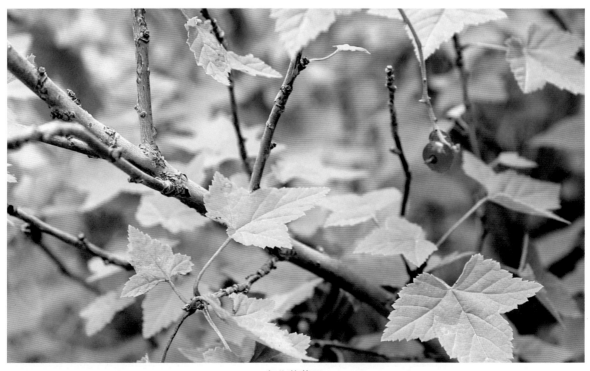

东北茶藨子

与萼片对生；子房下位，近球形，柱头 2 裂。浆果红色，近球形，直径 5 ～ 8 mm。花期 5 ～ 6 月，果期 8 ～ 9 月。

| 生境分布 | 生于森林带和草原带的山地林下、河岸。分布于内蒙古赤峰市（阿鲁科尔沁旗、巴林左旗、巴林右旗）、呼和浩特市。

| 资源情况 | 野生资源较少。药材来源于野生。

| 采收加工 | 7 ～ 8 月采摘成熟果实，晒干。

| 药材性状 | 本品呈扁球形，直径 6 mm，果皮皱缩不平，红褐色至黑红色，显油性。先端有宿存花萼，基部具果柄，有绒毛。果皮薄，易碎，可见棕红色、小椭圆球形或肾形的种子。

| 功能主治 | 辛，温。疏风解表，散寒，解毒。用于感冒。

| 用法用量 | 内服煎汤，9 ～ 15 g。

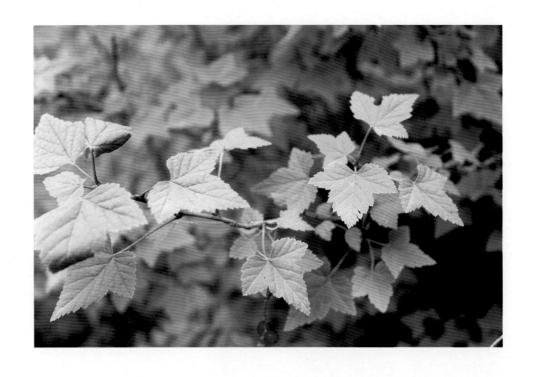

茶藨子科 Grossulariaceae 茶藨子属 Ribes

# 黑茶藨子 *Ribes nigrum* L.

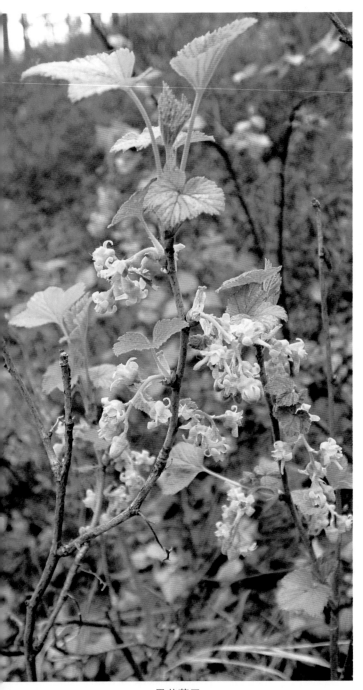

黑茶藨子

## 植物别名

茶藨子、旱葡萄、黑加仑。

## 蒙文名

哈日－哈德。

## 药材名

黑果茶藨（药用部位：叶、根皮、果实）。

## 形态特征

落叶直立灌木，高 1 ～ 2 m。小枝暗灰色或灰褐色，无毛，皮通常不裂，幼枝褐色或棕褐色，具疏密不等的短柔毛，被黄色腺体，无刺；芽长卵圆形或椭圆形，长（3 ～）4 ～ 7 mm，宽 2 ～ 4 mm，先端急尖，具数枚黄褐色或棕色鳞片，被短柔毛和黄色腺体。叶近圆形，长 4 ～ 9 cm，宽 4.5 ～ 11 cm，基部心形，上面暗绿色，幼时微具短柔毛，老时脱落，下面被短柔毛和黄色腺体，掌状 3 ～ 5 浅裂，裂片宽三角形，先端急尖，顶生裂片稍长于侧生裂片，边缘具不规则粗锐锯齿；叶柄长 1 ～ 4 cm，具短柔毛，偶疏生腺体，有时基部具少数羽状毛。花两性，开花时直径 5 ～ 7 mm；总状花序长 3 ～ 5（～ 8）cm，下垂或呈弧形，具花 4 ～ 12；

花序轴和花梗具短柔毛，或混生稀疏黄色腺体；花梗长 2 ~ 5 mm；苞片小，披针形或卵圆形，长 1 ~ 2 mm，先端急尖，具短柔毛；花萼浅黄绿色或浅粉红色，具短柔毛和黄色腺体；萼筒近钟形，长 1.5 ~ 2.5 mm，宽 2 ~ 4 mm；萼片舌形，长 3 ~ 4 mm，宽 1.5 ~ 2 mm，先端圆钝，开展或反折；花瓣卵圆形或卵状椭圆形，长 2 ~ 3 mm，宽 1 ~ 1.5 mm，先端圆钝；雄蕊与花瓣近等长，花药卵圆形，具蜜腺；子房疏生短柔毛和腺体；花柱稍短于雄蕊，先端 2 浅裂，稀几不裂。果实近圆形，直径 8 ~ 10 ( ~ 14 ) mm，成熟时黑色，疏生腺体。花期 5 ~ 6 月，果期 7 ~ 8 月。

| **生境分布** | 生于山坡落叶松林或针阔叶混交林下。分布于内蒙古呼伦贝尔市（额尔古纳市、根河市、牙克石市、鄂伦春自治旗、扎兰屯市）、兴安盟（阿尔山市）。

| **资源情况** | 野生资源一般。药材来源于野生。

| **采收加工** | 夏、秋季采收叶，晒干；全年均可采剥根皮，洗净，晒干；7 ~ 8 月采摘成熟果实，晒干。

| **药材性状** | 本品果实近圆形，直径 8 ~ 10 ( ~ 14 ) mm，成熟时黑色，疏生腺体。

| **功能主治** | 叶，用于风湿病，痛风，关节炎，腰痛，足痛。根皮，舒筋活血。果实，滋补强壮。

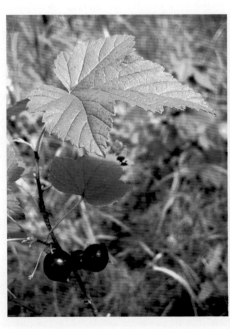
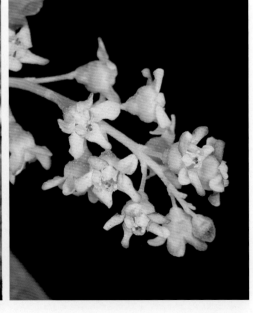

# 英吉利茶藨子

*Ribes palczewskii* (Jancz.) Pojark.

| 蒙 文 名 | 乌拉宝日 – 乌混 – 少布特日。 |
|---|---|
| 药 材 名 | 哈熊果（药用部位：果实）、茶藨叶（药用部位：叶）、茶藨根皮（药用部位：根皮）。 |
| 形态特征 | 落叶灌木，高 0.5 ~ 1.5 m。小枝灰紫色或灰褐色，皮长条状或片状剥裂，嫩枝褐色或棕色，无毛或微具短柔毛，无刺；芽长卵圆形，长 4 ~ 6 mm，宽 2 ~ 3 mm，先端急尖，具数枚灰褐色鳞片，外面被短柔毛。叶肾状圆形，稀近圆形，长 3.5 ~ 6 cm，宽 4 ~ 7 cm，基部浅心形或近截形，上面暗绿色，无毛，下面灰绿色，疏生短柔毛，在脉上毛较密，掌状 3 ~ 5 浅裂，裂片短，宽三角形或宽卵状三角形，先端急尖或稍钝，顶生裂片与侧生裂片几等长或稍长，边缘具 |

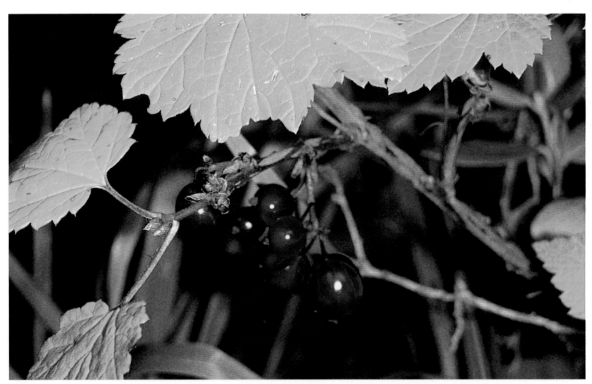

英吉利茶藨子

粗锐锯齿；叶柄长 2 ~ 5 cm，疏生短柔毛，近基部常混生少数长腺毛。花两性，开花时直径 3 ~ 3.5 mm；总状花序长 2 ~ 5 cm，直立，具花 5 ~ 15，花朵排列紧密；花序轴和花梗具短柔毛，至果期毛脱落；花梗长 1 ~ 3 mm；苞片小，宽卵圆形或卵状圆形，长 1.5 ~ 2 mm，宽几与长相等，先端钝，老时无毛；花萼黄白色，外面无毛；萼筒浅杯形，长 1.5 ~ 2 mm，宽大于长，萼片倒卵状圆形或倒卵状舌形，长 1.5 ~ 2.5 mm，宽 1 ~ 2 mm，先端圆钝，边缘无睫毛，直立；花瓣小，近截形，长 0.6 ~ 1.2 mm，宽小于长，先端平截或圆钝，浅黄色，下面无突出体；雄蕊与花瓣近等长，花药近圆形；子房光滑无毛；花柱稍短或与雄蕊近等长，先端 2 浅裂。果实近球形，直径 7 ~ 9 mm，红色，无毛，味酸、甜。花期 5 ~ 6 月，果期 7 ~ 8 月。

| **生境分布** | 生于森林带山地林下和林缘、河岸林下。分布于内蒙古呼伦贝尔市（额尔古纳市、根河市、陈巴尔虎旗、牙克石市、鄂伦春自治旗、扎兰屯市）、兴安盟（阿尔山市、突泉县、科尔沁右翼前旗）、锡林郭勒盟。

| **资源情况** | 野生资源一般。药材来源于野生。

| **采收加工** | 哈熊果：8 ~ 9 月采摘，晒干。
茶藨叶：夏季采收，晒干。
茶藨根皮：春、夏季采挖根，洗净，剥皮，晒干。

| **药材性状** | 哈熊果：本品近球形，直径 7 ~ 9 mm，红色，无毛。味酸、甜。
茶藨叶：本品肾状圆形，稀近圆形，长 3.5 ~ 6 cm，宽 4 ~ 7 cm，基部浅心形或近截形，上面暗绿色，无毛，下面灰绿色，疏生短柔毛，在脉上毛较密，掌状 3 ~ 5 浅裂，裂片短，宽三角形或宽卵状三角形，先端急尖或稍钝，顶生裂片与侧生裂片几等长或稍长，边缘具粗锐锯齿；叶柄长 2 ~ 5 cm，疏生短柔毛，近基部常混生少数长腺毛。

| **功能主治** | 哈熊果：甘，温。滋补强壮，凉血止痢。用于维生素缺乏症，赤白痢。
茶藨叶：苦，平。舒筋活血。用于关节炎。
茶藨根皮：微苦、涩，凉。活血调经，降血压，利尿。用于月经不调，高血压，肾炎。

| **用法用量** | 哈熊果：内服煎汤，9 ~ 15 g；或生食。
茶藨叶：内服煎汤，9 ~ 15 g。
茶藨根皮：内服煎汤，9 ~ 15 g。

茶藨子科 Grossulariaceae 茶藨子属 Ribes

# 美丽茶藨子 *Ribes pulchellum* Turcz.

| **植物别名** | 小叶茶藨、碟花茶藨子、酸麻子。

| **蒙 文 名** | 高雅-乌混-少布特日。

| **药 材 名** | 小叶茶藨（药用部位：果实）。

| **形态特征** | 灌木，高1~2m。当年生小枝红褐色，密生短柔毛；老枝灰褐色，稍纵向剥裂，节上常有皮刺1对。叶宽卵形，长与宽均为1~2cm，有时达3cm，掌状3深裂，少5深裂，先端尖，边缘有粗锯齿，基部近截形，两面有短柔毛，掌状三至五出脉；叶柄长5~18mm，有短柔毛。花单性，雌雄异株，总状花序生于短枝上，总花梗、花梗和苞片有短柔毛与腺毛，花淡绿黄色或淡红色，萼筒浅碟形，萼片5，宽卵形，长1.5mm；花瓣5，鳞片状，长约0.5mm；雄蕊5，

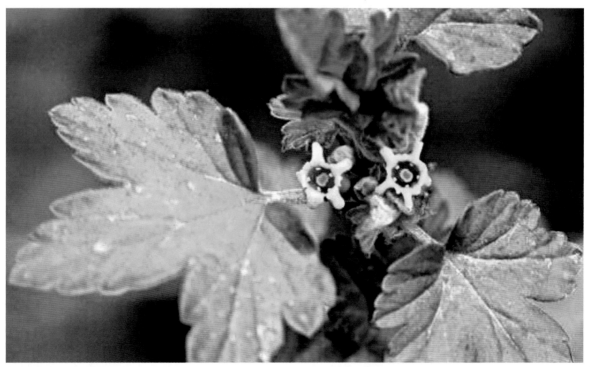

美丽茶藨子

与萼片对生；子房下位，近球形，柱头 2 裂。浆果红色，近球形，直径 5～8 mm。花期 5～6 月，果期 8～9 月。

| **生境分布** | 生于森林带、森林草原带及草原带的石质山坡、山地灌丛、沟谷。分布于内蒙古呼伦贝尔市（扎兰屯市）、兴安盟（乌兰浩特市、阿尔山市、突泉县、扎赉特旗、科尔沁右翼前旗、科尔沁右翼中旗）、通辽市（科尔沁左翼后旗）、赤峰市（林西县、巴林右旗、喀喇沁旗、巴林左旗、克什克腾旗）、锡林郭勒盟（锡林浩特市、阿巴嘎旗、苏尼特左旗、西乌珠穆沁旗、太仆寺旗、正镶白旗、正蓝旗）、乌兰察布市（凉城县）、呼和浩特市、包头市（达尔罕茂明安联合旗）、巴彦淖尔市、鄂尔多斯市（准格尔旗）、乌海市（海南区）、阿拉善盟（阿拉善左旗）。

| **资源情况** | 野生资源一般。药材来源于野生。

| **采收加工** | 8～9 月采摘，晒干。

| **药材性状** | 本品呈扁球形，直径 5～6 mm。果皮皱缩不平，红色，有短柔毛。先端有花萼的脱落痕，基部有果柄，具短柔毛。果皮易碎，可见棕色、肾形的种子。

| **功能主治** | 苦，凉。清热解毒，解表散寒。用于感冒发热，恶寒，咽喉痛，鼻塞，头痛。

| **用法用量** | 内服煎汤，9～15 g。

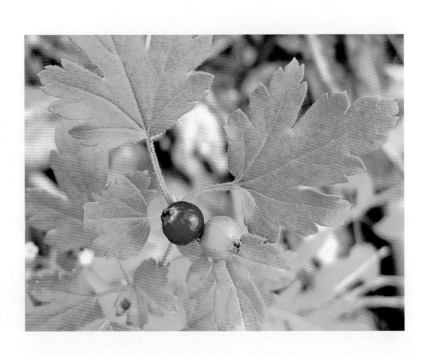

蔷薇科 Rosaceae 绣线菊属 Spiraea

# 欧亚绣线菊 Spiraea media Schmidt

| **植物别名** | 石棒绣线菊、石棒子。

| **蒙 文 名** | 雅干 – 塔比勒干。

| **药 材 名** | 石棒绣线菊（药用部位：根、叶、种子）。

| **形态特征** | 直立灌木，高 0.5 ~ 2 m。小枝细，近圆柱形，灰褐色，嫩时带红褐色，无毛或近无毛；冬芽卵形，先端急尖，棕褐色，有数枚覆瓦状鳞片，长 1 ~ 2 mm。叶片椭圆形至披针形，长 1 ~ 2.5 cm，宽 0.5 ~ 1.5 cm，先端急尖，稀圆钝，基部楔形，全缘或先端有 2 ~ 5 锯齿，两面无毛或下面脉腋间微被短柔毛，有羽状脉；叶柄长 1 ~ 2 mm，无毛。伞形总状花序无毛，常具 9 ~ 15 花；花梗长 1 ~ 1.5 cm，无毛；苞

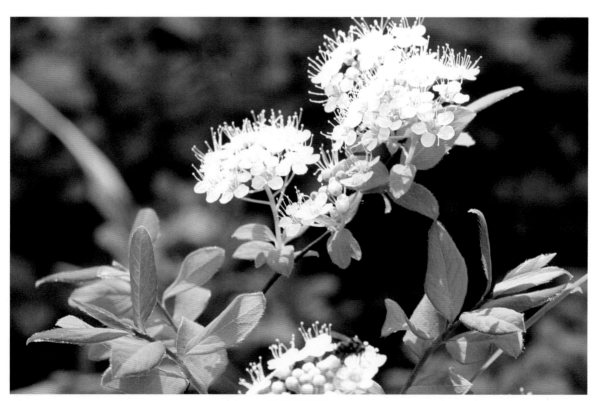

欧亚绣线菊

片披针形，无毛；花直径 0.7 ～ 1 cm；萼筒宽钟状，外面无毛，内面被短柔毛；萼片卵状三角形，先端急尖或圆钝，外面无毛或微被短柔毛，内面疏生短柔毛；花瓣近圆形，先端钝，长与宽均为 3 ～ 4.5 cm，白色；雄蕊约 45，长于花瓣；花盘呈波状圆环形或具不规则的裂片；子房具短柔毛，花柱短于雄蕊。蓇葖果较直立、开张，外被短柔毛，花柱顶生，倾斜开展，具反折萼片。花期 5 ～ 6 月，果期 7 ～ 8 月。

| 生境分布 | 生于森林带和森林草原带的山地针阔叶混交林林下或林缘、山地灌丛、石质山坡、山坡草原、疏或密杂木林内。分布于内蒙古呼伦贝尔市（额尔古纳市、根河市、鄂温克族自治旗、陈巴尔虎旗、海拉尔区、牙克石市、鄂伦春自治旗、莫力达瓦达斡尔族自治旗、阿荣旗、扎兰屯市）、兴安盟（阿尔山市、科尔沁右翼前旗）、赤峰市（阿鲁科尔沁旗、巴林左旗、巴林右旗、克什克腾旗）、包头市（固阳县）。

| 资源情况 | 野生资源丰富。药材来源于野生。

| 采收加工 | 秋季采挖根，洗净，晒干；夏、秋季采收叶，晒干；秋季采收种子，晒干。

| 功能主治 | 祛风除湿，健脾，驱虫。用于风湿关节痛，脾虚吐泻，蛔虫病，带下。

| 用法用量 | 内服煎汤，6 ～ 9 g。

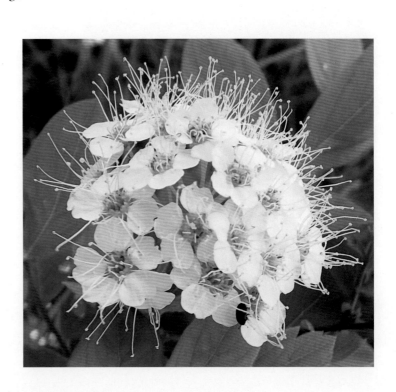

蔷薇科 Rosaceae 绣线菊属 Spiraea

# 蒙古绣线菊 *Spiraea mongolica* Maxim.

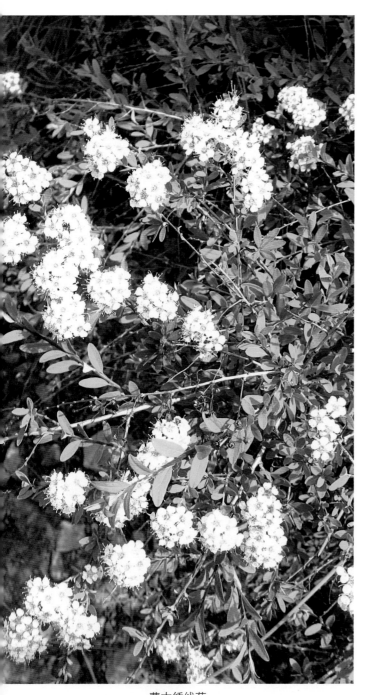

蒙古绣线菊

| 蒙 文 名 |

蒙古勒 – 塔比勒干。

| 药 材 名 |

**中药** 蒙古绣线菊（药用部位：花）。
**蒙药** 蒙古勒 – 塔比勒干（药用部位：花）。

| 形态特征 |

灌木，高达 3 m。小枝细瘦，有棱角，幼时无毛，红褐色，老时灰褐色；冬芽长卵形，先端长渐尖，较叶柄稍长，外被 2 棕褐色鳞片，无毛。叶片长圆形或椭圆形，长 8 ~ 20 mm，宽 3.5 ~ 7 mm，先端圆钝或微尖，基部楔形，全缘，稀先端有少数锯齿，上面无毛，下面色较浅，无毛，稀具短柔毛，有羽状脉；叶柄极短，长 1 ~ 2 mm，无毛。伞形总状花序具总梗，有花 8 ~ 15；花梗长 5 ~ 10 mm，无毛；苞片线形，无毛；花直径 5 ~ 7 mm；萼筒近钟状，外面无毛，内面有短柔毛；萼片三角形，先端急尖，内面具短柔毛；花瓣近圆形，先端钝，稀微凹，长与宽均为 2 ~ 4 mm，白色；雄蕊 18 ~ 25，几与花瓣等长；花盘具 10 圆形裂片，排列成环形；子房具短柔毛，花柱短于雄蕊。菁葖果直立开张，沿腹缝线稍有

短柔毛或无毛，花柱位于背部先端，倾斜开张，沿腹缝线稍有短柔毛或无毛，具直立或反折萼片。花期6～7月，果期8～9月。

| 生境分布 | 生于山坡灌丛中或山顶及山谷多石砾地。分布于内蒙古乌兰察布市（察哈尔右翼中旗、察哈尔右翼后旗、兴和县）、包头市（固阳县、土默特右旗）、巴彦淖尔市（乌拉特前旗）、阿拉善盟（阿拉善左旗、阿拉善右旗）。

| 资源情况 | 野生资源一般。药材来源于野生。

| 采收加工 | 中药　蒙古绣线菊：花期采摘花，阴干。
蒙药　蒙古勒－塔比勒干：同"蒙古绣线菊"。

| 功能主治 | 中药　蒙古绣线菊：生津止渴，利水。
蒙药　蒙古勒－塔比勒干：用于疮疡，创伤。

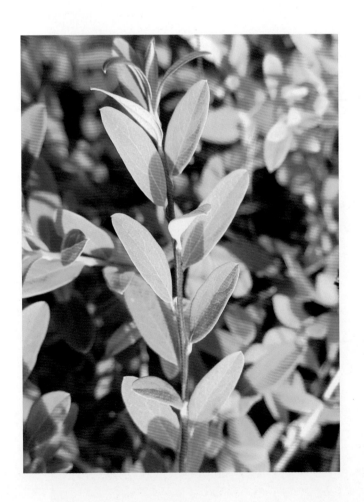

蔷薇科 Rosaceae 绣线菊属 Spiraea

# 土庄绣线菊 *Spiraea pubescens* Turcz.

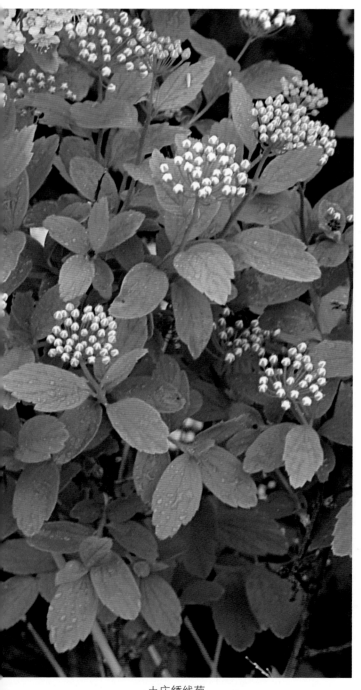

土庄绣线菊

## | 植物别名 |

土庄花、石蒡子、小叶石棒。

## | 蒙 文 名 |

乌斯图－塔比勒干。

## | 药 材 名 |

土庄绣线菊（药用部位：茎髓）。

## | 形态特征 |

灌木，高 1 ～ 2 m。小枝开展，稍弯曲，嫩时被短柔毛，褐黄色，老时无毛，灰褐色；冬芽卵形或近球形，先端急尖或圆钝，具短柔毛，外被数个鳞片。叶片菱状卵形至椭圆形，长 2 ～ 4.5 cm，宽 1.3 ～ 2.5 cm，先端急尖，基部宽楔形，边缘自中部以上有深刻锯齿，有时 3 裂，上面有稀疏柔毛，下面被灰色短柔毛；叶柄长 2 ～ 4 mm，被短柔毛。伞形花序具总梗，有花 15 ～ 20；花梗长 7 ～ 12 mm，无毛；苞片线形，被短柔毛；花直径 5 ～ 7 mm；萼筒钟状，外面无毛，内面有灰白色短柔毛；萼片卵状三角形，先端急尖，内面疏生短柔毛；花瓣卵形、宽倒卵形或近圆形，先端圆钝或微凹，长与宽均为 2 ～ 3 mm，白色；雄蕊 25 ～ 30，约与花瓣等长；花盘圆环形，具 10 裂片，裂片先端稍凹陷；子房无毛或仅在腹部及基部有短柔毛，花柱短于雄蕊。蓇葖果开张，仅在腹缝线处微被短柔毛，花柱顶生，稍倾斜开展或几直立，多数具直立萼片。花期 5 ~ 6 月，果期 7 ~ 8 月。

| **生境分布** | 生于森林带和草原带的山地灌丛、林缘、干燥岩石坡地、向阳或半阴处、杂木林中，也见于草原带的沙地。分布于内蒙古呼伦贝尔市（额尔古纳市、牙克石市、鄂伦春自治旗、莫力达瓦达斡尔族自治旗、阿荣旗、扎兰屯市）、兴安盟（阿尔山市、科尔沁右翼前旗、科尔沁右翼中旗、扎赉特旗、突泉县）、通辽市（扎鲁特旗、奈曼旗、科尔沁左翼后旗）、赤峰市（阿鲁科尔沁旗、巴林左旗、巴林右旗、林西县、克什克腾旗、喀喇沁旗、宁城县、敖汉旗）、锡林郭勒盟（东乌珠穆沁旗、西乌珠穆沁旗、锡林浩特市、正镶白旗、阿巴嘎旗、正蓝旗、太仆寺旗、镶黄旗、多伦县）、乌兰察布市（集宁区、察哈尔右翼前旗、察哈尔右翼中旗、察哈尔右翼后旗、兴和县、丰镇市、四子王旗、凉城县）、鄂尔多斯市（准格尔旗）、呼和浩特市（和林格尔县、武川县、土默特左旗）、包头市（固阳县、土默特右旗）、巴彦淖尔市（乌拉特前旗）、乌海市（海南区）。

| **资源情况** | 野生资源丰富。药材来源于野生。

| **采收加工** | 夏、秋季采收，割取地上茎，截成段，趁鲜取出茎髓，理直，晒干。

| **功能主治** | 利尿消肿。用于水肿。

| **用法用量** | 内服煎汤，6 ~ 9 g。

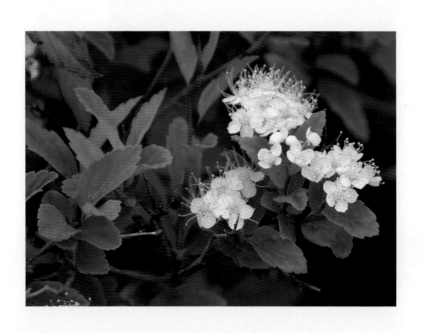

蔷薇科 Rosaceae 绣线菊属 *Spiraea*

# 绣线菊
*Spiraea salicifolia* L.

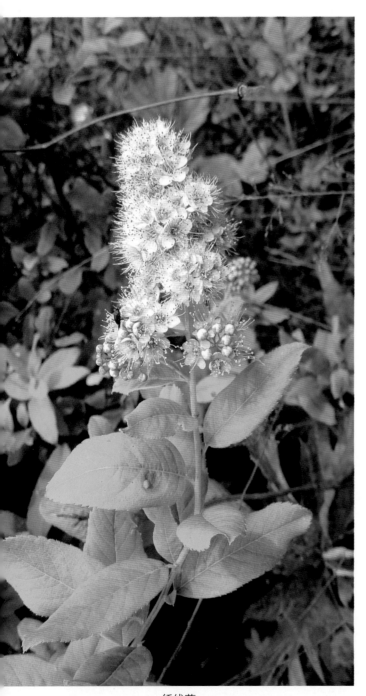

绣线菊

**| 植物别名 |**

柳叶绣线菊、空心柳、马尿溲。

**| 蒙 文 名 |**

塔比勒干。

**| 药 材 名 |**

空心柳（药用部位：全株）。

**| 形态特征 |**

直立灌木，高 1 ~ 2 m。枝条密集，小枝稍有棱角，黄褐色，嫩枝具短柔毛，老时脱落；冬芽卵形或长圆状卵形，先端急尖，有数个褐色、外露的鳞片，外被稀疏细短柔毛。叶片长圆状披针形至披针形，长 4 ~ 8 cm，宽1 ~ 2.5 cm，先端急尖或渐尖，基部楔形，边缘密生锐锯齿，有时为重锯齿，两面无毛；叶柄长 1 ~ 4 mm，无毛。花序为长圆形或金字塔形的圆锥花序，长 6 ~ 13 cm，直径 3 ~ 5 cm，被细短柔毛，花朵密集；花梗长 4 ~ 7 mm；苞片披针形至线状披针形，全缘或有少数锯齿，微被细短柔毛；花直径5 ~ 7 mm；萼筒钟状；萼片三角形，内面微被短柔毛；花瓣卵形，先端通常圆钝，长2 ~ 3 mm，宽 2 ~ 2.5 mm，粉红色；雄蕊

50，长约为花瓣的 2 倍；花盘圆环形，裂片呈细圆锯齿状；子房有稀疏短柔毛，花柱短于雄蕊。蓇葖果直立，无毛或沿腹缝线有短柔毛，花柱顶生，倾斜开展，常具反折萼片。花期 7～8 月，果期 8～9 月。

| **生境分布** | 生于森林带和森林草原带的河流沿岸、湿草甸、山坡林缘及沟谷，为沼泽化灌丛的建群种或伴生种，也见于沼泽化河滩草甸，或零星生于落叶松林下。分布于内蒙古呼伦贝尔市（额尔古纳市、根河市、鄂温克族自治旗、陈巴尔虎旗、新巴尔虎左旗、海拉尔区、牙克石市、鄂伦春自治旗、莫力达瓦达斡尔族自治旗、阿荣旗、扎兰屯市）、兴安盟（阿尔山市、科尔沁右翼前旗、扎赉特旗）、赤峰市（巴林左旗、喀喇沁旗、克什克腾旗）、锡林郭勒盟（正蓝旗、多伦县、东乌珠穆沁旗、西乌珠穆沁旗）、包头市（青山区、昆都仑区、东河区、土默特右旗）。

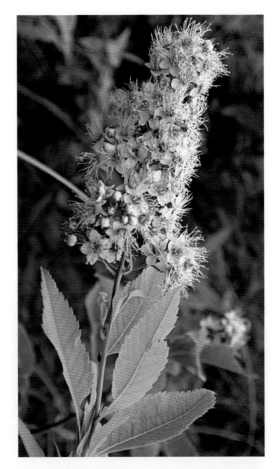

| **资源情况** | 野生资源丰富。药材来源于野生。

| **采收加工** | 夏、秋季采挖，洗净，切碎，晒干。

| **功能主治** | 苦，平。通经活血，通便利水。用于关节痛，周身酸痛，咳嗽痰多，刀伤，闭经；外用于创伤出血。

| **用法用量** | 内服煎汤，12～15 g。外用适量，捣敷。

蔷薇科 Rosaceae 绣线菊属 Spiraea

# 绢毛绣线菊 *Spiraea sericea* Turcz.

| 蒙 文 名 | 塔比勒干 – 柴。

| 药 材 名 | 绢毛绣线菊（药用部位：茎叶）。

| 形态特征 | 灌木，高达 2 m。小枝近圆柱形，幼时被柔毛，棕褐色，老时灰褐色或灰红色，树皮片状剥落；冬芽长卵形，先端长渐尖，有数枚褐色鳞片，外被短柔毛。叶片卵状椭圆形或椭圆形，一般长 1.5 ~ 3 cm，不孕枝上的叶有时长达 4.5 cm，宽 0.7 ~ 1.5 cm，先端急尖，基部楔形，全缘或不孕枝上的叶有 2 ~ 4 锯齿，上面深绿色，被稀疏短柔毛，下面带灰绿色，密被伏生长绢毛，具显著的羽状脉；叶柄长 1 ~ 2 mm，密被绢毛。伞形总状花序具花 15 ~ 30，无毛或具稀疏柔毛；花梗长 6 ~ 10 mm；苞片线形，无毛；花直径 4 ~ 5 mm；萼

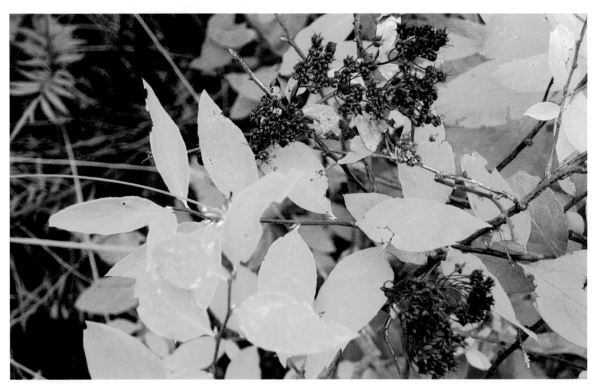

绢毛绣线菊

筒近钟状，外面无毛，内面有短柔毛；萼片卵形，先端圆钝，内面近无毛；花瓣近圆形，长与宽均为 2 ～ 3 mm，白色；雄蕊 15 ～ 20，长短不齐，同一花内有的雄蕊几与花瓣等长，有的较花瓣长约 1 倍；花盘圆环形，有 10 明显的裂片；子房外被短柔毛，花柱短于雄蕊。蓇葖果直立、开张，被短柔毛，花柱顶生、斜展，具反折萼片。花期 6 月，果期 7 ～ 8 月。

| 生境分布 | 生于森林带的山地灌丛、林缘、林下。分布于内蒙古呼伦贝尔市（额尔古纳市、根河市、牙克石市、鄂伦春自治旗、扎兰屯市）、兴安盟（阿尔山市）、赤峰市（阿鲁科尔沁旗、巴林右旗）。

| 资源情况 | 野生资源一般。药材来源于野生。

| 采收加工 | 夏、秋季采收，晒干。

| 功能主治 | 祛湿解毒。用于湿疹。

| 用法用量 | 外用适量，煎汤洗。

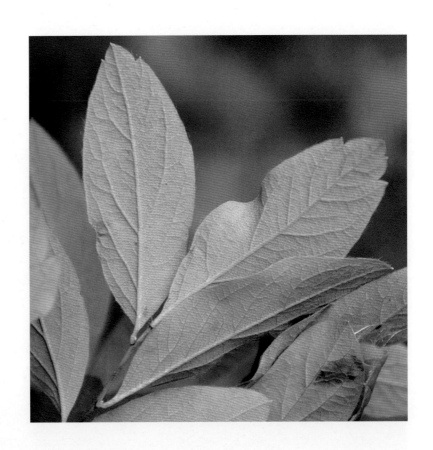

蔷薇科 Rosaceae 绣线菊属 *Spiraea*

# 三裂绣线菊 *Spiraea trilobata* L.

| 植物别名 | 三桠绣线球、团叶绣球。

| 蒙文名 | 哈日 - 塔比勒干。

| 药材名 | **中药** 三裂绣线菊（药用部位：根、叶）。
**蒙药** 哈日 - 塔比勒干（药用部位：根、叶）。

| 形态特征 | 灌木，高 1 ~ 2 m。小枝细瘦，开展，稍呈"之"字形弯曲，嫩时褐黄色，无毛，老时暗灰褐色；冬芽小，宽卵形，先端钝，无毛，外被数枚鳞片。叶片近圆形，长 1.7 ~ 3 cm，宽 1.5 ~ 3 cm，先端钝，常 3 裂，基部圆形、楔形或亚心形，边缘自中部以上有少数圆钝锯齿，两面无毛，下面色较浅，基部具 3 ~ 5 显著的叶脉。伞形花

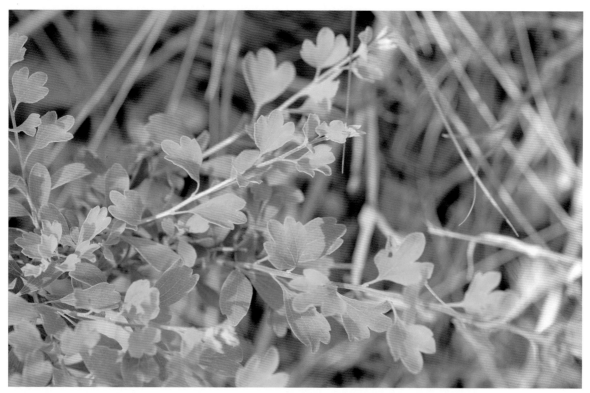

三裂绣线菊

序具总梗，无毛，有花 15 ~ 30；花梗长 8 ~ 13 mm，无毛；苞片线形或倒披针形，上部深裂成细裂片；花直径 6 ~ 8 mm；萼筒钟状，外面无毛，内面有灰白色短柔毛；萼片三角形，先端急尖，内面具稀疏短柔毛；花瓣宽倒卵形，先端常微凹；雄蕊 18 ~ 20，比花瓣短；花盘约有 10 大小不等的裂片，裂片先端微凹，排列呈圆环形；子房被短柔毛，花柱比雄蕊短。蓇葖果开张，仅沿腹缝线微具短柔毛或无毛，花柱顶生、稍倾斜，具直立萼片。花期 5 ~ 6 月，果期 7 ~ 8 月。

| **生境分布** | 生于石质山坡，为山地灌丛的建群种。分布于内蒙古赤峰市（阿鲁科尔沁旗、巴林右旗、克什克腾旗、喀喇沁旗、敖汉旗）、锡林郭勒盟（正蓝旗）、乌兰察布市、呼和浩特市、包头市（土默特右旗、达尔罕茂明安联合旗）、巴彦淖尔市（乌拉特中旗、临河区）、乌海市（海南区）、阿拉善盟（阿拉善左旗）。

| **资源情况** | 野生资源一般。药材来源于野生。

| **采收加工** | **中药** 三裂绣线菊：夏、秋季采收叶，除去杂质，晒干；全年均可采挖根，洗净，晒干。
**蒙药** 哈日 - 塔比勒干：同"三裂绣线菊"。

| **功能主治** | **中药** 三裂绣线菊：清热解毒。用于目赤肿痛，头痛，牙痛，肺热咳嗽；外用于创伤出血。
**蒙药** 哈日 - 塔比勒干：活血祛瘀，消肿止痛。

| **用法用量** | **中药** 三裂绣线菊：内服煎汤，50 ~ 100 g。外用适量，捣敷。
**蒙药** 哈日 - 塔比勒干：多入丸、散剂。

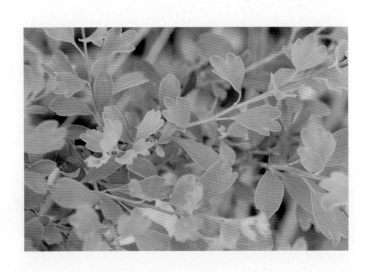

蔷薇科 Rosaceae 绣线菊属 *Spiraea*

# 珍珠绣线菊 *Spiraea thunbergii* Sieb. ex Blume.

| 植物别名 | 珍珠花、喷雪花、雪柳。

| 药 材 名 | 珍珠绣线菊（药用部位：根）。

| 形态特征 | 灌木，高达 1.5 m。枝条细长开张，呈弧形弯曲，小枝有棱角，幼时被短柔毛，褐色，老时转红褐色，无毛；冬芽甚小，卵形，无毛或微被毛，有数枚鳞片。叶片线状披针形，长 25 ~ 40 mm，宽 3 ~ 7 mm，先端长渐尖，基部狭楔形，边缘自中部以上有尖锐锯齿，两面无毛，具羽状脉；叶柄极短或近无柄，长 1 ~ 2 mm，有短柔毛。伞形花序无总梗，具花 3 ~ 7，基部簇生数枚小形叶片；花梗细，长 6 ~ 10 mm，无毛；花直径 6 ~ 8 mm；萼筒钟状，外面无毛，内面微被短柔毛；萼片三角形或卵状三角形，先端尖，内面有稀疏

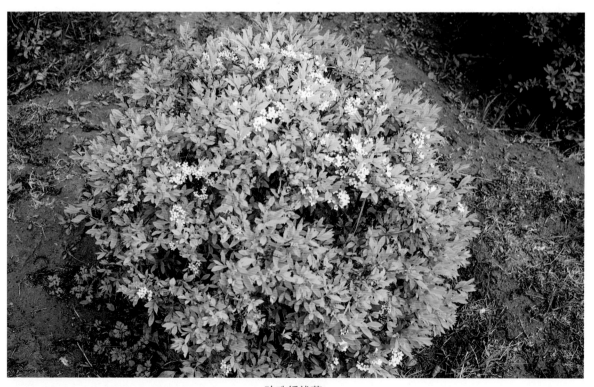

珍珠绣线菊

短柔毛；花瓣倒卵形或近圆形，先端微凹至圆钝，长 2 ~ 4 mm，宽 2 ~ 3.5 mm，白色；雄蕊 18 ~ 20，长约为花的 1/3 或更短；花盘圆环形，由 10 裂片组成；子房无毛或微被短柔毛，花柱几与雄蕊等长。蓇葖果开张，无毛，花柱近顶生，稍斜展，具直立或反折萼片。花期 4 ~ 5 月，果期 7 月。

| **生境分布** | 中生植物。生于湿润、排水良好的土壤。内蒙古阴山地区有少量栽培。

| **资源情况** | 栽培资源丰富。药材来源于栽培。

| **采收加工** | 夏、秋季采挖，洗净，晒干。

| **功能主治** | 用于咽喉肿痛。

| **用法用量** | 内服煎汤，9 ~ 15 g。

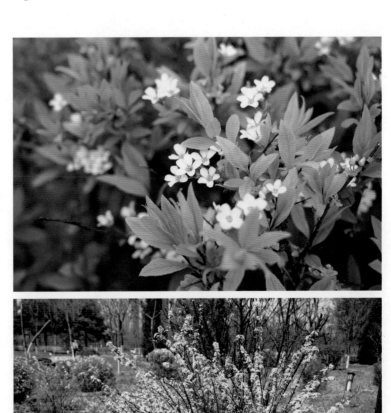

蔷薇科 Rosaceae 假升麻属 Aruncus

# 假升麻 *Aruncus sylvester* Kosteletzky ex Maximowicz

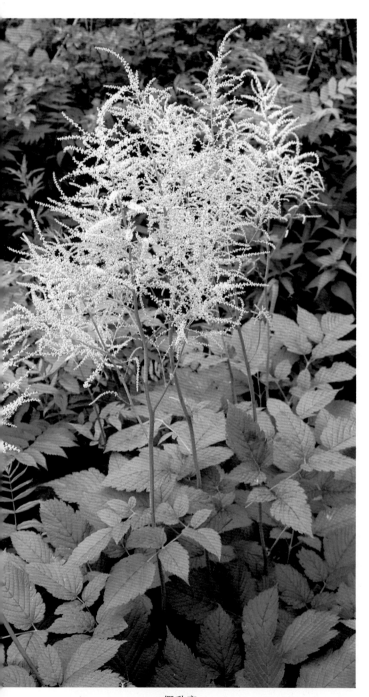

假升麻

| 植物别名 |

高凉菜、棣棠升麻。

| 蒙 文 名 |

胡日木格－扎柏。

| 药 材 名 |

升麻草（药用部位：全草或根）。

| 形态特征 |

多年生草本，基部木质化，高 1 ~ 3 m。茎圆柱形，无毛，带暗紫色。大型羽状复叶，通常二回，稀三回，总叶柄无毛；小叶片 3 ~ 9，菱状卵形、卵状披针形或长椭圆形，长 5 ~ 13 cm，宽 2 ~ 8 cm，先端渐尖，稀尾尖，基部宽楔形，稀圆形，边缘有不规则的尖锐重锯齿，近无毛或沿叶边具疏生柔毛；小叶柄长 4 ~ 10 mm 或近无柄；不具托叶。大型穗状圆锥花序，长 10 ~ 40 cm，直径 7 ~ 17 cm，外被柔毛与稀疏星状毛，逐渐脱落，果期毛较少；花梗长约 2 mm；苞片线状披针形，微被柔毛；花直径 2 ~ 4 mm；萼筒杯状，微具毛；萼片三角形，先端急尖，全缘，近无毛；花瓣倒卵形，先端圆钝，白色；雄花具雄蕊 20，着生在萼

筒边缘，花丝比花瓣长约 1 倍，有退化雌蕊；花盘盘状，边缘有 10 圆形突起；雌花心皮 3 ~ 4，稀 5 ~ 8，花柱顶生，微倾斜于背部，雄蕊短于花瓣。蓇葖果并立，无毛，果柄下垂；萼片宿存，开展，稀直立。花期 6 ~ 7 月，果期 8 ~ 9 月。

| 生境分布 | 生于森林带的针叶林林下、林缘、林间草甸。分布于内蒙古呼伦贝尔市（额尔古纳市、根河市、鄂温克族自治旗、牙克石市、鄂伦春自治旗、莫力达瓦达斡尔族自治旗、阿荣旗、扎兰屯市）、兴安盟（阿尔山市）、锡林郭勒盟（东乌珠穆沁旗）。

| 资源情况 | 野生资源较丰富。药材来源于野生。

| 采收加工 | 夏季采收全草，春、秋季采挖根，洗净，晒干。

| 功能主治 | 补虚，收敛，解热，疏风解表，活血舒筋。用于跌仆损伤，劳伤，筋骨疼痛。

| 用法用量 | 内服煎汤，5 ~ 10 g；或入丸、散剂。

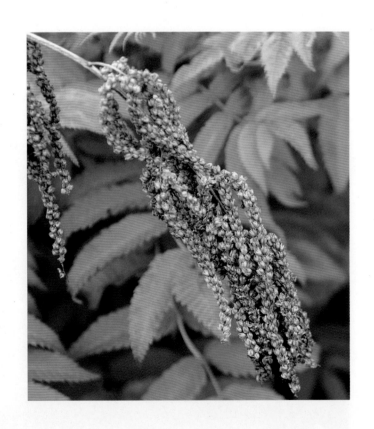

蔷薇科 Rosaceae 珍珠梅属 Sorbaria

# 珍珠梅 *Sorbaria sorbifolia* (L.) A. Br.

| **植物别名** | 山高粱条子、高楷子、东北珍珠梅。

| **蒙 文 名** | 苏布得力格 – 其其格。

| **药 材 名** | 珍珠梅（药用部位：茎皮、枝条、果穗）。

| **形态特征** | 灌木，高达 2 m。枝条开展；小枝圆柱形，稍屈曲，无毛或微被短柔毛，初时绿色，老时暗红褐色或暗黄褐色；冬芽卵形，先端圆钝，无毛或先端微被柔毛，紫褐色，具有数枚互生、外露的鳞片。羽状复叶，小叶片 11 ~ 17，连叶柄长 13 ~ 23 cm，宽 10 ~ 13 cm，叶轴微被短柔毛；小叶片对生，相距 2 ~ 2.5 cm，披针形至卵状披针形，长 5 ~ 7 cm，宽 1.8 ~ 2.5 cm，先端渐尖，稀尾尖，基部近圆形或宽楔形，稀偏斜，边缘有尖锐重锯齿，上下两

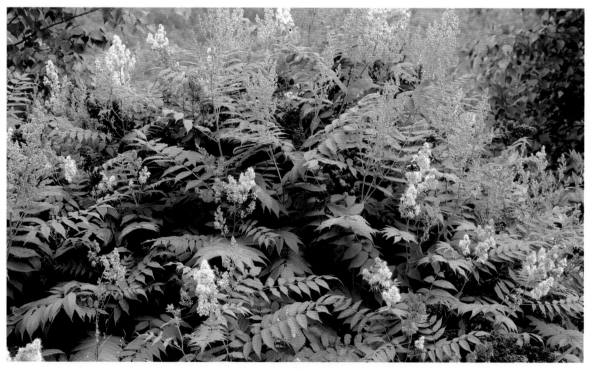

珍珠梅

面无毛或近无毛，具羽状网脉，侧脉 12 ～ 16 对，下面明显；小叶无柄或近无柄；托叶叶质，卵状披针形至三角状披针形，先端渐尖至急尖，边缘有不规则锯齿或全缘，长 8 ～ 13 mm，宽 5 ～ 8 mm，外面微被短柔毛。顶生大型、密集的圆锥花序，分枝近直立，长 10 ～ 20 cm，直径 5 ～ 12 cm，总花梗和花梗被星状毛或短柔毛，果期逐渐脱落，近无毛；苞片卵状披针形至线状披针形，长 5 ～ 10 mm，宽 3 ～ 5 mm，先端长渐尖，全缘或有浅齿，上下两面微被柔毛，果期毛逐渐脱落；花梗长 5 ～ 8 mm；花直径 10 ～ 12 mm；萼筒钟状，外面基部微被短柔毛；萼片三角状卵形，先端钝或急尖，萼片约与萼筒等长；花瓣长圆形或倒卵形，长 5 ～ 7 mm，宽 3 ～ 5 mm，白色；雄蕊 40 ～ 50，长为花瓣的 1.5 ～ 2 倍，生在花盘边缘；心皮 5，无毛或稍具柔毛。蓇葖果长圆形，有顶生弯曲花柱，长约 3 mm，果柄直立；萼片宿存，反折，稀开展。花期 7 ～ 8 月，果期 9 月。

| **生境分布** | 散生于森林带和森林草原带的山地林缘，有时可形成群落片段，也少量见于林下、山坡疏林中、路旁、沟边及林缘草甸。分布于内蒙古呼伦贝尔市（额尔古纳市、根河市、鄂温克族自治旗、陈巴尔虎旗、新巴尔虎左旗、海拉尔区、牙克石市、鄂伦春自治旗、莫力达瓦达斡尔族自治旗、阿荣旗、扎兰屯市）、兴安盟（阿尔山市、扎赉特旗、科尔沁右翼前旗、突泉县）、锡林郭勒盟（东乌珠穆沁旗）、乌兰察布市、包头市（青山区、昆都仑区、东河区）、巴彦淖尔市（乌拉特后旗）、鄂尔多斯市（鄂托克旗、达拉特旗）。

| **资源情况** | 野生资源丰富。药材来源于野生。

| **采收加工** | 春、秋季采收茎、枝条，剥取茎外皮，晒干；9 ～ 10 月果穗成熟时采收果穗，晒干。

| **药材性状** | 本品茎皮呈条状或片状，长宽不一，厚约 3 mm，外表面棕褐色，有多数淡黄棕色疣状突起；内表面淡黄棕色。质脆，断面略平坦。气微，味苦。

| **功能主治** | 苦，寒；有毒。活血散瘀，消肿止痛。用于骨折，跌打损伤，关节扭伤、红肿疼痛，风湿痹痛。

| **用法用量** | 茎皮、果穗，内服研末，0.6 ～ 1.2 g；枝条，内服煎汤，9 ～ 15 g。外用适量，研末调敷。

蔷薇科 Rosaceae 珍珠梅属 Sorbaria

# 华北珍珠梅

*Sorbaria kirilowii* (Regel) Maxim.

| 植物别名 | 吉氏珍珠梅。

| 蒙 文 名 | 奥木日图音 – 苏布得力格 – 其其格。

| 药 材 名 | 珍珠梅（药用部位：茎皮、花、果穗）。

| 形态特征 | 灌木，高达 3 m。枝条开展，小枝圆柱形，稍有弯曲，光滑无毛，幼时绿色，老时红褐色；冬芽卵形，先端急尖，无毛或近无毛，红褐色。羽状复叶，小叶片 13 ~ 21，连叶柄长 21 ~ 25 cm，宽 7 ~ 9 cm，光滑无毛；小叶片对生，相距 1.5 ~ 2 cm，披针形至长圆状披针形，长 4 ~ 7 cm，宽 1.5 ~ 2 cm，先端渐尖，稀尾尖，基部圆形至宽楔形，边缘有尖锐重锯齿，上下两面均无毛或在脉腋间具短柔毛，羽状网脉，侧脉 15 ~ 23 对，近平行，下面显著；小叶柄短或近无柄，

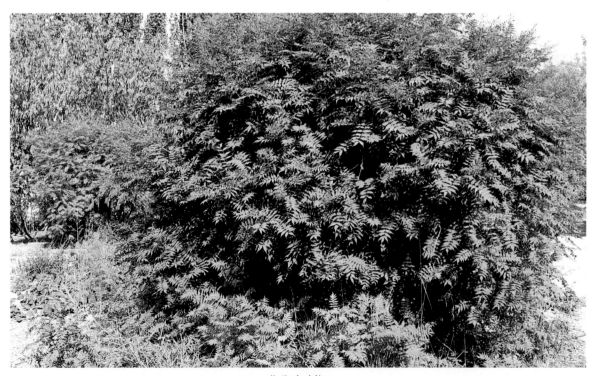

华北珍珠梅

无毛；托叶膜质，线状披针形，长 8 ~ 15 mm，先端钝或尖，全缘或先端稍有锯齿，无毛或近无毛。顶生大型、密集的圆锥花序，分枝斜出或稍直立，直径 7 ~ 11 cm，长 15 ~ 20 cm，无毛，微被白粉；花梗长 3 ~ 4 mm；苞片线状披针形，先端渐尖，全缘，长 2 ~ 3 mm；花直径 5 ~ 7 mm；萼筒浅钟状，内外两面均无毛；萼片长圆形，先端圆钝或截形，全缘，萼片与萼筒几等长；花瓣倒卵形或宽卵形，先端圆钝，基部宽楔形，长 4 ~ 5 mm，白色；雄蕊 20，与花瓣等长或稍短于花瓣，着生在花盘边缘；花盘圆杯状；心皮 5，无毛，花柱稍短于雄蕊。蓇葖果长圆柱形，无毛，长约 3 mm，花柱稍侧生，向外弯曲；萼片宿存，反折，稀开展；果柄直立。花期 6 ~ 8 月，果期 8 ~ 9 月。

| **生境分布** | 生于阔叶林带的山坡阳处、杂木林中。分布于内蒙古通辽市（科尔沁左翼后旗）、赤峰市（喀喇沁旗）、锡林郭勒盟（锡林浩特市、西乌珠穆沁旗）、乌兰察布市（化德县、商都县）、包头市（白云鄂博矿区）、巴彦淖尔市（乌拉特中旗）、鄂尔多斯市（鄂托克前旗、达拉特旗）。内蒙古其他地区有栽培。

| **资源情况** | 野生资源一般。药材来源于野生。

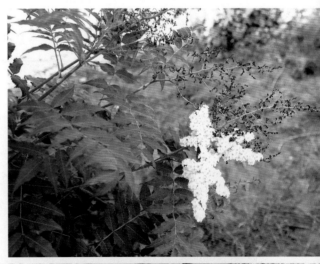

| **采收加工** | 春、秋季采收茎枝，剥取外皮，晒干；9 ~ 10 月果穗成熟时采收果穗，晒干。

| **药材性状** | 本品茎皮呈条状或片状，长宽不一，厚约 3 mm；外表面棕褐色，有多数淡黄棕色疣状突起；内表面淡黄棕色。质脆，断面略平坦。气微，味苦。

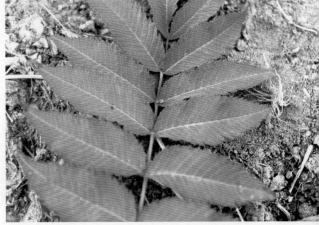

| **功能主治** | 茎皮，活血祛瘀，消肿止痛。用于跌打损伤，骨折，风湿痹痛。花，生津解渴，开胃散郁，解毒生肌，顺气止痛。用于暑热头晕，呕吐，热病烦渴，气郁胃闷，咳嗽等。

| **用法用量** | 内服研末，0.6 ~ 1.2 g。

薔薇科 Rosaceae  风箱果属 Physocarpus

# 风箱果

*Physocarpus amurensis* (Maxim.) Maxim.

| **植物别名** | 阿穆尔风箱果、托盘幌。

| **蒙 文 名** | 查那苏－吉木斯。

| **药 材 名** | 风箱果（药用部位：树皮）。

| **形态特征** | 灌木，高达 3 m。小枝圆柱形，稍弯曲，无毛或近无毛，幼时紫红色，
老时灰褐色，树皮呈纵向剥裂；冬芽卵形，先端尖，外面被短柔毛。
叶片三角状卵形至宽卵形；叶柄长 1.2 ~ 2.5 cm；托叶线状披针形，
先端渐尖，边缘有不规则尖锐锯齿，长 6 ~ 7 mm，无毛或近无毛，
早落。伞形总状花序，直径 3 ~ 4 cm，花梗长 1 ~ 1.8 cm，总花梗
和花梗密被星状柔毛；苞片披针形，先端有锯齿，两面微被星状毛，
早落；萼筒杯状，外面被星状茸毛；萼片三角形，先端急尖，全缘，

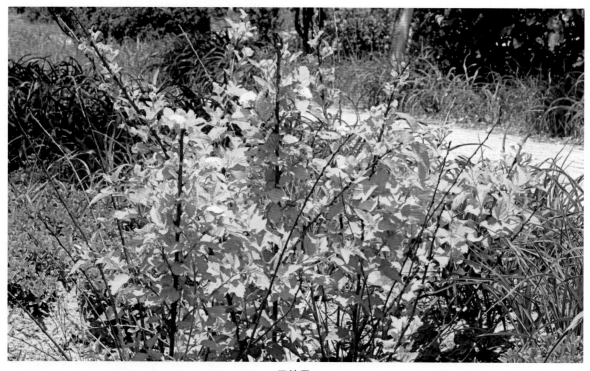

风箱果

内外两面均被星状绒毛；花瓣倒卵形，长约 4 mm，宽约 2 mm，先端圆钝，白色；雄蕊 20 ~ 30，着生在萼筒边缘，花药紫色；心皮 2 ~ 4，外被星状柔毛，花柱顶生。蓇葖果膨大，卵形，具长渐尖头，成熟时沿背腹两缝开裂，外面微被星状柔毛，内含光亮、黄色的种子 2 ~ 5。花期 6 月，果期 7 ~ 8 月。

| 生境分布 | 内蒙古阴山地区有少量栽培。

| 资源情况 | 栽培资源较少。药材来源于栽培。

| 采收加工 | 全年均可剥取，晒干。

| 功能主治 | 清热解毒，散瘀消肿。用于痢疾，肠炎，风火牙痛，疔疮肿毒，跌打骨折，外伤出血，烫伤，卵巢癌，中枢神经系统肿瘤，结肠癌。

| 用法用量 | 内服研末，0.5 ~ 1.5 g。外用适量，捣敷；或研末调敷。

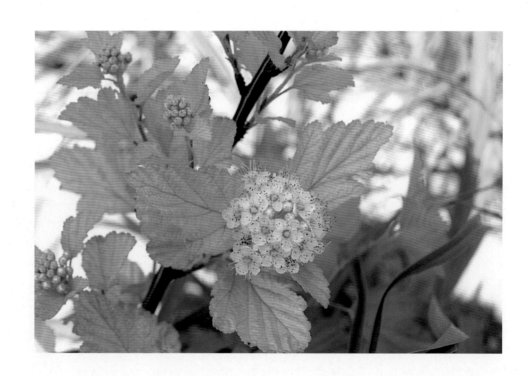

蔷薇科 Rosaceae 栒子属 Cotoneaster

# 灰栒子
*Cotoneaster acutifolius* Turcz.

| **植物别名** | 栒子。

| **蒙文名** | 哈日－牙日盖。

| **药材名** | 灰栒子（药用部位：枝叶、果实）。

| **形态特征** | 落叶灌木，高 2 ~ 4 m。枝条开展，小枝细瘦，圆柱形，棕褐色或红褐色，幼时被长柔毛。叶片椭圆状卵形至长圆状卵形，长 2.5 ~ 5 cm，宽 1.2 ~ 2 cm，先端急尖，稀渐尖，基部宽楔形，全缘，幼时两面均被长柔毛，下面较密，老时逐渐脱落，最后常近无毛；叶柄长 2 ~ 5 mm，具短柔毛；托叶线状披针形，脱落。花 2 ~ 5 成聚伞花序，总花梗和花梗被长柔毛；苞片线状披针形，微具柔毛；花梗长 3 ~ 5 mm；花直径 7 ~ 8 mm；萼筒钟状或短筒状，外面被短

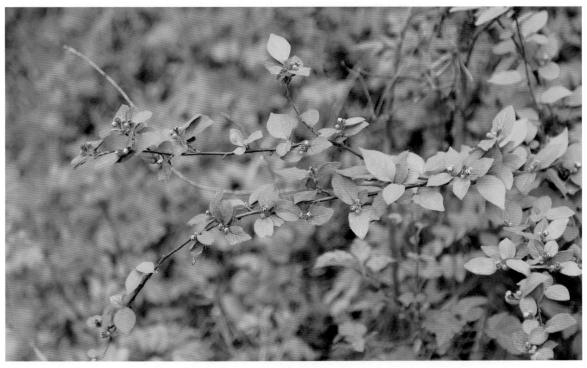

灰栒子

柔毛，内面无毛；萼片三角形，先端急尖或稍钝，外面具短柔毛，内面先端微具柔毛；花瓣直立，宽倒卵形或长圆形，长约 4 mm，宽 3 mm，先端圆钝，白色外带红晕；雄蕊 10 ~ 15，比花瓣短；花柱通常 2，离生，短于雄蕊，子房先端密被短柔毛。果实椭圆形，稀倒卵形，直径 7 ~ 8 mm，黑色，内有小核 2 ~ 3。花期 6 ~ 7 月，果期 8 ~ 9 月。

| 生境分布 | 生于山坡、山麓、山沟及丛林中。分布于内蒙古赤峰市（巴林右旗、克什克腾旗）、锡林郭勒盟（锡林浩特市、阿巴嘎旗、太仆寺旗、西乌珠穆沁旗）、乌兰察布市（兴和县、凉城县）、呼和浩特市（和林格尔县）、包头市（固阳县）、巴彦淖尔市（乌拉特前旗、临河区）、鄂尔多斯市（准格尔旗）、阿拉善盟（阿拉善左旗）。

| 资源情况 | 野生资源一般。药材来源于野生。

| 采收加工 | 夏季采收枝叶，晒干；秋季采收果实，晒干。

| 功能主治 | 苦、涩，凉。凉血止血，解毒敛疮。用于鼻衄，牙龈出血，月经过多，烫火伤。

| 用法用量 | 内服煎汤，3 ~ 9 g。外用适量，火烤取油涂。

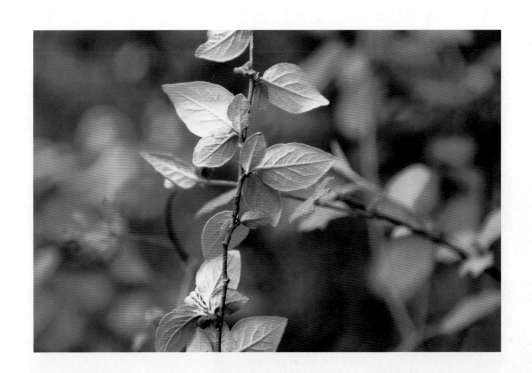

# 全缘枸子 *Cotoneaster integerrimus* Medic.

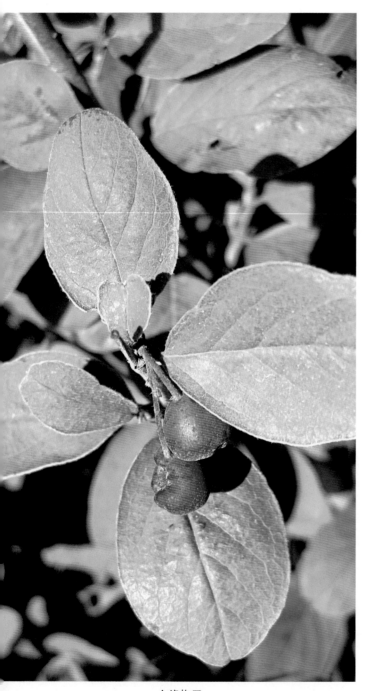

全缘枸子

| 植物别名 |

全缘枸子木。

| 蒙 文 名 |

宝日 – 牙日盖。

| 药 材 名 |

全缘枸子（药用部位：枝叶、果实）。

| 形态特征 |

落叶灌木，高达 2 m。多分枝，小枝圆柱形，棕褐色或灰褐色，嫩枝密被灰白色茸毛，以后逐渐脱落。叶片宽椭圆形、宽卵形或近圆形，长 2 ~ 5 cm，宽 1.3 ~ 2.5 cm，先端急尖或圆钝，基部圆形，全缘，上面无毛或有稀疏柔毛，下面密被灰白色茸毛；叶柄长 2 ~ 5 mm，有绒毛；托叶披针形，微具毛，至果期多数宿存。聚伞花序有花 2 ~ 5（~ 7），下垂，总花梗和花梗无毛或微具柔毛；苞片披针形，具稀疏柔毛；花梗长 3 ~ 6 mm；花直径 8 mm；萼筒钟状，外面无毛或下部微具疏柔毛，内面无毛；萼片三角状卵形，先端圆钝，内外两面均无毛；花瓣直立，近圆形，长、宽均约 3 mm，先端圆钝，基部具爪，粉红色；雄

蕊 15 ～ 20，与花瓣近等长；花柱 2，稀 3，离生，短于雄蕊；子房顶部具柔毛。果实近球形，稀卵形，直径 6 ～ 7 mm，红色，无毛，常具 2 小核，稀具 3 ～ 4 小核。花期 5 ～ 6 月，果期 8 ～ 9 月。

| 生境分布 |　生于森林带和草原带的山地桦木林下、灌丛及石质山坡。分布于内蒙古呼伦贝尔市（额尔古纳市、根河市、海拉尔区、鄂温克族自治旗、陈巴尔虎旗、新巴尔虎左旗、牙克石市、鄂伦春自治旗、莫力达瓦达斡尔族自治旗、阿荣旗、扎兰屯市）、兴安盟（阿尔山市、科尔沁右翼前旗）、赤峰市（巴林右旗、林西县、克什克腾旗）、锡林郭勒盟（西乌珠穆沁旗、锡林浩特市、苏尼特左旗）、乌兰察布市（凉城县、化德县）、阿拉善盟（阿拉善右旗）。

| 资源情况 |　野生资源一般。药材来源于野生。

| 采收加工 |　夏季采收枝叶，晒干；秋季采摘果实，晒干。

| 功能主治 |　祛风湿，止血，消炎。

| 用法用量 |　内服煎汤，3 ～ 9 g。

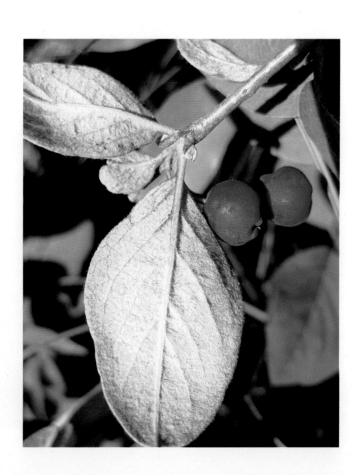

蔷薇科 Rosaceae 栒子属 Cotoneaster

# 水栒子
*Cotoneaster multiflorus* Bge.

| **植物别名** | 多花栒子、多花灰栒子、灰栒子。

| **蒙 文 名** | 乌兰 - 牙日盖。

| **药 材 名** | 水栒子（药用部位：果实）。

| **形态特征** | 落叶灌木，高达 4 m。枝条细瘦，常呈弓形弯曲，小枝圆柱形，红褐色或棕褐色，无毛，幼时带紫色，具短柔毛，不久脱落。叶片卵形或宽卵形，长 2 ~ 4 cm，宽 1.5 ~ 3 cm，先端急尖或圆钝，基部宽楔形或圆形，上面无毛，下面幼时稍有绒毛，后渐脱落；叶柄长3 ~ 8 mm，幼时有柔毛，以后脱落；托叶线形，疏生柔毛，脱落。花多数，5 ~ 21 组成疏松的聚伞花序，总花梗和花梗无毛，稀微具柔毛；花梗长 4 ~ 6 mm；苞片线形，无毛或微具柔毛；花直径

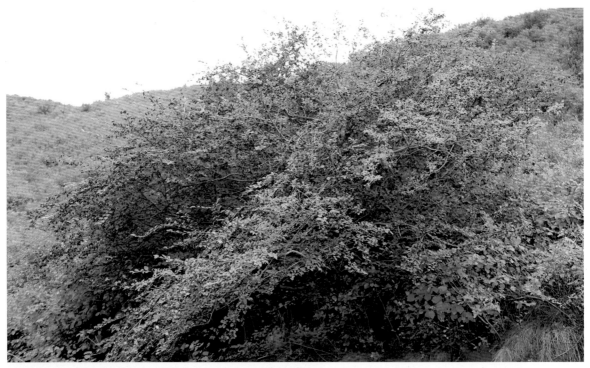

水栒子

1 ~ 1.2 cm；萼筒钟状，内外两面均无毛；萼片三角形，先端急尖，通常除先端边缘外，内外两面均无毛；花瓣平展，近圆形，直径 4 ~ 5 mm，白色，先端圆钝或微缺，基部有短爪，内面基部有白色细柔毛；雄蕊约 20，稍短于花瓣；花柱通常 2，离生，比雄蕊短；子房先端有柔毛。果实近球形或倒卵形，直径 8 mm，红色，有一由 2 心皮合生而成的小核。花期 6 月，果期 9 月。

| **生境分布** | 零星生于草原带的山地灌丛、林缘、沟谷、山坡杂木林中。分布于内蒙古赤峰市（克什克腾旗）、锡林郭勒盟（正蓝旗、镶黄旗）、乌兰察布市（凉城县）、包头市（土默特右旗、达尔罕茂明安联合旗）、鄂尔多斯市（鄂托克前旗）、阿拉善盟（阿拉善左旗）。

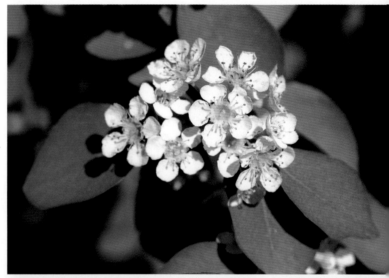

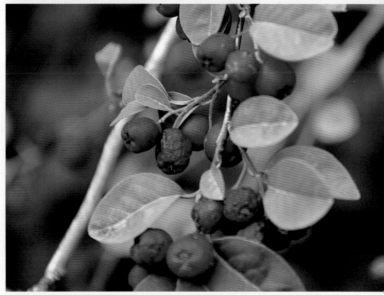

| **资源情况** | 野生资源较少。药材来源于野生。

| **采收加工** | 秋季采摘，晒干。

| **功能主治** | 活血调经。用于妇科疾病。

| **用法用量** | 内服煎汤，3 ~ 6 g。

蔷薇科 Rosaceae 山楂属 *Crataegus*

# 光叶山楂
*Crataegus dahurica* Koehne ex Schneid.

| 植物别名 | 面果。

| 蒙 文 名 | 兴安 – 道老纳。

| 药 材 名 | 山楂（药用部位：果实）。

| 形态特征 | 落叶灌木或小乔木，高达 2 ~ 6 m。枝条开展；刺细长，长 1 ~ 2.5 cm，有时无刺；小枝细弱，微屈曲，圆柱形，无毛，紫褐色，有光泽，散生长圆形皮孔，多年生枝暗灰色；冬芽近圆形或三角状卵形，先端急尖，无毛，有光泽。叶片菱状卵形，稀椭圆状卵形至倒卵形，长 3 ~ 5 cm，宽 2.5 ~ 4 cm，先端渐尖，基部下延，呈楔形至宽楔形，边缘有细锐重锯齿，基部锯齿少或近全缘，在上半部或 2/3 部分有 3 ~ 5 对浅裂片，裂片卵形，先端短渐尖或急尖，两面均无毛，

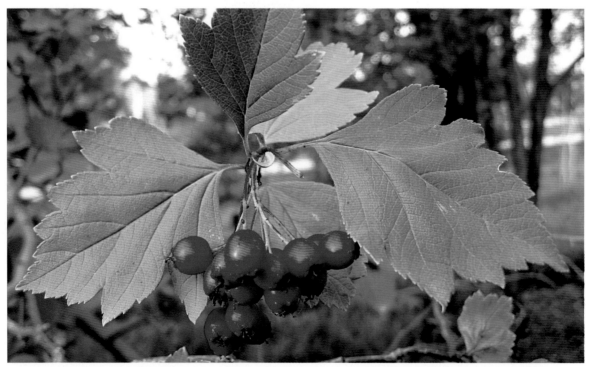

光叶山楂

上面有光泽；叶柄长 7 ~ 10 mm，有窄叶翼，无毛；托叶草质，披针形或卵状披针形，长 6 ~ 8 mm，先端渐尖，边缘有锯齿，齿尖有腺，两面无毛。复伞房花序直径 3 ~ 5 cm，多花，总花梗和花梗均无毛，花梗长 8 ~ 10 mm；苞片膜质，线状披针形，长约 6 mm，边缘有齿，无毛；花直径约 1 cm；萼筒钟状，外面无毛；萼片线状披针形，长约 3 mm，先端渐尖，全缘或有 1 ~ 2 对锯齿，两面均无毛；花瓣近圆形或倒卵形，长 4 ~ 5 mm，宽 3 ~ 4 mm，白色；雄蕊20，花药红色，约与花瓣等长；花柱 2 ~ 4，基部无毛，柱头头状。果实近球形或长圆形，直径 6 ~ 8 mm，橘红色或橘黄色；萼片宿存，反折；小核 2 ~ 4，两面有凹痕。花期 5 ~ 6 月，果期 8 ~ 9 月。

| **生境分布** | 生于森林带和森林草原带的河岸、林间草甸、灌丛、路旁、沙丘坡上。分布于内蒙古呼伦贝尔市（额尔古纳市、根河市、鄂温克族自治旗、陈巴尔虎旗、海拉尔区、牙克石市、鄂伦春自治旗、莫力达瓦达斡尔族自治旗、阿荣旗、扎兰屯市）、兴安盟（阿尔山市、科尔沁右翼前旗）。

| **资源情况** | 野生资源较丰富。药材来源于野生。

| **采收加工** | 秋季采摘，晒干。

| **功能主治** | 健胃消食，化积，散瘀。

| **用法用量** | 内服煎汤，9 ~ 12 g；或入丸、散剂。

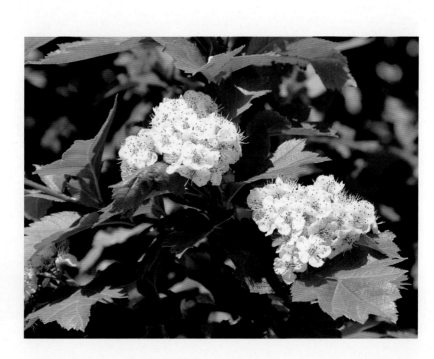

# 毛山楂
*Crataegus maximowiczii* C. K. Schneider

| **植物别名** | 面果、毛叶山楂。

| **蒙 文 名** | 乌斯丽格 - 道老纳。

| **药 材 名** | 山楂（药用部位：果实）。

| **形态特征** | 灌木或小乔木，高达 7 m。无刺或有刺，刺长 1.5 ~ 3.5 cm；小枝粗壮，圆柱形，嫩时密被灰白色柔毛，二年生枝无毛，紫褐色，多年生枝灰褐色，有光泽，疏生长圆形皮孔；冬芽卵形，先端圆钝，无毛，有光泽，紫褐色。叶片宽卵形或菱状卵形，长 4 ~ 6 cm，宽 3 ~ 5 cm，先端急尖，基部楔形，边缘每侧各有 3 ~ 5 浅裂片和疏生的重锯齿，上面散生短柔毛，下面密被灰白色长柔毛，沿叶脉较密；叶柄长 1 ~ 2.5 cm，被稀疏柔毛；托叶膜质，半月形或卵状披

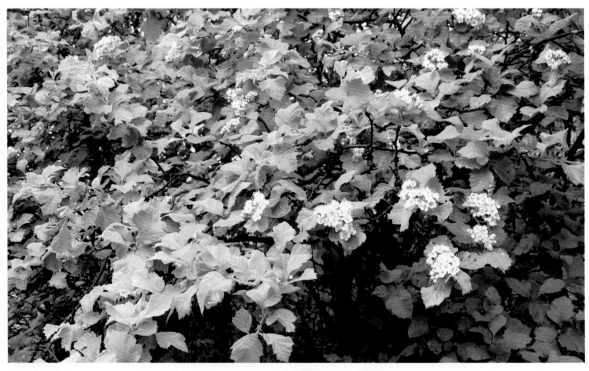

毛山楂

针形，先端渐尖，边缘有深锯齿，长 4 ~ 5 mm，很早便脱落。复伞房花序，多花，直径 4 ~ 5 cm，总花梗和花梗均被灰白色柔毛，花梗长 3 ~ 8 mm；苞片膜质，线状披针形，长约 5 mm，边缘有腺齿，早落；花直径约 1.2 cm；萼筒钟状，外被灰白色柔毛，长约 4 mm；萼片三角状卵形或三角状披针形，先端渐尖或急尖，全缘，比萼筒稍短；外被灰白色柔毛，内面较少；花瓣近圆形，直径约 5 mm，白色；雄蕊 20，比花瓣短；花柱（2 ~ ）3 ~ 5，基部被柔毛，柱头头状。果实球形，直径约 8 mm，红色，幼时被柔毛，以后脱落无毛；萼片宿存，反折；小核 3 ~ 5，两侧有凹痕。花期 5 ~ 6 月，果期 8 ~ 9 月。

| **生境分布** | 生于杂木林中或林边、河岸沟边及路边。分布于内蒙古呼伦贝尔市（根河市、牙克石市、鄂温克族自治旗）、赤峰市（巴林右旗、林西县、喀喇沁旗、克什克腾旗）、锡林郭勒盟（西乌珠穆沁旗、正蓝旗、锡林浩特市）。

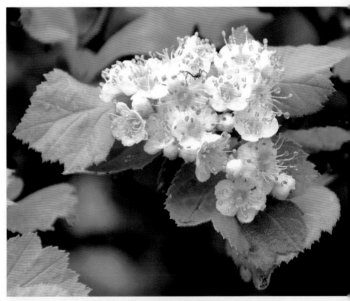

| **资源情况** | 野生资源一般。药材来源于野生。

| **采收加工** | 秋季采摘，晒干。

| **功能主治** | 健胃消积，散瘀，降血压。用于肉食积滞，脾胃虚弱，心腹胀满，腹痛作泻，痢疾，小儿消化不良，产后瘀血作痛，子宫收缩无力，恶露不尽，高血压，高脂血症，脾大，冠状动脉粥样硬化，心脏病。

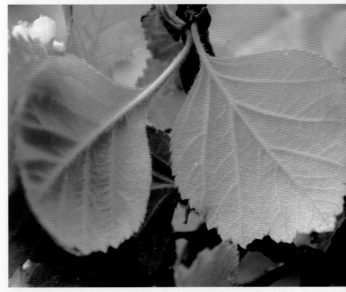

| **用法用量** | 内服煎汤，9 ~ 12 g；或入丸、散剂。

# 山楂 *Crataegus pinnatifida* Bge.

| **植物别名** | 山里红。

| **蒙 文 名** | 道老纳。

| **药 材 名** | 山楂（药用部位：果实）、山楂叶（药用部位：叶）、山楂根（药用部位：根）。

| **形态特征** | 落叶小乔木，高达 6 m。树皮粗糙，暗灰色或灰褐色；刺长 1 ~ 2 cm，有时无刺；小枝圆柱形，当年生枝紫褐色，无毛或近无毛，疏生皮孔，老枝灰褐色；冬芽三角状卵形，先端圆钝，无毛，紫色。叶片宽卵形或三角状卵形，稀菱状卵形，长 5 ~ 10 cm，宽 4 ~ 7.5 cm，先端

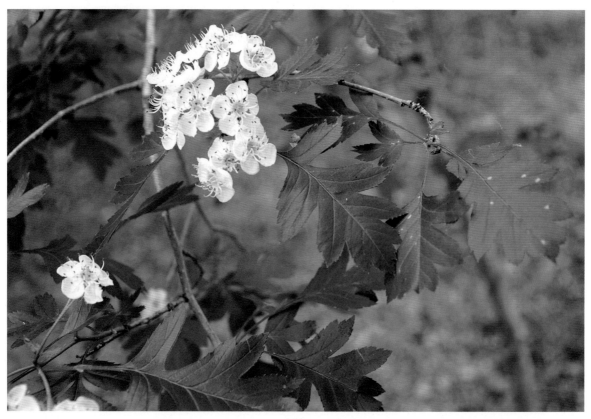

山楂

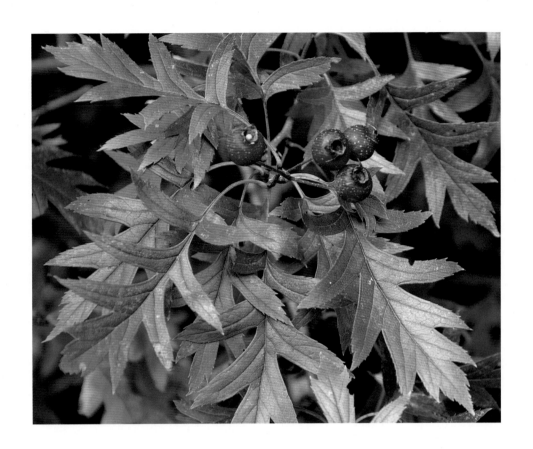

短渐尖，基部截形至宽楔形，通常两侧各有 3 ～ 5 羽状深裂片，裂片卵状披针形或带形，先端短渐尖，边缘有尖锐、稀疏的不规则重锯齿，上面暗绿色、有光泽，下面沿叶脉疏生短柔毛或在脉腋有髯毛，侧脉 6 ～ 10 对，有的达裂片先端，有的达裂片分裂处；叶柄长 2 ～ 6 cm，无毛；托叶草质，镰形，边缘有锯齿。伞房花序具多花，直径 4 ～ 6 cm，总花梗和花梗均被柔毛，花后脱落，减少，花梗长 4 ～ 7 mm；苞片膜质，线状披针形，长 6 ～ 8 mm，先端渐尖，边缘具腺齿，早落；花直径约 1.5 cm；萼筒钟状，长 4 ～ 5 mm，外面密被灰白色柔毛；萼片三角状卵形至披针形，先端渐尖，全缘，约与萼筒等长，内外两面均无毛或在内面先端有髯毛；花瓣倒卵形或近圆形，长 7 ～ 8 mm，宽 5 ～ 6 mm，白色；雄蕊 20，短于花瓣，花药粉红色；花柱 3 ～ 5，基部被柔毛，柱头头状。果实近球形或梨形，直径 1 ～ 1.5 cm，深红色，有浅色斑点；小核 3 ～ 5，外面稍具棱，内面两侧平滑；萼片脱落很迟，先端留 1 圆形深洼。花期 5 ～ 6 月，果期 8 ～ 9 月。

| 生境分布 | 生于森林带和森林草原带的山地沟谷、山坡林边或灌丛中。分布于内蒙古呼伦贝尔市（额尔古纳市、根河市、海拉尔区、牙克石市、鄂伦春自治旗、莫力达瓦达斡尔族自治旗、阿荣旗、扎兰屯市）、兴安盟（阿尔山市、科尔沁右翼前旗、扎赉特旗）、通辽市（奈曼旗、库伦旗、科尔沁左翼中旗、科尔沁区、科

尔沁左翼后旗）、赤峰市（阿鲁科尔沁旗、巴林左旗、巴林右旗、克什克腾旗、喀喇沁旗、宁城县、敖汉旗）、锡林郭勒盟（多伦县、东乌珠穆沁旗、西乌珠穆沁旗）、乌兰察布市（凉城县）、鄂尔多斯市（鄂托克前旗）。

| **资源情况** | 野生资源较丰富。药材来源于野生。

| **采收加工** | 山楂：秋季采摘，晒干。

山楂叶：夏季采集，晒干。

山楂根：春、秋季采挖，洗净，切段，晒干。

| **药材性状** | 山楂：本品为圆片形，皱缩不平，直径 1 ~ 1.5 cm，厚 0.2 ~ 0.4 cm。外皮红色，具皱纹，有灰白色小斑点。果肉深黄色至浅棕色。中部横切片具 5 浅黄色果核，但核多脱落而中空。有的片上可见短而细的果柄或花萼残迹。气微清香，味酸、微甜。

| **功能主治** | 山楂：甘，微温。归脾、胃、肝经。消食积，散瘀血，驱绦虫。用于肉积，癥瘕，痰饮，痞满，吞酸，泻痢，肠风，腰痛，疝气，产后腹痛，恶露不尽，小儿乳食积滞。

山楂叶：酸，平。归肺经。止痒，敛疮，降血压。用于漆疮，溃疡不敛，高血压。

山楂根：甘，平。归胃、肝经。消积和胃，祛风，止血，消肿。用于食积，反胃，痢疾，风湿痹痛，咯血，痔漏，水肿。

| **用法用量** | 山楂：内服煎汤，10 ~ 15 g，大剂量可用至 30 g。

山楂叶：内服煎汤，3 ~ 10 g；或泡茶饮。外用适量，煎汤洗。

山楂根：内服煎汤，10 ~ 15 g。外用适量，煎汤熏洗。

蔷薇科 Rosaceae 山楂属 Crataegus

# 山里红

*Crataegus pinnatifida* var. *major* N. E. Brow.

| 植物别名 | 红果、棠棣、大山楂。

| 蒙 文 名 | 格仁－道老纳。

| 药 材 名 | 山楂（药用部位：果实）、山楂核（药用部位：种子）。

| 形态特征 | 落叶乔木，高达 6m。树皮粗糙，暗灰色或灰褐色；刺长 1～2 cm，有时无刺；小枝圆柱形，当年生枝紫褐色，无毛或近无毛，疏生皮孔，老枝灰褐色；冬芽三角状卵形，先端圆钝，无毛，紫色。叶片宽卵形或三角状卵形，稀菱状卵形，长 5～10 cm，宽 4～7.5 cm，先端短渐尖，基部截形至宽楔形，通常两侧各有 3～5 羽状深裂片，裂片卵状披针形或带形，先端短渐尖，边缘有尖锐、稀疏的不规则重锯齿，上面暗绿色、有光泽，下面沿叶脉疏生短柔毛或在脉腋有

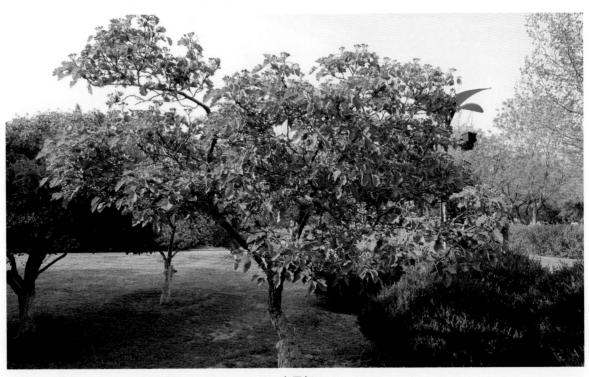

山里红

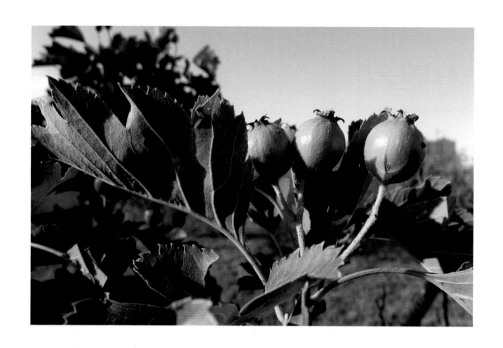

髯毛，侧脉 6 ~ 10 对，有的达裂片先端，有的达裂片分裂处；叶柄长 2 ~ 6 cm，无毛；托叶草质，镰形，边缘有锯齿。伞房花序具多花，直径 4 ~ 6 cm，总花梗和花梗均被柔毛，花后脱落，减少，花梗长 4 ~ 7 mm；苞片膜质，线状披针形，长 6 ~ 8 mm，先端渐尖，边缘具腺齿，早落；花直径约 1.5 cm；萼筒钟状，长 4 ~ 5 mm，外面密被灰白色柔毛；萼片三角状卵形至披针形，先端渐尖，全缘，约与萼筒等长，内外两面均无毛，或在内面先端有髯毛；花瓣倒卵形或近圆形，长 7 ~ 8 mm，宽 5 ~ 6 mm，白色；雄蕊 20，短于花瓣，花药粉红色；花柱 3 ~ 5，基部被柔毛，柱头头状。果实近球形或梨形，直径 1 ~ 1.5 cm，深红色，有浅色斑点；小核 3 ~ 5，外面稍具棱，内面两侧平滑；萼片脱落很迟，先端留 1 圆形深洼。花期 5 ~ 6 月，果期 8 ~ 9 月。

| **生境分布** | 内蒙古通辽市（奈曼旗、库伦旗）、乌兰察布市（凉城县）、呼和浩特市、包头市（土默特右旗）、巴彦淖尔市（乌拉特前旗）等有栽培。

| **资源情况** | 栽培资源一般。药材来源于栽培。

| **采收加工** | 山楂：秋季采摘，晒干。
山楂核：采集山楂果实，打开果核，取出种子，晒干。

| **药材性状** | 山楂核：本品呈橘瓣状，椭圆形或卵形，长 3 ~ 5 mm，宽 2 ~ 3 mm。表面黄棕色，背面稍隆起，左右两面平坦或有凹痕。质坚硬，不易碎。气微。

| **功能主治** | 山楂：消食导积，化瘀散滞，补脾胃，活血行气。用于消化不良，胃酸缺乏，腹泻，痢疾，慢性结肠炎，瘀血痛，经痛，心绞痛，胃出血，高血压。

山楂核：苦，平。归胃、肝经。消食，散结，催生。用于食积不化，岔气，睾丸偏坠，难产。

| **用法用量** | 山楂：内服煎汤，10 ~ 15 g，大剂量可用至 80 g。

山楂核：内服煎汤，3 ~ 10 g；或研末吞服。

# 辽宁山楂 *Crataegus sanguinea* Pall.

| **植物别名** | 山楂。

| **蒙文名** | 花－道老纳。

| **药材名** | 山楂（药用部位：果实）。

| **形态特征** | 落叶灌木，稀小乔木，高 2 ~ 4 m。刺短粗，锥形，长约 1 cm，亦常无刺；小枝圆柱形，微屈曲，幼嫩时散生柔毛，不久即脱落，当年生枝无毛，紫红色或紫褐色，多年生枝灰褐色，有光泽；冬芽三角状卵形，先端急尖，无毛，紫褐色。叶片宽卵形或菱状卵形，长 5 ~ 6 cm，宽 3.5 ~ 4.5 cm，先端急尖，基部楔形，边缘通常有 3 ~ 5 对浅裂片和重锯齿，裂片宽卵形，先端急尖，两面散生短柔毛，上面毛较密，下面柔毛多生在叶脉上；叶柄粗短，长 1.5 ~ 2 cm，近

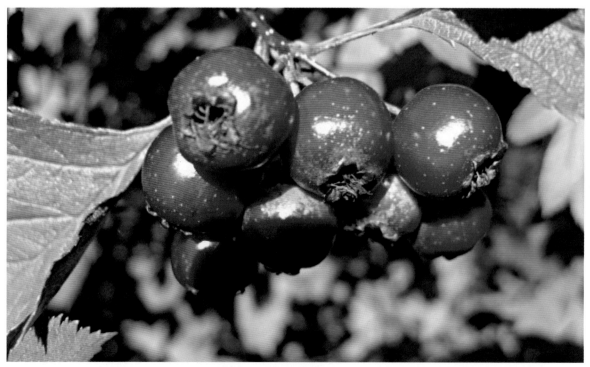

辽宁山楂

无毛；托叶草质，镰形或不规则心形，边缘有粗锯齿，无毛。伞房花序，直径 2 ～ 3 cm，多花，密集，总花梗和花梗均无毛或近无毛，花梗长 5 ～ 6 mm；苞片膜质，线形，长 5 ～ 6 mm，边缘有腺齿，无毛，早落；花直径约 8 mm；萼筒钟状，外面无毛；萼片三角状卵形，长约 4 mm，先端急尖，全缘，稀有 1 ～ 2 对锯齿，内外两面均无毛或在内面先端微具柔毛；花瓣长圆形，白色；雄蕊 20，花药淡红色或紫色，约与花瓣等长；花柱 3（～ 5），柱头半球形，子房先端被柔毛。果实近球形，直径约 1 cm，血红色，萼片宿存，反折；小核 3，稀 5，两侧有凹痕。花期 5 ～ 6 月，果期 8 ～ 9 月。

| 生境分布 | 生于森林带和草原带的山地阴坡、半阴坡或河谷，为杂木林的伴生种。分布于内蒙古呼伦贝尔市（额尔古纳市、根河市、海拉尔区、鄂伦春自治旗）、兴安盟（阿尔山市）、通辽市（奈曼旗）、赤峰市（阿鲁科尔沁旗、巴林左旗、巴林右旗、林西县、克什克腾旗）、锡林郭勒盟（锡林浩特市、正蓝旗、正镶白旗、多伦县、东乌珠穆沁旗、西乌珠穆沁旗）、乌兰察布市（兴和县、卓资县、凉城县、察哈尔右翼后旗）、呼和浩特市（和林格尔县、武川县、土默特左旗）、包头市（青山区、东河区）、巴彦淖尔市（乌拉特前旗）。

| 资源情况 | 野生资源一般。药材来源于野生。

| 采收加工 | 秋季采摘，晒干。

| 功能主治 | 健胃消食，行气散瘀，止痢止泻，降血压。用于肉食积滞，胃肠胀满，小儿疳积，痢疾，肠炎，瘀血经闭，产后瘀阻，心腹刺痛，疝气疼痛，高血压。

| 用法用量 | 内服煎汤，9 ～ 12 g；或入丸、散剂。

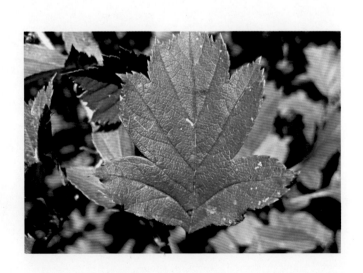

蔷薇科 Rosaceae 花楸属 Sorbus

# 花楸树

*Sorbus pohuashanensis* (Hance) Hedl.

| **植物别名** | 红果臭山槐、山槐子、马加木。

| **蒙 文 名** | 浩日图 – 宝日。

| **药 材 名** | 花楸果（药用部位：果实）、花楸茎皮（药用部位：茎皮）。

| **形态特征** | 小乔木，高达 8 m。小枝粗壮，圆柱形，灰褐色，具灰白色细小皮孔，嫩枝具绒毛，逐渐脱落，老时无毛；冬芽长大，长圆状卵形，先端渐尖，具数枚红褐色鳞片，外面密被灰白色绒毛。奇数羽状复叶，连叶柄在内长 12 ~ 20 cm，叶柄长 2.5 ~ 5 cm；小叶片 5 ~ 7 对，间隔 1 ~ 2.5 cm，基部和顶部的小叶片常稍小，卵状披针形或椭圆状披针形，长 3 ~ 5 cm，宽 1.4 ~ 1.8 cm，先端急尖或短渐尖，基部偏斜圆形，边缘有细锐锯齿，基部或中部以下近全缘，上面具稀

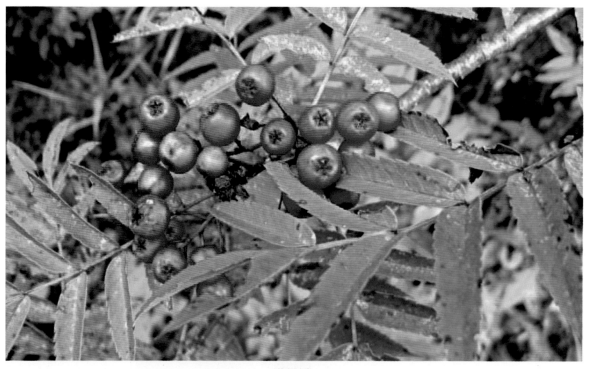

花楸树

疏绒毛或近无毛，下面苍白色，有稀疏或较密集的绒毛，间或无毛，侧脉 9 ~ 16 对，在叶边稍弯曲，下面中脉显著凸起；叶轴有白色绒毛，老时近无毛；托叶草质，宿存，宽卵形，有粗锐锯齿。复伞房花序具多数密集的花，总花梗和花梗均密被白色绒毛，生长时逐渐脱落；花梗长 3 ~ 4 mm；花直径 6 ~ 8 mm；萼筒钟状，外面有绒毛或近无毛，内面有绒毛；萼片三角形，先端急尖，内外两面均具绒毛；花瓣宽卵形或近圆形，长 3.5 ~ 5 mm，宽 3 ~ 4 mm，先端圆钝，白色，内面微具短柔毛；雄蕊 20，几与花瓣等长；花柱 3，基部具短柔毛，较雄蕊短。果实近球形，直径 6 ~ 8 mm，红色或橘红色，具宿存闭合萼片。花期 6 月，果期 9 ~ 10 月。

| 生境分布 | 生于森林带和草原带的山地阴坡、针叶林、溪涧或疏林中。分布于内蒙古呼伦贝尔市（额尔古纳市、根河市、牙克石市、鄂伦春自治旗、扎兰屯市）、兴安盟（阿尔山市、科尔沁右翼前旗、突泉县）、赤峰市（阿鲁科尔沁旗、巴林左旗、巴林右旗、林西县、克什克腾旗）、锡林郭勒盟（西乌珠穆沁旗）、乌兰察布市（兴和县、卓资县）、包头市（土默特右旗）、乌海市（海南区）。

| 资源情况 | 野生资源较少。药材来源于野生。

| 采收加工 | 花楸果：秋季果实成熟时采摘，鲜用或晒干。
花楸茎皮：春季剥取，切段，晒干。

| 药材性状 | 花楸果：本品呈不规则圆球形，直径 5 ~ 8 cm。表面橘黄色或橘红色，皱缩起棱，有光泽；一端具小凹窝，为 5 个三角形萼裂片所覆盖，而遗留有五角星状裂缝，另一端具 1 小圆点状果柄痕；果皮薄膜质；果肉柔软；味酸、微甜。种子常为 3，长卵形，棕色，长约 4 mm；气微，味微甜、苦。

| 功能主治 | 花楸果：甘、苦，平。归肺、脾经。止咳化痰，健脾利水。用于咳嗽，哮喘，脾虚浮肿，胃炎。
花楸茎皮：苦，寒。归肺、大肠经。清热止咳，解毒止痢。用于慢性支气管炎，肺痨，痢疾。

| 用法用量 | 花楸果：内服煎汤，30 ~ 60 g。
花楸茎皮：内服煎汤，9 ~ 15 g。

薔薇科 Rosaceae 梨属 Pyrus

# 杜梨
*Pyrus betulifolia* Bunge

| **植物别名** | 棠梨、土梨、野梨子。

| **蒙 文 名** | 阿力玛－哈德。

| **药 材 名** | 杜梨（药用部位：果实、枝叶、树皮）。

| **形态特征** | 乔木，高达 10 m。树冠开展，枝常具刺；小枝嫩时密被灰白色绒毛，二年生枝条具稀疏绒毛或近无毛，紫褐色；冬芽卵形，先端渐尖，外被灰白色绒毛。叶片菱状卵形至长圆状卵形，长 4 ~ 8 cm，宽 2.5 ~ 3.5 cm，先端渐尖，基部宽楔形，稀近圆形，边缘有粗锐锯齿，幼叶上下两面均密被灰白色绒毛，后脱落，老叶上面无毛而有光泽，下面微被绒毛或近无毛；叶柄长 2 ~ 3 cm，被灰白色绒毛；托叶膜质，线状披针形，长约 2 mm，两面均被绒毛，早落。伞形总状

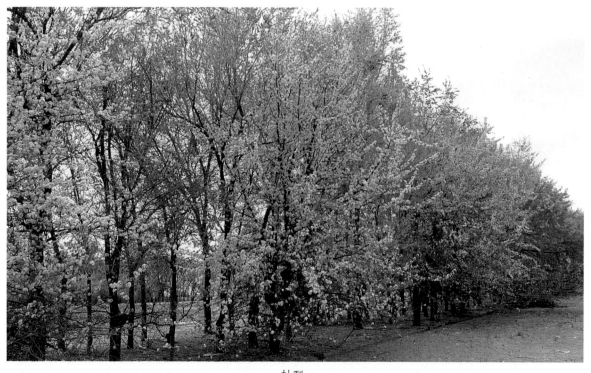

杜梨

花序，有花 10 ～ 15，总花梗和花梗均被灰白色绒毛，花梗长 2 ～ 2.5 cm；苞片膜质，线形，长 5 ～ 8 mm，两面均微被绒毛，早落；花直径 1.5 ～ 2 cm；萼筒外密被灰白色绒毛；萼片三角状卵形，长约 3 mm，先端急尖，全缘，内外两面均密被绒毛；花瓣宽卵形，长 5 ～ 8 mm，宽 3 ～ 4 mm，先端圆钝，基部具短爪，白色；雄蕊 20，花药紫色，长约为花瓣之半；花柱 2 ～ 3，基部微具毛。果实近球形，直径 5 ～ 10 mm，2 ～ 3 室，褐色，有淡色斑点，萼片脱落，基部具带绒毛果柄。花期 5 月，果期 9 ～ 10 月。

| **生境分布** | 生于平原或山坡阳处。分布于内蒙古包头市（东河区）、巴彦淖尔市（磴口县）、鄂尔多斯市（鄂托克前旗、鄂托克旗、达拉特旗）、阿拉善盟（阿拉善左旗）。内蒙古其他地区有少量栽培。

| **资源情况** | 野生资源较少。药材来源于野生。

| **采收加工** | 秋季采摘果实，晒干；夏季采收枝叶，晒干；冬季剥取树皮，晒干。

| **功能主治** | 果实，消食止痢。用于咳嗽，泻痢，食积。枝叶，酸，寒。归大肠经。舒肝和胃，缓急止泻。用于霍乱，吐泻不止，转筋腹痛，反胃吐食。树皮，苦，平。敛疮。用于皮肤溃疡。

| **用法用量** | 果实，内服煎汤，15 ～ 30 g。枝叶，内服煎汤，15 ～ 30 g。外用适量，煎汤洗。树皮，外用适量，煎汤熏洗。

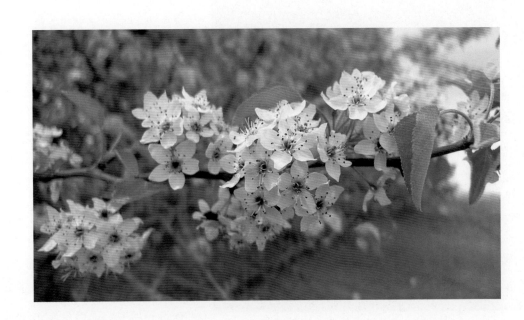

蔷薇科 Rosaceae 梨属 *Pyrus*

# 白梨 *Pyrus bretschneideri* Rehd.

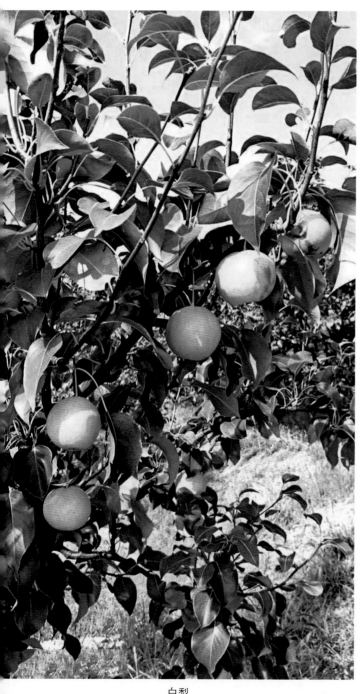

白梨

**| 植物别名 |**

白挂梨、罐梨。

**| 蒙 文 名 |**

查干 – 阿力玛。

**| 药 材 名 |**

白梨（药用部位：果实）。

**| 形态特征 |**

乔木，高 5 ~ 8 m。树冠开展；小枝粗壮，圆柱形，微屈曲，嫩时密被柔毛，不久脱落，二年生枝紫褐色，具稀疏皮孔；冬芽卵形，先端圆钝或急尖，鳞片边缘及先端有柔毛，暗紫色。叶片卵形或椭圆状卵形，嫩时紫红绿色，两面均有绒毛，不久脱落，老叶无毛；叶柄嫩时密被绒毛，不久脱落；托叶膜质，早落。伞形总状花序，有花 7 ~ 10，直径 4 ~ 7 cm，总花梗和花梗嫩时有绒毛，不久脱落；苞片膜质，线形，内面密被褐色长绒毛；花直径 2 ~ 3.5 cm；萼片三角形，先端渐尖，边缘有腺齿，外面无毛，内面密被褐色绒毛；花瓣卵形，先端常呈啮齿状；雄蕊 20，长约为花瓣之半；花柱 4 或 5，与雄蕊近等长，无毛。果实卵形或近球形，长

2.5 ～ 3 cm，直径 2 ～ 2.5 cm，先端萼片脱落，基部具肥厚的果柄，黄色，有细密斑点，4 ～ 5 室；种子倒卵形，微扁，长 6 ～ 7 mm，褐色。花期 4 月，果期 8 ～ 9 月。

| 生境分布 | 内蒙古有少量栽培。

| 资源情况 | 栽培资源较少。药材来源于栽培。

| 采收加工 | 秋季果实成熟时采摘，晒干。

| 药材性状 | 本品多呈卵形或近球形，通常直径 5 ～ 7 cm，先端有残留花萼；基部具肥厚的果柄，长 3 ～ 4 cm，表面黄白色，有细密斑点；横切面可见白色子房，子房 4 ～ 5 室，种子倒卵形，微扁，长 6 ～ 7 mm，褐色；果肉微香，多汁，味甜、微酸。干品为圆形横切片，多卷缩，直径 2 ～ 2.5 cm；外皮淡黄色，有细密斑点；果肉黄白色，有的可见子房室或灰褐色种子；气微，味甜、微酸。

| 功能主治 | 清肺化痰，生津止渴。用于肺燥咳嗽，热病烦渴，津少口干，消渴，热咳，痰热惊狂，便秘。

| 用法用量 | 内服生食；或捣汁（去皮、核）；或熬膏。外用适量，捣敷；或捣汁点眼。

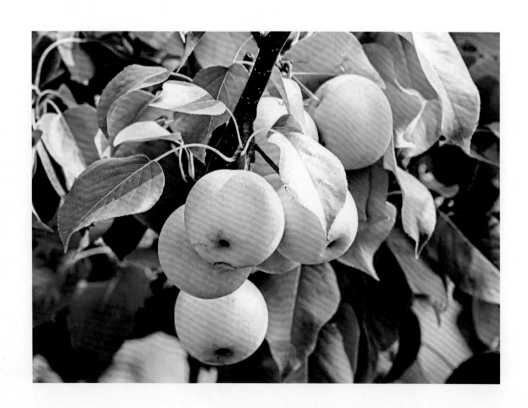

蔷薇科 Rosaceae ▪ 梨属 *Pyrus*

# 西洋梨 *Pyrus communis* L.

| **植物别名** | 洋梨。

| **蒙 文 名** | 哈日音 – 阿力玛。

| **药 材 名** | 西洋梨（药用部位：果实）。

| **形态特征** | 乔木，高达 15 m，稀至 30 m。树冠广圆锥形；小枝有时具刺，无毛或嫩时微具短柔毛，二年生枝灰褐色或深褐红色；冬芽卵形，先端钝，无毛或近无毛。叶片卵形、近圆形至椭圆形，边缘有圆钝锯齿，稀全缘，幼嫩时有蛛丝状柔毛；叶柄细，幼时微具柔毛，以后脱落；托叶膜质，线状披针形，早落。伞形总状花序，具花 6 ~ 9；总苞片膜质，线状披针形，长 1 ~ 1.5 cm，被棕色柔毛，脱落早；花直径 2.5 ~ 3 cm；萼筒外面被柔毛，内面无毛或近无毛；萼片三角状

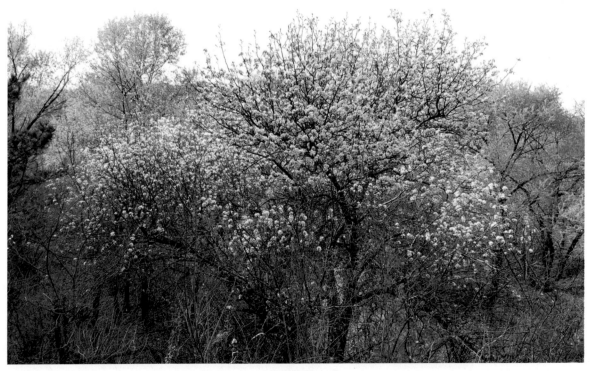

西洋梨

披针形，先端渐尖，内外两面均被短柔毛；花瓣倒卵形，长 1.3 ~ 1.5 cm，宽 1 ~ 1.3 cm，白色；雄蕊 20，长约为花瓣之半；花柱 5，基部有柔毛。果实倒卵形或近球形，长 3 ~ 5 cm，宽 1.5 ~ 2 cm，绿色或黄色，稀带红晕，具斑点，萼片宿存。花期 4 月，果期 7 ~ 9 月。

| **生境分布** | 内蒙古部分地区有栽培。

| **资源情况** | 栽培资源一般。药材来源于栽培。

| **采收加工** | 秋季果实成熟时采摘，晒干。

| **功能主治** | 甘、微酸，凉。归肺、胃经。健胃消食，润肺，止痢。用于热病伤阴或阴虚所致的干咳，口渴，便秘。

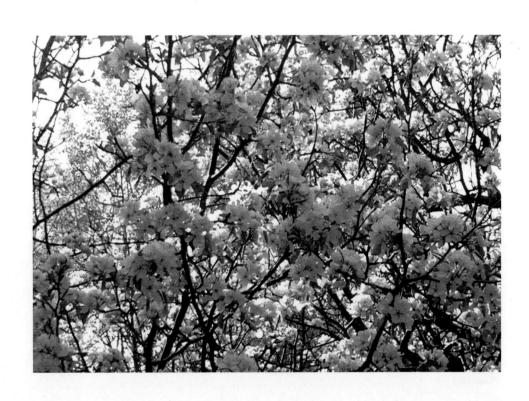

蔷薇科 Rosaceae 梨属 Pyrus

# 沙梨

*Pyrus pyrifolia* (Burm. f.) Nakai

| 植物别名 | 麻安梨。

| 蒙 文 名 | 阿力玛。

| 药 材 名 | 秋梨（药用部位：果实或果皮）。

| 形态特征 | 乔木，高7 ～ 15 m。小枝嫩时具黄褐色长柔毛或绒毛，不久脱落，二年生枝紫褐色或暗褐色，具稀疏皮孔；冬芽长卵形，先端圆钝，鳞片边缘和先端稍具长绒毛。叶片卵状椭圆形或卵形，边缘有刺芒锯齿，微向内合拢，上下两面无毛或嫩时有褐色绵毛；叶柄长3 ～ 4.5 cm，嫩时被绒毛，不久脱落；托叶膜质，全缘，边缘具长柔毛，早落。伞形总状花序，具花6 ～ 9，直径5 ～ 7 cm；总花梗和花梗幼时微具柔毛；苞片膜质，线形，边缘有长柔毛；花直径

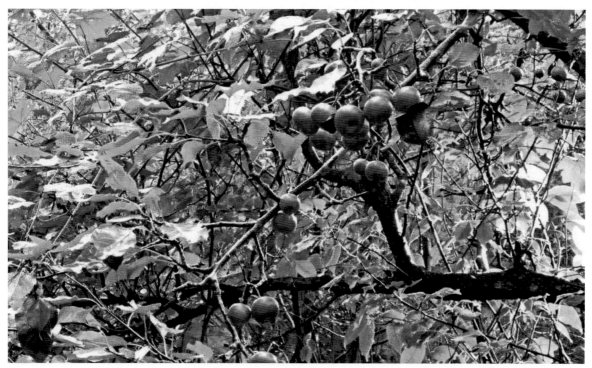

沙梨

2.5 ~ 3.5 cm；萼片三角状卵形，长约 5 mm，先端渐尖，边缘有腺齿；外面无毛，内面密被褐色绒毛；花瓣卵形，白色；雄蕊 20；花柱 5，稀 4，光滑无毛，约与雄蕊等长。果实近球形，浅褐色；种子卵形，微扁，长 8 ~ 10 mm，深褐色。花期 4 月，果期 8 月。

| **生境分布** | 内蒙古有少量栽培。

| **资源情况** | 栽培资源一般。药材来源于栽培。

| **采收加工** | 秋季采收果实或剥取外果皮，鲜用或晒干。

| **药材性状** | 本品果实近球形，先端微向下陷，先端无宿萼。表面浅褐色或棕褐色，有浅色斑点。横切面可见子房室 2 ~ 5。种子楔状卵形，稍扁平，长 8 ~ 10 mm，黑褐色。干品多为切片，常折皱或黏叠在一起，展平后呈圆形薄片，宽 4 ~ 7 cm，厚约 1 mm。外皮深棕色，常具灰白色斑点，稀疏散在。果肉厚，占切片的大部分，黄棕色，粗糙，略呈颗粒状，横切片的中部可见 5 室，每室具 1 黑褐色种子，有时种子脱落而呈空洞状。质稍软，微具糖性。气微，味甜。

| **功能主治** | 甘、涩，凉。清热生津，润肺，化痰。用于咳嗽，烦渴，口干，汗多，喉痛，痰热惊狂，便秘，烦躁。

| **用法用量** | 内服生食，鲜品 100 ~ 200 g，干品 9 ~ 15 g；或捣汁（去皮、核）；或熬膏。外用适量，捣敷；或捣汁点眼。

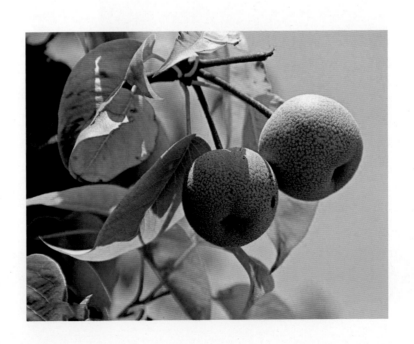

蔷薇科 Rosaceae 梨属 Pyrus

# 秋子梨
*Pyrus ussuriensis* Maxim.

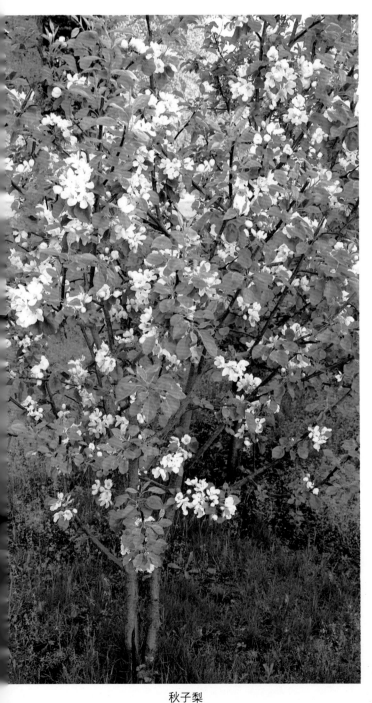

秋子梨

| 植物别名 |

野梨、山梨、花盖梨。

| 蒙 文 名 |

阿格力格 – 阿力玛。

| 药 材 名 |

**中药** 秋子梨（药用部位：果实、叶）。
**蒙药** 阿格力格 – 阿力玛（药用部位：果实）。

| 形态特征 |

乔木，高达 15 m。树冠宽广；嫩枝无毛或微具毛，二年生枝黄灰色至紫褐色，老枝转为黄灰色或黄褐色，具稀疏皮孔；冬芽肥大，卵形，先端钝，鳞片边缘微具毛或近无毛。叶片卵形至宽卵形，长 5 ~ 10 cm，宽 4 ~ 6 cm，先端短渐尖，基部圆形或近心形，稀宽楔形，边缘具有带刺芒状尖锐锯齿，上下两面无毛或在幼嫩时被绒毛，不久脱落；叶柄长 2 ~ 5 cm，嫩时有绒毛，不久脱落；托叶线状披针形，先端渐尖，边缘具有腺齿，长 8 ~ 13 mm，早落。花序密集，有花 5 ~ 7，花梗长 2 ~ 5 cm，总花梗和花梗在幼嫩时被绒毛，不久脱落；苞片膜质，线状披针形，先端渐尖，全缘，长 12 ~ 18 mm；花直径

3 ~ 3.5 cm；萼筒外面无毛或微具绒毛；萼片三角状披针形，先端渐尖，边缘有腺齿，长 5 ~ 8 mm，外面无毛，内面密被绒毛；花瓣倒卵形或广卵形，先端圆钝，基部具短爪，长约 18 mm，宽约 12 mm，无毛，白色；雄蕊 20，短于花瓣，花药紫色；花柱 5，离生，近基部有稀疏柔毛。果实近球形，黄色，直径 2 ~ 6 cm，萼片宿存，基部微下陷，具短果柄，长 1 ~ 2 cm。花期 5 ~ 6 月，果期 8 ~ 9 月。

| 生境分布 | 生于山地及溪沟杂木林中。分布于内蒙古呼伦贝尔市（鄂伦春自治旗、莫力达瓦达斡尔族自治旗、阿荣旗、扎兰屯市）、通辽市（科尔沁左翼后旗）、赤峰市（阿鲁科尔沁旗、巴林右旗、克什克腾旗、喀喇沁旗、宁城县、敖汉旗）、锡林郭勒盟、呼和浩特市。内蒙古其他地区有少量栽培。

| 资源情况 | 野生资源较少。药材来源于野生。

| 采收加工 | **中药** 秋子梨：秋季采摘果实，晒干；夏季采收叶，晒干。
**蒙药** 阿格力格 – 阿力玛：秋季采摘，晒干。

| 功能主治 | **中药** 秋子梨：果实，解热祛痰。用于肺热，咳嗽，痰多。叶，利水。用于水肿，小便不利。
**蒙药** 阿格力格 – 阿力玛：清巴达干热，止泻。用于巴达干宝日病，耳病，反酸烧心。

| 用法用量 | **中药** 秋子梨：内服煎汤，9 ~ 15 g。
**蒙药** 阿格力格 – 阿力玛：入丸、散剂。

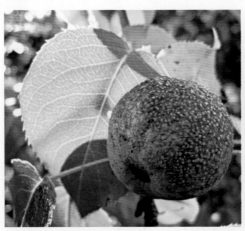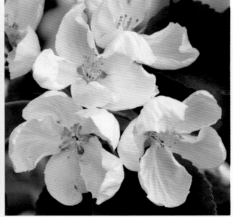

蔷薇科 Rosaceae 苹果属 *Malus*

# 花红
*Malus asiatica* Nakai

| **植物别名** | 文林朗果、沙果。

| **蒙 文 名** | 敖拉纳。

| **药 材 名** | 林檎（药用部位：果实）、林檎根（药用部位：根）。

| **形态特征** | 小乔木。嫩枝密被柔毛，老枝无毛；冬芽初密被柔毛，渐脱落。叶片卵形或椭圆形，长 5 ~ 11 cm，有细锐锯齿，上面有短柔毛，渐脱落，下面密被短柔毛；叶柄长 1.5 ~ 5 cm，具短柔毛，托叶披针形，早落。伞形花序，具 4 ~ 7 花，集生于枝顶；花梗长 1.5 ~ 2 cm，密被柔毛；花直径 3 ~ 4 cm；萼筒钟状，外面密被柔毛，萼片三角状披针形，长 4 ~ 5 mm，内外两面密被柔毛，萼片比萼筒稍长；花瓣倒卵形或长圆状倒卵形，长 0.8 ~ 1.3 cm，基部有短爪，淡粉色；雄蕊

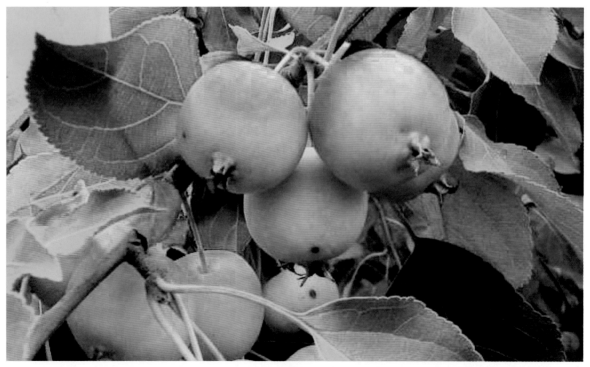

花红

17 ~ 20，花丝长短不等，比花瓣短；花柱 4（~ 5），基部具长绒毛，比雄蕊长。果实卵状扁球形或近球形，直径 4 ~ 5 cm，黄色或红色，先端渐窄，不隆起，基部凹陷，宿萼肥厚、隆起。花期 5 ~ 6 月，果期 8 ~ 9 月。

| **生境分布** | 内蒙古东部和西部农区有栽培。

| **资源情况** | 栽培资源丰富。药材来源于栽培。

| **采收加工** | 林檎：秋季果实成熟时采摘，切片，晾干。
林檎根：全年均可采挖，洗净，切片，晒干。

| **药材性状** | 林檎：本品呈扁球形，直径 2.5 ~ 4 cm，表面黄色至深红色，有点状黄色皮孔。先端凹且有竖起的残存萼片，底部深陷。气清香，味微甜、酸。

| **功能主治** | 林檎：酸、甘，温。归心、肝、肺经。下气宽胸，生津止渴，和中止痛。用于痰饮积食，胸膈痞塞，消渴，霍乱，吐泻腹痛，痢疾。
林檎根：杀虫，止咳。用于蛔虫病，绦虫病，消渴。

| **用法用量** | 林檎：内服煎汤，30 ~ 90 g；或捣汁。外用适量，研末调敷。
林檎根：内服煎汤，15 ~ 30 g。

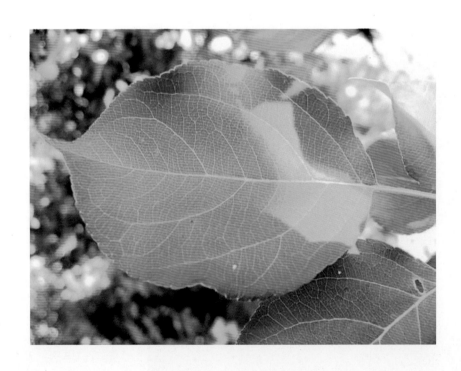

蔷薇科 Rosaceae　苹果属 Malus

# 山荆子

*Malus baccata* (L.) Borkh.

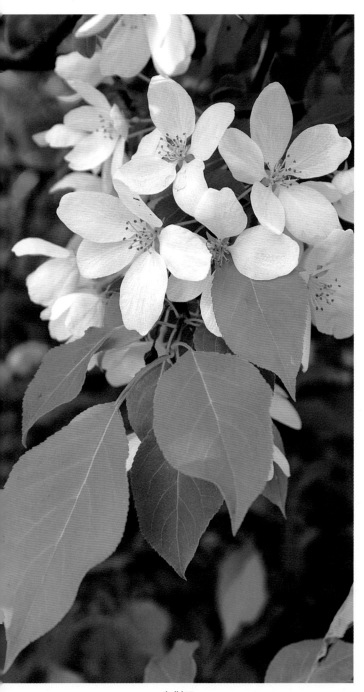

山荆子

**| 植物别名 |**

山丁子。

**| 蒙 文 名 |**

乌日勒。

**| 药 材 名 |**

山荆子（药用部位：果实）。

**| 形态特征 |**

小乔木，高 10 ~ 14 m。树冠广圆形，幼枝细弱，微屈曲，圆柱形，无毛，红褐色，老枝暗褐色；冬芽卵形，先端渐尖，鳞片边缘微具绒毛，红褐色。叶片椭圆形或卵形，长 3 ~ 8 cm，宽 2 ~ 3.5 cm，先端渐尖，稀尾状渐尖，基部楔形或圆形，边缘有细锐锯齿，嫩时稍有短柔毛或完全无毛；叶柄长 2 ~ 5 cm，幼时有短柔毛及少数腺体，不久即全部脱落，无毛；托叶膜质，披针形，长约 3 mm，全缘或有腺齿，早落。伞形花序，具花 4 ~ 6，无总梗，集生在小枝先端，直径 5 ~ 7 cm；花梗细长，长 1.5 ~ 4 cm，无毛；苞片膜质，线状披针形，边缘具有腺齿，无毛，早落；花直径 3 ~ 3.5 cm；萼筒外面无毛；萼片披针形，先端渐尖，全缘，长 5 ~

7 mm，外面无毛，内面被绒毛，长于萼筒；花瓣倒卵形，长 2 ~ 2.5 cm，先端圆钝，基部有短爪，白色；雄蕊 15 ~ 20，长短不齐，约为花瓣之半；花柱 4 或 5，基部有长柔毛，较雄蕊长。果实近球形，直径 8 ~ 10 mm，红色或黄色，柄洼及萼洼稍凹陷，萼片脱落；果柄长 3 ~ 4 cm。花期 5 ~ 6 月，果期 9 ~ 10 月。

| **生境分布** | 常生于针叶林带和落叶阔叶林带的河流两岸谷地，为河岸杂木林的优势种；也见于山地林缘及森林草原带的沙地。分布于内蒙古呼伦贝尔市（额尔古纳市、根河市、海拉尔区、鄂温克族自治旗、陈巴尔虎旗、新巴尔虎左旗、牙克石市、鄂伦春自治旗、莫力达瓦达斡尔族自治旗、阿荣旗、扎兰屯市）、兴安盟（阿尔山市、科尔沁右翼前旗、扎赉特旗、突泉县）、通辽市（科尔沁区、科尔沁左翼中旗、奈曼旗、科尔沁左翼后旗）、赤峰市（阿鲁科尔沁旗、巴林左旗、巴林右旗、克什克腾旗、喀喇沁旗、宁城县、林西县、敖汉旗）、锡林郭勒盟（锡林浩特市、苏尼特左旗、二连浩特市、东乌珠穆沁旗、正蓝旗、多伦县、镶黄旗）、乌兰察布市（丰镇市、卓资县、凉城县、商都县）、呼和浩特市（土默特左旗）、包头市（青山区、东河区、土默特右旗、固阳县）、巴彦淖尔市（乌拉特中旗）、鄂尔多斯市（东胜区、鄂托克前旗、达拉特旗）、乌海市（海南区）。

| **资源情况** | 野生资源丰富。药材来源于野生。

| **采收加工** | 秋季果实成熟时采摘，切片，晾干。

| **药材性状** | 本品为规则扁球形，直径约 1 cm，先端有萼洼，稍凹陷，基部偶有果槽，果柄长 2 ~ 3 cm。表面红棕色，剖开后分 5 室，偶有扁三角形种子，内果皮稍革质，质较重。味酸、微涩。

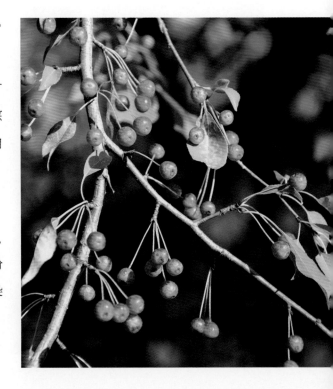

| **功能主治** | 润肺，生津，利痰，健脾，止泻痢，解酒。用于痢疾，吐泻。果实的粉剂和煎剂用于胃肠疾病和各种感染性疾病。

| **用法用量** | 内服煎汤，15 ~ 30 g；或研末。

薔薇科 Rosaceae 苹果属 Malus

# 楸子
*Malus prunifolia* (Willd.) Borkh.

| **植物别名** | 海棠果、海红。

| **蒙文名** | 海棠－吉秘斯。

| **药材名** | 楸子（药用部位：果实）。

| **形态特征** | 小乔木，高3～8m。小枝粗壮，圆柱形，嫩时密被短柔毛，老枝灰紫色或灰褐色，无毛；冬芽卵形，先端急尖，微具柔毛，边缘较密，紫褐色，有数枚外露鳞片。叶片卵形或椭圆形，长5～9cm，宽4～5cm，先端渐尖或急尖，基部宽楔形，边缘有细锐锯齿，在嫩时上下两面的中脉及侧脉有柔毛，逐渐脱落，仅在下面中脉稍有短柔毛或近无毛；叶柄长1～5cm，嫩时密被柔毛，老时脱落。近伞形花序，有花4～10；花梗长2～3.5cm，被短柔毛；苞片膜质，

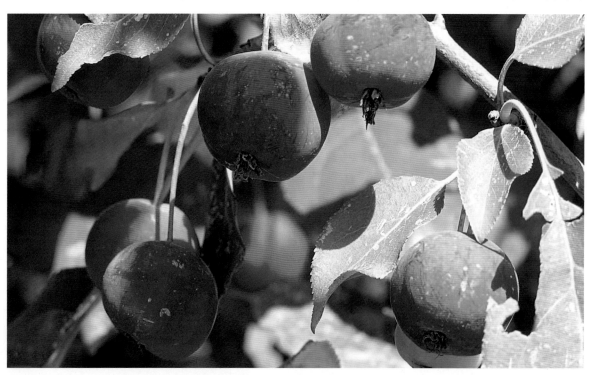

楸子

线状披针形，先端渐尖，微被柔毛，早落；花直径 4 ~ 5 cm；萼筒外面被柔毛；萼片披针形或三角状披针形，长 7 ~ 9 cm，先端渐尖，全缘，两面均被柔毛，萼片比萼筒长；花瓣倒卵形或椭圆形，长 2.5 ~ 3 cm，宽约 1.5 cm，基部有短爪，白色，含苞未放时粉红色；雄蕊 20，花丝长短不齐，约为花瓣的 1/3；花柱 4（~ 5），基部有长绒毛，比雄蕊长。果实卵形，直径 2 ~ 2.5 cm，红色，先端渐尖，稍隆起，萼洼微凸，萼片宿存、肥厚，果柄细长。花期 5 月，果期 9 ~ 10 月。

| 生境分布 | 内蒙古锡林郭勒盟（锡林浩特市、二连浩特市）、包头市（青山区、昆都仑区、东河区、达尔罕茂明安联合旗）、巴彦淖尔市（磴口县）、鄂尔多斯市（达拉特旗）等地有栽培。

| 资源情况 | 栽培资源较丰富。药材来源于栽培。

| 采收加工 | 秋季果实成熟时采摘，切片，晾干。

| 药材性状 | 本品呈卵形，直径 2 ~ 2.5 cm，果皮红色，无灰白色斑点，果肉黄白色，成熟后有 2 ~ 5 室，每室含种子 1 ~ 2，种子扁卵圆形，浅紫红色至红紫色。有宿存花萼，略凸出，萼片两面被毛，萼筒外面被毛。气微香，味甘、微酸。

| 功能主治 | 清凉生津，止渴，补血，消食，行瘀定痛。用于口渴，食积停滞，胸腹胀痛，腹泻，疝气。

| 用法用量 | 内服煎汤，15 ~ 30 g。

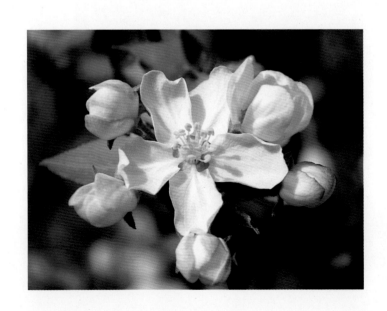

蔷薇科 Rosaceae 苹果属 Malus

# 苹果 *Malus pumila* Mill.

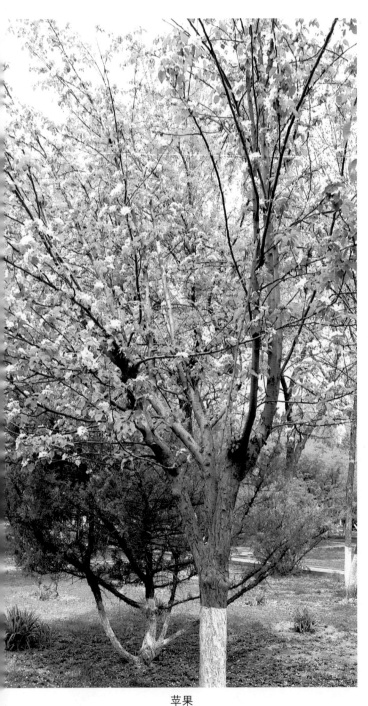

苹果

| 植物别名 |

西洋苹果。

| 蒙 文 名 |

阿拉木日德。

| 药 材 名 |

苹果（药用部位：果实）。

| 形态特征 |

乔木。叶片椭圆形、卵形至宽椭圆形，先端急尖，基部宽楔形或圆形，边缘具圆钝锯齿，幼嫩时两面具短柔毛，后上面无毛；叶柄粗壮，被短柔毛；托叶草质，披针形，先端渐尖，全缘，密被短柔毛，早落。伞房花序，具花 3 ~ 7，集生于小枝先端，花梗密被绒毛；苞片膜质，线状披针形，先端渐尖，全缘，被绒毛；萼筒外面密被绒毛；萼片三角状披针形或三角状卵形，先端渐尖，全缘，内外两面均密被绒毛，萼片比萼筒长；花瓣倒卵形，基部具短爪，白色，含苞未放时带粉红色；雄蕊 20；花柱 5，下半部密被灰白色绒毛，较雄蕊稍长。果实扁球形，先端常有隆起，萼洼下陷，萼片宿存。花期 5 月，果期 7 ~ 10 月。

| 生境分布 | 内蒙古部分地区有栽培。

| 资源情况 | 栽培资源一般。药材来源于栽培。

| 采收加工 | 秋季果实成熟时采摘，鲜用，或切片，晒干。

| 药材性状 | 本品为梨形或扁球形，青色、黄色或红色，直径 5 ~ 10 cm 或更大，顶部及基部均凹陷；外皮薄，革质，果肉肉质，内果皮坚韧，分为 5 室，每室有种子 2。气清香，味甜、微酸。

| 功能主治 | 甘，凉。生津，润肺，解暑除烦，健脾开胃，醒酒。用于肺热咳嗽，暑热烦渴，不思饮食。

| 用法用量 | 内服煎汤，15 ~ 30 g；或生食；或捣汁服。

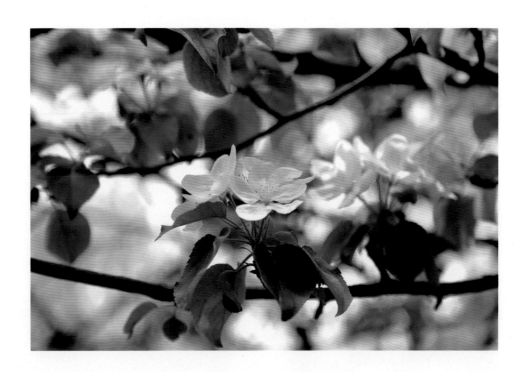

蔷薇科 Rosaceae 苹果属 Malus

# 海棠花

*Malus spectabilis* (Ait.) Borkh.

| **植物别名** | 海棠。 |

| **蒙 文 名** | 海棠 – 其其格。 |

| **药 材 名** | 海棠花（药用部位：果实）。 |

| **形态特征** | 小乔木，高可达 8 m。小枝粗壮，圆柱形，幼时具短柔毛，逐渐脱落，老时红褐色或紫褐色，无毛；冬芽卵形，先端渐尖，微被柔毛，紫褐色，有数枚外露鳞片。叶片椭圆形至长椭圆形，长 5 ~ 8 cm，宽 2 ~ 3 cm，先端短渐尖或圆钝，基部宽楔形或近圆形，边缘有紧贴的细锯齿，有时部分近全缘，幼嫩时上下两面具稀疏短柔毛，以后脱落，老叶无毛；叶柄长 1.5 ~ 2 cm，具短柔毛；托叶膜质，窄 |

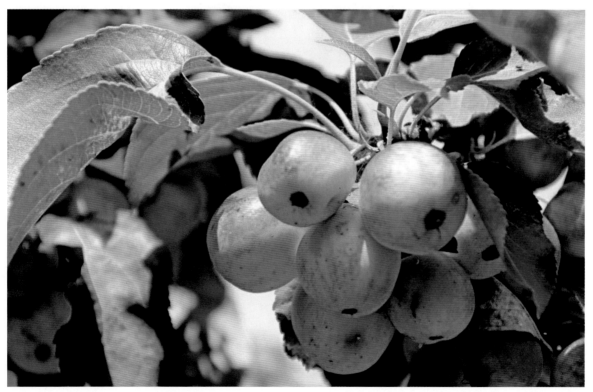

海棠花

披针形，先端渐尖，全缘，内面具长柔毛。花序近伞形，有花 4 ～ 6；花梗长 2 ～ 3 cm，具柔毛；苞片膜质，披针形，早落；花直径 4 ～ 5 cm；萼筒外面无毛或有白色绒毛；萼片三角状卵形，先端急尖，全缘，外面无毛或偶有稀疏绒毛，内面密被白色绒毛，萼片比萼筒稍短；花瓣卵形，长 2 ～ 2.5 cm，宽 1.5 ～ 2 cm，基部有短爪，白色，在芽中呈粉红色；雄蕊 20 ～ 25，花丝长短不等，长约为花瓣之半；花柱 5，稀 4，基部有白色绒毛，比雄蕊稍长。果实近球形，直径 2 cm，黄色，萼片宿存，基部不下陷，梗洼隆起；果柄细长，先端肥厚，长 3 ～ 4 cm。花期 4 ～ 5 月，果期 8 ～ 9 月。

| **生境分布** | 内蒙古乌兰察布市（化德县）、包头市（青山区）、巴彦淖尔市（乌拉特中旗）等有栽培。

| **资源情况** | 栽培资源一般。药材来源于栽培。

| **采收加工** | 秋季果实成熟时采摘，切片，晾干。

| **功能主治** | 理气健脾，消食导滞。

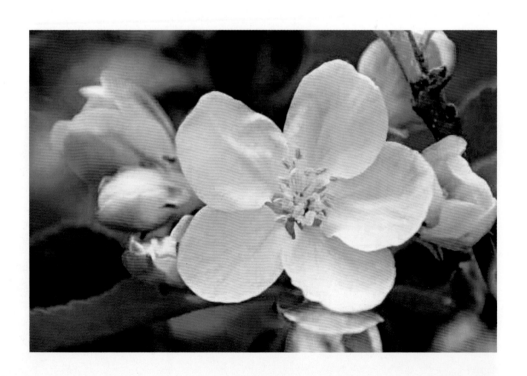

蔷薇科 Rosaceae 苹果属 Malus

# 西府海棠

*Malus micromalus* Makino

| 植物别名 | 海红、小果海棠、子母海棠。

| 蒙 文 名 | 西府 - 海棠。

| 药 材 名 | 海棠花（药用部位：果实）。

| 形态特征 | 小乔木，高 2.5 ~ 5 m。树枝直立性强；小枝细弱，圆柱形，嫩时被短柔毛，老时脱落，紫红色或暗褐色，具稀疏皮孔；冬芽卵形，先端急尖，无毛或仅边缘有绒毛，暗紫色。叶片长椭圆形或椭圆形，长 5 ~ 10 cm，宽 2.5 ~ 5 cm，先端急尖或渐尖，基部楔形，稀近圆形，边缘有尖锐锯齿，嫩叶被短柔毛，下面较密，老时脱落；叶柄长 2 ~ 3.5 cm；托叶膜质，线状披针形，先端渐尖，边缘疏生腺齿，近无毛，早落。伞形总状花序，有花 4 ~ 7，集生于小枝先端，

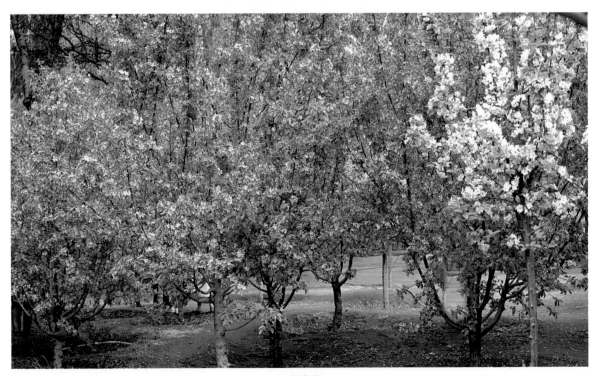

西府海棠

花梗长 2～3 cm，嫩时被长柔毛，逐渐脱落；苞片膜质，线状披针形，早落；花直径约 4 cm；萼筒外面密被白色长绒毛；萼片三角状卵形、三角状披针形至长卵形，先端急尖或渐尖，全缘，长 5～8 mm，内面被白色绒毛，外面较稀疏，萼片与萼筒等长或稍长；花瓣近圆形或长椭圆形，长约 1.5 cm，基部有短爪，粉红色；雄蕊约 20，花丝长短不等，比花瓣稍短；花柱 5，基部具绒毛，约与雄蕊等长。果实近球形，直径 1～1.5 cm，红色，萼洼、梗洼均下陷，萼片多数脱落，少数宿存。花期 5 月，果期 9 月。

| 生境分布 | 内蒙古包头市（昆都仑区、东河区、固阳县）、巴彦淖尔市（乌拉特中旗）、鄂尔多斯市（达拉特旗）等地有栽培。

| 资源情况 | 栽培资源较少。药材来源于栽培。

| 采收加工 | 秋季果实成熟时采摘，切片，晾干。

| 功能主治 | 收敛，涩肠止泻。用于泻痢，肠鸣，腹部隐痛，小便清长，体虚神疲。

| 用法用量 | 内服煎汤，6～12 g。

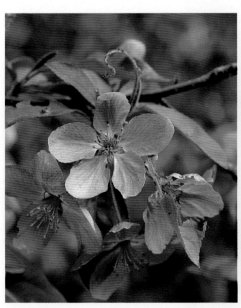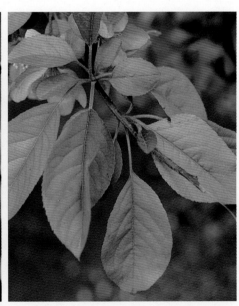

蔷薇科 Rosaceae 蚊子草属 Filipendula

# 细叶蚊子草 *Filipendula angustiloba* (Turcz.) Maxim.

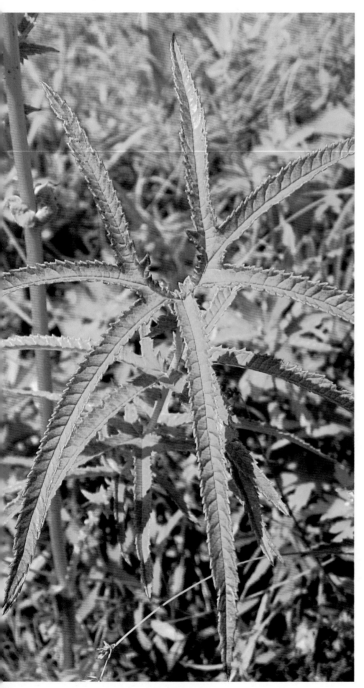

细叶蚊子草

| 蒙 文 名 |

那林－塔布拉嘎－额布苏。

| 药 材 名 |

蚊子草（药用部位：全草）。

| 形 态 特 征 |

多年生草本，高 50 ~ 120 cm。茎有棱，无毛。叶为羽状复叶，有小叶 2 ~ 5 对，顶生小叶稍比侧生小叶长大，常 7 ~ 9 裂，裂片披针形，先端渐尖，边缘有不规则尖锐锯齿或不明显裂片，两面绿色无毛；侧生小叶与顶生小叶相似，惟较小，裂片较少；托叶草质，绿色，宽大，半心形，边缘有锯齿。圆锥花序顶生，花梗几无毛或被稀疏柔毛；花直径约 5 mm；萼片卵形，先端圆钝；花瓣白色，倒卵形。瘦果无柄，直立，边缘无毛或有毛。花果期 7 ~ 8 月。

| 生 境 分 布 |

生于森林带和森林草原带的山地林缘、草甸、河边。分布于内蒙古呼伦贝尔市（额尔古纳市、根河市、鄂温克族自治旗、陈巴尔虎旗、新巴尔虎左旗、海拉尔区、牙克石市、鄂伦春自治旗、莫力达瓦达斡尔族自治旗、阿荣

旗、扎兰屯市）、兴安盟（科尔沁右翼前旗、扎赉特旗）、通辽市（扎鲁特旗、科尔沁左翼后旗）、赤峰市（巴林右旗）。

| **资源情况** | 野生资源一般。药材来源于野生。

| **采收加工** | 夏、秋季采收，洗净，晒干。

| **功能主治** | 祛风除湿，发汗退热，止血。用于风湿痹痛，痛风，外感发热无汗，崩漏，月经过多，外伤出血。

| **用法用量** | 内服煎汤，9 ~ 15 g。外用捣敷；或研末撒。

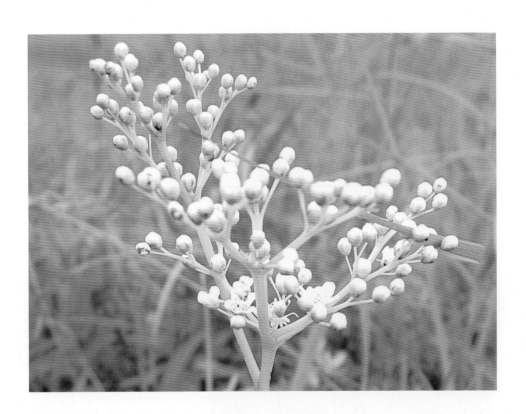

蔷薇科 Rosaceae 蚊子草属 Filipendula

# 蚊子草 *Filipendula palmate* (Pall.) Maxim.

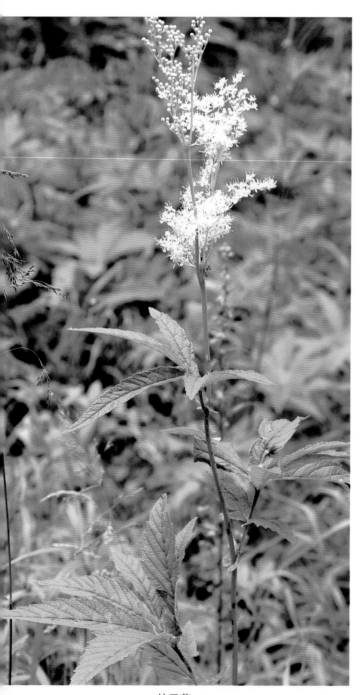

蚊子草

| 植物别名 |

合叶子。

| 蒙 文 名 |

塔布拉嘎 – 额布斯。

| 药 材 名 |

蚊子草（药用部位：全草或根）。

| 形态特征 |

多年生草本，高 60 ~ 150 cm。茎有棱，近无毛或上部被短柔毛。叶为羽状复叶，有小叶 2 对，叶柄被短柔毛或近无毛，顶生小叶特别大，5 ~ 9 掌状深裂，裂片披针形至菱状披针形，先端渐狭或三角状渐尖，边缘常有小裂片和尖锐重锯齿，上面绿色、无毛，下面密被白色绒毛，侧生小叶较小，3 ~ 5 裂，裂至小叶 1/3 ~ 1/2 处；托叶大，草质，绿色，半心形，边缘有尖锐锯齿。顶生圆锥花序，花梗疏被短柔毛，后脱落无毛；花小而多，直径 5 ~ 7 mm；萼片卵形，外面无毛；花瓣白色，倒卵形，有长爪。瘦果半月形，直立，有短柄，沿背腹缝线有柔毛。花果期 7 ~ 9 月。

| **生境分布** | 生于森林带和草原带的山地河滩沼泽草甸、河岸杨柳林及杂木灌丛，亦散生于林缘草甸及针阔叶混交林林下。分布于内蒙古呼伦贝尔市（额尔古纳市、根河市、鄂温克族自治旗、陈巴尔虎旗、新巴尔虎左旗、新巴尔虎右旗、海拉尔区、牙克石市、鄂伦春自治旗、莫力达瓦达斡尔族自治旗、阿荣旗、扎兰屯市）、兴安盟（阿尔山市、科尔沁右翼前旗）、通辽市（科尔沁左翼后旗）、赤峰市（翁牛特旗、喀喇沁旗、宁城县、巴林右旗、克什克腾旗）、锡林郭勒盟（西乌珠穆沁旗、东乌珠穆沁旗）、乌兰察布市（察哈尔右翼前旗、察哈尔右翼中旗、凉城县）、呼和浩特市（和林格尔县）。

| **资源情况** | 野生资源丰富。药材来源于野生。

| **采收加工** | 夏、秋季采收，晒干。

| **药材性状** | 本品全长约 1 m。茎有棱，近无毛。羽状复叶，易碎，小叶 5，先端小叶大，常 7 ~ 9 掌状深裂，侧生小叶常 3 ~ 5 裂，基部小叶常 3 裂，边缘有锯齿，下面密生白色柔毛；托叶半心形。圆锥花序；花小，类白色，直径 5 ~ 7 mm；花萼裂片卵形；花瓣倒卵形，较萼裂片长；雄蕊多数；心皮 5 ~ 7。瘦果半月形，黄褐色，沿背腹缝线有一圈柔毛，有短柄。气微，味淡。

| **功能主治** | 祛风除湿，发汗退热，止血，驱蚊。用于风湿痹痛，痛风，外感发热无汗，崩漏，月经过多，外伤出血。

| **用法用量** | 内服煎汤，9 ~ 15 g。外用适量，捣敷；或研末撒。

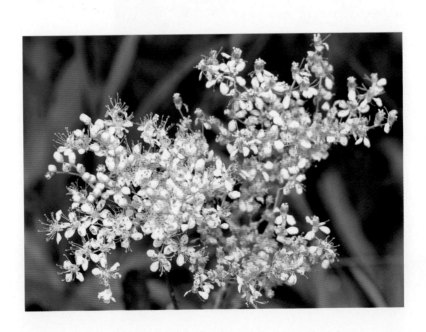

蔷薇科 Rosaceae 蚊子草属 Filipendula

# 光叶蚊子草 Filipendula palmata (Pall) Maxim. var. glabra Ldb. ex Kom.

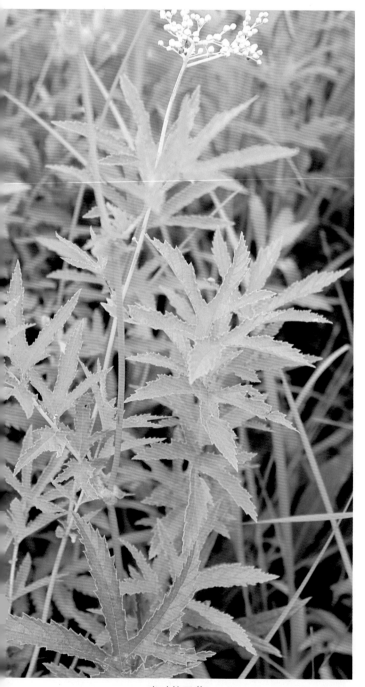

光叶蚊子草

| 植物别名 |

绿叶蚊子草。

| 蒙 文 名 |

古丽格日 – 塔布拉嘎 – 额布苏。

| 药 材 名 |

蚊子草（药用部位：全草或花、叶、根）。

| 形态特征 |

本变种与蚊子草的区别在于茎被极短柔毛或以后脱落几无毛。叶上面暗绿色，通常无毛或有稀疏短柔毛，下面淡绿色，被短柔毛，沿脉较密，其余部分几无毛。

| 生境分布 |

生于森林带和草原带的山谷溪边、草甸、灌丛下。分布于内蒙古呼伦贝尔市（额尔古纳市、根河市、海拉尔区、牙克石市、鄂伦春自治旗、阿荣旗、莫力达瓦达斡尔族自治旗、扎兰屯市）、兴安盟（阿尔山市、扎赉特旗）、赤峰市（阿鲁科尔沁旗、巴林右旗、克什克腾旗、喀喇沁旗）。

| **资源情况** | 野生资源一般。药材来源于野生。

| **采收加工** | 夏季采收全草或叶,晒干;花期采收花,晒干;秋季采挖根,洗净,晒干。

| **功能主治** | 全草或根,用于风湿痹痛,外伤出血,驱蚊。花,止血,止痢,驱虫。叶,发汗。用于热病,冻疮,烧伤。

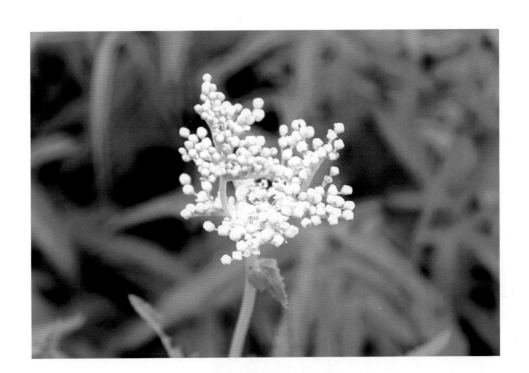

薔薇科 Rosaceae 蚊子草属 Filipendula

# 翻白蚊子草 *Filipendula intermedia* (Glehn) Juzep.

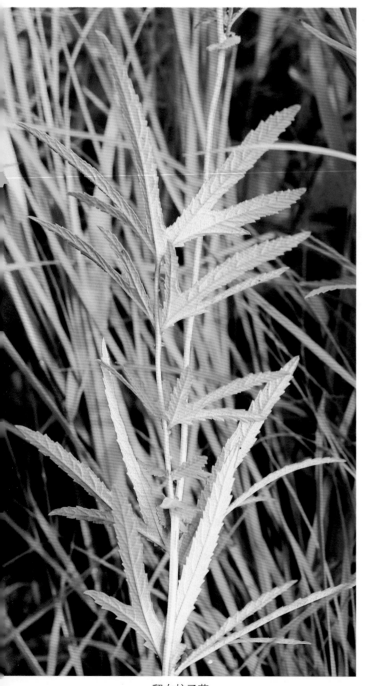

翻白蚊子草

| 蒙 文 名 |

阿拉嘎 – 塔布斯拉嘎 – 额布斯。

| 药 材 名 |

蚊子草（药用部位：全草或根、叶）。

| 形态特征 |

多年生草本，高 80 ~ 100 cm。茎几无毛，有棱。叶为羽状复叶，有小叶 2 ~ 5 对，叶柄几无毛；顶生小叶稍比侧生小叶大或几相等，常 7 ~ 9 裂，裂片狭窄，带形或披针形，边缘有整齐或不规则锯齿，先端渐尖，上面无毛，下面被白色绒毛，沿脉有疏柔毛；侧生小叶与顶生小叶相似，惟向下较小及裂片较少；托叶草质，扩大，半心形，边缘有锯齿。圆锥花序顶生，花梗常被短柔毛；萼片卵形，先端急尖或钝，外面密被短柔毛；花瓣白色，倒卵形。瘦果基部有短柄，直立，周围有一圈糙毛。花果期 7 ~ 8 月。

| 生境分布 |

生于森林带的山地草甸、河岸边。分布于内蒙古呼伦贝尔市（额尔古纳市、根河市、牙克石市、鄂伦春自治旗、莫力达瓦达斡尔族自治旗、阿荣旗、扎兰屯市）、通辽市（科

尔沁左翼后旗）、赤峰市（巴林左旗）。

| **资源情况** | 野生资源较少。药材来源于野生。

| **采收加工** | 夏季采收全草或叶，晒干；秋季采挖根，洗净，晒干。

| **功能主治** | 全草或根，止血，止痢，驱蚊。用于风湿关节痛，外伤出血。叶，发汗。用于发热，冻伤，烧伤。

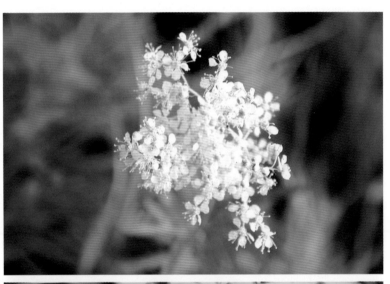

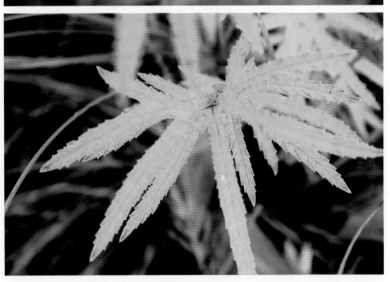

蔷薇科 Rosaceae 悬钩子属 Rubus

# 北悬钩子 *Rubus arcticus* L.

| 蒙 文 名 | 堆衣林 – 勃日勒哲根。

| 药 材 名 | **蒙药** 堆衣林 – 勃日勒哲根（药用部位：果实）。

| 形态特征 | 多年生草本，高通常 10 ~ 30 cm。根匍匐，近木质，能产生萌蘖。茎细弱，有稀疏柔毛，单生或有分枝，不育茎无鞭状匍枝。复叶具3 小叶，小叶片菱形至菱状倒卵形，顶生小叶长 3 ~ 5 cm，较侧生小叶稍长，先端急尖或圆钝，基部狭楔形，侧生小叶基部偏斜，上面近无毛，下面有稀疏柔毛，边缘常具不整齐细锐锯齿或细锐重锯齿，有时浅缺刻状；叶柄长，有稀疏柔毛，顶生小叶柄长达 0.5 cm，侧生小叶几无柄；托叶离生，草质，卵形或长圆形，先端急尖或钝，全缘，有柔毛。花常单生，顶生，有时 1 ~ 2 腋生，两性或不完全

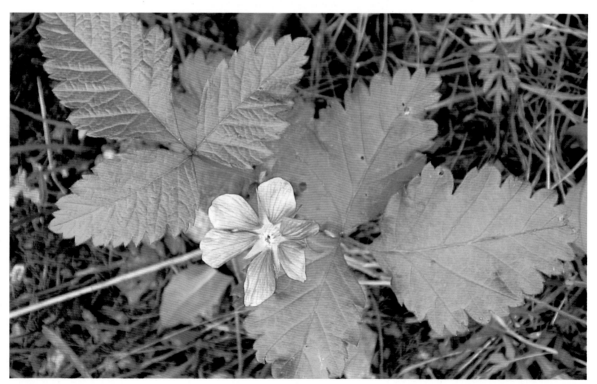

北悬钩子

单性，直径 1 ~ 2 cm；花梗长 2 ~ 4 cm，被柔毛；花萼陀螺状，外面有柔毛；萼片 5 ~ 10，卵状披针形至狭披针形；花瓣宽倒卵形，稀长圆形或匙形，紫红色，长 8 ~ 12 mm，宽 6 ~ 8 mm，比萼片长得多，有时先端微凹；雄蕊直立，花丝线形，基部膨大；雌蕊约 20，无毛或背部有疏柔毛。果实暗红色，宿存萼片反折；小核近光滑或稍具皱纹。花期 6 ~ 7 月，果期 7 ~ 8 月。

| 生境分布 | 生于森林带的山坡林下、林缘草甸、灌丛下、草甸、沼泽。分布于内蒙古呼伦贝尔市（额尔古纳市、根河市、鄂温克族自治旗、牙克石市、鄂伦春自治旗、莫力达瓦达斡尔族自治旗、阿荣旗、扎兰屯市）、兴安盟（阿尔山市）。

| 资源情况 | 野生资源一般。药材来源于野生。

| 采收加工 | **蒙药** 堆衣林 – 勃日勒哲根：7 ~ 8 月果实成熟时采收，晒干。

| 功能主治 | **蒙药** 堆衣林 – 勃日勒哲根：补肝肾，明目。

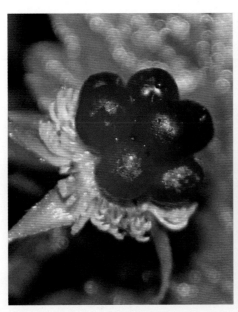 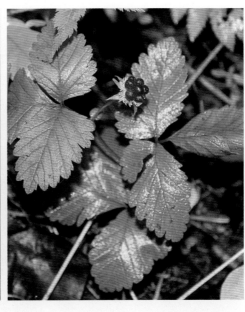

薔薇科 Rosaceae 悬钩子属 Rubus

# 兴安悬钩子
*Rubus chamaemorus* L.

| 蒙 文 名 | 兴安 – 博日勒哲根。

| 药 材 名 | 兴安悬钩子（药用部位：茎枝）。

| 形态特征 | 多年生低矮草本，有长而分枝的匍匐根茎。茎一年生，直立，高 5 ~ 30 cm，基部具少数鳞叶，被柔毛和稀疏腺毛。基生叶肾形或心状圆形，上面近无毛，下面被柔毛，幼时有腺毛，5 ~ 7 浅裂，有不整齐粗锐锯齿；叶柄被柔毛或幼时疏生腺毛，托叶离生，叶状，长圆形，老时无毛，幼时边缘疏生腺毛。花单生，雌雄异株；雄花较大。花梗被柔毛，幼时疏生腺毛；花萼具柔毛和腺毛，萼筒短，裂片 4 ~ 5，长圆形，花果期常直立开展；花瓣 4 ~ 5，倒卵形，先端常有凹缺，白色，比萼片长；雌花的雌蕊约 20，花柱长，无花药；

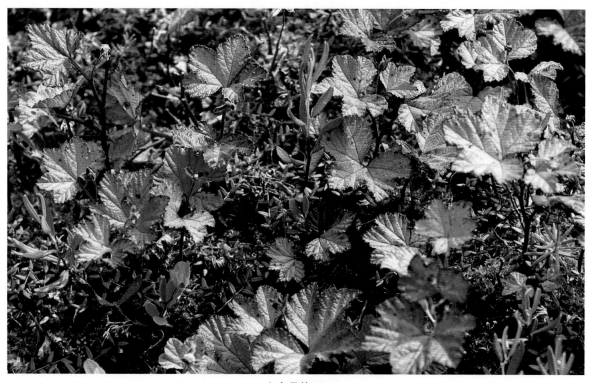

兴安悬钩子

雄花的雄蕊发达，花丝长线形，基部稍宽大，雌蕊不发育。果实近球形，成熟时橙红色或带黄色，无毛。花期 6 ~ 7 月，果期 8 ~ 9 月。

| 生境分布 | 生于高海拔的苔藓沼泽、落叶松林下、灌丛中、溪边。分布于内蒙古呼伦贝尔市（根河市、额尔古纳市）。

| 资源情况 | 野生资源稀少。药材来源于野生。

| 采收加工 | 夏、秋季采收，晒干。

| 功能主治 | 苦、涩，平。归心、肺、大肠经。清肺止血，解毒止痢。用于吐血，衄血，痢疾，泄泻。

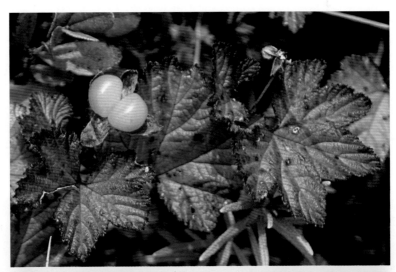

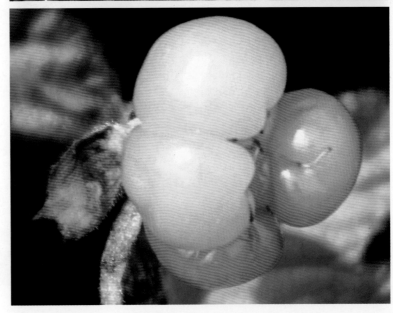

蔷薇科 Rosaceae 悬钩子属 Rubus

# 牛叠肚

*Rubus crataegifolius* Bge.

| 植物别名 | 山楂叶悬钩子、托盘、马林果。

| 蒙 文 名 | 乌和日－勃日勒哲根。

| 药 材 名 | 牛叠肚根（药用部位：根）、牛叠肚果（药用部位：果实）。

| 形态特征 | 直立灌木，高 1 ~ 2（~ 3）m。枝具沟棱，幼时被细柔毛，老时无毛，有微弯皮刺。单叶，卵形至长卵形，长 5 ~ 12 cm，宽达 8 cm，开花枝上的叶稍小，先端渐尖，稀急尖，基部心形或近截形，上面近无毛，下面脉上有柔毛和小皮刺，边缘 3 ~ 5 掌状分裂，裂片卵形或长圆状卵形，有不规则缺刻状锯齿，基部具掌状 5 脉；叶柄长 2 ~ 5 cm，疏生柔毛和小皮刺；托叶线形，几无毛。花数朵簇生或成短总状花序，常顶生；花梗长 5 ~ 10 mm，有柔毛；苞片与托叶

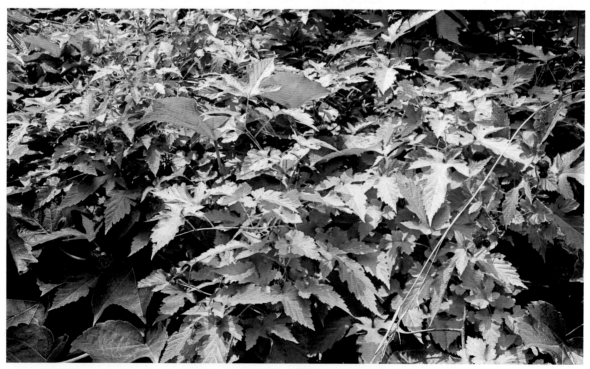

牛叠肚

相似；花直径 1 ～ 1.5 cm；花萼外面有柔毛，至果期近无毛；萼片卵状三角形或卵形，先端渐尖；花瓣椭圆形或长圆形，白色，几与萼片等长；雄蕊直立，花丝宽扁；雌蕊多数，子房无毛。果实近球形，直径约 1 cm，暗红色，无毛，有光泽；核具皱纹。花期 6 月，果期 8 月。

| 生境分布 | 生于阔叶林带的山坡灌丛或林缘，常在山沟、路边成群生长。分布于内蒙古呼伦贝尔市（扎兰屯市）、兴安盟（科尔沁右翼前旗）、赤峰市（喀喇沁旗、宁城县）。

| 资源情况 | 野生资源较少。药材来源于野生。

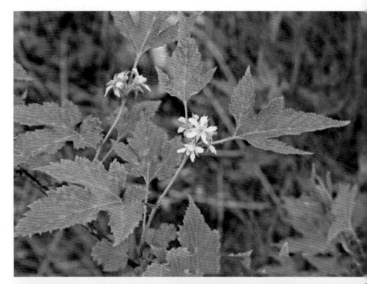

| 采收加工 | 牛叠肚根：秋季采挖，洗净，切片，晒干。
牛叠肚果：夏、秋季采收成熟果实，直接晒干；或先在沸水中浸一下，再晒至全干。

| 功能主治 | 牛叠肚根：苦、涩，平。归肝经。祛风利湿。用于风湿性关节炎，痛风，肝炎。
牛叠肚果：酸、甘，温。归肝、肾经。补肾固涩，止渴。用于肝肾不足，阳痿遗精，遗尿，尿频，须发早白，不孕症，口渴。

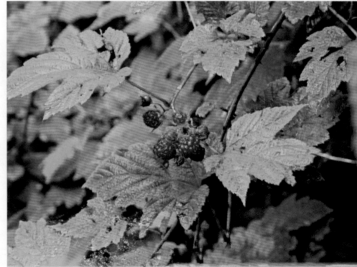

| 用法用量 | 牛叠肚根：内服煎汤，15 ～ 30 g。
牛叠肚果：内服煎汤，6 ～ 15 g。

蔷薇科 Rosaceae 悬钩子属 Rubus

# 华北覆盆子

*Rubus ialaeus* L. var. *borealisinensis* Yü et Lu

| **植物别名** | 华北复盆子。

| **蒙 文 名** | 古力格日 - 勃日勒哲根。

| **药 材 名** | **蒙药** 古力格日 - 勃日勒哲根（药用部位：茎枝）。

| **形态特征** | 灌木，高 1 ~ 2 m。枝褐色或红褐色，幼时被绒毛状短柔毛，疏生皮刺。小叶 3 ~ 7，花枝上有时具 3 小叶，不孕枝上常具 5 ~ 7 小叶，长卵形或椭圆形，顶生小叶常卵形，有时浅裂，长 3 ~ 8 cm，宽 1.5 ~ 4.5 cm，先端短渐尖，基部圆形，顶生小叶基部近心形，上面无毛或疏生柔毛，下面密被灰白色绒毛，边缘有不规则粗锯齿或重锯齿；叶柄长 3 ~ 6 cm，顶生小叶柄长约 1 cm，均被绒毛状短柔毛和稀疏小刺；托叶线形，具短柔毛。花生于侧枝先端成短总状

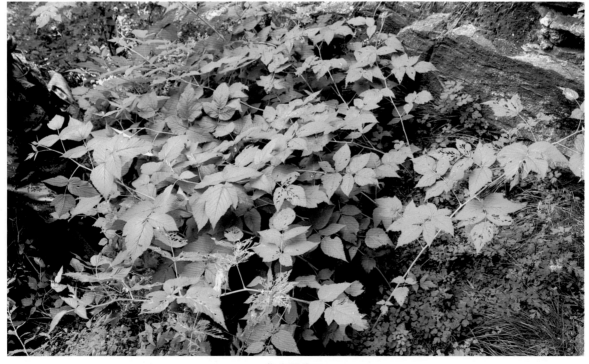

华北覆盆子

花序，或少花腋生，总花梗和花梗均密被绒毛状短柔毛和疏密不等的针刺；花梗长 1 ~ 2 cm；苞片线形，具短柔毛；花直径约 11.5 cm；花萼外面密被绒毛状短柔毛和疏密不等的针刺；萼片卵状披针形，先端尾尖，外面边缘具灰白色绒毛，在花果期时均直立；花瓣匙形，被短柔毛或无毛，白色，基部有宽爪；花丝宽扁，长于花柱；花柱基部和子房密被灰白色绒毛。果实近球形，多汁液，直径 1 ~ 1.4 cm，红色或橙黄色，密被短绒毛；核具明显洼孔。花果期 7 ~ 9 月。

| 生境分布 | 生于森林带和草原带的山地林缘、山谷阴处、山坡林间或密林下、白桦林缘、灌丛或草甸。分布于内蒙古乌兰察布市（凉城县、兴和县）。

| 资源情况 | 野生资源稀少。药材来源于野生。

| 采收加工 | **蒙药** 古力格日－勃日勒哲根：夏、秋季采收，晒干。

| 功能主治 | **蒙药** 古力格日－勃日勒哲根：苦、涩，平。归心、肺、大肠经。清肺止血，解毒止痢。用于吐血，衄血，痢疾，泄泻。

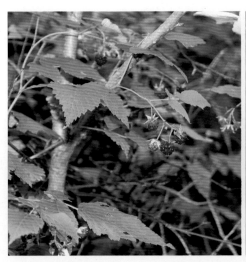
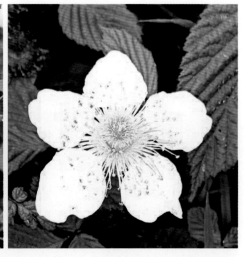

蔷薇科 Rosaceae 悬钩子属 Rubus

# 库页悬钩子 *Rubus sachalinensis* Levl.

| **植物别名** | 树莓。

| **蒙 文 名** | 柴布日－勃日勒哲根。

| **药 材 名** | **中药** 库页悬钩子（药用部位：茎叶）、库页悬钩子根（药用部位：根）、库页悬钩子花（药用部位：花）。
　　　　　　　**蒙药** 柴布日－勃日勒哲根（药用部位：茎叶、根）。

| **形态特征** | 灌木或矮小灌木，高 0.6 ~ 2 m。枝紫褐色，小枝色较浅，具柔毛，老时脱落，被较密黄色、棕色或紫红色直立针刺，并混生腺毛。小叶常 3，不孕枝上有时具 5 小叶，卵形、卵状披针形或长圆状卵形，长 3 ~ 7 cm，宽 1.5 ~ 4（ ~ 5）cm，先端急尖，顶生小叶先端常渐尖，基部圆形，有时浅心形，上面无毛或稍有毛，下面密被灰白色绒毛，边缘有不规则粗锯齿或缺刻状锯齿；叶柄长 2 ~ 5 cm，顶

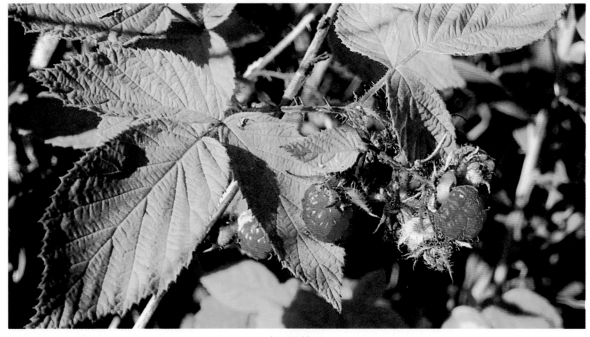

库页悬钩子

生小叶柄长 1 ~ 2 cm，侧生小叶几无柄，均具柔毛、针刺或腺毛；托叶线形，有柔毛或疏腺毛。花 5 ~ 9 成伞房状花序，顶生或腋生，稀单花腋生；总花梗和花梗具柔毛，密被针刺和腺毛；花梗长 1 ~ 2 cm；苞片小，线形，有柔毛和腺毛；花直径约 1 cm；花萼外面密被短柔毛，具针刺和腺毛；萼片三角状披针形，长约 1 cm，先端长尾尖，外面边缘常具灰白色绒毛，在花果时常直立开展；花瓣舌状或匙形，白色，短于萼片，基部具爪；花丝几与花柱等长；花柱基部和子房具绒毛。果实卵球形，较干燥，直径约 1 cm，红色，具绒毛；核有皱纹。花期 6 ~ 7 月，果期 8 ~ 9 月。

| **生境分布** | 生于森林带和草原带的山地林下、林缘灌丛、林间草甸或山谷、石质山坡、路旁。分布于内蒙古呼伦贝尔市（额尔古纳市、根河市、鄂温克族自治旗、牙克石市、鄂伦春自治旗、莫力达瓦达斡尔族自治旗、阿荣旗、扎兰屯市）、兴安盟（阿尔山市、科尔沁右翼前旗）、通辽市（库伦旗）、赤峰市（阿鲁科尔沁旗、巴林左旗、巴林右旗、克什克腾旗、喀喇沁旗）、锡林郭勒盟（东乌珠穆沁旗、西乌珠穆沁旗、多伦县）、乌兰察布市（卓资县、凉城县）、呼和浩特市（土默特左旗、武川县）、包头市（土默特右旗）、阿拉善盟（阿拉善左旗）。

| **资源情况** | 野生资源一般。药材来源于野生。

| **采收加工** | **中药** 库页悬钩子：7 ~ 8 月采割，晒干。
库页悬钩子根：秋季采挖，洗净，鲜用或晒干。
库页悬钩子花：6 ~ 7 月采摘，鲜用或晒干。

| **功能主治** | **中药** 库页悬钩子：苦、涩，平。归心、肺、大肠经。清肺止血，解毒止痢。用于吐血，衄血，痢疾，泄泻。
库页悬钩子根：苦、涩，平。归脾、肝经。收敛止血，祛风清热。用于久痢，久泄，吐血，衄血，带下，支气管哮喘，荨麻疹。
库页悬钩子花：苦，平。解毒，安神。用于蛇蝎咬伤，失眠。
**蒙药** 柴布日 - 勃日勒哲根：止咳，清热，调元。用于感冒，未成熟热，搏热，咳嗽，赫依热。

| **用法用量** | **中药** 库页悬钩子：内服煎汤，15 ~ 30 g。
库页悬钩子根：内服煎汤，15 ~ 30 g。
库页悬钩子花：内服煎汤，3 ~ 10 g。外用适量，煎汤洗；或浸泡。
**蒙药** 柴布日 - 勃日勒哲根：多入汤、散剂。

蔷薇科 Rosaceae 悬钩子属 Rubus

# 石生悬钩子 *Rubus saxatilis* L.

| 植物别名 | 天山悬钩子、地豆豆、莓子。

| 蒙 文 名 | 哈担 – 勃日勒哲根。

| 药 材 名 | **中药** 石生悬钩子（药用部位：全草或果实）。
　　　　　 **蒙药** 哈担 – 勃日勒哲根（药用部位：茎皮）。

| 形态特征 | 多年生草本，高 20 ～ 60 cm。根不发生萌蘖。茎细，圆柱形，不育茎有鞭状匍枝，具小针刺和稀疏柔毛，有时具腺毛。复叶常具 3 小叶，稀单叶分裂，小叶片卵状菱形至长圆状菱形，顶生小叶长 5 ～ 7 cm，稍长于侧生小叶，先端急尖，基部近楔形，侧生小叶基部偏斜，两面有柔毛，下面沿叶脉毛较多，边缘常具粗重锯齿，稀为缺刻状锯齿，侧生小叶有时 2 裂；叶柄长，具稀疏柔毛和小针刺，侧生小叶近无

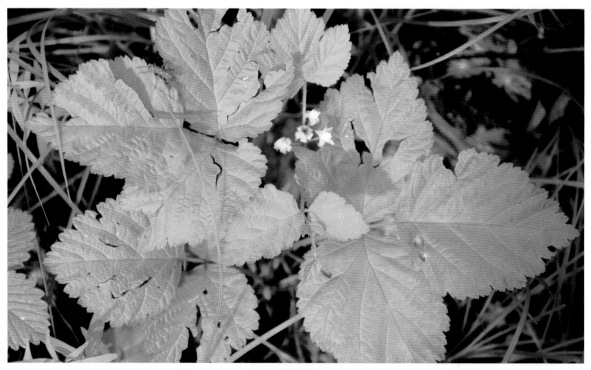

石生悬钩子

柄，顶生小叶柄长 1 ~ 2 cm；托叶离生，花枝上的托叶卵形或椭圆形，匍匐枝上的托叶较狭，披针形或线状长圆形，全缘。花常 2 ~ 10 成束或成伞房状花序；总花梗长短不等，短者长仅 0.5 cm，长者达 3 cm，总花梗和花梗均被小针刺和稀疏柔毛，常混生腺毛；花小，直径不超过 1 cm；花萼陀螺形或在果期为盆形，外面有柔毛；萼片卵状披针形，几与花瓣等长；花瓣小，匙形或长圆形，白色，直立；雄蕊多数，花丝基部膨大，直立，先端钻状而内弯；雌蕊通常 5 ~ 6。果实球形，红色，直径 1 ~ 1.5 cm，小核果较大；核长圆形，具蜂巢状孔穴。花期 6 ~ 7 月，果期 8 ~ 9 月。

| **生境分布** | 生于森林带山地林下、林缘灌丛、林缘草甸或森林上限的石质山坡，亦见于林区的沼泽灌丛中。分布于内蒙古呼伦贝尔市（额尔古纳市、根河市、鄂温克族自治旗、陈巴尔虎旗、牙克石市、鄂伦春自治旗、莫力达瓦达斡尔族自治旗、阿荣旗、扎兰屯市）、兴安盟（阿尔山市、科尔沁右翼前旗）、赤峰市（阿鲁科尔沁旗、喀喇沁旗、林西县、巴林左旗、巴林右旗、克什克腾旗）、锡林郭勒盟（锡林浩特市、西乌珠穆沁旗、东乌珠穆沁旗）、乌兰察布市（卓资县）、呼和浩特市（武川县、土默特左旗）、包头市（土默特右旗）。

| **资源情况** | 野生资源较丰富。药材来源于野生。

| **采收加工** | **中药** 石生悬钩子：夏、秋季采收全草，晒干，切段；秋季采收成熟果实，放入沸水中微浸，捞出，晒干。
**蒙药** 哈担－勃日勒哲根：夏、秋季采割，除去嫩枝及叶，剥去外皮，阴干。

| **功能主治** | **中药** 石生悬钩子：补肾固精，助阳明目，补肝健胃，祛风止痛，缩小便。用于遗精，急性、亚急性肝炎，食欲缺乏，风湿关节痛。
**蒙药** 哈担－勃日勒哲根：止咳，清热，调元。用于感冒，未成熟热，搏热，咳嗽，赫依热。

| **用法用量** | **中药** 石生悬钩子：内服煎汤，6 ~ 9 g。
**蒙药** 哈担－勃日勒哲根：多入汤、散剂。

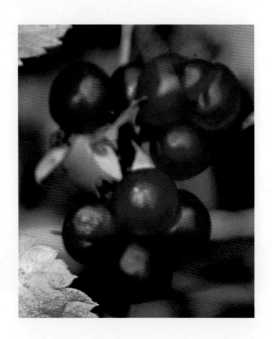

# 路边青 *Geum aleppicum* Jacq.

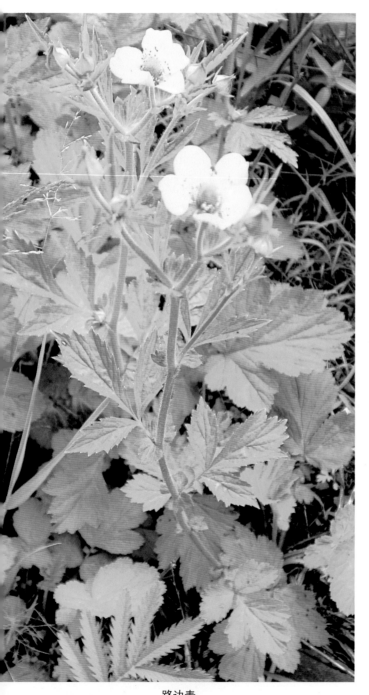

路边青

## 植物别名

水杨梅、兰布政、草本水杨梅。

## 蒙 文 名

高哈图如。

## 药 材 名

草本水杨梅（药用部位：全草或根）。

## 形态特征

多年生草本。须根簇生。茎直立，高 30～
100 cm，被开展粗硬毛，稀几无毛。基生叶
为大头羽状复叶，通常有小叶 2～6 对，连
叶柄长 10～25 cm，叶柄被粗硬毛，小叶大
小极不相等，顶生小叶最大，菱状广卵形或
宽扁圆形，长 4～8 cm，宽 5～10 cm，先
端急尖或圆钝，基部宽心形至宽楔形，边缘
常浅裂，有不规则粗大锯齿，锯齿急尖或圆
钝，两面绿色，疏生粗硬毛；茎生叶为羽状
复叶，有时重复分裂，向上小叶逐渐减少，
顶生小叶披针形或倒卵状披针形，先端常渐
尖或短渐尖，基部楔形；茎生叶托叶大，绿
色，叶状，卵形，边缘有不规则粗大锯齿。
花序顶生，疏散排列，花梗被短柔毛或微硬
毛；花直径 1～1.7 cm；花瓣黄色，几圆形，

比萼片长；萼片卵状三角形，先端渐尖，副萼片狭小，披针形，先端渐尖，稀2裂，比萼片短1倍多，外面被短柔毛及长柔毛；花柱顶生，在上部1/4处扭曲，成熟后自扭曲处脱落，脱落部分下部被疏柔毛。聚合果倒卵球形，瘦果被长硬毛，花柱宿存部分无毛，先端有小钩；果托被短硬毛，长约1 mm。花果期7 ～ 10月。

| **生境分布** | 生于森林带和草原带的林缘草甸、河滩沼泽草甸、河边、河滩、林间隙地及林缘。分布于内蒙古呼伦贝尔市（额尔古纳市、根河市、鄂温克族自治旗、陈巴尔虎旗、新巴尔虎左旗、海拉尔区、牙克石市、鄂伦春自治旗、莫力达瓦达斡尔族自治旗、阿荣旗、扎兰屯市）、兴安盟（科尔沁右翼前旗、扎赉特旗）、通辽市（奈曼旗、扎鲁特旗）、赤峰市（阿鲁科尔沁旗、巴林左旗、巴林右旗、林西县、克什克腾旗、喀喇沁旗、宁城县）、锡林郭勒盟（正蓝旗、多伦县、正镶白旗、西乌珠穆沁旗、东乌珠穆沁旗、锡林浩特市）、乌兰察布市（卓资县、凉城县）、呼和浩特市（武川县）、包头市（固阳县）、乌海市（海南区）。

| **资源情况** | 野生资源丰富。药材来源于野生。

| **采收加工** | 夏、秋季采收，洗净，晒干。

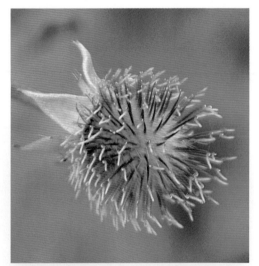

| **药材性状** | 本品长20 ～ 100 cm。主根短，有多数细根，褐棕色。茎圆柱形，被毛或近无毛。基生叶有长柄，羽状全裂或近羽状复叶，顶生裂片较大，卵形或宽卵形，边缘有大锯齿，两面被毛或几无毛，侧生裂片小，边缘有不规则的粗齿；茎生叶互生，卵形，3浅裂或羽状分裂。花顶生，常脱落。聚合瘦果近球形。气微，味辛、微苦。

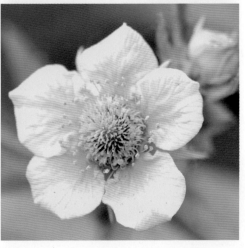

| **功能主治** | 辛、甘，平。清热解毒，消肿止痛。用于肠炎，痢疾，小儿惊风，腰腿痛，跌打损伤，月经不调，带下；外用于疗疮，痈肿。

| **用法用量** | 内服煎汤，6 ～ 9 g。外用适量，鲜品捣敷。

薔薇科 Rosaceae 委陵菜属 Potentilla

# 长叶二裂委陵菜 *Potentilla bifurca* L. var. *major* Ldb.

| 植物别名 | 高二裂委陵菜、地红花、黄瓜香。

| 蒙 文 名 | 陶日格 – 阿叉 – 陶来音 – 汤乃。

| 药 材 名 | 二裂叶委陵菜（药用部位：全草）。

| 形态特征 | 本变种与二裂委陵菜的区别在于植株高大，叶柄、花茎下部伏生柔毛或脱落几无毛，小叶片带形或长椭圆形，先端圆钝或 2 裂。花序聚伞状，花较大，直径 1.2 ～ 1.5 cm。花果期 5 ～ 10 月。

| 生境分布 | 旱中生植物。生于耕地道旁、河滩沙地、山坡草甸。分布于内蒙古乌兰察布市（化德县、集宁区、商都县）、包头市（东河区、九原区、昆都仑区、青山区、石拐区）。

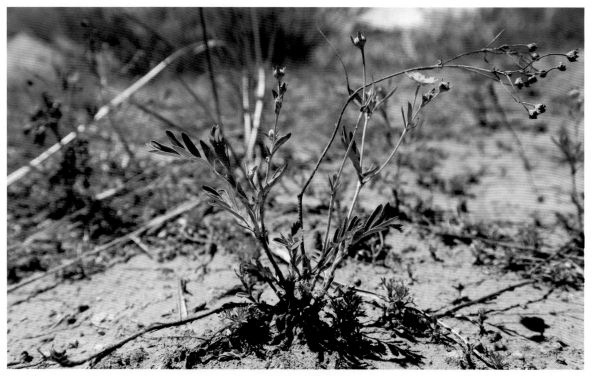

长叶二裂委陵菜

| **资源情况** | 野生资源丰富。药材来源于野生。 |
| :--- | :--- |
| **采收加工** | 夏、秋季采收，切碎，晒干。 |
| **功能主治** | 凉血止血，止痢。用于功能失调性子宫出血，产后出血过多，痢疾。 |
| **用法用量** | 内服煎汤，9 ~ 15 g，鲜品加倍。 |

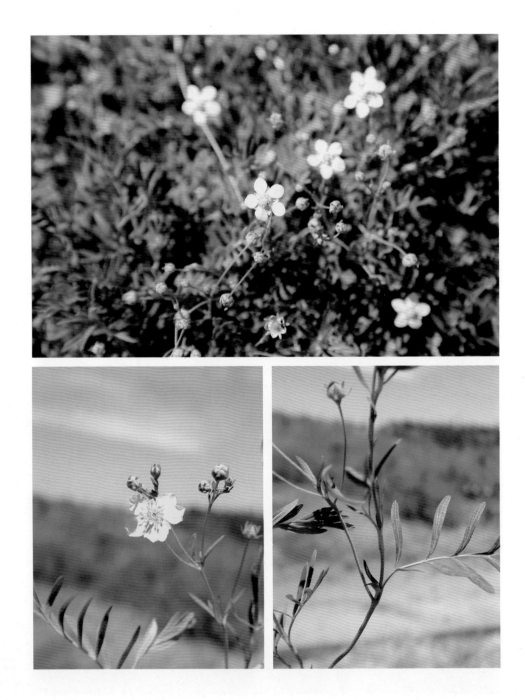

蔷薇科 Rosaceae 委陵菜属 Potentilla

# 星毛委陵菜 *Potentilla acaulis* L.

| 植物别名 | 无茎委陵菜。

| 蒙文名 | 那布塔嘎日－陶来音－汤乃。

| 药材名 | 星毛委陵菜（药用部位：全草）。

| 形态特征 | 多年生草本，高 2 ~ 15 cm，植株灰绿色。根圆柱形，多分枝。花茎丛生，密被星状毛及开展微硬毛。基生叶为掌状三出复叶，连叶柄长 1.5 ~ 7 cm，叶柄密被星状毛及开展微硬毛，小叶常有短柄或几无柄；小叶片倒卵状椭圆形或菱状倒卵形，长 0.8 ~ 3 cm，宽 0.4 ~ 1.5 cm，先端圆钝，基部楔形，每边有 4 ~ 6 圆钝锯齿，两面灰绿色，密被星状毛及开展微硬毛，下面沿脉较密；茎生叶 1 ~ 3，小叶与基生小叶相似；基生叶托叶膜质，淡褐色，被星状毛及开展

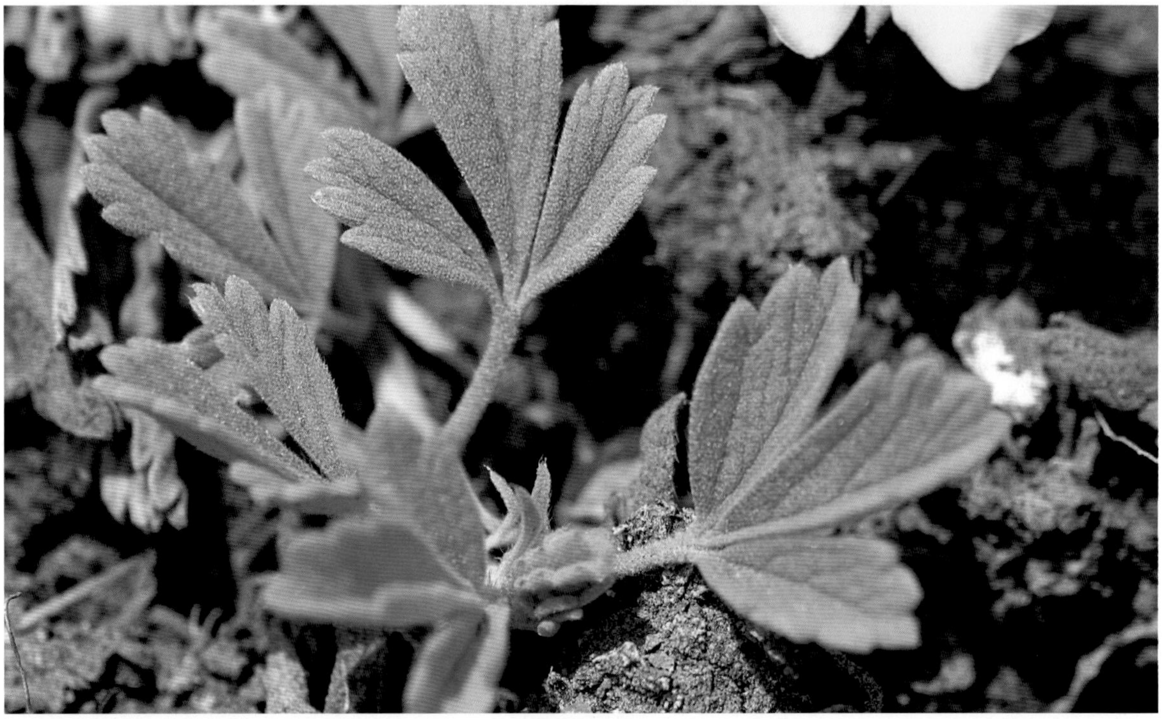

星毛委陵菜

微硬毛, 茎生叶托叶草质, 灰绿色, 带形或带状披针形, 外被星状毛。顶生花 1 ~ 2 或 2 ~ 5 成聚伞花序, 花梗长 1 ~ 2 cm, 密被星状毛及疏柔毛; 花直径约 1.5 cm; 萼片三角状卵形, 先端急尖, 副萼片椭圆形, 先端圆钝, 稀 2 裂, 外面密被星状毛及疏柔毛; 花瓣黄色, 倒卵形, 先端微凹或圆钝, 比萼片长约 1 倍; 花柱近顶生, 基部有乳头, 柱头稍微扩大。瘦果近肾形, 直径约 1 mm, 有不明显脉纹。花果期 4 ~ 8 月。

| **生境分布** | 生于典型草原带的砂质草原、砾石质草原及放牧退化草原。分布于内蒙古呼伦贝尔市 ( 额尔古纳市、根河市、鄂温克族自治旗、陈巴尔虎旗、海拉尔区、满洲里市、新巴尔虎左旗、新巴尔虎右旗、牙克石市 )、兴安盟 ( 阿尔山市、科尔沁右翼前旗、科尔沁右翼中旗 )、赤峰市 ( 阿鲁科尔沁旗、巴林右旗、克什克腾旗 )、锡林郭勒盟 ( 锡林浩特市、西乌珠穆沁旗、阿巴嘎旗 )、乌兰察布市 ( 察哈尔右翼中旗、察哈尔右翼后旗、卓资县、四子王旗 )、包头市 ( 达尔罕茂明安联合旗、固阳县 )、巴彦淖尔市 ( 乌拉特中旗、乌拉特后旗 )、鄂尔多斯市 ( 准格尔旗 )、阿拉善盟 ( 阿拉善左旗、阿拉善右旗 )。

| **资源情况** | 野生资源丰富。药材来源于野生。

| **采收加工** | 夏季采收, 晒干。

| **功能主治** | 清热解毒, 止血, 止痢。

| **用法用量** | 内服煎汤, 10 ~ 15 g; 或研末; 或浸酒。外用鲜品适量, 煎汤洗; 或捣敷。

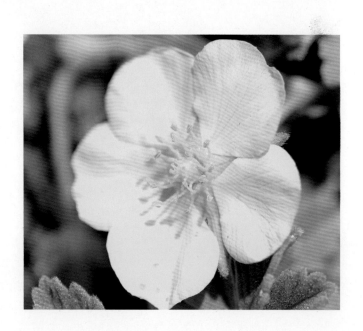

蔷薇科 Rosaceae 委陵菜属 Potentilla

# 绢毛匍匐委陵菜 *Potentilla reptans* L. var. *sericophylla* Franch.

| 植物别名 | 绢毛细蔓委陵菜、五爪龙。

| 蒙 文 名 | 塔布勒金－陶来音－汤乃。

| 药 材 名 | 绢毛匍匐委陵菜（药用部位：全草）。

| 形态特征 | 本变种与匍匐委陵菜的区别在于叶为三出掌状复叶，2 侧生小叶浅裂至深裂，有时不裂，小叶下面及叶柄伏生绢状柔毛，稀脱落被稀疏柔毛。

| 生境分布 | 旱中生植物。生于山地草甸、草甸草原及山地沟谷。分布于内蒙古包头市（土默特右旗）。

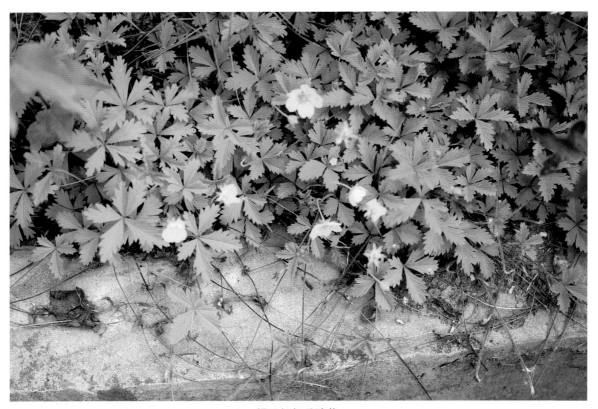

绢毛匍匐委陵菜

| **资源情况** | 野生资源较丰富。药材来源于野生。

| **采收加工** | 秋季采收，除去泥土，晒干。

| **功能主治** | 清热利湿，止血，杀虫。用于肝炎，崩漏，蛲虫病；外用于外伤出血。

| **用法用量** | 内服煎汤，15～30 g。外用适量，研末敷。

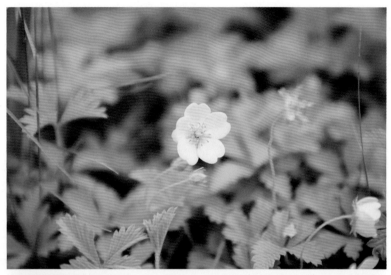

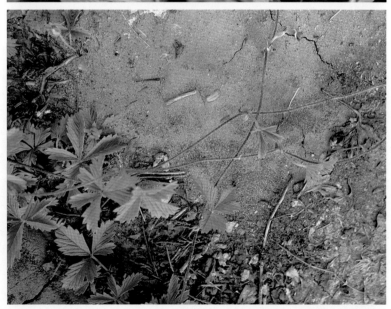

蔷薇科 Rosaceae 委陵菜属 Potentilla

# 蕨麻
*Potentilla anserina* L.

| **植物别名** | 人参果、延寿草、鹅绒委陵菜。

| **蒙文名** | 陶来音 – 汤乃。

| **药材名** | 蕨麻（药用部位：全草或块根）。

| **形态特征** | 多年生草本。根向下延长，有时在根的下部长成纺锤形或椭圆形块根。茎匍匐，在节处生根，常着地长出新植株，外被伏生或半开展疏柔毛或脱落几无毛。基生叶为间断羽状复叶，有小叶 6 ~ 11 对，连叶柄长 2 ~ 20 cm，叶柄被伏生或半开展疏柔毛，有时脱落几无毛；小叶对生或互生，无柄或顶生小叶有短柄，最上面 1 对小叶基部下延与叶轴汇合，基部小叶渐小，呈附片状；小叶片通常椭圆形、倒卵状椭圆形或长椭圆形，长 1 ~ 2.5 cm，宽 0.5 ~ 1 cm，先端圆钝，

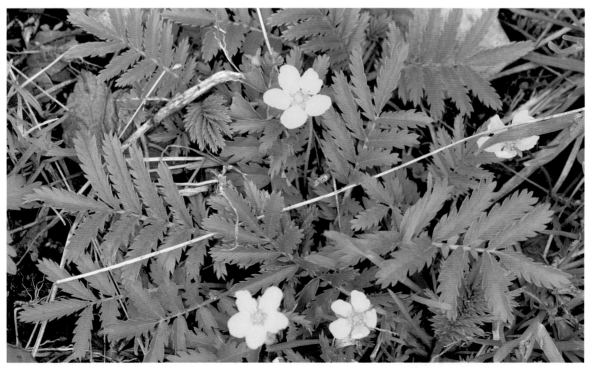

蕨麻

基部楔形或阔楔形，边缘有多数尖锐锯齿或呈裂片状，上面绿色，被疏柔毛或脱落几无毛，下面密被紧贴的银白色绢毛，叶脉明显或不明显；茎生叶与基生叶相似，惟小叶对数较少；基生叶和下部茎生叶托叶膜质，褐色，和叶柄连成鞘状，外面被疏柔毛或脱落几无毛，上部茎生叶托叶草质，多分裂。单花腋生；花梗长 2.5 ～ 8 cm，被疏柔毛；花直径 1.5 ～ 2 cm；萼片三角状卵形，先端急尖或渐尖，副萼片椭圆形或椭圆状披针形，常 2 ～ 3 裂，稀不裂，与副萼片近等长或稍短；花瓣黄色，倒卵形，先端圆形，比萼片长 1 倍；花柱侧生，小枝状，柱头稍扩大。花果期 5 ～ 9 月。

| 生境分布 | 生于低湿地，为河滩和低湿地草甸的优势植物，常见于苔草草甸、矮杂类草草甸、盐化草甸、沼泽化草甸等类群落中，也见于河岸、路边、居民区附近。分布于内蒙古呼伦贝尔市、兴安盟、通辽市（奈曼旗、科尔沁左翼中旗）、赤峰市（林西县）、锡林郭勒盟（正镶白旗、锡林浩特市、太仆寺旗、苏尼特右旗、苏尼特左旗、西乌珠穆沁旗）、乌兰察布市（商都县、集宁区、卓资县、凉城县、化德县、察哈尔右翼前旗、察哈尔右翼中旗）、呼和浩特市（武川县、和林格尔县）、包头市（青山区、固阳县、达尔罕茂明安联合旗）、巴彦淖尔市（五原县、磴口县、乌拉特中旗）、鄂尔多斯市（鄂托克前旗、鄂托克旗、达拉特旗、乌审旗、伊金霍洛旗）。

| 资源情况 | 野生资源丰富。药材来源于野生。

| 采收加工 | 夏季枝叶茂盛时采割全草，除去杂质，扎成把，晒干；秋季采挖块根，洗净，晒干。

| 药材性状 | 本品根呈纺锤形、圆球形、圆柱形或不规则形，微弯曲，长 0.5 ～ 3.5 cm，直径 2 ～ 7 cm；表面棕褐色，有纵皱纹。质坚硬而脆，断面平坦，类白色，有黄白色相间的同心环纹，髓部淡黄色。气微清香，味微甜，嚼之有黏牙感。

| 功能主治 | 全草，甘、苦，凉。凉血止血，解毒利湿。用于各种出血症，痢疾，疮疡疖肿。块根，甘、微苦，寒。补气血，健脾胃，生津止渴，利湿。用于病后贫血，营养不良，脾虚腹泻，风湿痹痛。

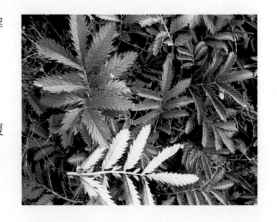

| 用法用量 | 内服煎汤，15 ～ 30 g。

蔷薇科 Rosaceae 委陵菜属 Potentilla

# 白萼委陵菜 *Potentilla betonicifolia* Poiret.

| **植物别名** | 三出萎陵菜、白叶委陵菜。

| **蒙 文 名** | 沙吉盖音 – 萨日布。

| **药 材 名** | 三出叶委陵菜（药用部位：地上部分）。

| **形态特征** | 多年生草本。根粗壮，圆柱形，常木质化。花茎直立或上升，高
8 ~ 16 cm，初被白色绒毛，以后脱落无毛。基生叶为掌状三出复
叶，连叶柄长 5 ~ 12 cm，叶柄初被白色绒毛，以后脱落无毛；小
叶片无柄，革质，长圆状披针形或卵状披针形，长 1 ~ 5 cm，宽 0.5 ~
1.5 cm，先端急尖，基部楔形或近圆形，边缘有多数圆钝或急尖粗
大锯齿，上面绿色，初被白色绒毛，以后脱落几无毛，下面密被白
色绒毛，沿中脉被稀疏绢状柔毛；茎生叶不发达，呈苞叶状；基生

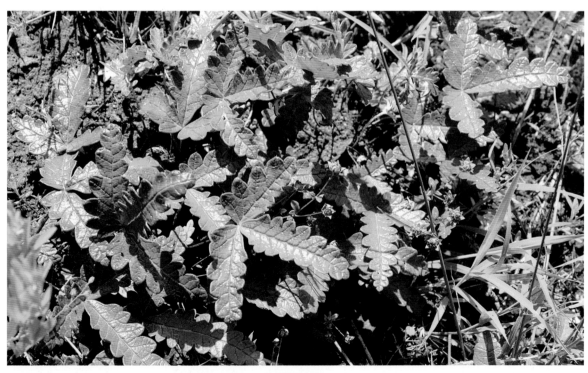

白萼委陵菜

叶托叶膜质，褐色，外面被白色绢状长柔毛，茎生叶托叶很小，革质，长卵状圆形，全缘，下面被白色绒毛。聚伞花序圆锥状，多花，疏散，花梗长 1 ~ 1.5 cm，外被白色绒毛；花直径约 1 cm；萼片三角状卵圆形，先端急尖，副萼片披针形或椭圆形，先端急尖，比萼片短或近等长，外面被白色绒毛及稀疏柔毛；花瓣黄色，倒卵形，先端圆钝；花柱近顶生，基部膨大，柱头略为扩大。瘦果有脉纹。花期 5 ~ 6 月，果期 6 ~ 8 月。

| 生境分布 | 生于草原带和森林草原带的向阳石质山坡、石质丘顶、粗骨质土壤上、山坡草地及岩石缝间。分布于内蒙古呼伦贝尔市、兴安盟（阿尔山市、科尔沁右翼前旗、科尔沁右翼中旗、扎赉特旗）、通辽市（扎鲁特旗）、赤峰市（阿鲁科尔沁旗、巴林左旗、巴林右旗、林西县、克什克腾旗）、锡林郭勒盟（锡林浩特市、阿巴嘎旗、镶黄旗、正镶白旗、太仆寺旗、西乌珠穆沁旗、多伦县）、乌兰察布市（集宁区、丰镇市、化德县、四子王旗、凉城县）、鄂尔多斯市（准格尔旗、乌审旗）。

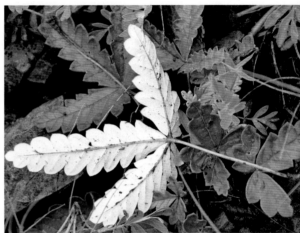
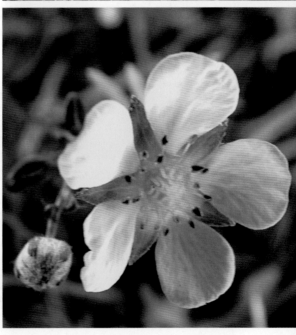

| 资源情况 | 野生资源较丰富。药材来源于野生。

| 采收加工 | 夏季割取，扎成把，晒干。

| 功能主治 | 苦、辛，微温。归肾、膀胱经。利水消肿。用于水肿。

| 用法用量 | 内服煎汤，10 ~ 15 g；或入丸、散剂。

蔷薇科 Rosaceae 委陵菜属 Potentilla

# 二裂委陵菜 *Potentilla bifurca* L.

| 植物别名 | 地红花、痔疮草、叉叶委陵菜。

| 蒙 文 名 | 阿叉－陶来音－汤乃。

| 药 材 名 | 鸡冠草（药用部位：全草）。

| 形态特征 | 多年生草本或亚灌木。根圆柱形，纤细，木质。花茎直立或上升，高 5 ~ 20 cm，密被疏柔毛或微硬毛。羽状复叶，有小叶 5 ~ 8 对，最上面 2 ~ 3 对小叶基部下延与叶轴汇合，连叶柄长 3 ~ 8 cm；叶柄密被疏柔毛或微硬毛，小叶片无柄，对生，稀互生，椭圆形或倒卵状椭圆形，长 0.5 ~ 1.5 cm，宽 0.4 ~ 0.8 cm，先端常 2 裂，稀 3 裂，基部楔形或宽楔形，两面绿色，伏生疏柔毛；下部叶托叶膜质，褐色，外面被微硬毛，稀脱落几无毛，上部茎生叶托叶草质，绿色，

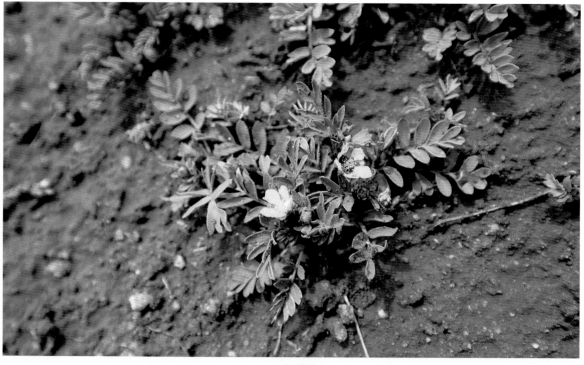

二裂委陵菜

卵状椭圆形，常全缘，稀有齿。近伞房状聚伞花序，顶生，疏散；花直径 0.7 ～
1 cm；萼片卵圆形，先端急尖，副萼片椭圆形，先端急尖或钝，比萼片短或近
等长，外面被疏柔毛；花瓣黄色，倒卵形，先端圆钝，比萼片稍长；心皮沿腹
部有稀疏柔毛；花柱侧生，棒形，基部较细，先端缢缩，柱头扩大。瘦果表面
光滑。花果期 5 ～ 8 月。

| **生境分布** | 生于草原化草甸、轻度盐化草甸、荒漠、草原、沙丘、山坡草地、山地灌丛、
林缘、农田、路边。分布于内蒙古呼伦贝尔市、兴安盟（阿尔山市、科尔沁右
翼前旗、扎赉特旗）、通辽市、赤峰市（阿鲁科尔沁旗、巴林左旗、巴林右旗、
克什克腾旗）、锡林郭勒盟（东乌珠穆沁旗、正蓝旗）、乌兰察布市（卓资县、
凉城县）、呼和浩特市（武川县）、包头市（土默特右旗）、鄂尔多斯市（鄂
托克前旗、鄂托克旗）。

| **资源情况** | 野生资源丰富。药材来源于野生。

| **采收加工** | 夏季采收，洗净，晒干。

| **功能主治** | 甘、微辛，凉。凉血，止血，止痢，解毒。用于功能失调性子宫出血，崩漏，
产后出血，痢疾，痔疮。

| **用法用量** | 内服煎汤，25 ～ 50 g。外用适量，鲜品捣敷。

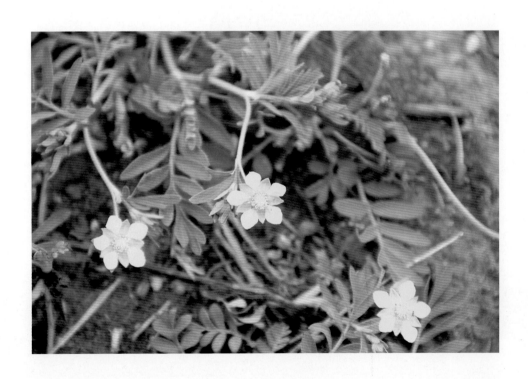

蔷薇科 Rosaceae 委陵菜属 Potentilla

# 委陵菜 *Potentilla chinensis* Ser.

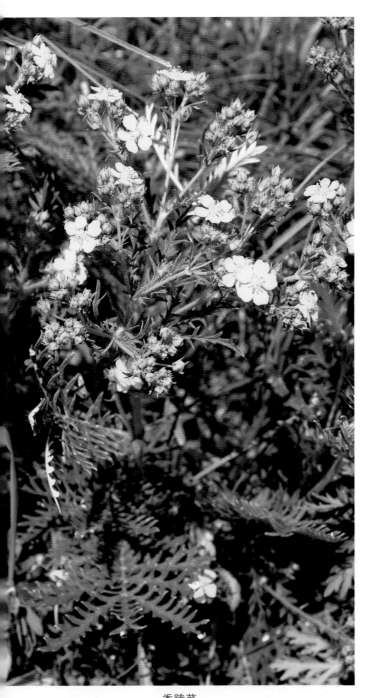

委陵菜

| 植物别名 |

一白草、扑地虎、萎陵菜。

| 蒙 文 名 |

希林－陶来音－汤乃。

| 药 材 名 |

委陵菜（药用部位：全草）。

| 形态特征 |

多年生草本。根粗壮，圆柱形，稍木质化。花茎直立或上升，高 20 ～ 70 cm，被稀疏短柔毛及白色绢状长柔毛。基生叶为羽状复叶，有小叶 5 ～ 15 对，间隔 0.5 ～ 0.8 cm，连叶柄长 4 ～ 25 cm，叶柄被短柔毛及绢状长柔毛；小叶片对生或互生，上部小叶较长，向下逐渐减小，无柄，长圆形、倒卵形或长圆状披针形，长 1 ～ 5 cm，宽 0.5 ～ 1.5 cm，边缘羽状中裂，裂片三角状卵形、三角状披针形或长圆状披针形，先端急尖或圆钝，边缘向下反卷，上面绿色，被短柔毛或脱落几无毛，中脉下陷，下面被白色绒毛，沿脉被白色绢状长柔毛；茎生叶与基生叶相似，惟叶片对数较少；基生叶托叶近膜质，褐色，外面被白色绢状长柔毛，茎生叶托叶草质，

绿色，边缘锐裂。伞房状聚伞花序，花梗长 0.5 ~ 1.5 cm，基部有披针形苞片，外面密被短柔毛；花直径通常 0.8 ~ 1 cm，稀达 1.3 cm；萼片三角状卵形，先端急尖，副萼片带形或披针形，先端尖，比萼片短约 1 倍且狭窄，外面被短柔毛及少数绢状柔毛；花瓣黄色，宽倒卵形，先端微凹，比萼片稍长；花柱近顶生，基部微扩大，稍有乳头或不明显，柱头扩大。瘦果卵球形，深褐色，有明显皱纹。花果期 7 ~ 9 月。

| **生境分布** | 生于草原、草甸草原、山地林缘、灌丛中或疏林下。分布于内蒙古呼伦贝尔市（额尔古纳市、根河市、鄂温克族自治旗、陈巴尔虎旗、新巴尔虎右旗、牙克石市、鄂伦春自治旗、莫力达瓦达斡尔族自治旗、阿荣旗、扎兰屯市）、兴安盟（阿尔山市、科尔沁右翼前旗、科尔沁右翼中旗、扎赉特旗）、通辽市（库伦旗、科尔沁左翼中旗、科尔沁区、奈曼旗、扎鲁特旗、科尔沁左翼后旗）、赤峰市（阿鲁科尔沁旗、克什克腾旗、翁牛特旗、巴林左旗、巴林右旗、宁城县）、锡林郭勒盟（苏尼特左旗、阿巴嘎旗、多伦县）、乌兰察布市（卓资县、察哈尔右翼前旗、凉城县）、呼和浩特市（托克托县）、包头市（土默特右旗、达尔罕茂明安联合旗）、巴彦淖尔市（乌拉特前旗）、鄂尔多斯市（伊金霍洛旗、鄂托克旗、准格尔旗、乌审旗）。

| **资源情况** | 野生资源丰富。药材来源于野生。

| **采收加工** | 夏季枝叶茂盛时采割，除去杂质，扎成把，晒干。

| **药材性状** | 本品根呈圆柱形或类圆锥形，略扭曲，有的有分枝，长 5 ~ 17 cm，直径 0.5 ~ 1.5 cm；表面暗棕色或暗紫红色，有纵纹，粗皮易呈片状剥落；根茎部稍膨大；质硬，易折断，断面皮部薄，暗棕色，常与木部分离，射线呈放射状排列。叶基生，奇数羽状复叶，有柄；小叶 12 ~ 31 对，狭长椭圆形，边缘羽状深裂，下表面和叶柄均灰白色，密被灰白色绒毛。气微，味涩、微苦。

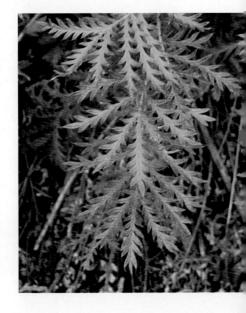

| **功能主治** | 苦，寒。归肝、大肠经。清热解毒，凉血止痢。用于赤痢腹痛，久痢不止，痔疮出血，痈肿疮毒。

| **用法用量** | 内服煎汤，9 ~ 15 g。外用适量。

蔷薇科 Rosaceae 委陵菜属 Potentilla

# 大萼委陵菜 *Potentilla conferta* Bge.

| **植物别名** | 大头委陵菜。 |

| **蒙 文 名** | 图如特－陶来音－汤乃。 |

| **药 材 名** | 白毛委陵菜（药用部位：根）。 |

| **形态特征** | 多年生草本。根圆柱形，木质化。花茎直立或上升，高 20 ~ 45 cm，外被短柔毛及开展白色绢状长柔毛，毛长 3 ~ 4 mm。基生叶为羽状复叶，有小叶 3 ~ 6 对，间隔 0.3 ~ 0.5 cm，连叶柄长 6 ~ 20 cm，叶柄被短柔毛及开展白色绢状长柔毛；小叶片对生或互生，披针形或长椭圆形，长 1 ~ 5 cm，宽 0.5 ~ 2 cm，边缘羽状中裂或深裂，但不达中脉，裂片通常三角状长圆形、三角状披针形或 |

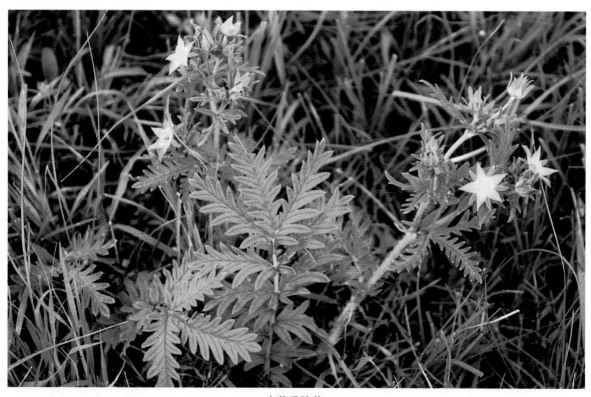

大萼委陵菜

带状长圆形，先端圆钝或呈舌形，基部常扩大，边缘向下反卷或有时不明显，上面绿色，伏生短柔毛或脱落几无毛，下面被灰白色绒毛，沿脉被开展白色绢状长柔毛；茎生叶与基生叶相似，惟小叶对数较少；基生叶托叶膜质，褐色，外面被疏柔毛，有时脱落，茎生叶托叶草质，绿色，常牙齿状分裂或不分裂，先端渐尖。聚伞花序多花至少花，春季时常密集于先端，夏、秋季时花梗常伸长疏散；花梗长 1 ~ 2.5 cm，密被短柔毛；花直径 1.2 ~ 1.5 cm；萼片三角状卵形或椭圆状卵形，先端急尖或渐尖，副萼片披针形或长圆状披针形，先端圆钝或急尖，比萼片稍短或近等长，在果时显著增大；花瓣黄色，倒卵形，先端圆钝或微凹，比萼片稍长；花柱圆锥形，基部膨大，柱头微扩大。瘦果卵形或半球形，直径约 1 mm，具皱纹，稀不明显。花期 6 ~ 7 月，果期 7 ~ 8 月。

| **生境分布** | 生于典型草原和草甸草原，为常见的草原伴生植物，也见于耕地边、沟谷、草甸及灌丛中。分布于内蒙古呼伦贝尔市（额尔古纳市、根河市、鄂温克族自治旗、陈巴尔虎旗、新巴尔虎左旗、新巴尔虎右旗、海拉尔区、牙克石市、鄂伦春自治旗、莫力达瓦达斡尔族自治旗、阿荣旗、扎兰屯市）、兴安盟（阿尔山市、科尔沁右翼前旗、科尔沁右翼中旗）、赤峰市（巴林左旗、巴林右旗、克什克腾旗）、锡林郭勒盟（东乌珠穆沁旗、锡林浩特市、二连浩特市、阿巴嘎旗、太仆寺旗）、乌兰察布市（察哈尔右翼中旗、察哈尔右翼后旗、化德县、集宁区、凉城县）、包头市（土默特右旗、固阳县、达尔罕茂明安联合旗）、巴彦淖尔市（乌拉特中旗）、鄂尔多斯市（准格尔旗）、阿拉善盟（阿拉善左旗、阿拉善右旗）。

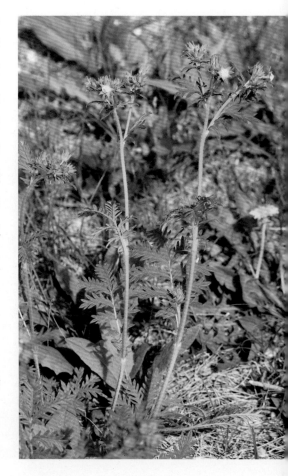

| **资源情况** | 野生资源丰富。药材来源于野生。

| **采收加工** | 夏季采挖，洗净，切片，晒干。

| **功能主治** | 苦、酸，凉。清热，凉血，止血。用于崩漏，鼻衄，功能失调性子宫出血。

| **用法用量** | 内服煎汤，10 ~ 15 g；或研末，3 ~ 6 g。

蔷薇科 Rosaceae 委陵菜属 Potentilla

# 翻白草 *Potentilla discolor* Bge.

| **植物别名** | 鸡腿根、翻白萎陵菜、叶下白。

| **蒙 文 名** | 阿拉格－陶来音－汤乃。

| **药 材 名** | 翻白草（药用部位：根）。

| **形态特征** | 多年生草本。根粗壮，下部常肥厚成纺锤形。花茎直立，上升或微
铺散，高 10 ~ 45 cm，密被白色绵毛。基生叶有小叶 2 ~ 4 对，间
隔 0.8 ~ 1.5 cm，连叶柄长 4 ~ 20 cm，叶柄密被白色绵毛，有时并
有长柔毛；小叶对生或互生，无柄，小叶片长圆形或长圆状披针形，
长 1 ~ 5 cm，宽 0.5 ~ 0.8 cm，先端圆钝，稀急尖，基部楔形、宽
楔形或偏斜圆形，边缘具圆钝锯齿，稀急尖，上面暗绿色，被稀疏

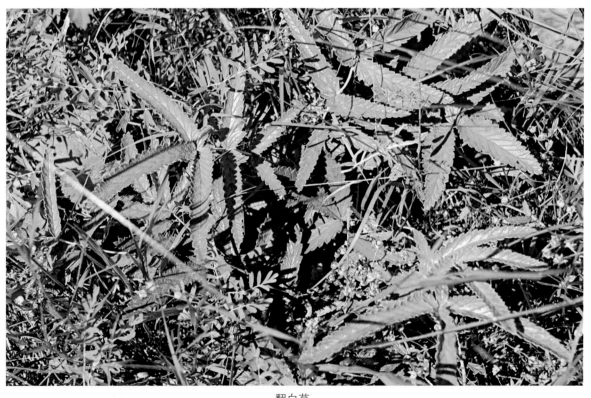

翻白草

白色绵毛或脱落几无毛，下面密被白色或灰白色绵毛，叶脉不显或微显；茎生叶 1 ~ 2，有掌状 3 ~ 5 小叶；基生叶托叶膜质，褐色，外面被白色长柔毛，茎生叶托叶草质，绿色，卵形或宽卵形，边缘常有缺刻状牙齿，稀全缘，下面密被白色绵毛。聚伞花序有花数朵至更多，疏散，花梗长 1 ~ 2.5 cm，外被绵毛；花直径 1 ~ 2 cm；萼片三角状卵形，副萼片披针形，比萼片短，外面被白色绵毛；花瓣黄色，倒卵形，先端微凹或圆钝，比萼片长；花柱近顶生，基部乳头状膨大，柱头稍扩大。瘦果近肾形，宽约 1 mm，光滑。花果期 6 ~ 9 月。

| **生境分布** | 生于阔叶林带的山地草甸、疏林、荒地、山谷、沟边、草甸及疏林下。分布于内蒙古呼伦贝尔市（鄂伦春自治旗、扎兰屯市）、兴安盟（科尔沁右翼前旗、扎赉特旗）、通辽市（科尔沁左翼后旗）、赤峰市（喀喇沁旗、翁牛特旗）、乌兰察布市（察哈尔右翼后旗）、包头市（土默特右旗）。

| **资源情况** | 野生资源一般。药材来源于野生。

| **采收加工** | 夏、秋季花开前采挖，除去泥沙和杂质，干燥。

| **药材性状** | 本品呈纺锤形或圆柱形，长 4 ~ 8 cm，直径 0.4 ~ 1 cm；表面黄棕色或暗褐色，有不规则扭曲沟纹；质硬而脆，折断面平坦，呈灰白色或黄白色。基生叶丛生，奇数羽状复叶，多皱缩弯曲，展平后长 4 ~ 13 cm；小叶 5 ~ 9，柄短或无，长圆形或长椭圆形，先端小叶片较大，上表面暗绿色或灰绿色，下表面密被白色绒毛，边缘有粗锯齿。气微，味甘、微涩。

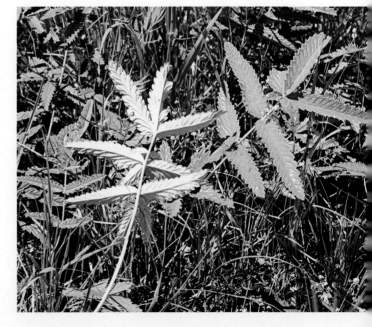

| **功能主治** | 苦，寒。归胃、大肠经。清热解毒，止痢，止血。用于湿热泻痢，痈肿疮毒，血热吐衄，便血，崩漏。

| **用法用量** | 内服煎汤，9 ~ 15 g，鲜品 30 ~ 60 g。外用适量，捣敷。

蔷薇科 Rosaceae 委陵菜属 Potentilla

# 匍枝委陵菜 Potentilla flagellaris Willd. ex Schlecht.

| **植物别名** | 鸡儿头苗、蔓萎陵菜。

| **蒙 文 名** | 哲勒图 – 陶来音 – 汤乃。

| **药 材 名** | 匍枝委陵菜（药用部位：全草）。

| **形态特征** | 多年生匍匐草本。根细而簇生。匍匐枝长 8 ～ 60 cm，被伏生短柔毛或疏柔毛。基生叶为掌状五出复叶，连叶柄长 4 ～ 10 cm，叶柄被伏生柔毛或疏柔毛，小叶无柄，小叶片披针形、卵状披针形或长椭圆形，长 1.5 ～ 3 cm，宽 0.7 ～ 1.5 cm，先端急尖或渐尖，基部楔形，边缘有 3 ～ 6 缺刻状大小不等的急尖锯齿，下部 2 小叶有时 2 裂，两面绿色，伏生稀疏短毛，以后脱落或在下面沿脉伏生疏柔毛；匍

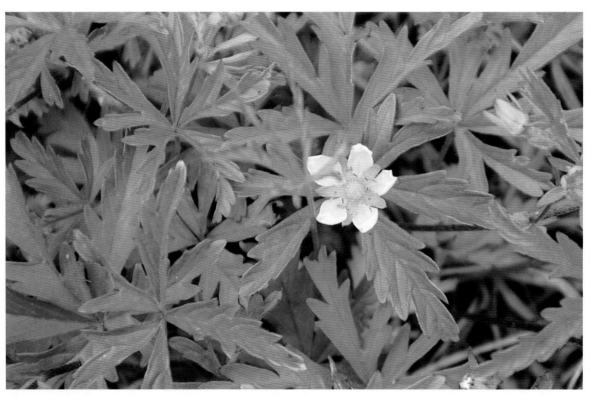

匍枝委陵菜

匍枝上叶与基生叶相似；基生叶托叶膜质，褐色，外面被稀疏长硬毛，匍匐枝上托叶草质，绿色，卵状披针形，常深裂。单花与叶对生，花梗长 1.5 ~ 4 cm，被短柔毛；花直径 1 ~ 1.5 cm；萼片卵状长圆形，先端急尖，与萼片近等长，稀稍短，外面被短柔毛及疏柔毛；花瓣黄色，先端微凹或圆钝，比萼片稍长；花柱近顶生，基部细，柱头稍扩大。成熟瘦果长圆状卵形，表面呈泡状凸起。花果期 6 ~ 8 月。

| **生境分布** | 生于山地林间草甸、河滩草甸、草地、落叶松林和桦木林下。分布于内蒙古呼伦贝尔市（额尔古纳市、根河市、鄂温克族自治旗、陈巴尔虎旗、新巴尔虎左旗、海拉尔区、牙克石市、鄂伦春自治旗、莫力达瓦达斡尔族自治旗、阿荣旗、扎兰屯市）、兴安盟（科尔沁右翼前旗、科尔沁右翼中旗、突泉县）、通辽市（扎鲁特旗、科尔沁左翼后旗）、赤峰市（巴林右旗）、锡林郭勒盟（锡林浩特市、西乌珠穆沁旗、东乌珠穆沁旗）、乌兰察布市（四子王旗）。

| **资源情况** | 野生资源较丰富。药材来源于野生。

| **采收加工** | 夏、秋季采收，洗净，晒干。

| **功能主治** | 苦，寒。清热解毒，凉血，止痢。用于赤痢腹痛，久痢不止，痔疮出血，痈肿疮毒。

| **用法用量** | 内服煎汤，9 ~ 15 g。外用鲜品适量，煎汤洗；或捣敷。

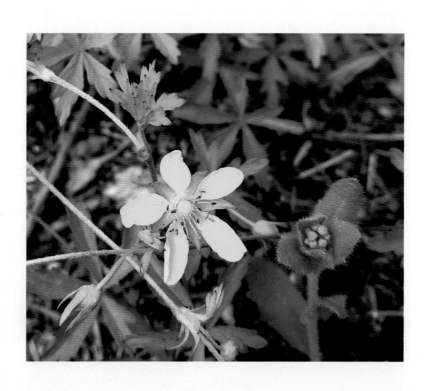

蔷薇科 Rosaceae 委陵菜属 Potentilla

# 莓叶委陵菜 *Potentilla fragarioides* L.

| 植物别名 | 毛猴子、瓢子、莓叶委陵。

| 蒙 文 名 | 奥衣音-陶来音-汤乃。

| 药 材 名 | 雉子筵（药用部位：全草或根）。

| 形态特征 | 多年生草本。根极多，簇生。花茎多数，丛生，上升或铺散，长
8～25 cm，被开展长柔毛。基生叶为羽状复叶，有小叶2～3对，
间隔0.8～1.5 cm，稀4对，连叶柄长5～22 cm，叶柄被开展疏柔
毛，小叶有短柄或几无柄；小叶片倒卵形、椭圆形或长椭圆形，长
0.5～7 cm，宽0.4～3 cm，先端圆钝或急尖，基部楔形或宽楔形，
边缘有多数急尖或圆钝锯齿，近基部全缘，两面绿色，被平铺疏柔毛，

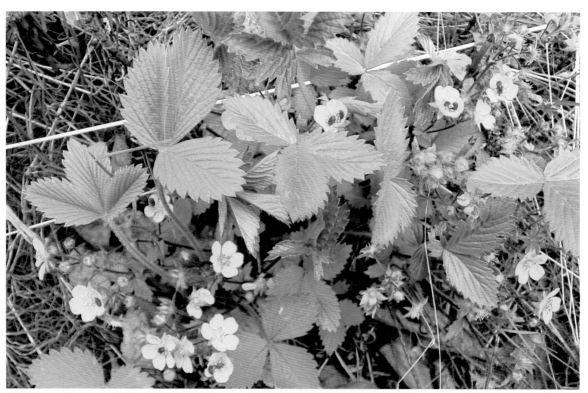

莓叶委陵菜

下面沿脉较密，锯齿边缘有时密被缘毛；茎生叶常有 3 小叶，小叶与基生叶小叶相似或长圆形，先端有锯齿而下半部全缘，叶柄短或几无柄；基生叶托叶膜质，褐色，外面有稀疏开展长柔毛，茎生叶托叶草质，绿色，卵形，全缘，先端急尖，外被平铺疏柔毛。伞房状聚伞花序顶生，多花，松散，花梗纤细，长 1.5 ~ 2 cm，外被疏柔毛；花直径 1 ~ 1.7 cm；萼片三角状卵形，先端急尖至渐尖，副萼片长圆状披针形，先端急尖，与萼片近等长或稍短；花瓣黄色，倒卵形，先端圆钝或微凹；花柱近顶生，上部大，基部小。成熟瘦果近肾形，直径约 1 mm，表面有脉纹。花期 5 ~ 6 月，果期 6 ~ 7 月。

| 生境分布 | 生于森林带和森林草原带的山地林下、疏林下、林缘、林间草甸、灌丛、路旁、山坡草地。分布于内蒙古呼伦贝尔市（额尔古纳市、根河市、鄂温克族自治旗、陈巴尔虎旗、新巴尔虎左旗、牙克石市、鄂伦春自治旗、莫力达瓦达斡尔族自治旗、阿荣旗、扎兰屯市）、兴安盟（阿尔山市、科尔沁右翼前旗、扎赉特旗）、通辽市（奈曼旗、科尔沁区）、赤峰市（巴林左旗、巴林右旗、克什克腾旗、喀喇沁旗）、锡林郭勒盟（西乌珠穆沁旗、东乌珠穆沁旗）、乌兰察布市（卓资县、凉城县）、巴彦淖尔市（乌拉特后旗）。

| 资源情况 | 野生资源丰富。药材来源于野生。

| 采收加工 | 夏季采收，洗净，晒干。

| 药材性状 | 本品全长约 25 cm，密被毛茸。茎纤细。基生叶为羽状复叶，有小叶 5 ~ 7（~ 9），先端 3 小叶较大，小叶宽倒卵形、卵圆形或椭圆形，长 0.8 ~ 4 cm，宽 0.5 ~ 2 cm，先端尖或稍钝，基部楔形或圆形，边缘具粗锯齿；茎生叶为三出复叶。花多，黄色。瘦果小，微有皱纹。气微，味涩、微苦。根茎呈短圆柱状或块状，有的略弯曲，长 0.5 ~ 2 cm，直径 0.3 ~ 1.5 cm；表面棕褐色，粗糙，周围着生多数须根或圆形根痕；先端有棕色叶基及芽，叶基边缘膜质，与芽均被淡黄色毛茸；质坚硬，断面皮部较薄，黄棕色至棕色，木部导管群黄色，中心有髓；根细长，弯曲，长 5 ~ 10 cm，直径 1 ~ 4 mm，表面具纵沟纹；质脆，易折断，折断面略平坦，黄棕色至棕色。无臭，味涩。

| 功能主治 | 活血化瘀，养阴清热，止血。用于疝气，干血痨，月经过多，功能失调性子宫出血，子宫肌瘤出血，产后出血，服用避孕药引起的出血。

| 用法用量 | 全草，内服煎汤，9 ~ 15 g。根，内服煎汤，3 ~ 6 g；或入丸、散剂。

# 三叶委陵菜 *Potentilla freyniana* Bornm.

| 植物别名 | 三张叶、三爪金、地风子。

| 蒙 文 名 | 古日巴森 – 陶来音 – 汤乃。

| 药 材 名 | 地峰子（药用部位：全草或根）。

| 形态特征 | 多年生草本，有纤匍枝或不明显。根分枝多，簇生。花茎纤细，直立或上升，高 8 ～ 25 cm，被平铺或开展疏柔毛。基生叶为掌状三出复叶，连叶柄长 4 ～ 30 cm，宽 1 ～ 4 cm，小叶片长圆形、卵形或椭圆形，先端急尖或圆钝，基部楔形或宽楔形，边缘有多数急尖锯齿，两面绿色，疏生平铺柔毛，下面沿脉较密；茎生叶 1 ～ 2，小叶与基生叶小叶相似，惟叶柄很短，叶缘锯齿减少；基生叶托叶

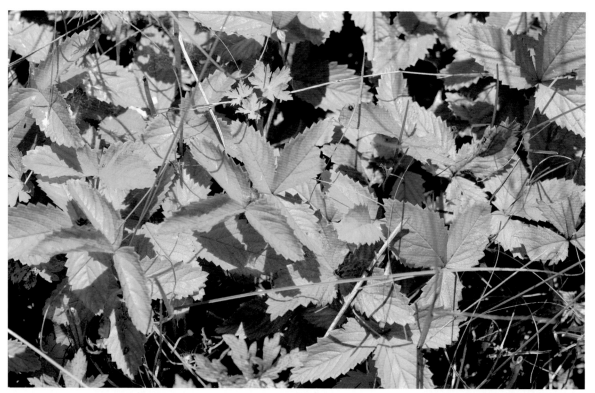

三叶委陵菜

膜质，褐色，外面被稀疏长柔毛，茎生叶托叶草质，绿色，呈缺刻状锐裂，有稀疏长柔毛。伞房状聚伞花序顶生，多花，松散；花梗纤细，长 1 ~ 1.5 cm，外被疏柔毛；花直径 0.8 ~ 1 cm；萼片三角状卵形，先端渐尖，副萼片披针形，先端渐尖，与萼片近等长，外面被平铺柔毛；花瓣淡黄色，长圆状倒卵形，先端微凹或圆钝；花柱近顶生，上部粗，基部细。成熟瘦果卵球形，直径 0.5 ~ 1 mm，表面有显著脉纹。花果期 6 ~ 8 月。

| **生境分布** | 生于落叶阔叶林带的溪边、疏林下阴湿处。分布于内蒙古通辽市（扎鲁特旗、科尔沁左翼后旗）、锡林郭勒盟（东乌珠穆沁旗）、乌兰察布市（察哈尔右翼前旗）、包头市（土默特右旗）、鄂尔多斯市（乌审旗）。

| **资源情况** | 野生资源一般。药材来源于野生。

| **采收加工** | 夏季采收全草，晒干；秋季采挖根，洗净，晒干。

| **功能主治** | 苦，微寒。归心经。清热解毒，散瘀止血。用于骨结核，口腔炎，瘰疬，跌打损伤，外伤出血。

| **用法用量** | 内服煎汤，10 ~ 15 g；或研末服，1 ~ 3 g；或浸酒。外用适量，捣敷；或煎汤洗；或研末撒。

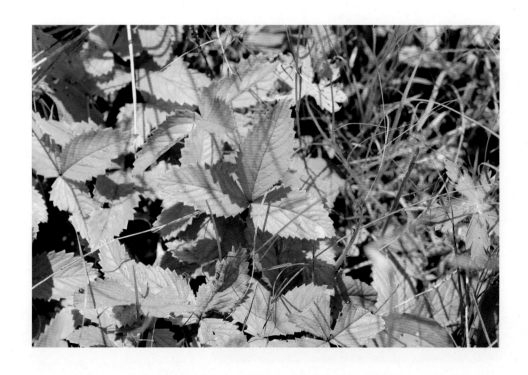

蔷薇科 Rosaceae 委陵菜属 Potentilla

# 金露梅 *Potentilla fruticosa* L.

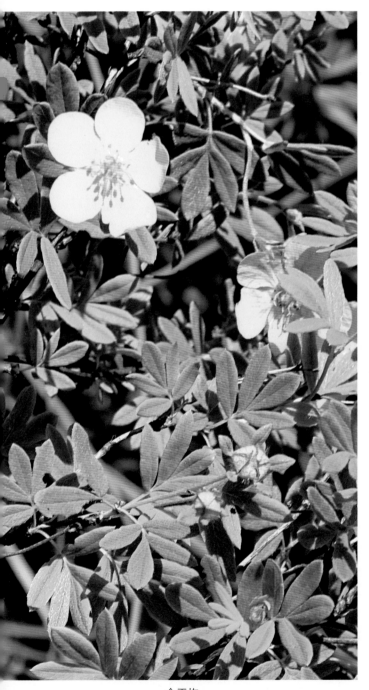

金露梅

| 植物别名 |

金老梅、金蜡梅、药王茶。

| 蒙 文 名 |

乌日阿拉格。

| 药 材 名 |

**中药** 金老梅叶（药用部位：叶）、金老梅花（药用部位：花）、金老梅枝（药用部位：枝）、金老梅根（药用部位：根）。
**蒙药** 乌日阿拉格（药用部位：叶、花、枝、根）。

| 形态特征 |

灌木，高 0.5 ~ 2 m，多分枝，树皮纵向剥落。小枝红褐色，幼时被长柔毛。羽状复叶，有小叶 2 对，稀 3 小叶，上面 1 对小叶基部下延与叶轴汇合；叶柄被绢毛或疏柔毛；小叶片长圆形、倒卵状长圆形或卵状披针形，长 0.7 ~ 2 cm，宽 0.4 ~ 1 cm，全缘，边缘平坦，先端急尖或圆钝，基部楔形，两面绿色，疏被绢毛或柔毛，或脱落近无毛；托叶薄膜质，宽大，外面被长柔毛或脱落。单花或数花生于枝顶，花梗密被长柔毛或绢毛；花直径 2.2 ~ 3 cm；萼片卵圆形，先端急尖至短

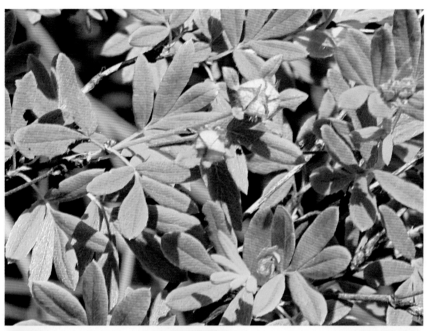

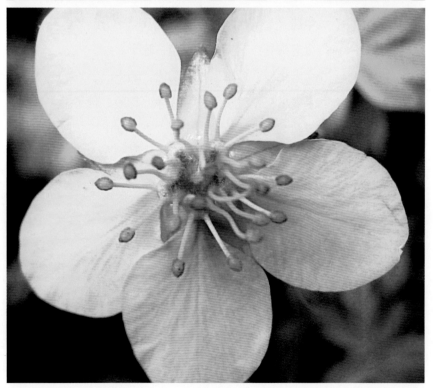

渐尖，副萼片披针形至倒卵状披针形，先端渐尖至急尖，与萼片近等长，外面疏被绢毛；花瓣黄色，宽倒卵形，先端圆钝，比萼片长；花柱近基生，棒形，基部稍细，顶部缢缩，柱头扩大。瘦果近卵形，褐棕色，长约 1.5 mm，外被长柔毛。花果期 6 ～ 9 月。

| 生境分布 | 生于森林带和草原带的山地沟谷、灌丛、林下、林缘、草甸、沼泽，常为河谷、沼泽、灌丛的建群种或伴生种，也散生于落叶松林及云杉林下的灌木中。分布于内蒙古呼伦贝尔市（额尔古纳市、根河市、鄂温克族自治旗、陈巴尔虎旗、新巴尔虎左旗、牙克石市、鄂伦春自治旗、莫力达瓦达斡尔族自治旗、阿荣旗、扎兰屯市）、兴安盟（阿尔山市、科尔沁右翼前旗）、通辽市（奈曼旗）、赤峰市（阿鲁科尔沁旗、巴林左旗、巴林右旗、克什克腾旗、翁牛特旗）、锡林郭勒盟（锡林浩特市、东乌珠穆沁旗、西乌珠穆沁旗、多伦县、太仆寺旗）、乌兰察布市（凉城县、察哈尔右翼中旗、丰镇市、卓资县）、呼和浩特市（武川县、土默特左旗）、包头市（土默特右旗、固阳县）、巴彦淖尔市（乌拉特前旗）、鄂尔多斯市（乌审旗）、乌海市（海南区）、阿拉善盟（阿拉善左旗、阿拉善右旗）。

| 资源情况 | 野生资源丰富。药材来源于野生。

| 采收加工 | **中药**　金老梅叶：夏季采收，晒干。
金老梅花：花盛开时采摘，晾干。
金老梅枝：夏季采收，切段，晒干。
金老梅根：秋季采挖，洗净，切段，晒干。
**蒙药**　乌日阿拉格：叶同"金老梅叶"，花同"金老梅花"，枝同"金老梅枝"，根同"金老梅根"。

| 药材性状 | **中药**　金老梅叶：本品多皱缩，展平后呈长圆形，稀为长圆状倒卵形或披针形，长 1 ~ 2.5 cm，先端急尖，基部楔形，全缘，有丝状毛，有的侧脉有绢毛；托叶膜质，卵状或卵状披针形。气微，味淡。
金老梅花：本品花梗长 8 ~ 12 mm，有丝状柔毛；花用水浸润后呈黄色，直径 1.5 ~ 3 cm，副萼片披针形；萼筒外面有疏长柔毛或丝状长柔毛，萼裂片卵形；花瓣圆形。气微，味淡。
**蒙药**　乌日阿拉格：叶同"金老梅叶"，花同"金老梅花"。

| 功能主治 | **中药**　金老梅叶：微甘，平。清泻暑热，健胃消食，调经。用于暑热眩晕，两目不清，胃气不和，食滞纳呆，月经不调。
金老梅花：苦，凉。归脾经。化湿健脾。用于湿阻脾胃，食欲不振，身面浮肿，赤白带下，乳腺炎。
金老梅枝：涩肠止泻。用于腹泻，痢疾。

金老梅根：止血，解毒利咽。用于崩漏，口疮，咽喉肿痛。

**蒙药** 乌日阿拉格：消食，止咳，消肿，燥"协日乌素"。用于消化不良，咳嗽，水肿，"协日乌素"病，乳腺炎。

| **用法用量** | **中药** 金老梅叶、金老梅花、金老梅枝、金老梅根：内服煎汤，6 ~ 9 g。
**蒙药** 乌日阿拉格：多入丸、散剂。

薔薇科 Rosaceae 委陵菜属 Potentilla

# 银露梅 *Potentilla gabra* Lodd.

| **植物别名** | 银老梅、白花棍儿茶。

| **蒙 文 名** | 孟根－乌日阿拉格。

| **药 材 名** | 银露梅（药用部位：茎叶、花）。

| **形态特征** | 灌木，高 0.3 ~ 2 m，稀达 3 m，树皮纵向剥落。小枝灰褐色或紫褐色，被稀疏柔毛。叶为羽状复叶，有小叶 2 对，稀 3 小叶，上面 1 对小叶基部下延与轴汇合，叶柄被疏柔毛；小叶片椭圆形、倒卵状椭圆形或卵状椭圆形，长 0.5 ~ 1.2 cm，宽 0.4 ~ 0.8 cm，先端圆钝或急尖，基部楔形或几圆形，边缘平坦或微向下反卷，全缘，两面绿色，被疏柔毛或几无毛；托叶薄膜质，外被疏柔毛或脱落几无毛。顶生

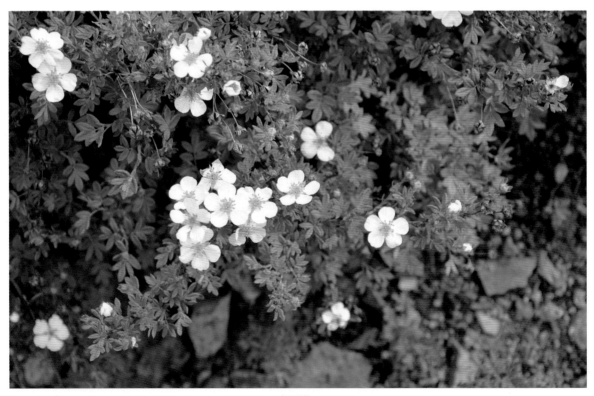

银露梅

单花或数花，花梗细长，被疏柔毛；花直径 1.5 ~ 2.5 cm；萼片卵形，急尖或短渐尖，副萼片披针形、倒卵状披针形或卵形，比萼片短或近等长，外面被疏柔毛；花瓣白色，倒卵形，先端圆钝；花柱近基生，棒状，基部较细，在柱头下缢缩，柱头扩大。瘦果表面被毛。花期 6 ~ 8 月，果期 8 ~ 10 月。

| **生境分布** | 生于森林带和草原带的山地灌丛、山坡草地、河谷岩石缝中及林中。分布于内蒙古呼伦贝尔市（额尔古纳市、根河市、牙克石市、鄂伦春自治旗、扎兰屯市）、兴安盟（阿尔山市、科尔沁右翼前旗、扎赉特旗）、赤峰市（巴林左旗、巴林右旗、克什克腾旗）、锡林郭勒盟（西乌珠穆沁旗）、乌兰察布市（凉城县、四子王旗、察哈尔右翼中旗、卓资县）、呼和浩特市（武川县）。

| **资源情况** | 野生资源一般。药材来源于野生。

| **采收加工** | 秋季采收，切段，晒干。

| **功能主治** | 甘，温。行气止痛，利水消胀。用于风热牙痛，牙齿松动，胸腹胀满，水液停聚。

| **用法用量** | 内服煎汤，6 ~ 9 g。外用适量，搽患处。

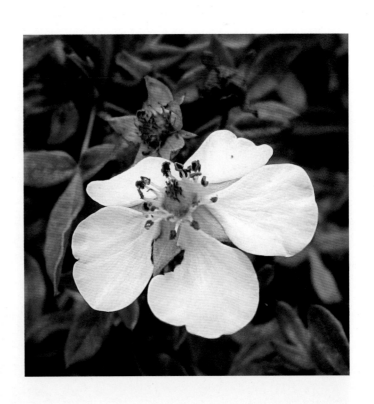

薔薇科 Rosaceae 委陵菜属 Potentilla

# 腺毛委陵菜 *Potentilla longifolia* Willd. ex Schlecht.

| 植物别名 | 粘萎陵菜。

| 蒙 文 名 | 乌斯图－陶来音－汤乃。

| 药 材 名 | 粘委陵菜（药用部位：全草）。

| 形态特征 | 多年生草本。根粗壮，圆柱形。花茎直立或微上升，高 30 ~
90 cm，被短柔毛、长柔毛及腺体。基生叶为羽状复叶，有小叶 4 ~
5 对，连叶柄长 10 ~ 30 cm，叶柄被短柔毛、长柔毛及腺体，小叶
对生，稀互生，无柄，最上面 1 ~ 3 对小叶基部下延与叶轴汇合；
小叶片长圆状披针形至倒披针形，长 1.5 ~ 8 cm，宽 0.5 ~ 2.5 cm，
先端圆钝或急尖，边缘有缺刻状锯齿，上面被疏柔毛或脱落无毛，

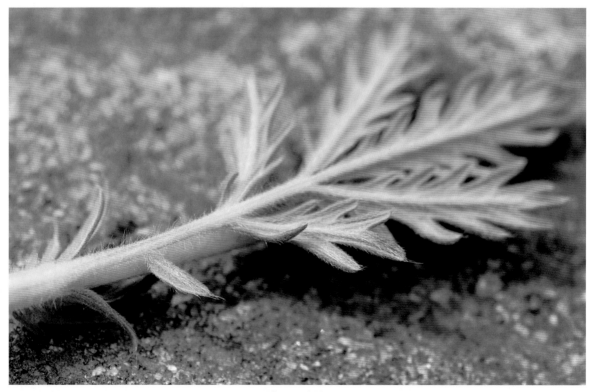

腺毛委陵菜

下面被短柔毛及腺体，沿脉疏生长柔毛；茎生叶与基生叶相似；基生叶托叶膜质，褐色，外被短柔毛及长柔毛，茎生叶托叶草质，绿色，全缘或分裂，外被短柔毛及长柔毛。伞房花序集生于花茎先端，少花，花梗短；花直径 1.5～1.8 cm；萼片三角状披针形，先端通常渐尖，副萼片长圆状披针形，先端渐尖或圆钝，与萼片近等长或稍短，外面密被短柔毛及腺体；花瓣宽倒卵形，先端微凹，与萼片近等长，果时直立增大；花柱近顶生，圆锥形，基部明显具乳头，膨大，柱头不扩大。瘦果近肾形或卵球形，直径约 1 mm，光滑。花期 7～8 月，果期 8～9 月。

| **生境分布** | 生于山坡草地、草原、草甸草原、高山灌丛、林缘及疏林下。分布于内蒙古呼伦贝尔市（额尔古纳市、鄂温克族自治旗、陈巴尔虎旗、新巴尔虎左旗、海拉尔区、牙克石市）、兴安盟（科尔沁右翼前旗、科尔沁右翼中旗、扎赉特旗）、通辽市（扎鲁特旗、库伦旗、科尔沁左翼后旗）、赤峰市（巴林左旗、巴林右旗、克什克腾旗、喀喇沁旗）、锡林郭勒盟（东乌珠穆沁旗、西乌珠穆沁旗、锡林浩特市、正镶白旗、正蓝旗、镶黄旗、锡林浩特市、太仆寺旗、苏尼特右旗、二连浩特市）、乌兰察布市（兴和县、察哈尔右翼前旗、凉城县）、包头市（土默特右旗、固阳县）、鄂尔多斯市（准格尔旗）、阿拉善盟（阿拉善左旗）。

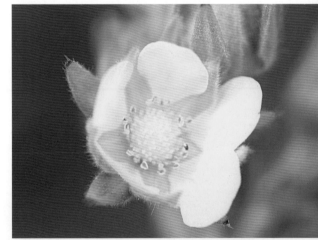

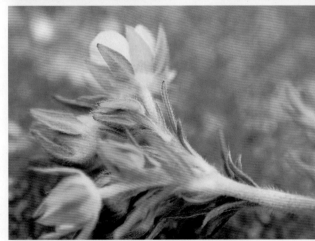

| **资源情况** | 野生资源较丰富。药材来源于野生。

| **采收加工** | 夏季尚未抽茎时采挖，洗净，切段，晒干。

| **功能主治** | 涩、微苦，平。归大肠经。清热解毒，收敛固脱。用于肠炎，痢疾，肺炎，子宫脱垂。

| **用法用量** | 内服煎汤，9～15 g。

蔷薇科 Rosaceae 委陵菜属 Potentilla

# 多茎委陵菜 *Potentilla multicaulis* Bge.

| **植物别名** | 猫爪子。

| **蒙文名** | 宝塔力格 – 陶来音 – 汤乃。

| **药材名** | 多茎委陵菜（药用部位：地上部分）。

| **形态特征** | 多年生草本。根粗壮，圆柱形。花茎多而密集丛生，上升或铺散，长 7 ~ 35 cm，常带暗红色，被白色长柔毛或短柔毛。基生叶为羽状复叶，有小叶 4 ~ 6 对，稀达 8 对，间隔 0.3 ~ 0.8 cm，连叶柄长 3 ~ 10 cm，叶柄暗红色，被白色长柔毛，小叶片对生，稀互生，无柄，椭圆形至倒卵形，上部小叶远比下部小叶大，长 0.5 ~ 2 cm，宽 0.3 ~ 0.8 cm，边缘羽状深裂，裂片带形，排列较为整齐，先端

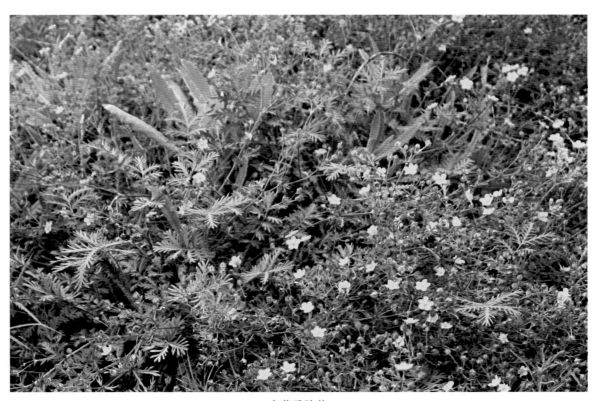

多茎委陵菜

舌状，边缘平坦或略微反卷，上面绿色，主脉、侧脉微下陷，被稀疏伏生柔毛，稀脱落几无毛，下面被白色绒毛，脉上疏生白色长柔毛；茎生叶与基生叶形状相似，惟小叶对数较少；基生叶托叶膜质，棕褐色，外面被白色长柔毛，茎生叶托叶草质，绿色，全缘，卵形，先端渐尖。聚伞花序多花，初开时密集，花后疏散；花直径 0.8 ~ 1 cm，稀达 1.3 cm；萼片三角状卵形，先端急尖，副萼片狭披针形，先端圆钝，比萼片短约一半；花瓣黄色，倒卵形或近圆形，先端微凹，比萼片稍长或长达 1 倍；花柱近顶生，圆柱形，基部膨大。瘦果卵球形，有皱纹。花果期 6 ~ 8 月。

| **生境分布** | 生于草甸草原、干草原、耕地边、沟谷阴处、向阳砾石山坡、草地及疏林下。分布于内蒙古通辽市（扎鲁特旗）、锡林郭勒盟（锡林浩特市、镶黄旗、苏尼特左旗、西乌珠穆沁旗）、乌兰察布市（化德县、商都县、集宁区、察哈尔右翼前旗、察哈尔右翼中旗、兴和县、凉城县、四子王旗）、包头市（固阳县）、巴彦淖尔市（乌拉特前旗、临河区）、鄂尔多斯市（准格尔旗、达拉特旗、伊金霍洛旗、鄂托克旗）、阿拉善盟（阿拉善左旗、阿拉善右旗）。

| **资源情况** | 野生资源丰富。药材来源于野生。

| **采收加工** | 夏、秋季采收，晒干。

| **功能主治** | 止血，杀虫，祛湿热。

| **用法用量** | 内服煎汤，5 ~ 10 g；或研末；或浸酒。外用鲜品适量，煎汤洗；或捣敷。

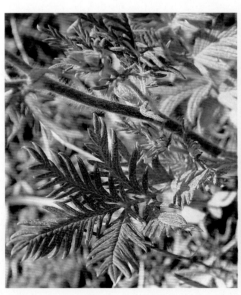
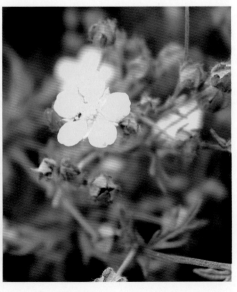

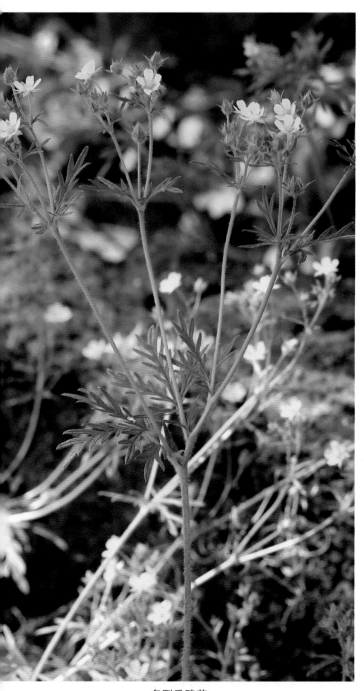

多裂委陵菜

蔷薇科 Rosaceae 委陵菜属 Potentilla

# 多裂委陵菜 *Potentilla multifida* L.

## 植物别名

白马肉。

## 蒙文名

奥尼图 – 陶来音 – 汤乃。

## 药材名

多裂委陵菜（药用部位：全草）。

## 形态特征

多年生草本。根圆柱形，稍木质化。花茎上升，稀直立，高 12 ～ 40 cm，被紧贴或开展的短柔毛或绢状柔毛。基生叶为羽状复叶，有小叶 3 ～ 5 对，稀达 6 对，间隔 0.5 ～ 2 cm，连叶柄长 5 ～ 17 cm，叶柄被紧贴或开展的短柔毛；小叶片对生，稀互生，羽状深裂几达中脉，长椭圆形或宽卵形，长 1 ～ 5 cm，宽 0.8 ～ 2 cm，向基部逐渐减小，裂片带形或带状披针形，先端舌状或急尖，边缘向下反卷，上面伏生短柔毛，稀脱落几无毛，中脉、侧脉下陷，下面被白色绒毛，沿脉伏生绢状长柔毛；茎生叶 2 ～ 3，与基生叶形状相似，惟小叶对数向上逐渐减少；基生叶托叶膜质，褐色，外被疏柔毛或脱落几无毛，茎生叶托叶草质，绿色，卵形或卵状披针形，先端急尖或渐尖，2裂或全缘。花序为伞房状聚伞花序，花后花梗伸长疏散；花梗长 1.5～2.5 cm，被短柔毛；花直径 1.2～1.5 cm；萼片三角状卵形，先端急尖或渐尖，副萼片披针形或椭圆状披针形，先端圆钝或急尖，比萼片略短或近等长，外面被伏生长柔毛；花瓣黄色，倒卵形，先端微凹，长不超过萼片1倍；花柱圆锥形，近顶生，基部乳头状膨大，柱头稍扩大。瘦果平滑或具皱纹。花期 7～9 月。

| **生境分布** | 生于森林带和草原带的山地草甸、山坡草地、沟谷林缘，也常见于居民区、荒地。分布于内蒙古呼伦贝尔市、兴安盟（阿尔山市、科尔沁右翼前旗、扎赉特旗）、通辽市（扎鲁特旗）、赤峰市（巴林右旗、克什克腾旗）、锡林郭勒盟（东乌珠穆沁旗、西乌珠穆沁旗、锡林浩特市）、乌兰察布市（察哈尔右翼中旗、卓资县）、包头市（达尔罕茂明安联合旗）、鄂尔多斯市（乌审旗、鄂托克旗）、阿拉善盟（阿拉善右旗）。

| **资源情况** | 野生资源丰富。药材来源于野生。

| **采收加工** | 夏、秋季采挖，洗净，切段，晒干。

| **功能主治** | 甘、微苦，寒。归肝经。清热利湿，杀虫，止血。用于肝炎，蛲虫病，功能失调性子宫出血，外伤出血，崩漏。

| **用法用量** | 内服煎汤，10～15 g。外用适量，研末敷。

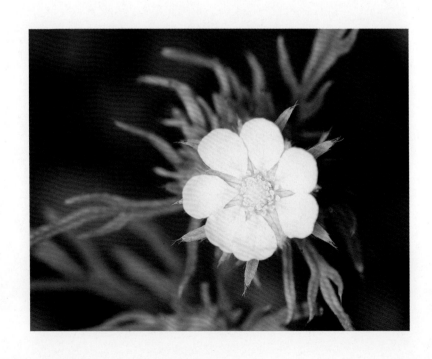

薔薇科 Rosaceae 委陵菜属 Potentilla

# 雪白委陵菜 *Potentilla nivea* L.

| **植物别名** | 白萎陵菜、假雪委陵菜。

| **蒙 文 名** | 查干 – 陶来音 – 汤乃。

| **药 材 名** | 雪白委陵菜（药用部位：根）。

| **形态特征** | 多年生草本。根圆柱形。花茎直立或上升，高 5 ~ 25 cm，被白色绒毛。基生叶为掌状三出复叶，连叶柄长 1.5 ~ 8 cm，叶柄被白色绒毛；小叶无柄或有时顶生小叶有短柄，小叶片卵形、倒卵形或椭圆形，长 1 ~ 2 cm，宽 0.8 ~ 1.3 cm，先端圆钝或急尖，基部圆形或宽楔形，边缘有 3 ~ 6（~ 7）圆钝锯齿，上面被伏生柔毛，下面被雪白色绒毛，脉不明显；茎生叶 1 ~ 2，小叶较小；基生叶托

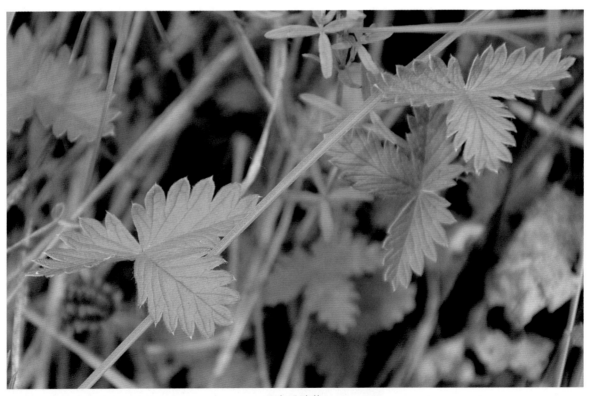

雪白委陵菜

叶膜质，褐色，外面被疏柔毛或脱落几无毛，茎生叶托叶草质，绿色，卵形，通常全缘，稀有齿，下面密被白色绒毛。聚伞花序顶生，少花，稀单花；花梗长 1～2 cm，外被白色绒毛；花直径 1～1.8 cm；萼片三角状卵形，先端急尖或渐尖，副萼片带状披针形，先端圆钝，比萼片短，外面被平铺绢状柔毛；花瓣黄色，倒卵形，先端下凹；花柱近顶生，基部膨大，有乳头，柱头扩大。瘦果光滑。花期 6～7 月，果期 8～9 月。

| **生境分布** | 生于森林带和草原带的山地草甸、山坡草地、沼泽边缘灌丛或林缘。分布于内蒙古兴安盟（阿尔山市、科尔沁右翼中旗）、赤峰市（巴林右旗、克什克腾旗）、锡林郭勒盟（西乌珠穆沁旗、东乌珠穆沁旗）、乌兰察布市（丰镇市）、包头市（固阳县）、阿拉善盟（阿拉善左旗）。

| **资源情况** | 野生资源一般。药材来源于野生。

| **采收加工** | 夏、秋季采挖，洗净，切段，晒干。

| **功能主治** | 微苦、涩，凉。清热利湿，消肿止痛，补虚。用于湿热痢疾，急性胃肠炎，跌打损伤，产后虚弱。

| **用法用量** | 内服煎汤，9～15 g；或炖肉。外用适量，捣敷。

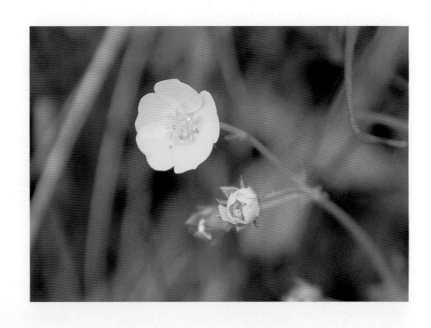

蔷薇科 Rosaceae 委陵菜属 Potentilla

# 小叶金露梅 *Potentilla parvifolia* Fisch.

| **植物别名** | 小叶金老梅。

| **蒙 文 名** | 吉吉格 – 乌日阿拉格。

| **药 材 名** | 小叶金老梅（药用部位：叶、花）。

| **形态特征** | 灌木，高 0.3 ~ 1.5 m。分枝多，树皮纵向剥落。小枝灰色或灰褐色，幼时被灰白色柔毛或绢毛。叶为羽状复叶，有小叶 2 对，常混生有 3 对，基部 2 对小叶呈掌状或轮状排列；小叶小，披针形、带状披针形或倒卵状披针形，长 0.7 ~ 1 cm，宽 2 ~ 4 mm，先端常渐尖，稀圆钝，基部楔形，全缘，明显向下反卷，两面绿色，被绢毛，或下面粉白色，有时被疏柔毛；托叶膜质，褐色或淡褐色，全

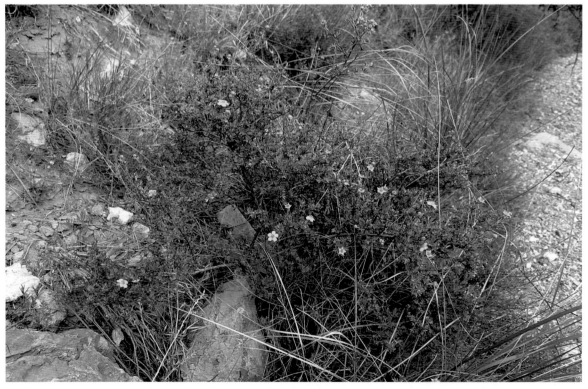

小叶金露梅

缘，外面被疏柔毛。顶生单花或数花，花梗被灰白色柔毛或绢状柔毛；花直径 1.2～2.2 cm；萼片卵形，先端急尖，副萼片披针形、卵状披针形或倒卵状披针形，先端渐尖或急尖，短于萼片或与萼片近等长，外面被绢状柔毛或疏柔毛；花瓣黄色，宽倒卵形，先端微凹或圆钝，比萼片长 1～2 倍；花柱近基生，棒状，基部稍细，在柱头下缢缩，柱头扩大。瘦果表面被毛。花果期 6～8 月。

| **生境分布** | 生于草原带的山地与丘陵砾石质坡地，也见于荒漠区的山地。分布于内蒙古呼伦贝尔市（新巴尔虎左旗、新巴尔虎右旗、鄂伦春自治旗）、赤峰市（巴林右旗、克什克腾旗）、锡林郭勒盟（西乌珠穆沁旗、阿巴嘎旗、太仆寺旗）、包头市（达尔罕茂明安联合旗、固阳县）、巴彦淖尔市（乌拉特中旗、乌拉特后旗、临河区）、鄂尔多斯市（鄂托克旗）、乌海市（海南区）、阿拉善盟（阿拉善左旗、阿拉善右旗）。

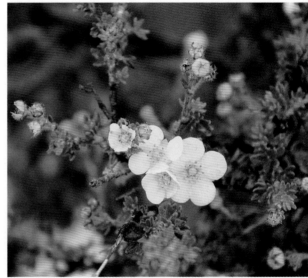

| **资源情况** | 野生资源一般。药材来源于野生。

| **采收加工** | 8～9 月采收，晒干或鲜用。

| **药材性状** | 本品花多皱缩成团；萼片及副萼片均 5；花瓣 5，倒卵形，直径约 0.5 cm，先端微凹，黄色；雄蕊多数。气微清香，味甘。

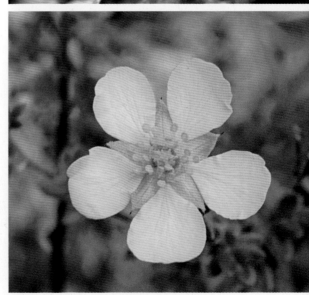

| **功能主治** | 甘，凉。归肺、肾经。利尿消水。用于寒湿脚气，痒疹，乳腺炎。

| **用法用量** | 内服煎汤，3～15 g。外用捣敷。

薔薇科 Rosaceae 委陵菜属 Potentilla

# 西山委陵菜 *Potentilla sischanensis* Bge. ex Lehm.

| 蒙 文 名 | 柴布日 – 陶来音 – 疡乃。

| 药 材 名 | 西山委陵菜（药用部位：全草）。

| 形态特征 | 多年生草本，高 7 ~ 20 cm，全株除叶上面和花瓣外几乎全都覆盖一层厚或薄的白色毡毛。根圆柱状，粗壮，黑褐色。茎丛生，直立或斜升。奇数羽状复叶，多基生，基生叶有长柄，连叶柄长 6 ~ 15（~ 20） cm，有小叶 7 ~ 13；小叶无柄，近革质，羽状深裂，顶生 3 小叶较大，有裂片 5 ~ 13，两侧者较小，有裂片 3 ~ 5，稀不裂；裂片矩圆形、披针形或三角状卵形，长 2 ~ 15 mm，宽 1 ~ 4 mm，先端稍钝，全缘，边缘向下反卷，上面绿色，疏生长柔毛或卷曲柔毛，下面白色，密被毡毛；托叶膜质，与叶柄基部合生，密被绢毛；

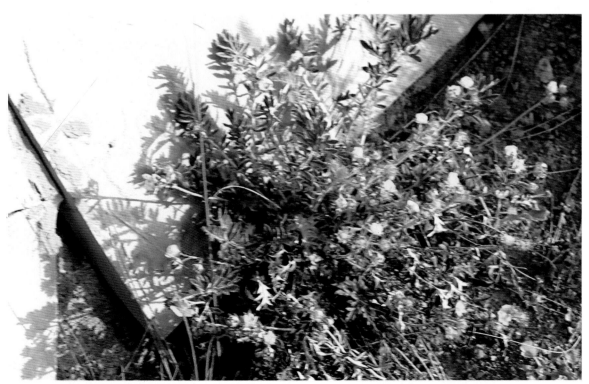

西山委陵菜

茎生叶不发达，无柄。聚伞花序，有少数花，排列稀疏；花直径约 1 cm；花萼被毡毛，副萼片披针形，长 3 ～ 4 mm，先端稍钝；萼片卵状披针形，比副萼片稍长，先端稍钝；花瓣黄色，宽倒卵形，长约 5 mm，先端微凹；子房肾形，无毛，花柱近顶生；花托半球形，密生长柔毛。瘦果肾状卵形，多皱纹。花果期 5 ～ 8 月。

| **生境分布** | 生于山地阳坡、石质丘陵的灌丛、草原。分布于内蒙古锡林郭勒盟（东乌珠穆沁旗）、乌兰察布市（兴和县）、呼和浩特市（土默特左旗）、包头市（石拐区）、鄂尔多斯市（准格尔旗）、乌海市（海南区）、阿拉善盟。

| **资源情况** | 野生资源一般。药材来源于野生。

| **采收加工** | 夏、秋季采收，晒干。

| **功能主治** | 苦，寒。清热解毒，祛风利湿，息风定痫。用于赤痢腹痛，久痢不止，痔疮出血，痈肿疮毒。

| **用法用量** | 内服煎汤，10 ～ 15 g。

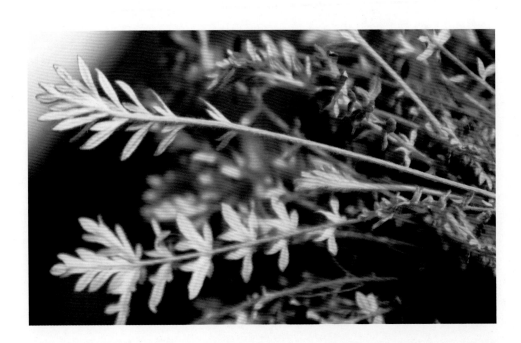

| 蔷薇科 | Rosaceae | 委陵菜属 | Potentilla |

# 朝天委陵菜 *Potentilla supina* L.

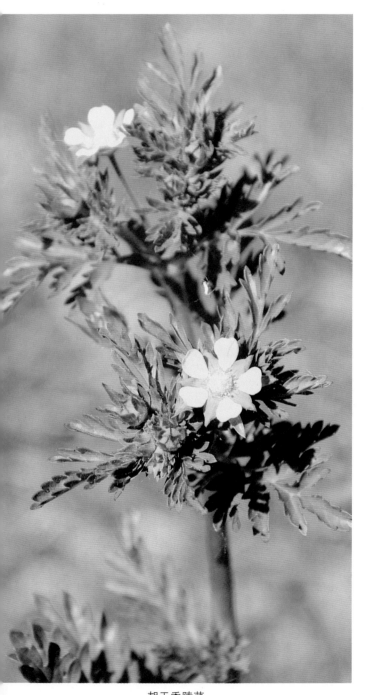

朝天委陵菜

| 植物别名 |

伏萎陵菜、仰卧委陵菜、铺地委陵菜。

| 蒙 文 名 |

那木格音 - 陶来音 - 汤乃。

| 药 材 名 |

朝天委陵菜（药用部位：全草）。

| 形态特征 |

一年生或二年生草本。主根细长，并有稀疏侧根。茎平展，上升或直立，叉状分枝，长 20 ～ 50 cm，被疏柔毛或脱落几无毛。基生叶为羽状复叶，有小叶 2 ～ 5 对，间隔 0.8 ～ 1.2 cm，连叶柄长 4 ～ 15 cm，叶柄被疏柔毛或脱落几无毛；小叶互生或对生，无柄，最上面 1 ～ 2 对小叶基部下延与叶轴合生，小叶片长圆形或倒卵状长圆形，通常长 1 ～ 2.5 cm，宽 0.5 ～ 1.5 cm，先端圆钝或急尖，基部楔形或宽楔形，边缘有圆钝或缺刻状锯齿，两面绿色，被稀疏柔毛或脱落几无毛；茎生叶与基生叶相似，向上小叶对数逐渐减少；基生叶托叶膜质，褐色，外面被疏柔毛或几无毛，茎生叶托叶草质，绿色，全缘，有齿或分裂。花茎上多叶，下部花自

叶腋生,先端呈伞房状聚伞花序;花梗长 0.8 ~ 1.5 cm,常密被短柔毛;花直径 0.6 ~ 0.8 cm;萼片三角状卵形,先端急尖,副萼片长椭圆形或椭圆状披针形,先端急尖,比萼片稍长或近等长;花瓣黄色,倒卵形,先端微凹,与萼片近等长或较短;花柱近顶生,基部乳头状膨大,花柱扩大。瘦果长圆形,先端尖,表面具脉纹,腹部鼓胀若翅或有时不明显。花果期 5 ~ 9 月。

| **生境分布** | 生于草原区和荒漠区的低湿地,为草甸和盐化草甸的伴生植物,也常见于农田、路旁、撂荒地、河岸沙地、山坡湿地。分布于内蒙古呼伦贝尔市、兴安盟(阿尔山市、科尔沁右翼前旗、扎赉特旗)、通辽市(科尔沁左翼中旗、科尔沁区)、赤峰市(巴林左旗、巴林右旗、克什克腾旗)、锡林郭勒盟(正镶白旗、锡林浩特市、苏尼特右旗、苏尼特左旗、二连浩特市、西乌珠穆沁旗)、乌兰察布市(察哈尔右翼前旗、察哈尔右翼中旗、兴和县、丰镇市、化德县、商都县)、包头市(青山区、昆都仑区、东河区、土默特右旗、达尔罕茂明安联合旗)、巴彦淖尔市(磴口县、乌拉特中旗、五原县)、鄂尔多斯市(鄂托克前旗、乌审旗、达拉特旗)。

| **资源情况** | 野生资源丰富。药材来源于野生。

| **采收加工** | 夏季枝叶茂盛时采割,除去杂质,扎成把,晒干。

| **药材性状** | 本品茎呈圆柱形,直立中空,直径约 3 cm,表面灰绿色或黄绿色,有的带淡紫色,有时可见黄褐色的细长根部。叶皱缩破碎,灰绿色,背面疏生细毛,完整叶基生者为奇数羽状复叶,茎生叶多为三出复叶,小叶边缘具不规则深裂。花单生于叶腋,多数已成果实,具长柄,长 0.8 ~ 1.2 cm。聚合果扁圆球形,直径 0.3 ~ 0.5 cm,基部有宿萼。小瘦果卵圆形,直径约 0.1 cm,黄绿色或淡黄棕色。气微弱,味淡。

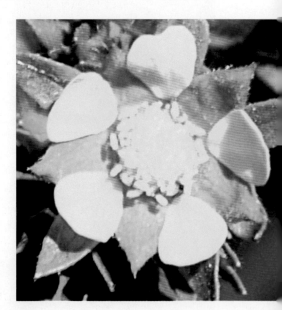

| **功能主治** | 苦;寒。归肝、大肠经。收敛止泻,凉血止血,滋阴益肾。用于泄泻,吐血,尿血,便血,血痢,须发早白,牙齿不固。

| **用法用量** | 内服煎汤,6 ~ 15 g。外用适量,煎汤熏洗。

蔷薇科 Rosaceae 委陵菜属 Potentilla

# 菊叶委陵菜 *Potentilla tanacetifolia* Willd. ex Schlecht.

| 植物别名 | 蒿叶委陵菜。

| 蒙 文 名 | 希日勒金 – 陶来音 – 汤乃。

| 药 材 名 | 菊叶委陵菜（药用部位：全草）。

| 形态特征 | 多年生草本。根粗壮，圆柱形。花茎直立或上升，高 15 ~ 65 cm，被长柔毛、短柔毛或卷曲柔毛，并被稀疏腺体，有时脱落。基生叶为羽状复叶，有小叶 5 ~ 8 对，间隔 0.3 ~ 1 cm，连叶柄长 5 ~ 20 cm，叶柄被长柔毛、短柔毛或卷曲柔毛，有稀疏腺体，稀脱落；小叶互生或对生，顶生小叶有短柄或无柄，最上面 1 ~ 3 对小叶基部下延与叶轴汇合，小叶片长圆形、长圆状披针形或倒卵状披针形，

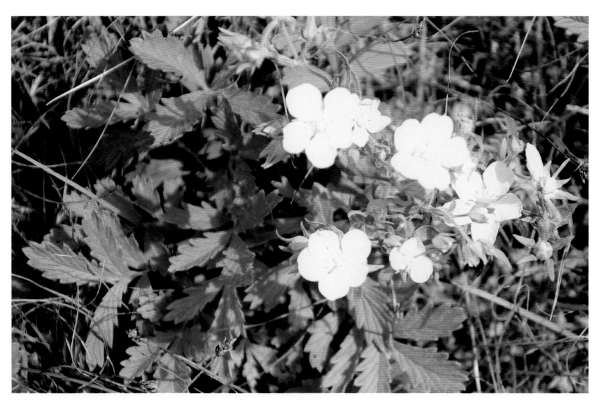

菊叶委陵菜

长 1 ~ 5 cm，宽 0.5 ~ 1.5 cm，先端圆钝，基部楔形，边缘有缺刻状锯齿，上面伏生疏柔毛或密被长柔毛，或脱落几无毛，下面被短柔毛，叶脉伏生柔毛，或被稀疏腺毛；茎生叶与基生叶相似，惟小叶对数较少；基生叶托叶膜质，褐色，外被疏柔毛，茎生叶托叶革质，绿色，边缘深撕裂状，下面被短柔毛或长柔毛。伞房状聚伞花序，多花，花梗长 0.5 ~ 2 cm，被短柔毛；花直径 1 ~ 1.5 cm；萼片三角状卵形，先端渐尖或急尖，副萼片披针形或椭圆状披针形，先端圆钝或急尖，比萼片短或近等长，外被短柔毛和腺毛；花瓣黄色，倒卵形，先端微凹，比萼片长约 1 倍；花柱近顶生，圆锥形，柱头稍扩大。瘦果卵球形，长约 2.5 mm，具脉纹。花果期 7 ~ 10 月。

| 生境分布 | 生于山坡草地、低洼地、沙地、草原、草甸草原、丛林边及黄土高原。分布于内蒙古呼伦贝尔市、兴安盟（阿尔山市、科尔沁右翼前旗、科尔沁右翼中旗、扎赉特旗）、通辽市（库伦旗、扎鲁特旗、科尔沁左翼后旗）、赤峰市（林西县、巴林右旗、克什克腾旗）、锡林郭勒盟（东乌珠穆沁旗、西乌珠穆沁旗、锡林浩特市、阿巴嘎旗、正蓝旗、苏尼特左旗、太仆寺旗、多伦县）、乌兰察布市（四子王旗、商都县、兴和县、丰镇市、察哈尔右翼前旗、察哈尔右翼中旗、凉城县）、呼和浩特市（和林格尔县、托克托县）、包头市（达尔罕茂明安联合旗、土默特右旗、固阳县）、巴彦淖尔市（乌拉特中旗、临河区）、鄂尔多斯市（准格尔旗、伊金霍洛旗、鄂托克前旗、鄂托克旗、乌审旗）。

| 资源情况 | 野生资源丰富。药材来源于野生。

| 采收加工 | 夏季采收，晒干。

| 功能主治 | 清热解毒，止血止痢，祛风除湿。用于急性肠炎，痢疾，吐血，便血，崩漏，感冒，肺炎，咽喉肿痛，风湿性关节炎；外用于外伤出血，痈疖肿毒。

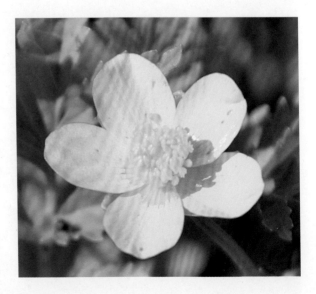

| 用法用量 | 内服煎汤，9 ~ 14 g。外用适量，鲜品捣敷；或研末撒。

薔薇科 Rosaceae 委陵菜属 Potentilla

# 轮叶委陵菜 *Potentilla verticillaris* Steph. ex Willd.

| 蒙 文 名 | 布力古日 – 陶来音 – 汤乃。

| 药 材 名 | 轮叶委陵菜（药用部位：全草）。

| 形态特征 | 多年生草本。根长圆柱形，向下延伸生长，深超过 20 cm 。花茎丛生，直立，高 5 ~ 16 cm，被白色绒毛及长柔毛。基生叶 3 ~ 5，小叶片羽状深裂或掌状深裂，几达叶轴，形成假轮生状，下部小叶片比上部小叶片稍短，裂片带形或窄带形，通常长 0.5 ~ 3 cm，宽 0.1 ~ 0.3 cm，先端急尖或圆钝，基部楔形，叶缘反卷，上面绿色，被疏柔毛或脱落几无毛，下面被白色绒毛，沿脉疏被白色长柔毛；茎生叶 1 ~ 2，掌状 3 ~ 5 全裂，裂片带形；基生叶托叶膜质，褐

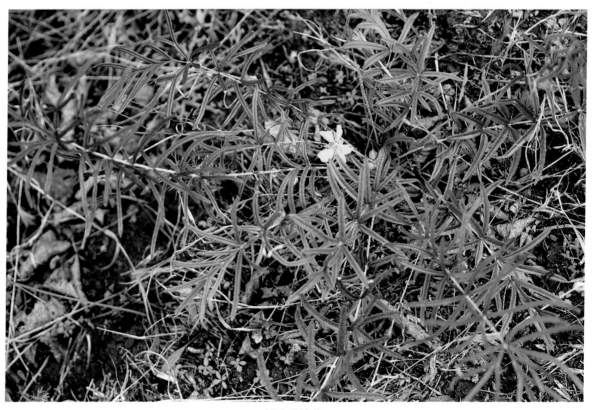

轮叶委陵菜

色，外面密被白色长柔毛，茎生叶托叶卵状披针形，全缘，下面密被白色绒毛。聚伞花序疏散，少花，花梗长 1 ~ 1.5 cm，外被白色绒毛；花直径 0.8 ~ 1.5 cm；萼片长卵形，先端渐尖，副萼片狭披针形，先端急尖至渐尖，比萼片短或近等长，外被白色绒毛及长柔毛；花瓣黄色，宽倒卵形，先端微凹，比萼片稍长或几长达 1 倍；花柱近顶生，基部膨大，柱头扩大。瘦果光滑。花果期 5 ~ 9 月。

| 生境分布 | 生于干旱山坡、草原、退化草地、河滩沙地，偶见于荒漠草原群落中。分布于内蒙古呼伦贝尔市（额尔古纳市、新巴尔虎左旗、新巴尔虎右旗、海拉尔区、牙克石市）、兴安盟（科尔沁右翼前旗、科尔沁右翼中旗、扎赉特旗、乌兰浩特市）、通辽市（科尔沁左翼后旗）、赤峰市（翁牛特旗、巴林左旗、巴林右旗、林西县、克什克腾旗）、锡林郭勒盟（西乌珠穆沁旗、锡林浩特市、镶黄旗、正镶白旗、太仆寺旗、阿巴嘎旗、多伦县）、乌兰察布市（四子王旗、化德县、商都县、集宁区、兴和县、丰镇市、察哈尔右翼前旗、察哈尔右翼中旗、凉城县）、呼和浩特市（和林格尔县）、包头市（达尔罕茂明安联合旗、固阳县、土默特右旗）、鄂尔多斯市（准格尔旗）。

| 资源情况 | 野生资源较丰富。药材来源于野生。

| 采收加工 | 夏初采收，洗净，晒干。

| 功能主治 | 苦，寒。归肝、大肠经。清热解毒，凉血止痢。用于赤痢腹痛，久痢不止，痔疮出血，痈肿疮毒。

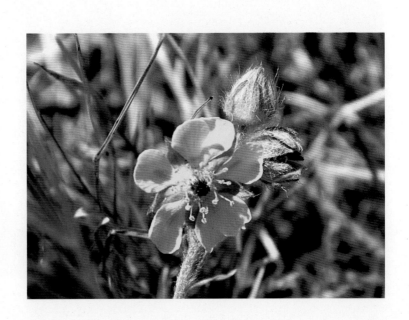

蔷薇科 Rosaceae 委陵菜属 Potentilla

# 密枝委陵菜 *Potentilla virgata* Lehm.

| 蒙 文 名 | 尼格特－陶来音－汤乃。

| 药 材 名 | 密枝委陵菜（药用部位：全草）。

| 形态特征 | 多年生草本，基部多分枝。根粗壮，圆柱形。花茎直立或上升，高
15 ~ 60 cm，密被伏生长柔毛或绢状柔毛。基生叶为掌状五出复叶，
连叶柄长 5 ~ 20 cm，叶柄伏生长柔毛或绢状柔毛；小叶片长圆状
披针形或倒卵状披针形，长 1.5 ~ 10 cm，宽 1 ~ 2 cm，先端急尖或
圆钝，基部楔形，边缘反卷，深裂至中裂，通常边缘有裂片 5 ~ 8，
裂片三角状披针形或长圆状披针形，宽 0.1 ~ 0.3 cm，先端急尖或
渐尖，上面绿色，密被伏生柔毛，有时脱落，下面密被白色绒毛，
沿脉伏生长柔毛；基生叶托叶膜质，深褐色，几无毛，茎生叶托叶

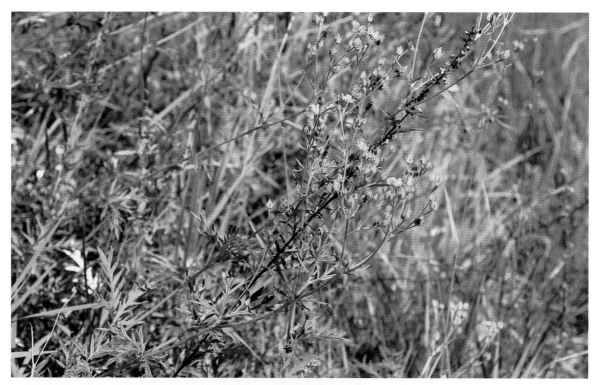

密枝委陵菜

草质，绿色，卵状披针形，全缘，稀有齿，下面被白色绒毛。伞房状聚伞花序，多花，疏散；花梗纤细，长 0.8 ~ 1.5 cm，外被绒毛；花直径 0.8 ~ 1 cm；萼片三角状卵形或卵状披针形，先端渐尖，副萼片披针形或带形，先端急尖或圆钝，比萼片短；花瓣黄色，倒卵形，先端微凹或圆钝，比萼片稍长或几达 1 倍；花柱近顶生，基部膨大，柱头略微扩大。瘦果表面有脉纹。花果期 6 ~ 9 月。

| **生境分布** | 生于荒漠带的山地草甸、草地、戈壁滩。分布于内蒙古包头市（昆都仑区、土默特右旗）、巴彦淖尔市（乌拉特前旗）、鄂尔多斯市（伊金霍洛旗）、阿拉善盟（额济纳旗）。

| **资源情况** | 野生资源一般。药材来源于野生。

| **采收加工** | 夏季枝叶茂盛时采割，除去杂质，扎成把，晒干。

| **功能主治** | 清热解毒，散瘀止血。用于骨结核，口腔炎，瘰疬，跌打损伤，外伤出血。

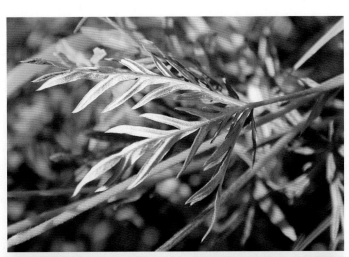

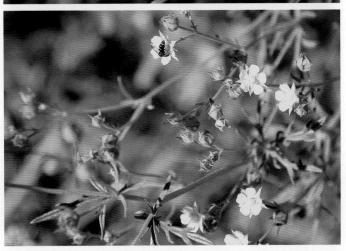

薔薇科 Rosaceae 沼委陵菜属 Comarum

# 沼委陵菜 *Comarum palustre* L.

| 蒙 文 名 | 哲德格乐吉。

| 药 材 名 | 沼委陵菜（药用部位：全草或根）。

| 形态特征 | 多年生草本，高 20 ~ 30 cm。根茎长，匍匐，木质，暗褐色。茎中空，下部弯曲，上部上升，在地面稍上处分枝，淡红褐色，下部无毛，上部密生柔毛及腺毛。奇数羽状复叶，连叶柄长 6 ~ 16 cm，叶柄长 2.5 ~ 12 cm，小叶片 5 ~ 7，彼此接近生长，有时似掌状，椭圆形或长圆形，长 4 ~ 7 cm，宽 1.2 ~ 3 cm，先端圆钝或急尖，基部楔形，边缘有锐锯齿，下部全缘，上面深绿色，无毛或有少量伏生柔毛，下面灰绿色，有柔毛；小叶柄短或无；托叶叶状，卵形，

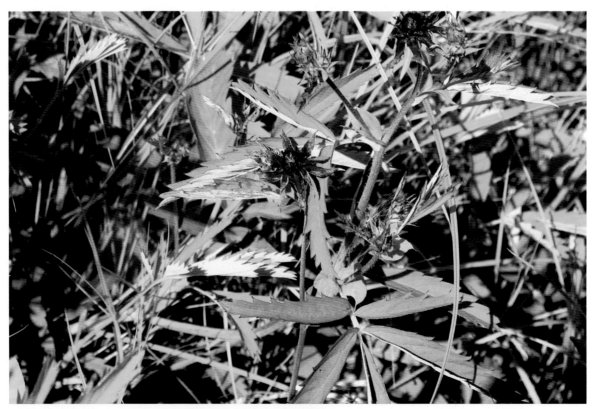

沼委陵菜

基生叶托叶大部分和叶柄合生，膜质，茎生叶托叶先端常有数齿，基部耳状抱茎；上部叶具 3 小叶。聚伞花序顶生或腋生，有 1 至数花；总梗及花梗具柔毛和腺毛，花梗长 1 ~ 1.5 cm；苞片锥形，长 3 ~ 5 mm；花直径 1 ~ 1.5 cm；萼筒盘形，外面有柔毛，萼片深紫色，三角状卵形，长 7 ~ 18 mm，开展，先端渐尖，外面及内面皆有柔毛；副萼片披针形至线形，长 4 ~ 9 mm，先端渐尖或急尖，外面有柔毛；花瓣卵状披针形，长 3 ~ 8 mm，深紫色，先端渐尖；雄蕊 15 ~ 25，花丝及花药均深紫色，比花瓣短；子房卵形，深紫色，无毛，花柱线形。瘦果多数，卵形，长约 1 mm，黄褐色，扁平，无毛，着生在膨大成半球形的花托上。花期 6 ~ 7 月，果期 8 ~ 9 月。

| **生境分布** | 生于森林带的沼泽、沼泽草甸、泥潭沼泽。分布于内蒙古呼伦贝尔市（额尔古纳市、根河市、鄂温克族自治旗、牙克石市、鄂伦春自治旗、莫力达瓦达斡尔族自治旗、阿荣旗、扎兰屯市）、兴安盟（阿尔山市）、锡林郭勒盟（西乌珠穆沁旗）。

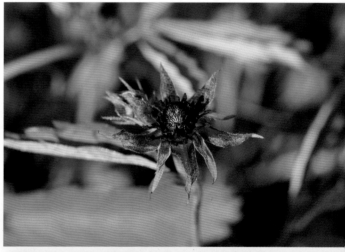

| **资源情况** | 野生资源较少。药材来源于野生。

| **采收加工** | 夏季割取全草，晒干；春、秋季采挖根，晒干。

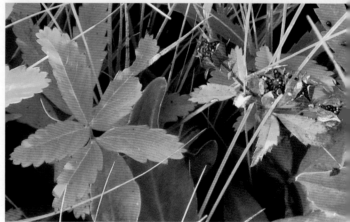

| **功能主治** | 化痰止咳，解毒敛疮。用于肺痨咳嗽，黄疸，神经痛，牙痛，疮口久不愈合。

| **用法用量** | 内服煎汤，10 ~ 15 g。外用适量，煎汤洗；或含漱；或鲜品捣敷。

薔薇科 Rosaceae 山莓草属 Sibbaldia

# 伏毛山莓草 *Sibbaldia adpressa* Bge.

| 蒙 文 名 | 乌素图－西伯日格。

| 药 材 名 | 伏毛山莓草（药用部位：全草）。

| 形态特征 | 多年生草本。根木质，细长，多分枝。花茎矮小，丛生，高 1.5 ～ 12 cm，被绢状糙伏毛。基生叶为羽状复叶，有小叶 2 对，上面 1 对小叶基部下延与叶轴汇合，有时混生有 3 小叶，连叶柄长 1.5 ～ 7 cm，叶柄被绢状糙伏毛；顶生小叶片倒披针形或倒卵状长圆形，先端截形，有（2 ～）3 齿，极稀全缘，基部楔形，稀阔楔形，侧生小叶全缘，披针形或长圆状披针形，长 5 ～ 20 mm，宽 1.5 ～ 6 mm，先端急尖，基部楔形，上面暗绿色，伏生稀疏柔毛或脱落几无毛，下面绿色，被绢状糙伏毛；茎生叶 1 ～ 2，与基生叶相似；基生叶托叶

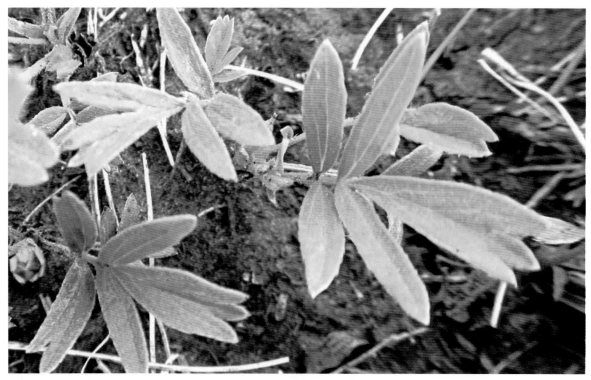

伏毛山莓草

膜质，暗褐色，外面几无毛，茎生叶托叶草质，绿色，披针形。聚伞花序具花数朵，或单花顶生；花 5 基数，直径 0.6 ~ 1 cm；萼片三角状卵形，先端急尖，副萼片长椭圆形，先端圆钝或急尖，比萼片略长或稍短，外面被绢状糙伏毛；花瓣黄色或白色，倒卵状长圆形；雄蕊 10，与萼片等长或稍短；花柱近基生。瘦果表面有显著皱纹。花果期 6 ~ 8 月。

| **生境分布** | 生于草原、山坡草地、砾石地及河滩地。分布于内蒙古呼伦贝尔市（额尔古纳市、鄂温克族自治旗、陈巴尔虎旗、新巴尔虎左旗、海拉尔区）、兴安盟（阿尔山市、科尔沁右翼前旗）、通辽市（科尔沁左翼后旗）。

| **资源情况** | 野生资源一般。药材来源于野生。

| **采收加工** | 夏季采收，晒干。

| **功能主治** | 用于肺结核，肺脓肿。

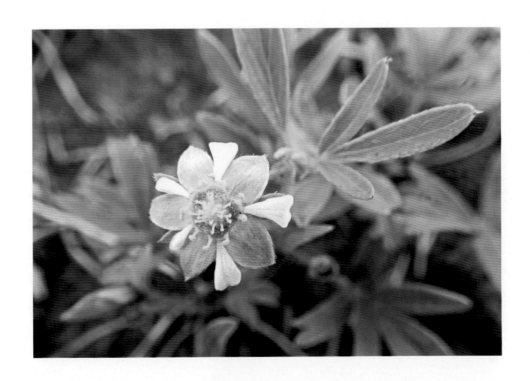

蔷薇科 Rosaceae 地蔷薇属 Chamaerhodos

# 地蔷薇 *Chamaerhodos erecta* (L.) Bge.

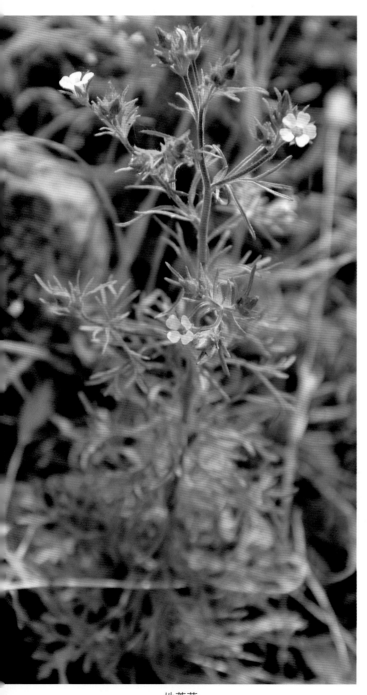

地蔷薇

| 植物别名 |

直立地蔷薇。

| 蒙 文 名 |

图门－塔那。

| 药 材 名 |

追风蒿（药用部位：全草）。

| 形态特征 |

一年生或二年生草本，具长柔毛及腺毛。根木质。茎直立或弧曲上升，高 20～50 cm，单一，少有多茎丛生，基部稍木质化，常在上部分枝。基生叶密生，莲座状，长 1～2.5 cm，2 回羽状 3 深裂，侧裂片 2 深裂，中央裂片常 3 深裂，2 回裂片具缺刻或 3 浅裂，小裂片条形，长 1～2 mm，先端圆钝，基部楔形，全缘，果期枯萎；叶柄长 1～2.5 cm；托叶形状似叶，3 至多深裂；茎生叶似基生叶，3 深裂，近无柄。聚伞花序顶生，具多花，二歧分枝形成圆锥花序，直径 1.5～3 cm；苞片及小苞片 2～3 裂，裂片条形；花梗细，长 3～6 mm；花直径 2～3 mm；萼筒倒圆锥形或钟形，长约 1 mm，萼片卵状披针形，长 1～2 mm，先

端渐尖；花瓣倒卵形，长 2 ~ 3 mm，白色或粉红色，无毛，先端圆钝，基部有短爪；花丝比花瓣短；心皮 10 ~ 15，离生，花柱侧基生，子房卵形或长圆形。瘦果卵形或长圆形，长 1 ~ 1.5 mm，深褐色，无毛，平滑，先端具尖头。花果期 6 ~ 8 月。

| **生境分布** | 生于干旱荒山坡、草原、砾石质丘坡。分布于内蒙古呼伦贝尔市（额尔古纳市、根河市、陈巴尔虎旗、鄂温克族自治旗、新巴尔虎左旗、新巴尔虎右旗、海拉尔区、牙克石市、鄂伦春自治旗、莫力达瓦达斡尔族自治旗、阿荣旗、扎兰屯市）、兴安盟、通辽市（库伦旗、扎鲁特旗、科尔沁左翼中旗）、赤峰市（宁城县、巴林右旗、喀喇沁旗、克什克腾旗）、锡林郭勒盟（锡林浩特市、阿巴嘎旗、苏尼特左旗、苏尼特右旗、东乌珠穆沁旗、西乌珠穆沁旗、太仆寺旗、正镶白旗、正蓝旗）、乌兰察布市（集宁区、丰镇市、察哈尔右翼前旗、察哈尔右翼中旗、察哈尔右翼后旗、商都县、化德县、卓资县、凉城县、兴和县）、呼和浩特市（托克托县、武川县）、巴彦淖尔市（乌拉特中旗、乌拉特前旗）、鄂尔多斯市（准格尔旗、乌审旗）、包头市（固阳县、土默特右旗、达尔罕茂明安联合旗）、乌海市（海南区）、阿拉善盟（阿拉善左旗）。

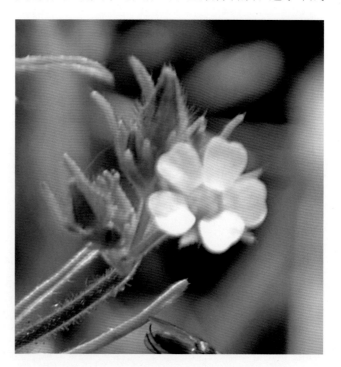

| **资源情况** | 野生资源丰富。药材来源于野生。

| **采收加工** | 夏、秋季采收，晒干。

| **功能主治** | 苦、微辛，温。归肝经。祛风除湿。用于黄疸，风湿性关节炎。

| **用法用量** | 内服煎汤，15 ~ 30 g。外用适量，煎汤洗。

# 阿尔泰地蔷薇 *Chamaerhodos altaica* (Laxm.) Bge.

| 蒙 文 名 | 阿拉泰音 – 图门 – 塔那。

| 药 材 名 | 阿尔泰地蔷薇（药用部位：全株）。

| 形态特征 | 亚灌木，高 5 ～ 6 cm。茎多数，平铺于地上，形成垫状灌丛，外皮褐色，先端有老叶的残余，全株有长柔毛及短腺毛。基生叶多数，条形，长 1.5 ～ 2.5 cm，3 深裂，裂片全缘或 2 ～ 3 深裂；叶柄长 5 ～ 12 mm。花单生或 3 ～ 5 成聚伞花序；花梗长 3 ～ 5 mm；苞片及小苞片条形，长 1 ～ 2 mm；花直径 4 ～ 5 mm；萼筒筒状，长 3 ～ 4 mm，绿色或红紫色，萼片卵状披针形，与萼筒近等长或较短，外有长柔毛及短腺毛；花瓣倒卵形至宽卵形，长 4 ～ 5 mm，紫色或红紫色，无毛；雄蕊比花瓣短；心皮 6 ～ 10，离生。瘦果长圆形，

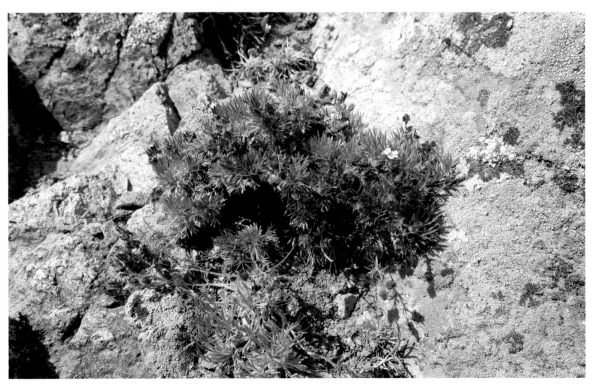

阿尔泰地蔷薇

长约 2 mm，褐色，无毛。

| **生境分布** | 耐寒砾石生旱生植物。生于山地、丘陵的砾石质坡地与丘顶。分布于内蒙古乌兰察布市（察哈尔右翼后旗、化德县、集宁区、四子王旗）、包头市（固阳县）、巴彦淖尔市（乌拉特中旗）。

| **资源情况** | 野生资源丰富。药材来源于野生。

| **采收加工** | 夏、秋季采收，晒干。

| **功能主治** | 祛风湿。

| **用法用量** | 外用适量，煎汤洗。

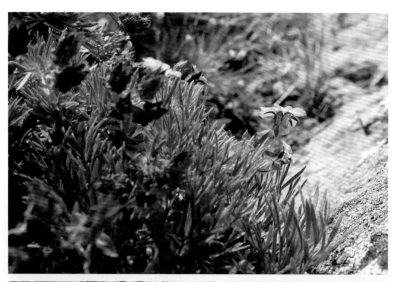

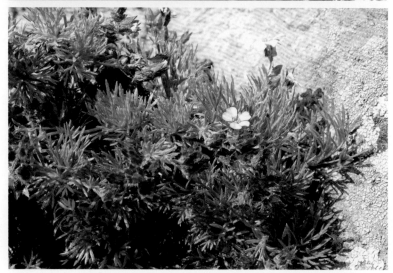

薔薇科 Rosaceae 草莓属 Fragaria

# 东方草莓 *Fragaria orientalis* Lozinsk.

| **植物别名** | 高粱果、高丽果。

| **蒙 文 名** | 道日淖图 – 古哲乐吉根。

| **药 材 名** | 东方草莓（药用部位：果实）。

| **形态特征** | 多年生草本，高 5 ~ 30 cm。茎被开展柔毛，上部较密，下部有时脱落。三出复叶，小叶几无柄，倒卵形或菱状卵形，长 1 ~ 5 cm，宽 0.8 ~ 3.5 cm，先端圆钝或急尖，顶生小叶基部楔形，侧生小叶基部偏斜，边缘有缺刻状锯齿，上面绿色，散生疏柔毛，下面淡绿色，有疏柔毛，沿叶脉较密；叶柄被开展柔毛，有时上部较密。花序聚伞状，有花（1 ~）2 ~ 5（~ 6），基部苞片淡绿色或具 1 有柄之小叶，花梗长 0.5 ~ 1.5 cm，被开展柔毛。花两性，稀单性，直

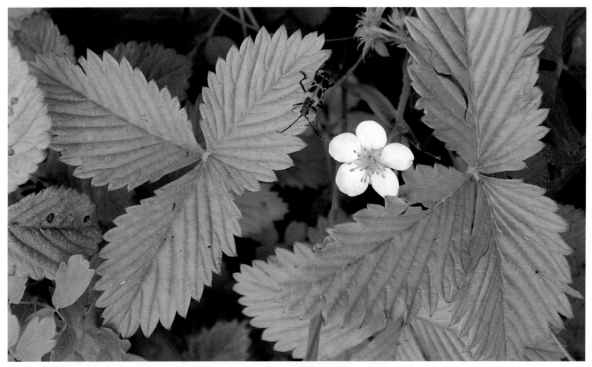

东方草莓

径 1 ~ 1.5 cm；萼片卵圆状披针形，先端尾尖，副萼片线状披针形，偶有 2 裂；花瓣白色，几圆形，基部具短爪；雄蕊 18 ~ 22，近等长；雌蕊多数。聚合果半圆形，成熟后紫红色，宿存萼片开展或微反折；瘦果卵形，宽约 0.5 mm，表面脉纹明显或仅基部具皱纹。花期 5 ~ 6 月，果期 7 ~ 8 月。

| **生境分布** | 生于森林带和草原带的山地林下、林缘灌丛、林间草甸及河滩草甸。分布于内蒙古呼伦贝尔市（额尔古纳市、根河市、陈巴尔虎旗、鄂温克族自治旗、新巴尔虎左旗、新巴尔虎右旗、海拉尔区、牙克石市、鄂伦春自治旗、莫力达瓦达斡尔族自治旗、阿荣旗、扎兰屯市）、兴安盟（阿尔山市、扎赉特旗、科尔沁右翼前旗）、通辽市（科尔沁左翼中旗）、赤峰市（林西县、巴林右旗、克什克腾旗）、锡林郭勒盟（东乌珠穆沁旗、西乌珠穆沁旗）。

| **资源情况** | 野生资源较丰富。药材来源于野生。

| **采收加工** | 7 ~ 8 月采摘未成熟果实，鲜用。

| **药材性状** | 本品呈半球形，黄绿色至紫红色，直径 1 ~ 2 cm，宿萼平展或微反折；瘦果卵圆形，宽约 0.5 mm，表面有明显的脉纹。质坚硬。气微香，味酸、微甜。

| **功能主治** | 微酸、甘，平。生津止渴，化石，祛湿。用于口渴，肾结石，湿疹。

| **用法用量** | 内服适量，作食品。外用捣汁涂。

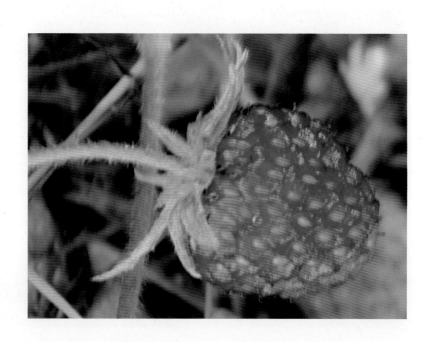

# 草莓
*Fragaria* × *ananassa* Duch.

| 植物别名 | 凤梨草莓。

| 蒙 文 名 | 古哲乐吉根。

| 药 材 名 | 草莓（药用部位：果实）。

| 形态特征 | 多年生草本，高 10 ～ 40 cm。茎低于叶或近相等，密被开展的黄色柔毛。叶三出，小叶具短柄，质地较厚，倒卵形或菱形，稀几圆形，长 3 ～ 7 cm，宽 2 ～ 6 cm，先端圆钝，基部阔楔形，侧生小叶基部偏斜，边缘具缺刻状锯齿，锯齿急尖，上面深绿色，几无毛，下面淡白绿色，疏生毛，沿脉较密；叶柄长 2 ～ 10 cm，密被开展的黄色柔毛。聚伞花序，有花 5 ～ 15，花序下面具 1 短柄的小叶；花两性，直径 1.5 ～ 2 cm；萼片卵形，比副萼片稍长，副萼片椭圆状披针形，

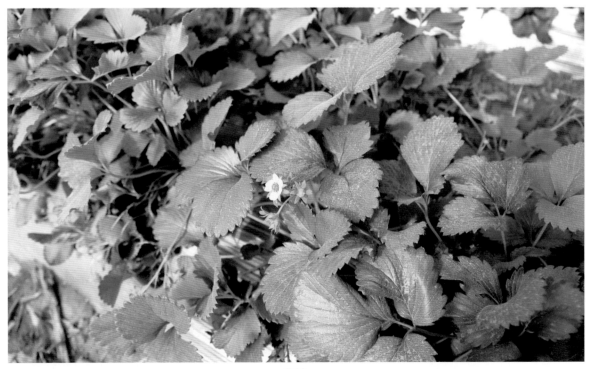

草莓

全缘，稀深 2 裂，果时扩大；花瓣白色，近圆形或倒卵状椭圆形，基部具不显的爪；雄蕊 20，不等长；雌蕊极多。聚合果大，直径达 3 cm，鲜红色，宿存萼片直立，紧贴于果实；瘦果尖卵形，光滑。花期 5 ~ 6 月，果期 7 ~ 8 月。

| 生境分布 | 内蒙古锡林郭勒盟（二连浩特市）、巴彦淖尔市（乌拉特中旗）等地有栽培。

| 资源情况 | 栽培资源一般。药材来源于栽培。

| 采收加工 | 草莓从开花到果实成熟约需 30 天，在果面着色 75% ~ 80% 时即可采收，每隔 1 ~ 2 天采收 1 次，可持续采收 2 ~ 3 周，采摘时不要伤及花萼，必须带有果柄，轻采轻放，以保证果品质量。

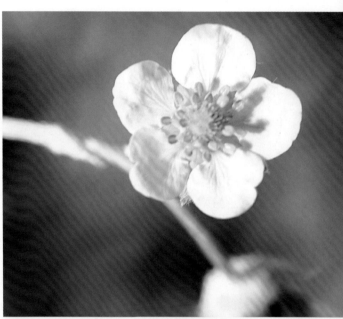

| 药材性状 | 本品肉质膨大成球形或卵球形，直径 1.5 ~ 3 cm，鲜红色，瘦果多数嵌生在果质膨大的花托上。

| 功能主治 | 甘、微酸，凉。清热止咳，利咽生津，健脾和胃，滋养补血。用于口渴，食欲缺乏，消化不良，冠心病。

| 用法用量 | 内服适量。

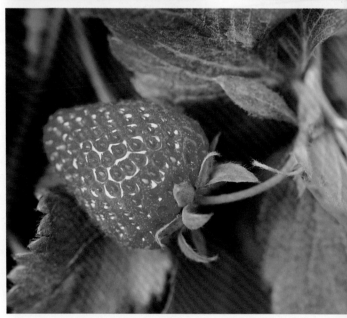

# 刺蔷薇 *Rosa acicularis* Lindley

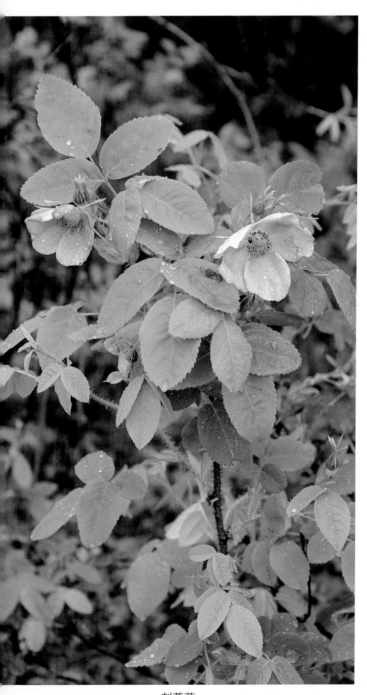

刺蔷薇

## 植物别名

大叶蔷薇、刺梅果。

## 蒙文名

乌日格苏图－闹海－胡舒。

## 药材名

**中药** 刺蔷薇（药用部位：果实、花、根）。

**蒙药** 乌日格苏图－闹海－胡舒（药用部位：果实、根）。

## 形态特征

灌木，高1～3m。小枝圆柱形，稍弯曲，红褐色或紫褐色，无毛；有细直皮刺，常密生针刺，有时无刺。小叶3～7，连叶柄长7～14cm；小叶片宽椭圆形或长圆形，长1.5～5cm，宽8～25mm，先端急尖或圆钝，基部近圆形，稀宽楔形，边缘有单锯齿或不明显重锯齿，上面深绿色，无毛，中脉和侧脉稍下陷，下面淡绿色，中脉和侧脉均凸起，有柔毛，沿中脉较密；叶柄和叶轴有柔毛、腺毛和稀疏皮刺；托叶大部贴生于叶柄，离生部分宽卵形，边缘有腺齿，下面被柔毛。花单生或2～3集生，苞片卵形至卵状披针形，先端渐尖或尾尖，边缘有腺齿或缺刻，花梗长 2 ~ 3.5 cm，无毛，密被腺毛；花直径 3.5 ~ 5 cm；萼筒长椭圆形，光滑无毛或有腺毛；萼片披针形，先端常扩展成叶状，外面有腺毛或稀疏刺毛，内面密被柔毛；花瓣粉红色，芳香，倒卵形，先端微凹，基部宽楔形；花柱离生，被毛，比雄蕊短。果实梨形、长椭圆形或倒卵球形，直径 1 ~ 1.5 cm，有明显的颈部，红色，有光泽，有腺或无腺。花期 6 ~ 7 月，果期 8 ~ 9 月。

| **生境分布** | 生于针叶林带和草原带的山地林下、林缘、山地灌丛中或桦木林下、砍伐后的针叶林迹地及路旁。分布于内蒙古呼伦贝尔市（额尔古纳市、根河市、鄂温克族自治旗、陈巴尔虎旗、海拉尔区、牙克石市、鄂伦春自治旗、莫力达瓦达斡尔族自治旗、阿荣旗、扎兰屯市）、兴安盟（科尔沁右翼前旗）、赤峰市（巴林右旗、克什克腾旗）、锡林郭勒盟（东乌珠穆沁旗、西乌珠穆沁旗、锡林浩特市）、乌兰察布市（卓资县）、呼和浩特市（和林格尔县）、巴彦淖尔市（乌拉特前旗）、阿拉善盟（阿拉善左旗、阿拉善右旗）。

| **资源情况** | 野生资源丰富。药材来源于野生。

| **采收加工** | **中药** 刺蔷薇：夏季采摘花，秋季采摘果实，均阴干；全年均可采挖根，洗净，晒干。
**蒙药** 乌日格苏图 – 闹海 – 胡舒：同 "刺蔷薇"。

| **功能主治** | **中药** 刺蔷薇：果实，健脾消食，活血调经，敛肺止咳。用于消化不良，食欲不振，脘腹胀痛，腹泻，动脉粥样硬化，肺痨咳嗽，胃痛，月经不调。花，理气和血，止咳。用于月经不调，痛经，崩漏，吐血，肋间神经痛，肺痨咳嗽。根，止咳，止痢，止血。用于咳嗽，泄泻，痢疾，崩漏，跌打损伤。

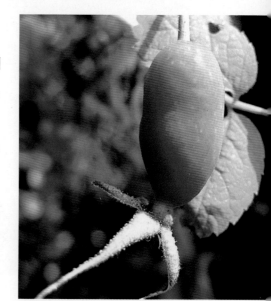

**蒙药** 乌日格苏图 – 闹海 – 胡舒：果实，固精缩尿。用于遗精滑精，遗尿尿频，崩漏带下，毒热，热性 "协日乌素" 病，肝热，青腿病。根，清希日，消食，镇赫依。用于赫依希日症，巴达干希日症，脉病，咳嗽，胃希日症。

| **用法用量** | **中药** 刺蔷薇：果实，内服煎汤，6 ~ 10 g。花，内服煎汤，3 ~ 6 g。根，内服煎汤，5 ~ 15 g；外用适量，捣敷。
**蒙药** 乌日格苏图 – 闹海 – 胡舒：入丸剂。

蔷薇科 Rosaceae 蔷薇属 Rosa

# 美蔷薇 *Rosa bella* Rehd. et Wils.

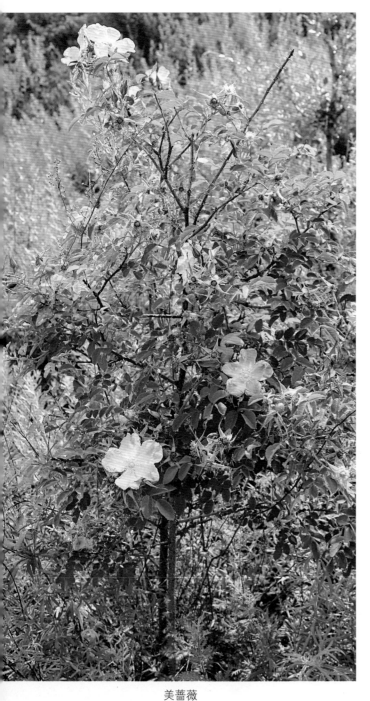

美蔷薇

| 植物别名 |

油瓶子、山刺玫。

| 蒙 文 名 |

高优－饶萨。

| 药 材 名 |

**中药** 美蔷薇果（药用部位：果实）、美蔷薇花（药用部位：花）、美蔷薇叶（药用部位：叶）。

**蒙药** 扎木日－其其格（药用部位：果实）。

| 形态特征 |

灌木，高 1～3 m。小枝圆柱形，细弱，散生直立的基部稍膨大的皮刺，老枝常密被针刺。小叶 7～9，稀 5，连叶柄长 4～11 cm；小叶片椭圆形、卵形或长圆形，长 1～3 cm，宽 6～20 mm，先端急尖或圆钝，基部近圆形，边缘有单锯齿，两面无毛或下面沿脉有散生柔毛和腺毛；小叶柄和叶轴无毛或有稀疏柔毛，有散生腺毛和小皮刺；托叶宽平，大部贴生于叶柄，离生部分卵形，先端急尖，边缘有腺齿，无毛。花单生或 2～3 集生，苞片卵状披针形，先端渐尖，边缘有腺齿，无毛；花梗长 5～10 mm，花梗和

萼筒被腺毛；花直径 4 ~ 5 cm；萼片卵状披针形，全缘，先端延长成带状，外面近无毛而有腺毛，内面密被柔毛，边缘较密；花瓣粉红色，宽倒卵形，先端微凹，基部楔形；花柱离生，密被长柔毛，比雄蕊短很多。果实椭圆状卵球形，直径 1 ~ 1.5 cm，先端有短颈，猩红色，有腺毛，果柄长可达 1.8 cm。花期 6 ~ 7 月，果期 8 ~ 9 月。

| 生境分布 | 生于落叶阔叶林区和草原带的山地林缘、沟谷和黄土丘陵，是山坡灌丛的建群种。分布于内蒙古赤峰市（喀喇沁旗）、锡林郭勒盟（西乌珠穆沁旗）、乌兰察布市（察哈尔右翼前旗、兴和县、凉城县）、呼和浩特市（和林格尔县）、鄂尔多斯市（鄂托克前旗）、阿拉善盟（阿拉善左旗）。

| 资源情况 | 野生资源一般。药材来源于野生。

| 采收加工 | **中药** 美蔷薇果：秋季采摘，晒干。
美蔷薇花：夏季采摘，阴干。
美蔷薇叶：夏、秋季采收，鲜用或晒干。
**蒙药** 扎木日－其其格：同 "美蔷薇果"。

| 药材性状 | **中药** 美蔷薇花：本品呈不规则球形。花托椭圆形，萼片 5，卵圆状披针形，先端尾尖，全缘，稍宽大，呈叶状，外表面有腺毛及细柔毛，内表面密被柔毛。花瓣 5，倒卵形，先端微凹，淡红色或淡棕色。气芳香，味微苦、涩。

| 功能主治 | **中药** 美蔷薇果：甘、酸、涩，平。固精涩肠，缩尿，止泻，养血，活血。用于肾虚遗精遗尿，脾虚泻痢，赤白带下，脉管炎，高血压，头晕。
美蔷薇花：甘、酸、微苦，温。健脾理气，活血，消肿，调经。用于消化不良，气滞腹痛，乳痈肿毒，跌打损伤，月经不调。
美蔷薇叶：止血，解毒。用于创伤出血，痈疽疔疮。
**蒙药** 扎木日－其其格：酸，凉，轻、柔。解毒，祛 "协日乌素"，清热。

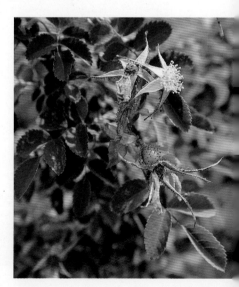

| 用法用量 | **中药** 美蔷薇果：内服煎汤，5 ~ 10 g。
美蔷薇花：内服煎汤，5 ~ 10 g；或浸酒。
美蔷薇叶：外用适量，鲜品捣敷；或干品研末调敷。
**蒙药** 扎木日－其其格：入丸剂。

蔷薇科 Rosaceae 蔷薇属 Rosa

# 月季花 *Rosa chinensis* Jacq.

| 植物别名 | 月月红、四季花、斗雪红。

| 蒙 文 名 | 萨日乃 – 其其格。

| 药 材 名 | **中药** 月季花（药用部位：花）、月季花叶（药用部位：叶）、月季花根（药用部位：根）。
**蒙药** 萨日乃 – 其其格（药用部位：花）。

| 形态特征 | 常绿或半常绿直立灌木。茎有弯曲的皮刺，少无皮刺。奇数羽状复叶，小叶 3 ~ 5，稀 7，小叶片宽卵形、卵状披针形至矩圆形，长 2 ~ 5 cm，宽 1 ~ 2.5 cm，先端渐尖或锐尖，基部近圆形，边缘有锯齿，上面暗绿色，有光泽，下面淡绿色；两面无毛；叶柄和小叶柄疏生小皮刺和腺毛；托叶大部和叶柄合生，先端裂片披针形或条形，边缘有

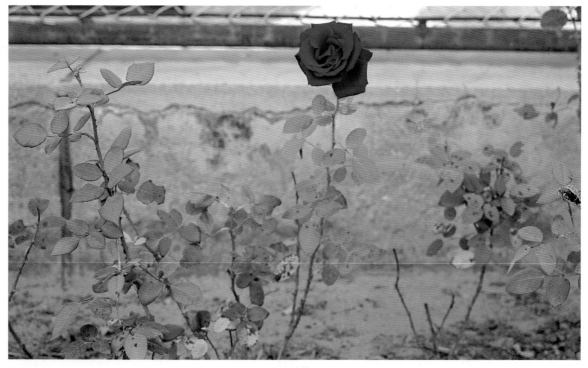

月季花

腺毛。花常数朵簇生，少单生，直径 4 ~ 5 cm，花梗长，常被腺毛；萼筒常被稀疏腺毛或近无毛；萼片狭披针形，长达 3 cm，先端长尾状并稍宽大，全缘或有时分裂；花瓣紫红色、粉红色或略带白色，宽倒卵形，先端微凹。果实倒卵形，红色，先端有宿存萼片。花果期 5 ~ 9 月。

| 生境分布 | 内蒙古有广泛栽培。

| 资源情况 | 栽培资源丰富。药材来源于栽培。

| 采收加工 | 中药　月季花：夏、秋季选晴天采收半开放的花朵，及时摊开晾干或用微火烘干。

月季花叶：夏、秋季采收，洗净，晾干。

月季花根：夏、秋季采挖，洗净，晾干。

蒙药　萨日乃 - 其其格：同"月季花"。

| 药材性状 | 中药　月季花：本品体轻，质脆，易碎。气清香，味微苦、涩。

| 功能主治 | 中药　月季花、月季花叶、月季花根：辛，平。归肝、大肠经。清热解毒，凉血止血，利湿退黄。用于痢疾，泄泻，咯血，尿血，便血，崩漏，疮疖痈肿，湿热黄疸。

蒙药　萨日乃 - 其其格：苦，平，效钝、浮。止血，燥黄水，愈伤，清脑，清热，排脓。用于肺脓肿，内伤，便血，尿血，创伤出血，吐血，咯脓血痰，白脉病，中风，结喉，发症。

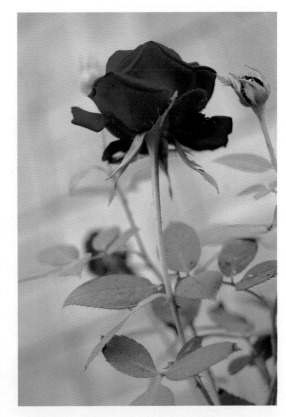

| 用法用量 | 中药　月季花、月季花叶、月季花根：内服煎汤，9 ~ 20 g。外用鲜品适量，捣敷；或研末撒。

蒙药　萨日乃 - 其其格：单用1.5 ~ 3 g，研末冲服；或内服煎汤；或入丸、散剂。

蔷薇科 Rosaceae 蔷薇属 Rosa

# 山刺玫

*Rosa davurica* Pall.

| **植物别名** | 刺梅果。

| **蒙文名** | 兴安 – 扎木日。

| **药材名** | 山刺玫（药用部位：花、果实、根）。

| **形态特征** | 直立灌木，高约 1.5 m。分枝较多，小枝圆柱形，无毛，紫褐色或灰褐色，有带黄色皮刺，皮刺基部膨大，稍弯曲，常成对而生于小枝或叶柄基部。小叶 7 ~ 9，连叶柄长 4 ~ 10 cm；小叶片长圆形或阔披针形，长 1.5 ~ 3.5 cm，宽 5 ~ 15 mm，先端急尖或圆钝，基部圆形或宽楔形，边缘有单锯齿和重锯齿，上面深绿色，无毛，中脉和侧脉下陷，下面灰绿色，中脉和侧脉凸起，有腺点和稀疏短柔毛；叶柄和叶轴有柔毛、腺毛和稀疏皮刺；托叶大部贴生于叶柄，离生

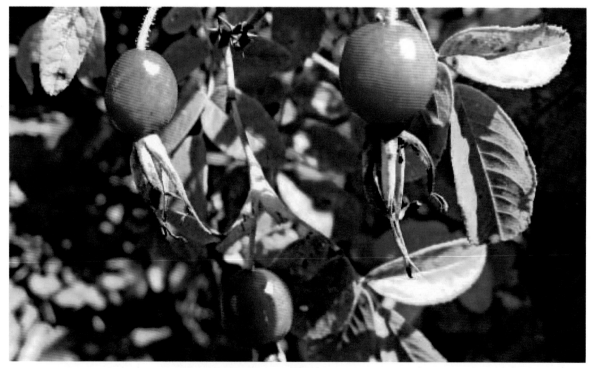

山刺玫

部分卵形，边缘有带腺锯齿，下面被柔毛。花单生于叶腋或 2 ～ 3 簇生；苞片卵形，边缘有腺齿，下面有柔毛和腺点；花梗长 5 ～ 8 mm，无毛或有腺毛；花直径 3 ～ 4 cm；萼筒近圆形，光滑无毛，萼片披针形，先端扩展成叶状，边缘有不整齐锯齿和腺毛，下面有稀疏柔毛和腺毛，上面被柔毛，边缘较密；花瓣粉红色，倒卵形，先端不平整，基部宽楔形；花柱离生，被毛，比雄蕊短很多。果实近球形或卵球形，直径 1 ～ 1.5 cm，红色，光滑，萼片宿存，直立。花期 6 ～ 7 月，果期 8 ～ 9 月。

| 生境分布 | 生于落叶阔叶林带和草原带的山地林下、林缘、石质山坡，也见于河岸沙地，为山地灌丛的建群种或优势种，多呈团状分布。分布于内蒙古呼伦贝尔市（额尔古纳市、根河市、鄂温克族自治旗、陈巴尔虎旗、新巴尔虎左旗、海拉尔区、牙克石市、鄂伦春自治旗、莫力达瓦达斡尔族自治旗、阿荣旗、扎兰屯市）、兴安盟（科尔沁右翼前旗、科尔沁右翼中旗、扎赉特旗）、通辽市（科尔沁左翼中旗、库伦旗、科尔沁左翼后旗）、赤峰市（阿鲁科尔沁旗、巴林左旗、巴林右旗、克什克腾旗、喀喇沁旗、宁城县、敖汉旗）、锡林郭勒盟（东乌珠穆沁旗、西乌珠穆沁旗、二连浩特市、锡林浩特市、正蓝旗、多伦县）、乌兰察布市（察哈尔右翼中旗、凉城县、兴和县）、呼和浩特市（和林格尔县）、乌海市（海南区）、阿拉善盟（阿拉善左旗）。

| 资源情况 | 野生资源丰富。药材来源于野生。

| 采收加工 | 夏季采摘花，阴干；秋季采摘果实，晒干；全年均可采挖根，洗净，切片，晒干。

| 药材性状 | 本品花蕾略呈类球形，直径 1 ～ 2 cm，偶有苞片 2；花托类球形，与花萼合生，花梗具短腺毛；萼片卵状披针形，长 1.5 ～ 2.5 cm，边缘具短柔毛和腺毛，萼筒无毛；花瓣深玫瑰红色，久贮呈棕褐色，倒卵形；花柱短于雄蕊，柱头圆形，密被绒毛。气微，味涩、微苦。

| 功能主治 | 花，酸、甘，平。归肝、脾经。理气和胃，止咳。用于月经不调，痛经，崩漏，吐血，肋间神经痛，肺痨咳嗽。果实，酸、苦，温。归肝、脾、胃、膀胱经。健脾消食，活血调经，敛肺止咳。用于消化不良，食欲不振，脘腹胀痛，腹泻，月经不调，痛经，动脉粥样硬化，肺痨咳嗽。根，苦、涩，平。止咳祛痰，止痢，止血。用于慢性支气管炎，肠炎，细菌性痢疾，功能失调性子宫出血，跌打损伤。

| 用法用量 | 花，内服煎汤，3 ～ 6 g。果实，内服煎汤，6 ～ 10 g。根，内服煎汤，5 ～ 15 g。外用适量，捣敷。

蔷薇科 Rosaceae 蔷薇属 Rosa

# 长白蔷薇 *Rosa koreana* Kom.

| **植物别名** | 刺梅果。

| **蒙 文 名** | 长白-扎木日。

| **药 材 名** | 长白蔷薇（药用部位：果实、花、根）。

| **形态特征** | 小灌木，丛生，高约 1 m。枝条密集，暗紫红色；密被针刺，针刺有椭圆形基部，在当年生小枝上针刺较稀疏。小叶 7 ～ 11（～ 15），连叶柄长 4 ～ 7 cm；小叶片椭圆形、倒卵状椭圆形或长圆状椭圆形，长 6 ～ 15 mm，宽 4 ～ 8 mm，先端圆钝，基部近圆形或宽楔形，边缘有带腺尖锐锯齿，少部分为重锯齿，上面无毛，下面近无毛或沿脉微有柔毛，稀有少数腺；沿叶轴有稀疏皮刺和腺；托叶倒卵状披针形，大部贴生于叶柄，仅先端部分离生，边缘有腺齿，无毛。花

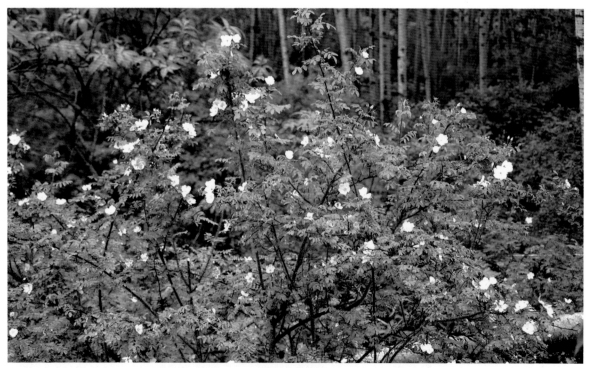

长白蔷薇

单生于叶腋，无苞片；花梗长 1.2 ~ 2 cm，有腺毛；花直径 2 ~ 3 cm；萼筒和萼片外面无毛，萼片披针形，先端长渐尖或稍带尾状渐尖，无腺，稀在边缘有稀疏的腺，内面有稀疏白色柔毛，边缘较密；花瓣白色或带粉色，倒卵形，先端微凹，基部楔形；花柱离生，稍伸出坛状萼筒口外，比雄蕊短很多。果实长圆状球形，长 1.5 ~ 2 cm，橘红色，有光泽，萼片宿存，直立。花期 6 月，果期 8 ~ 9 月。

| 生境分布 | 生于林缘、灌丛中或山坡多石地。分布于内蒙古呼伦贝尔市（鄂伦春自治旗）。

| 资源情况 | 野生资源稀少。药材来源于野生。

| 采收加工 | 秋季采摘果实，晒干；花期采收花，阴干；全年均可采挖根，洗净，切片，晒干。

| 功能主治 | 果实，健脾消食，活血调经，敛肺止咳。用于消化不良，食欲不振，脘腹胀痛，腹泻，动脉粥样硬化，肺痨咳嗽，胃痛，月经不调。花，理气和血，止咳。用于月经不调，痛经，崩漏，吐血，肋间神经痛，肺痨咳嗽。根，止咳，止痢，止血。用于咳嗽，泄泻，痢疾，崩漏，跌打损伤。

| 用法用量 | 果实，内服煎汤，9 ~ 15 g。花，内服煎汤，3 ~ 6 g。根，内服煎汤，9 ~ 15 g。外用适量，捣敷。

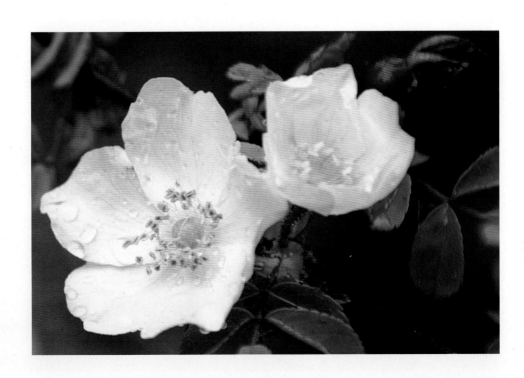

蔷薇科 Rosaceae 蔷薇属 Rosa

# 玫瑰
*Rosa rugosa* Thunb.

| **植物别名** | 刺梅果。

| **蒙 文 名** | 萨日盖 – 其其格。

| **药 材 名** | 玫瑰花（药用部位：花）、玫瑰根（药用部位：根）。

| **形态特征** | 直立灌木，高可达 2 m。茎粗壮，丛生；小枝密被绒毛，并有针刺和腺毛，有直立或弯曲、淡黄色的皮刺，皮刺外被绒毛。小叶 5 ~ 9，连叶柄长 5 ~ 13 cm；小叶片椭圆形或椭圆状倒卵形，长 1.5 ~ 4.5 cm，宽 1 ~ 2.5 cm，先端急尖或圆钝，基部圆形或宽楔形，边缘有尖锐锯齿，上面深绿色，无毛，叶脉下陷，有折皱，下面灰绿色，中脉凸起，网脉明显，密被绒毛和腺毛，有时腺毛不明显；叶柄和叶轴密被绒毛和腺毛；托叶大部贴生于叶柄，离生部分卵形，边缘

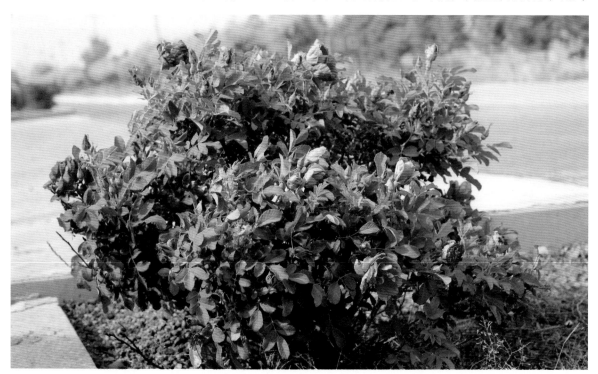

玫瑰

有带腺锯齿，下面被绒毛。花单生于叶腋，或数朵簇生，苞片卵形，边缘有腺毛，外被绒毛；花梗长 5 ～ 22.5 mm，密被绒毛和腺毛；花直径 4 ～ 5.5 cm；萼片卵状披针形，先端尾状渐尖，常有羽状裂片而扩展成叶状，上面有稀疏柔毛，下面密被柔毛和腺毛；花瓣倒卵形，重瓣至半重瓣，芳香，紫红色至白色；花柱离生，被毛，稍伸出萼筒口外，比雄蕊短很多。果实扁球形，直径 2 ～ 2.5 cm，砖红色，肉质，平滑，萼片宿存。花期 5 ～ 6 月，果期 8 ～ 9 月。

| **生境分布** | 玫瑰喜阳光充足，耐寒、耐旱，喜排水良好、疏松肥沃的壤土或轻壤土。内蒙古科尔沁左翼后旗有野生分布。内蒙古呼伦贝尔市（牙克石市、莫力达瓦达斡尔族自治旗、扎兰屯市）、通辽市（奈曼旗、库伦旗、科尔沁左翼中旗、科尔沁区）、 锡林郭勒盟（正镶白旗、锡林浩特市、苏尼特右旗、苏尼特左旗、二连浩特市、西乌珠穆沁旗）、乌兰察布市（化德县、商都县）、包头市（青山区、昆都仑区、东河区、固阳县）、巴彦淖尔市（磴口县、乌拉特中旗 ）、鄂尔多斯市（鄂托克前旗、鄂托克旗、达拉特旗）等地有栽培。

| **资源情况** | 野生资源稀少，栽培资源丰富。药材来源于栽培。

| **采收加工** | 玫瑰花：夏季采摘，阴干。
玫瑰根：全年均可采挖，洗净，切片，晒干。

| **药材性状** | 玫瑰花：本品花蕾和花略呈球形、卵形或不规则团块，直径 1.5 ～ 2 cm。花托壶形或半球形，与花萼基部相连，无宿梗或有短宿梗，萼片 5，披针形，黄绿色至棕绿色，伸展或向外反卷，其内表面（上表面）被细柔毛，有明显凸起的中脉。花瓣 5 或重瓣，广卵圆形，多皱褶，紫红色，少数黄棕色。雄蕊多数，黄褐色，着生于花托周围，有多数花柱在花托口集成头状。体轻，质脆。香气浓郁。味微苦、涩。以花大、完整、瓣厚、色紫、色泽鲜、不露蕊、香气浓者为佳。

| **功能主治** | 玫瑰花：甘、微苦，温。归肝、脾经。行气解郁，和血，止痛。用于肝胃气痛，食少呕恶，月经不调，跌仆伤痛。
玫瑰根：甘、微苦，微温。归肝经。活血，调经，止带。用于月经不调，带下，跌打损伤，风湿痹痛。

| **用法用量** | 玫瑰花：内服煎汤，3 ～ 10 g；或浸酒；或代茶饮。
玫瑰根：内服煎汤，9 ～ 15 g。

蔷薇科 Rosaceae 蔷薇属 Rosa

# 黄刺玫
*Rosa xanthina* Lindl.

| **植物别名** | 刺梅果。

| **蒙 文 名** | 希日 – 扎木尔。

| **药 材 名** | 黄刺玫（药用部位：花、果实）。

| **形态特征** | 直立灌木，高 2 ~ 3 m。枝粗壮，密集，披散；小枝无毛，有散生皮刺，无针刺。小叶 7 ~ 13，连叶柄长 3 ~ 5 cm；小叶片宽卵形或近圆形，稀椭圆形，先端圆钝，基部宽楔形或近圆形，边缘有圆钝锯齿，上面无毛，幼嫩时下面有稀疏柔毛，逐渐脱落；叶轴、叶柄有稀疏柔毛和小皮刺；托叶带状披针形，大部贴生于叶柄，离生部分呈耳状，边缘有锯齿和腺。花单生于叶腋，重瓣或半重瓣，黄色，无苞片；

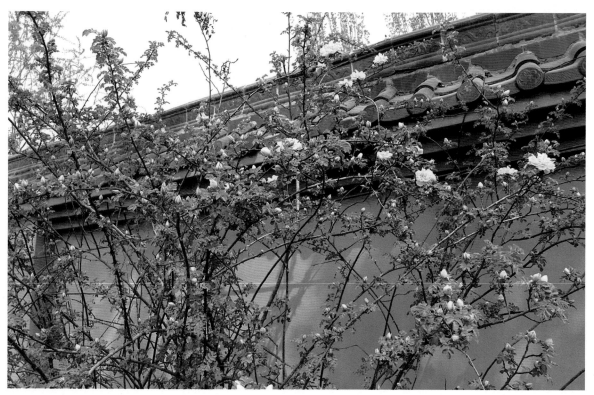

黄刺玫

花梗长 1 ~ 1.5 cm，无毛，无腺；花直径 3 ~ 4（~ 5）cm；萼筒、萼片外面无毛，萼片披针形，全缘，先端渐尖，内面有稀疏柔毛，边缘较密；花瓣黄色，宽倒卵形，先端微凹，基部宽楔形；花柱离生，被长柔毛，稍伸出萼筒口外部，比雄蕊短很多。果实近球形或倒卵圆形，紫褐色或黑褐色；直径 8 ~ 10 mm，无毛，花后萼片反折。花期 5 ~ 6 月，果期 7 ~ 8 月。

| **生境分布** | 生于落叶阔叶林区和草原带的山地，是山地灌丛的建群种，也可散生于石质山坡。分布于内蒙古通辽市（科尔沁左翼中旗、库伦旗）、赤峰市（喀喇沁旗）、锡林郭勒盟（正镶白旗、苏尼特右旗、苏尼特左旗、二连浩特市）、乌兰察布市（卓资县、凉城县、化德县、四子王旗）、呼和浩特市（和林格尔县、土默特左旗）、包头市（昆都仑区、东河区、土默特右旗、达尔罕茂明安联合旗）、巴彦淖尔市（乌拉特前旗、乌拉特中旗、乌拉特后旗、临河区）、鄂尔多斯市（东胜区、准格尔旗、鄂托克前旗、达拉特旗）、乌海市（海南区）、阿拉善盟（阿拉善左旗）。

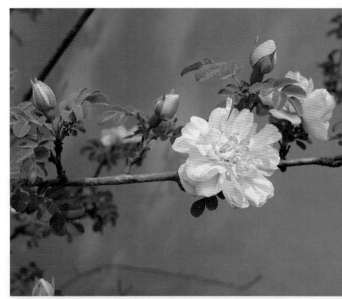

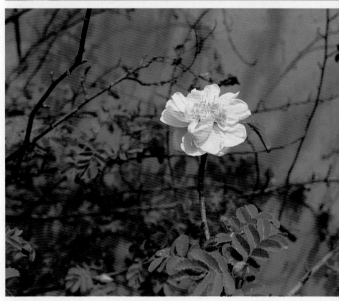

| **资源情况** | 野生资源一般。药材来源于野生。

| **采收加工** | 夏季采摘花，秋季采摘果实，均阴干。

| **功能主治** | 活血舒筋，调经，健脾，祛湿利尿。用于消化不良，气滞腹痛，胃痛，食管痉挛不畅，乳痈，肿毒，月经不调，跌打损伤。

蔷薇科 Rosaceae 蔷薇属 Rosa

# 单瓣黄刺玫

*Rosa xanthina* Lindl. f. *normalis* Rehd. et Wils. ·

| **植物别名** | 马茹子、野生黄刺玫。

| **蒙文名** | 当－得利伯特－希日－扎木日。

| **药材名** | **中药** 单瓣黄刺玫（药用部位：果实、花）。
**蒙药** 夏日－扎木日－其其格（药用部位：果实）。

| **形态特征** | 直立灌木，高2～3m。枝粗壮，密集，披散；小枝无毛，有散生皮刺，无针刺。小叶7～13；小叶片宽卵形，边缘有圆钝锯齿，上面无毛；叶轴、叶柄有稀疏柔毛和小皮刺；托叶带状披针形，离生部分呈耳状，边缘有锯齿和腺。花单生于叶腋，重瓣，黄色，无苞片；花瓣黄色，宽倒卵形，先端微凹，基部宽楔形；花柱离生，

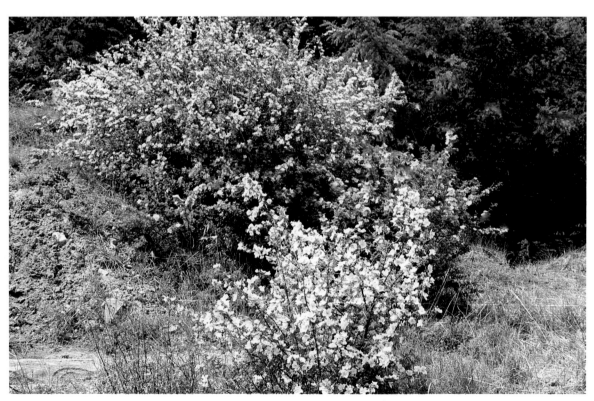

单瓣黄刺玫

被长柔毛，稍伸出萼筒口外部，比雄蕊短很多。果实近球形，紫褐色，无毛，花后萼片反折。花期 5 ~ 6 月，果期 7 ~ 8 月。

| **生境分布** | 内蒙古乌兰察布市（商都县、化德县）、巴彦淖尔市（磴口县、乌拉特前旗）、包头市（固阳县、石拐区）有栽培。

| **资源情况** | 栽培资源一般。药材来源于栽培。

| **采收加工** | **中药** 单瓣黄刺玫：夏季果实成熟时采摘果实，晒干，除去毛刺；花期采花，阴干。

**蒙药** 夏日 - 扎木日 - 其其格：夏季果实成熟时采摘，晒干，除去毛刺。

| **功能主治** | **中药** 单瓣黄刺玫：固精涩肠，缩尿，止泻，养血，健脾理气，活血，调经，消肿。用于滑精，遗尿，小便频数，脾虚泻痢，高血压，头晕，脉管炎，消化不良，气滞腹痛，乳痈，月经不调，跌打损伤。

**蒙药** 夏日 - 扎木日 - 其其格：清热，解毒，祛"协日乌素"。用于毒热，热性"协日乌素"病，肝热，青腿病。

| **用法用量** | **中药** 单瓣黄刺玫：果实，内服煎汤，5 ~ 10 g；或入丸、散剂。花，内服煎汤，3 ~ 6 g。

**蒙药** 夏日 - 扎木日 - 其其格：多配方用。

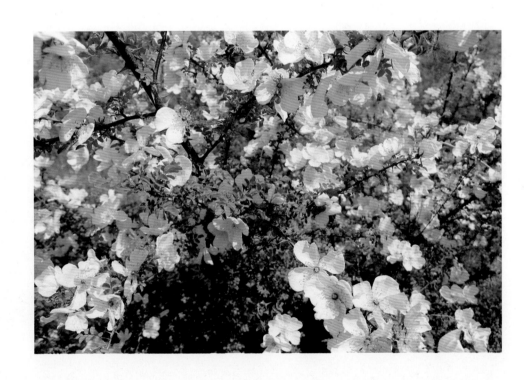

# 绵刺 *Potaninia mongolica* Maxim.

| **植物别名** | 蒙古包大宁。

| **蒙 文 名** | 好衣热格。

| **药 材 名** | 绵刺（药用部位：枝叶）。

| **形态特征** | 小灌木，高 20 ~ 40 cm，倾卧地面，多分枝，树皮棕褐色，纵向剥裂。小枝苍白色，密生宿存的老叶柄与长柔毛。叶多簇生于短枝上或互生，革质，羽状三出复叶，顶生小叶 3 全裂，有短柄，裂片条状披针形或条状倒披针形，长 2.5 ~ 3.5 mm，宽约 0.8 mm，先端锐尖，全缘，两面有长柔毛；侧生小叶全缘，小叶片与顶生小叶裂片同形，但无柄，叶柄宿存，长约 5 mm，有长柔毛。花梗纤细，长

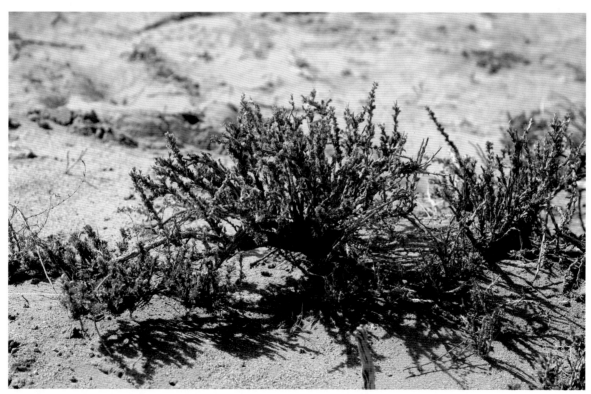

绵刺

3 ～ 4 mm；萼筒漏斗状，副萼片 3，矩圆状披针形，萼片 3，卵状或三角状卵形，长约 2 mm；花瓣 3，卵形，淡红色，长约 2.5 mm，宽约 1.5 mm；雄蕊 3，花丝短，着生于膨大的花盘边上，内面密被绢毛；子房卵形，具胚珠 1。瘦果长圆形，浅黄色，外有宿存萼筒。花期 6 ～ 9 月，果期 8 ～ 10 月。

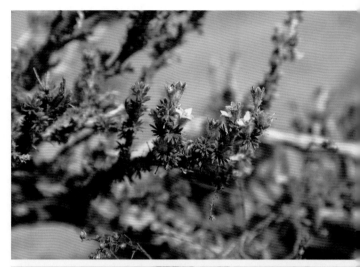

| 生境分布 | 旱生植物。生于戈壁和覆沙碎石质平原，常形成大面积的荒漠群落。分布于内蒙古阿拉善盟、巴彦淖尔市。

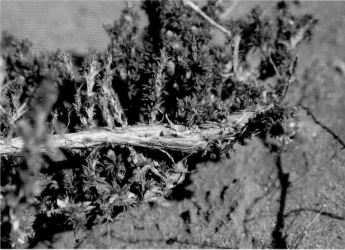

| 资源情况 | 野生资源一般。药材来源于野生。

| 采收加工 | 秋季采摘，阴干。

| 功能主治 | 收敛，止血，凉血，解毒，杀虫，消肿，消炎，止痢。用于咯血，吐血，齿龈出血，尿血，崩漏，带下，赤白痢疾，功能失调性子宫出血，疥疮痈肿，痔疮，滴虫性阴道炎。

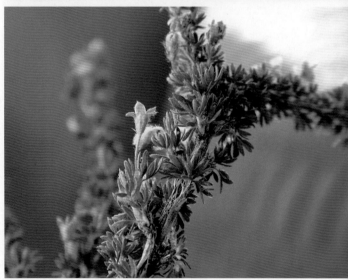

| 用法用量 | 内服煎汤，6 ～ 12 g。外用适量。

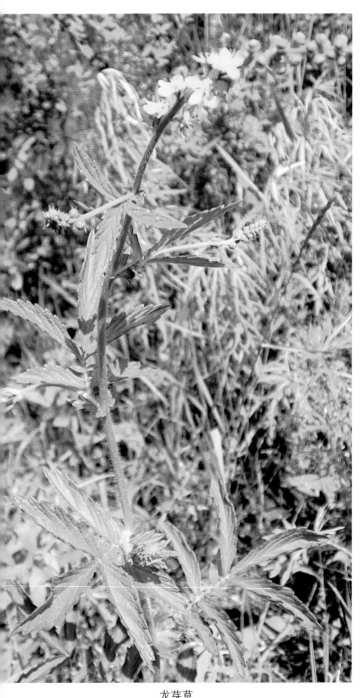

龙芽草

## 蔷薇科 Rosaceae 龙芽草属 *Agrimonia*

# 龙芽草 *Agrimonia pilosa* Ldb.

### | 植物别名 |

龙牙草。

### | 蒙 文 名 |

淘古如 - 额布苏。

### | 药 材 名 |

仙鹤草（药用部位：全草）、鹤草芽（药用部位：冬芽）、龙芽草根（药用部位：根）。

### | 形态特征 |

多年生草本。根多呈块茎状，周围长出若干侧根，根茎短，基部常有 1 至数个地下芽。茎高 30 ~ 120 cm，被疏柔毛及短柔毛，稀下部被稀疏长硬毛。叶为间断奇数羽状复叶，通常有小叶 3 ~ 4 对，稀 2 对，向上减少至3 小叶，叶柄被稀疏柔毛或短柔毛；小叶片无柄或有短柄，倒卵形、倒卵状椭圆形或倒卵状披针形，长 1.5 ~ 5 cm，宽 1 ~ 2.5 cm，先端急尖至圆钝，稀渐尖，基部楔形至宽楔形，边缘有急尖至圆钝锯齿，上面被疏柔毛，稀脱落几无毛，下面通常脉上伏生疏柔毛，稀脱落几无毛，有显著腺点；托叶草质，绿色，镰形，稀卵形，先端急尖或渐尖，边缘有尖锐锯齿或裂片，稀全缘，茎下

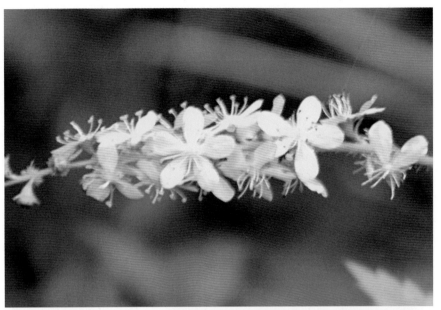

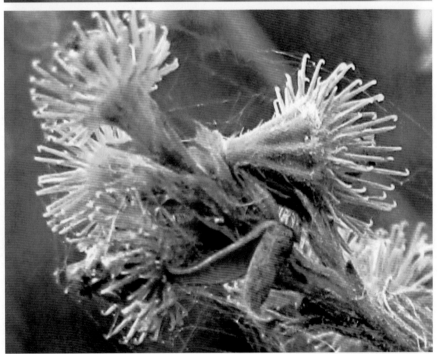

部托叶有时卵状披针形，常全缘。花序穗状总状顶生，分枝或不分枝，花序轴
被柔毛，花梗长 1 ~ 5 mm，被柔毛；苞片通常深 3 裂，裂片带形，小苞片对生，
卵形，全缘或边缘分裂；花直径 6 ~ 9 mm；萼片 5，三角状卵形；花瓣黄色，
长圆形；雄蕊 5 ~ 15；花柱 2，丝状，柱头头状。果实倒卵状圆锥形，外面有
10 肋，被疏柔毛，先端有数层钩刺，幼时直立，成熟时靠合，连钩刺长 7 ~ 8 mm，
最宽处直径 3 ~ 4 mm。花期 6 ~ 7 月，果期 8 ~ 9 月。

| 生境分布 | 生于森林带的针叶林林下、林缘、林间草甸。分布于内蒙古呼伦贝尔市（额尔古纳市、根河市、鄂温克族自治旗、陈巴尔虎旗、新巴尔虎左旗、新巴尔虎右旗、海拉尔区、牙克石市、鄂伦春自治旗、莫力达瓦达斡尔族自治旗、阿荣旗、扎兰屯市）、兴安盟（阿尔山市、科尔沁右翼前旗、扎赉特旗）、通辽市（库伦旗、扎鲁特旗、科尔沁左翼后旗）、锡林郭勒盟（东乌珠穆沁旗、西乌珠穆沁旗、锡林浩特市、多伦县）、赤峰市（阿鲁科尔沁旗、巴林左旗、巴林右旗、克什克腾旗、喀喇沁旗、宁城县）、包头市（土默特右旗）、乌海市（海南区）。

| 资源情况 | 野生资源丰富。药材来源于野生。

| 采收加工 | 仙鹤草：夏季采收，晒干。
鹤草芽：冬、春季新株萌发前挖取根茎，除去老根，留幼芽（带小根茎），洗净，晒干或低温烘干。
龙芽草根：秋季采挖，洗净，晒干。

| 药材性状 | 仙鹤草：本品长 50 ~ 100 cm，全体被白色柔毛。茎下部圆柱形，直径 4 ~ 6 mm，红棕色，上部方柱形，四面略凹陷，绿褐色，有纵沟和棱线，有节；体轻，质硬，易折断，断面中空。奇数羽状复叶互生，暗绿色，皱缩卷曲；质脆，易碎；叶片有大小 2 种，相间生于叶轴上，先端小叶较大，完整小叶片展平后呈卵形或长椭圆形，先端尖，基部楔形，边缘有锯齿；托叶 2，抱茎，斜卵形。总状花序细长，花萼下部呈筒状，萼筒上部有钩刺，先端 5 裂，花瓣黄色。气微，味微苦。
鹤草芽：本品呈圆锥形，中上部常弯曲，全长 2 ~ 6 cm，直径 0.5 ~ 1cm，顶部包以数枚浅棕色膜质芽鳞。根半短缩，圆柱形，长 1 ~ 3 cm，表面棕褐色，有紧密环状节，节上生有棕黑色退化鳞叶，根茎下部有时残存少数不定根。根芽质脆易碎，折断后断面平坦，黄白色。气微，略有豆腥气，味先微甜而后涩、苦。

| 功能主治 | 仙鹤草：苦、涩，平。归心、肝经。收敛止血，止痢，杀虫。用于咯血，吐血，尿血，便血，赤白痢疾，崩漏带下，劳伤脱力，痈肿，跌打损伤。
鹤草芽：苦、涩，凉。驱虫，解毒消肿。用于绦虫病，滴虫性阴道炎，疮疡疥癣，疔肿，赤白痢疾。
龙芽草根：辛、涩，温。解毒，驱虫。用于赤白痢疾，疮疡肿毒，疟疾，绦虫病，闭经。

| **用法用量** | 仙鹤草：内服煎汤，10 ~ 15 g，大剂量可用至 30 g；或入散剂。外用捣敷；或熬膏涂敷。

鹤草芽：内服煎汤，10 ~ 30 g；或研末，15 ~ 30 g。外用适量，煎汤洗；或鲜品捣敷。

龙芽草根：内服煎汤，9 ~ 15 g；或研末。外用适量，捣敷。

蔷薇科 Rosaceae 地榆属 Sanguisorba

# 高山地榆 *Sanguisorba alpina* Bunge.

| 蒙 文 名 | 塔格音－苏都－额布苏。

| 药 材 名 | 地榆（药用部位：根）。

| 形态特征 | 多年生草本。根粗壮，圆柱形。茎高 30 ~ 80 cm，无毛或几无毛。叶为羽状复叶，有小叶 4 ~ 7（~ 9）对，叶柄无毛，小叶有柄；小叶片椭圆形或长椭圆形，稀卵形，长 1.5 ~ 7 cm，宽 1 ~ 4 cm，基部截形至微心形，先端圆钝或几圆形，边缘有缺刻状尖锐锯齿，两面绿色，无毛；茎生叶与基生叶相似，惟向上小叶对数逐渐减少，且小叶基部常圆形至宽楔形；基生叶托叶膜质，黄褐色，无毛，茎生叶托叶革质，绿色，卵形或弯弓成半圆形，边缘有缺刻状尖锐锯齿。穗状花序圆柱形，稀椭圆形，从基部向上逐渐开放，初时较短，

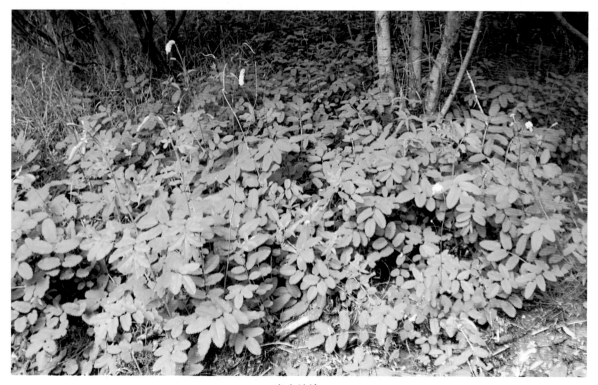

高山地榆

花后伸长，下垂，通常长 1 ~ 4 cm，伸长后可达 5 cm，横径 0.6 ~ 1.2 cm，花序梗初时被疏柔毛，以后脱落无毛；苞片淡黄褐色，卵状披针形或匙状披针形，边缘及外面密被柔毛，未开花时显著比花蕾长，比萼片长 1 ~ 2 倍；萼片白色，或微带淡红色，卵形；雄蕊 4，花丝从下部开始微扩大至中部，到先端渐狭，明显比花药窄，比萼片长 2 ~ 3 倍。果实被疏柔毛，萼片宿存。花果期 7 ~ 9 月。

| 生境分布 | 生于荒漠的山坡、沟谷水边、沼地及林缘。分布于内蒙古巴彦淖尔市（乌拉特后旗）、阿拉善盟（阿拉善左旗）。

| 资源情况 | 野生资源较少。药材来源于野生。

| 采收加工 | 春、秋季采挖，除去残茎及须根，洗净，晒干；或趁鲜切片，干燥。

| 功能主治 | 凉血止血，止泻，收敛，消炎，解毒，敛疮。

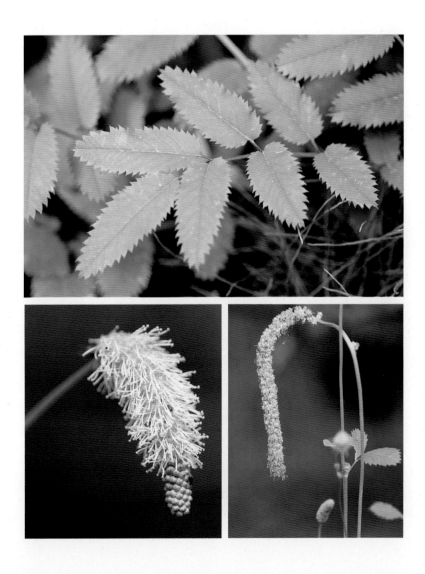

蔷薇科 Rosaceae 地榆属 Sanguisorba

# 地榆 *Sanguisorba officinalis* L.

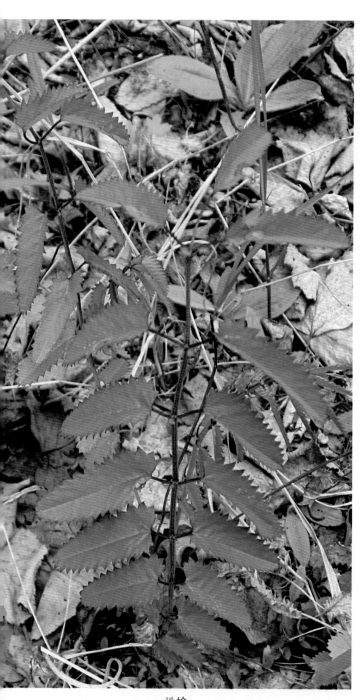

地榆

| 植物别名 |

黄爪香、玉札、山枣子。

| 蒙 文 名 |

苏都－额布苏。

| 药 材 名 |

**中药** 地榆（药用部位：根）、地榆叶（药用部位：叶）。

**蒙药** 苏都－额布苏（药用部位：根）。

| 形态特征 |

多年生草本，高 30 ～ 120 cm。根粗壮，多呈纺锤形，稀圆柱形，表面棕褐色或紫褐色，有纵皱纹及横裂纹，横切面黄白色或紫红色，较平正。茎直立，有棱，无毛或基部有稀疏腺毛。基生叶为羽状复叶，有小叶 4 ～ 6 对，叶柄无毛或基部有稀疏腺毛；小叶片有短柄，卵形或长圆状卵形，长 1 ～ 7 cm，宽 0.5 ～ 3 cm，先端圆钝，稀急尖，基部心形至浅心形，边缘有多数粗大圆钝、稀急尖的锯齿，两面绿色，无毛；茎生叶较少，小叶片有短柄至几无柄，长圆形至长圆状披针形，狭长，基部微心形至圆形，先端急尖；基生叶托叶膜质，褐色，外面无毛或被稀疏腺毛，茎生叶托叶大，草质，半卵形，外侧

边缘有尖锐锯齿。穗状花序椭圆形、圆柱形或卵球形，直立，通常长 1 ~ 3（~ 4）cm，横径 0.5 ~ 1 cm，从花序先端向下开放，花序梗光滑或偶有稀疏腺毛；苞片膜质，披针形，先端渐尖至尾尖，比萼片短或近等长，背面及边缘有柔毛；萼片 4，紫红色，椭圆形至宽卵形，背面被疏柔毛，中央微有纵棱脊，先端常具短尖头；雄蕊 4，花丝丝状，不扩大，与萼片近等长或稍短；子房外面无毛或基部微被毛，柱头先端扩大，盘形，边缘具流苏状乳头。果实包藏在宿存萼筒内，外面有斗棱。花果期 7 ~ 9 月。

| **生境分布** | 生于草原、草甸、山坡草地、灌丛中、山坡林下。分布于内蒙古呼伦贝尔市、兴安盟（阿尔山市、科尔沁右翼前旗、扎赉特旗）、通辽市（科尔沁左翼中旗、库伦旗）、赤峰市（喀喇沁旗、克什克腾旗、巴林右旗、巴林左旗）、锡林郭勒盟（正镶白旗、正蓝旗、锡林浩特市、太仆寺旗、苏尼特右旗、西乌珠穆沁旗）、乌兰察布市（化德县、商都县、卓资县、凉城县、集宁区、兴和县、丰镇市、察哈尔右翼前旗、察哈尔右翼后旗）、呼和浩特市（武川县、托克托县）、包头市（固阳县、土默特右旗）、巴彦淖尔市（乌拉特前旗）、鄂尔多斯市（乌审旗）、阿拉善盟（阿拉善左旗）。

| **资源情况** | 野生资源丰富。药材来源于野生。

| **采收加工** | **中药** 地榆：春、秋季采挖，除去残茎及须根，洗净，晒干；或趁鲜切片，干燥。
地榆叶：夏季采收，鲜用或晒干。
**蒙药** 苏都－额布苏：同"地榆"。

| **药材性状** | **中药** 地榆：本品呈不规则纺锤形或圆柱形，稍弯曲，长 5 ~ 25 cm，直径 0.5 ~ 2 cm。表面灰褐色至暗棕色，粗糙，有纵纹。质硬，断面较平坦，粉红色或淡黄色，木质部略呈放射状排列。气微，味微苦、涩。
**蒙药** 苏都－额布苏：同"地榆"。

| **功能主治** | **中药** 地榆：苦、酸、涩，微寒。归肝、大肠经。凉血止血，解毒敛疮。用于便血，痔血，血痢，崩漏，烫火伤，痈肿疮毒。
地榆叶：苦，微寒。归胃经。清热解毒。用于热病发热，疮疡肿痛。
**蒙药** 苏都－额布苏：清血热，止血，止泻。用于咯血，哈血，便血，尿血，赤痢，月经不调，外伤性出血。

| **用法用量** | **中药** 地榆：内服煎汤，9 ~ 15 g。外用适量，研末涂敷。
地榆叶：内服煎汤，3 ~ 9 g；或泡茶饮。外用适量，鲜品捣敷。
**蒙药** 苏都－额布苏：内服煮散剂，3 ~ 5 g；或入丸、散剂。

蔷薇科 Rosaceae 地榆属 Sanguisorba

# 长叶地榆

*Sanguisorba officinalis* L. var. *longifolia* (Bertol.) Yü et Li

| 植物别名 | 绵地榆。

| 蒙 文 名 | 那布其日和格－苏都－额布斯。

| 药 材 名 | 地榆（药用部位：根）。

| 形态特征 | 基生叶小叶带状长圆形至带状披针形，基部微心形、圆形至宽楔形；茎生叶较多，与基生叶相似，但更长而狭窄。花穗长圆柱形，长 2 ～ 6 cm，直径通常 0.5 ～ 1 cm；雄蕊与萼片近等长。花果期 8 ～ 9 月。

| 生境分布 | 生于草原带的山坡草地、溪边、灌丛、湿草地及疏林中。分布于内蒙古呼伦贝尔市（额尔古纳市、根河市、陈巴尔虎旗、鄂温克族自

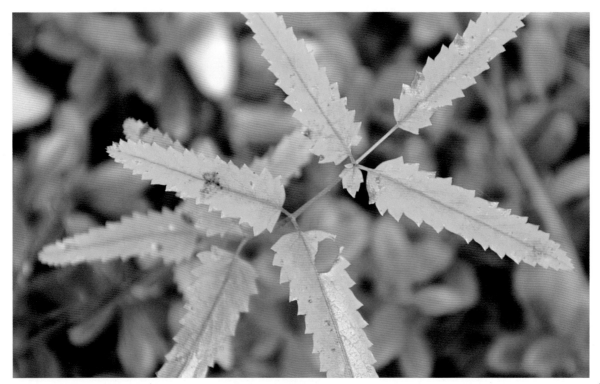

长叶地榆

治旗、牙克石市、鄂伦春自治旗）、兴安盟（阿尔山市）、通辽市（扎鲁特旗）、锡林郭勒盟、鄂尔多斯市（伊金霍洛旗、乌审旗）、乌海市（海南区）。

| **资源情况** | 野生资源较丰富。药材来源于野生。

| **采收加工** | 春、秋季采挖，除去残茎及须根，洗净，晒干；或趁鲜切片，干燥。

| **功能主治** | 苦、酸、涩，微寒。归肝、大肠经。凉血止血，解毒敛疮。用于便血，痔血，血痢，崩漏，烫火伤，痈肿疮毒。

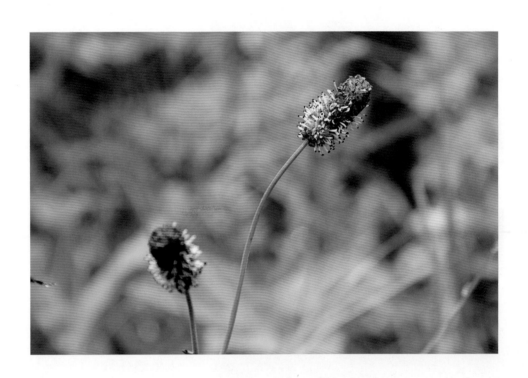

薔薇科 Rosaceae 地榆属 Sanguisorba

# 长蕊地榆 *Sanguisorba officinalis* L. var. *longifila* (Kitagawa) Yü et Li

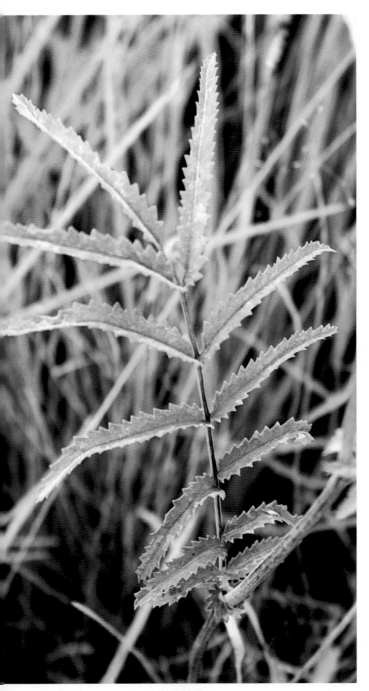

长蕊地榆

| 植物别名 |

直穗粉花地榆。

| 蒙 文 名 |

乌日图－苏都－额布苏。

| 药 材 名 |

地榆（药用部位：根）。

| 形态特征 |

本变种与长叶地榆的形态十分相近，但花丝长 4 ~ 5 mm，比萼片长 0.5 ~ 1 倍，可以此区别。花果期 8 ~ 9 月。

| 生境分布 |

生于森林地带的沟边、草甸、山坡草地、溪边、灌丛、湿草地及疏林中。分布于内蒙古呼伦贝尔市（额尔古纳市、根河市、陈巴尔虎旗、牙克石市、鄂伦春自治旗）、兴安盟（阿尔山市）。

| 资源情况 |

野生资源丰富。药材来源于野生。

| 采收加工 | 春、秋季采挖，除去残茎及须根，洗净，晒干；或趁鲜切片，干燥。

| 功能主治 | 苦、酸、涩，微寒。归肝、大肠经。凉血止血，解毒敛疮。用于便血，痔血，血痢，崩漏，烫火伤，痈肿疮毒。

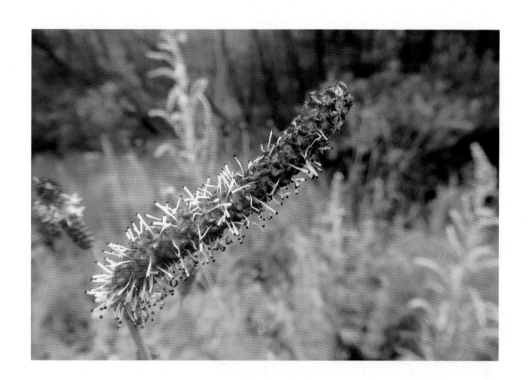

| 蔷薇科 | Rosaceae | 地榆属 | Sanguisorba |

# 细叶地榆 *Sanguisorba tenuifolia* Fisch. ex Link

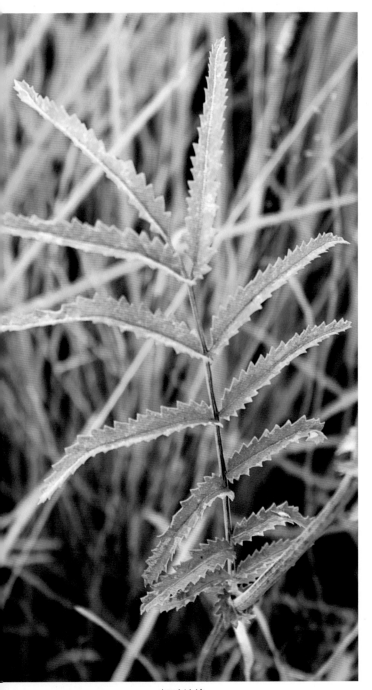

细叶地榆

| 植物别名 |

垂穗粉花地榆。

| 蒙 文 名 |

那林－苏都－苏都－额布苏。

| 药 材 名 |

地榆（药用部位：根及根茎）。

| 形态特征 |

多年生草本，高达 120 cm。根茎黑褐色。茎直立，上部分枝，具棱，光滑。奇数羽状复叶，基生叶有小叶 7 ～ 9 对，小叶片披针形或矩圆状披针形，长 4.5 ～ 7.5 cm，宽 0.6 ～ 1.6 cm，先端急尖至圆钝，基部圆形至斜楔形，边缘有锯齿，两面绿色，无毛，小叶柄较短，基部常有叶状小托叶；茎生叶比基生叶小，小叶数较少，且较狭窄，茎生叶托叶半月形。穗状花序长圆柱状，通常下垂，长 3 ～ 7 cm，直径 6 ～ 8 mm，花由先端向下逐渐开放；苞片披针形，外面及边缘密被柔毛，比萼片短；萼片长椭圆形，粉红色，长约 2 mm；花丝扁平扩大，先端与花药近等宽，比萼片长 0.5 ～ 1 倍；花柱头扩大成盘状。瘦果近球形或倒卵状

圆形。花期 7 ～ 8 月，果期 8 ～ 9 月。

| **生境分布** | 生于山坡草地、草甸及林缘。分布于内蒙古呼伦贝尔市（鄂温克族自治旗、鄂伦春自治旗、牙克石市、额尔古纳市）、通辽市（扎鲁特旗）。

| **资源情况** | 野生资源一般。药材来源于野生。

| **采收加工** | 春季发芽前或秋季苗枯萎后采挖，除去残茎及须根，洗净，晒干。

| **药材性状** | 本品干燥的根呈不规则的纺锤形或圆柱形，稍弯曲，长 8 ～ 13 cm，直径0.5 ～ 2 cm。外皮暗紫红色或棕黑色，有纵皱纹及横向裂纹，先端有时具环纹。少数有圆柱状根茎，多数仅留痕迹。质坚硬，不易折断，断面粉红色，残淡黄色，有排成环状的小白点。气无，味微苦、涩。以条粗、质坚、断面色粉红者为佳。

| **功能主治** | 苦、酸，寒。归肝、大肠经。凉血止血，清热解毒。用于吐血，衄血，血痢，崩漏，肠风，痔漏，痈肿，湿疹，金疮，烧伤。

| **用法用量** | 内服煎汤；或入丸、散剂。外用捣汁；或研末掺。

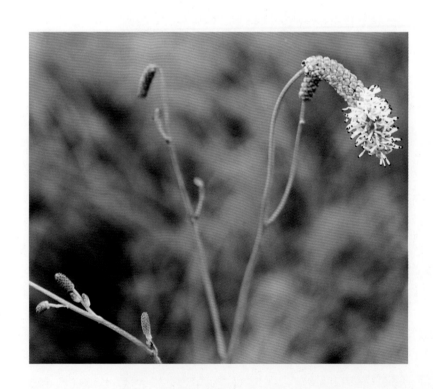

薔薇科 Rosaceae 地榆属 Sanguisorba

# 小白花地榆 *Sanguisorba tenuifolia* var. *alba* Trautvetter & C. A. Meyer

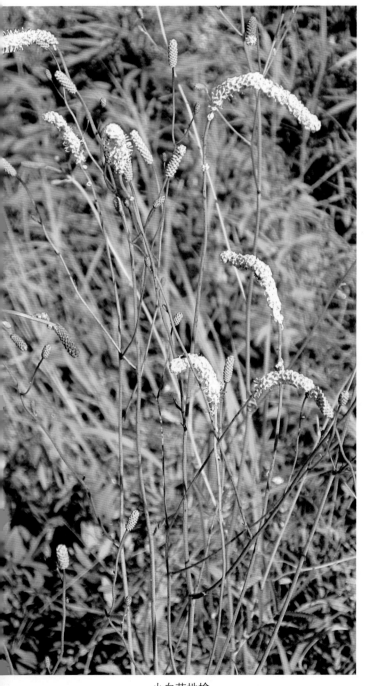

小白花地榆

| 蒙 文 名 |

查干－苏都－额布苏。

| 药 材 名 |

地榆（药用部位：根）。

| 形 态 特 征 |

多年生草本，高 40 ~ 100 cm，全株无毛。根茎肥厚，黑褐色，根较粗。茎直立，单一，上部少分枝，分枝细，斜升，基部红褐色。奇数羽状复叶；基生叶小叶小。穗状花序生于分枝先端，长圆柱形，长约 37 cm，直径约 5 mm，下垂，先从先端开花；花两性；苞片长圆形，长约 1 mm，内弯，上部紫色，下部密被毛；萼片近圆形，白色，长约 2 mm，宽 1 ~ 1.5 mm；花丝上部膨大，长约 6 mm；花柱长约 1.5 mm。瘦果近球形，具翅。花期 7 ~ 8 月，果期 8 ~ 9 月。

| 生 境 分 布 |

生于森林带的山坡草地、草甸、沼泽及林缘。分布于内蒙古呼伦贝尔市（额尔古纳市、根河市、鄂温克族自治旗、陈巴尔虎旗、新巴尔虎左旗、海拉尔区、牙克石市、鄂伦春自治旗、莫力达瓦达斡尔族自治旗、阿荣旗、

扎兰屯市 )、兴安盟 ( 阿尔山市、科尔沁右翼前旗 )、通辽市 ( 科尔沁左翼后旗 )。

| **资源情况** | 野生资源丰富。药材来源于野生。

| **采收加工** | 春、秋季采挖,除去残茎及须根,洗净,晒干;或趁鲜切片,干燥。

| **功能主治** | 凉血止血,解毒敛疮。用于便血,痔血,血痢,崩漏,烫火伤,痈肿疮毒。

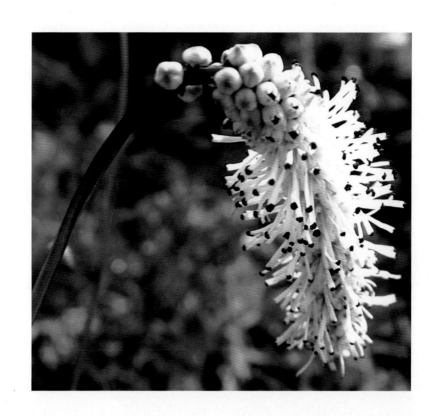

# 山桃 *Amygdalus davidiana* (Carrière) de Vos ex Henry

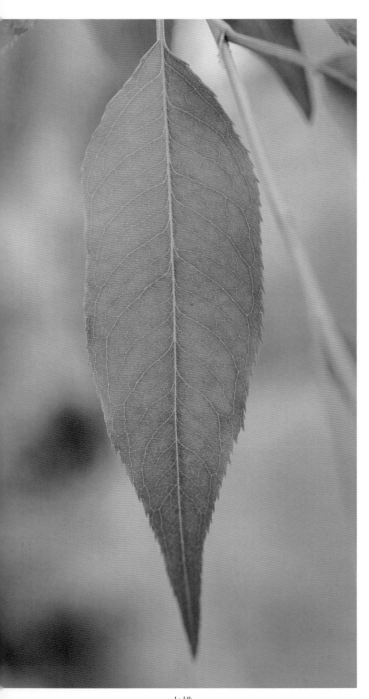

山桃

| 植物别名 |

榹桃（尔雅）、山毛桃、野桃。

| 蒙 文 名 |

哲日勒格 – 陶古日。

| 药 材 名 |

桃仁（药用部位：种子）、瘪桃干（药用部位：幼果）、桃子（药用部位：成熟果实）、桃花（药用部位：花）、桃叶（药用部位：叶）、桃枝（药用部位：枝）、桃茎白皮（药用部位：树皮）、桃根（药用部位：根或根皮）、桃胶（药材来源：树脂）。

| 形态特征 |

乔木，高可达 10 m。树冠开展，树皮暗紫色，光滑；小枝细长，直立，幼时无毛，老时褐色。叶片卵状披针形，长 5 ~ 13 cm，宽 1.5 ~ 4 cm，先端渐尖，基部楔形，两面无毛，叶边具细锐锯齿；叶柄长 1 ~ 2 cm，无毛，常具腺体。花单生，先于叶开放，直径 2 ~ 3 cm；花梗极短或几无梗；花萼无毛，萼筒钟形，萼片卵形至卵状长圆形，紫色，先端圆钝；花瓣倒卵形或近圆形，长 10 ~ 15 mm，宽 8 ~ 12 mm，粉红色，先

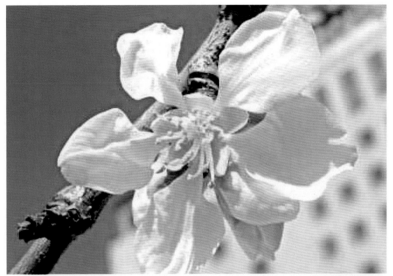

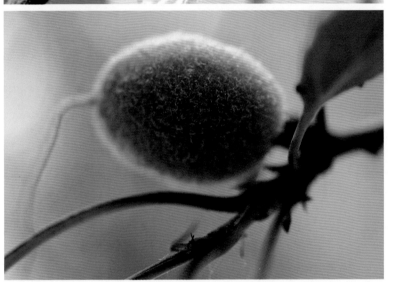

端圆钝，稀微凹；雄蕊多数，几与花瓣等长或稍短；子房被柔毛，花柱长于雄蕊或近等长。果实近球形，直径 2.5 ~ 3.5 cm，淡黄色，外面密被短柔毛，果柄短而深入果洼；果肉薄而干，不可食，成熟时不开裂；核球形或近球形，两侧不压扁，先端圆钝，基部截形，表面具纵、横沟纹及孔穴，与果肉分离。花期 4 ~ 5 月，果期 7 ~ 8 月。

| 生境分布 | 生于草原带的向阳山坡、山谷沟底或荒野疏林及灌丛内。分布于内蒙古锡林郭勒盟（锡林浩特市、二连浩特市）、乌兰察布市（化德县）、呼和浩特市、包头市（青山区、昆都仑区、东河区）、巴彦淖尔市（磴口县）、鄂尔多斯市（鄂托克前旗、鄂托克旗、达拉特旗、伊金霍洛旗、准格尔旗）。内蒙古其他地区有栽培。

| 资源情况 | 野生资源较少，栽培资源丰富。药材来源于栽培。

| 采收加工 | 桃仁：秋季果实成熟时采集果实，去净果肉及核壳，取出种子，晾干。

瘪桃干：果实未成熟时采摘，晒干。

桃子：果实成熟时采摘，晒干。

桃花：春季花期采摘，阴干。

桃叶：夏季采收，鲜用或晒干。

桃枝：夏季采收，切段，晒干，或随剪随用。

桃茎白皮：夏、秋季剥取，除去栓皮，切碎，鲜用或晒干。

桃根：全年均可采挖，晒干。

桃胶：夏季用刀切割树皮，待树脂溢出后收集，水浸，洗去杂质，晒干。

| 药材性状 | 桃仁：本品呈扁椭圆形，先端具尖，中部略膨大，基部钝圆而偏斜，边缘较薄。长 1.2 ~ 1.8 cm，宽 0.8 ~ 1.2 cm，厚 2 ~ 4 mm。表面红棕色或黄棕色，有细小颗粒状突起。尖端一侧有 1 棱线状种脐，基部有合点，并自该处分散出多数棕色维管束脉纹，形成布满种皮的纵向凹纹，种皮薄。子叶肥大，富油质。气微，味微苦。

瘪桃干：本品呈矩圆形或卵圆形，长 1.8 ~ 3 cm，直径 1.5 ~ 2 cm，厚 0.9 ~ 1.5 cm，先端渐尖，呈鸟喙状，基部不对称，有的存有少数棕红色的果柄。表面黄绿色，具网状皱缩纹理，并密被黄白色柔毛。质坚硬，不易折断，断面内果皮厚而硬化，腹缝线凸出，背缝线不明显。含未熟种子 1。气微弱，味微酸、涩。

桃枝：本品呈圆柱形，长短不一，直径 0.5 ~ 1 cm，表面红褐色，较光滑，有类白色点状皮孔。质脆，断面黄白色，木部占大部分，中央有白色髓部。气微，味微苦、涩。

桃胶：本品呈不规则的块状或泪滴状，大小不一，表面淡黄色、黄棕色，角质样，半透明。质软韧，干透较硬，断面有光泽。气微，加水有黏性。

| 功能主治 | 桃仁：苦、甘，平。活血，润燥滑肠。用于跌打损伤，瘀血肿痛，肠燥便秘。

瘪桃干：苦，平。止痛，止汗。用于胃痛，疝痛，盗汗。

桃子：甘、酸，温。归肾、大肠经。生津，润肠，活血，消积。用于津少口渴，肠燥便秘，闭经，积聚。

桃花：苦。泻下通便，利水消肿。用于水肿，腹水，便秘。

桃叶：苦、辛，平。归脾、肾经。祛风清热，燥湿解毒，杀虫。用于外感风邪，头风，头痛，风痹，湿疹，痈肿疮疡，癣疮，疟疾，滴虫性阴道炎。

桃枝：苦，平。活血通络，解毒，杀虫。用于心腹疼痛，风湿关节痛，腰痛，跌打损伤，癣疮。

桃茎白皮：苦、辛，平。清热利湿，解毒，杀虫。用于水肿，痧气腹痛，风湿关节痛，肺热喘闷，喉痹，牙痛，疮痈肿痛，瘰疬，湿疮，湿癣。

桃根：苦，平。归肝、心、胃、大肠经。清热利湿，活血止痛，截疟杀虫。用于风湿性关节炎，腰痛，跌打损伤，丝虫病。

桃胶：苦，平。和血，通淋，止痢。用于血瘕，石淋，痢疾，腹痛，糖尿病，乳糜尿。

| **用法用量** | 桃仁：内服煎汤，7～15 g。

瘪桃干：内服煎汤，15～25 g。

桃子：内服适量，鲜食；或作辅食。外用适量，捣敷。

桃花：内服煎汤，5～10 g。

桃叶：内服煎汤，3～6 g。外用适量，煎汤洗；或鲜品捣敷；或捣汁涂。

桃枝：内服煎汤，9～15 g，鲜品加倍。外用适量，煎汤洗；或含漱。

桃茎白皮：内服煎汤，9～15 g。外用适量，研末调敷；或煎汤洗；或含漱。

桃根：内服煎汤，25～50 g。

桃胶：内服煎汤，9～15 g；或入丸、散剂。

蔷薇科 Rosaceae 桃属 Amygdalus

# 蒙古扁桃
*Amygdalus mongolica* (Maxim.) Ricker

| 植物别名 | 山樱桃、土豆子。

| 蒙 文 名 | 乌兰 – 布衣勒斯。

| 药 材 名 | 蒙古扁桃（药用部位：种仁）。

| 形态特征 | 灌木，高 1 ~ 2 m。枝条开展，多分枝，小枝先端转变成枝刺；嫩枝红褐色，被短柔毛，老时灰褐色。短枝上叶多簇生，长枝上叶常互生；叶片宽椭圆形、近圆形或倒卵形，长 8 ~ 15 mm，宽 6 ~ 10 mm，先端圆钝，有时具小尖头，基部楔形，两面无毛，叶边有浅钝锯齿，侧脉约 4 对，下面中脉明显凸起；叶柄长 2 ~ 5 mm，无毛。花单生，稀数朵簇生于短枝上；花梗极短；萼筒钟形，长 3 ~ 4 mm，无毛，萼片长圆形，与萼筒近等长，先端有小尖头，无毛；花瓣倒

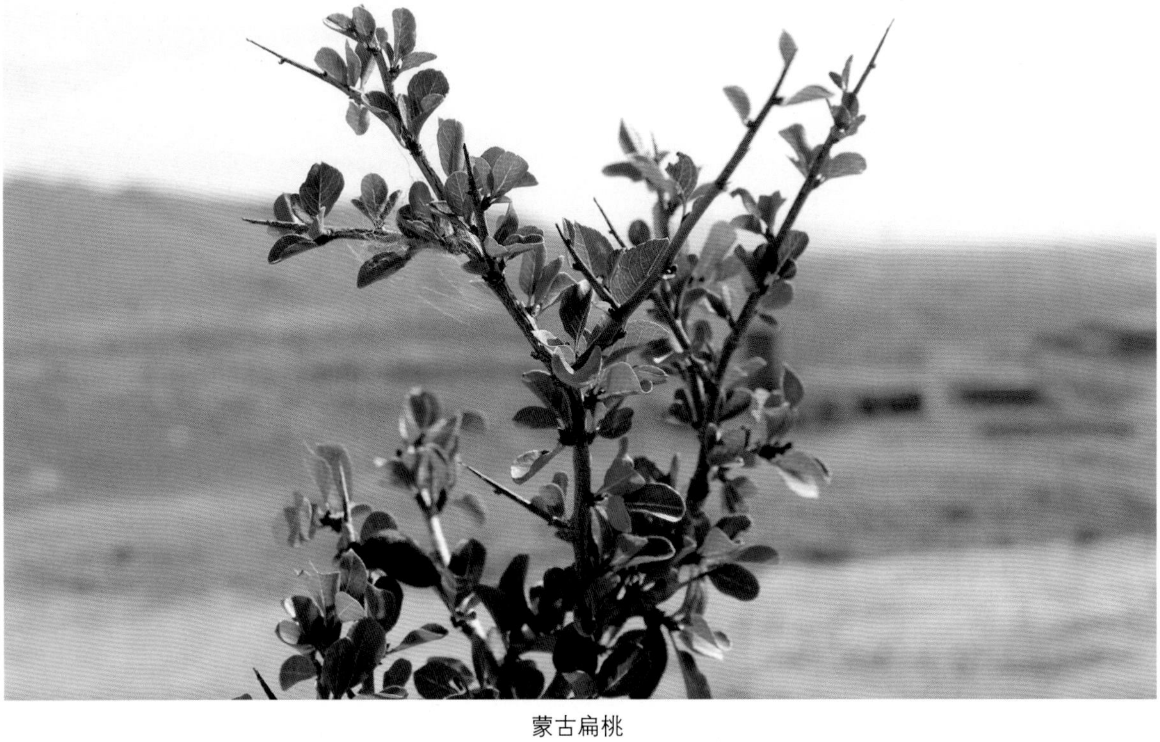

蒙古扁桃

卵形，长 5 ~ 7 mm，粉红色；雄蕊多数，长短不一致；子房被短柔毛，花柱细长，几与雄蕊等长，具短柔毛。果实宽卵球形，长 12 ~ 15 mm，宽约 10 mm，先端具急尖头，外面密被柔毛；果柄短；果肉薄，成熟时开裂，离核；核卵形，长 8 ~ 13 mm，先端具小尖头，基部两侧不对称，腹缝压扁，背缝不压扁，表面光滑，具浅沟纹，无孔穴；种仁扁宽卵形，浅棕褐色。花期 5 月，果期 8 月。

| 生境分布 | 生于荒漠草原带的低山丘陵坡麓、石质坡地及干河床。分布于内蒙古乌兰察布市（集宁区、丰镇市）、包头市（土默特右旗、达尔罕茂明安联合旗）、巴彦淖尔市（乌拉特中旗、乌拉特后旗、磴口县、临河区）、鄂尔多斯市（鄂托克前旗、鄂托克旗、乌审旗）、阿拉善盟（阿拉善右旗、阿拉善左旗）。

| 资源情况 | 野生资源一般。药材来源于野生。

| 采收加工 | 果实成熟时采集果实，去净果肉及核壳，取出种仁，晾干。

| 功能主治 | 苦，平。归肺、大肠经。润肠通便，止咳化痰。用于咽喉干燥，干咳，支气管炎，阴虚便秘。

| 用法用量 | 内服煎汤，3 ~ 9 g。

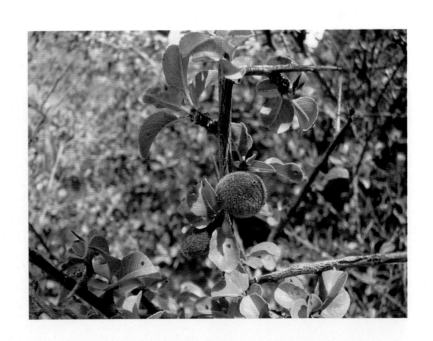

薔薇科 Rosaceae 桃属 Amygdalus

# 长梗扁桃
*Amygdalus pedunculata* Pall.

| 植物别名 | 柄扁桃。

| 蒙 文 名 | 浩您 – 布衣勒斯。

| 药 材 名 | 长梗扁桃（药用部位：种仁）。

| 形态特征 | 灌木，高 1 ～ 2 m。枝开展，具大量短枝；小枝浅褐色至暗灰褐色，幼时被短柔毛；冬芽短小，在短枝上常 3 个并生，中间为叶芽，两侧为花芽。短枝上之叶密集簇生，一年生枝上的叶互生；叶片椭圆形、近圆形或倒卵形，长 1 ～ 4 cm，宽 0.7 ～ 2 cm，先端急尖或圆钝，基部宽楔形，上面深绿色，下面浅绿色，两面疏生短柔毛，叶边具不整齐粗锯齿，侧脉 4 ～ 6 对；叶柄长 2 ～ 5（～ 10）mm，被短柔毛。花单生，稍先于叶开放，直径 1 ～ 1.5 cm；花梗长 4 ～ 8 mm，

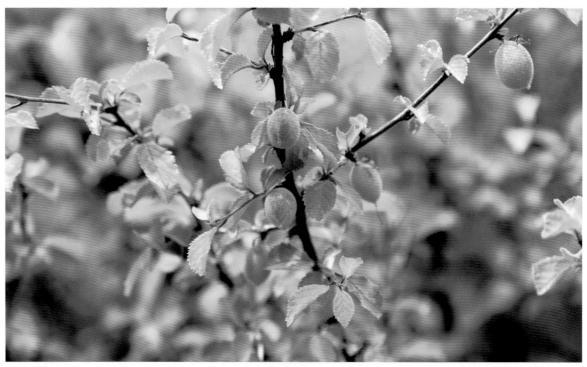

长梗扁桃

具短柔毛；萼筒宽钟形，长 4 ~ 6 mm，无毛或微具柔毛，萼片三角状卵形，先端稍钝，有时边缘疏生浅锯齿；花瓣近圆形，直径 7 ~ 10 mm，有时先端微凹，粉红色；雄蕊多数；子房密被短柔毛，花柱稍长或几与雄蕊等长。果实近球形或卵球形，直径 10 ~ 15 mm，先端具小尖头，成熟时暗紫红色，密被短柔毛；果柄长 4 ~ 8 mm；果肉薄而干燥，成熟时开裂，离核；核宽卵形，直径 8 ~ 12 mm，先端具小突尖头，基部圆形，两侧稍扁，浅褐色，表面平滑或稍有皱纹；种仁宽卵形，棕黄色。花期 5 月，果期 7 ~ 8 月。

**生境分布** 生于干草原及荒漠草原地带的丘陵向阳石质斜坡和坡麓。分布于内蒙古锡林郭勒盟（锡林浩特市、阿巴嘎旗、苏尼特左旗、苏尼特右旗、镶黄旗、正镶白旗）、乌兰察布市（四子王旗、化德县、凉城县）、包头市（固阳县、土默特右旗、达尔罕茂明安联合旗）、巴彦淖尔市（乌拉特前旗、临河区）、鄂尔多斯市（达拉特旗、伊金霍洛旗、乌审旗）、乌海市（海南区）。

**资源情况** 野生资源较少。药材来源于野生。

**采收加工** 秋季采摘果实，除去果肉和核壳，取出种子，晒干。

**功能主治** 润燥滑肠，下气利水。用于津枯肠燥，食积气滞，腹胀便秘，水肿，脚气，小便不利。

**用法用量** 内服煎汤，6 ~ 10 g，打碎。

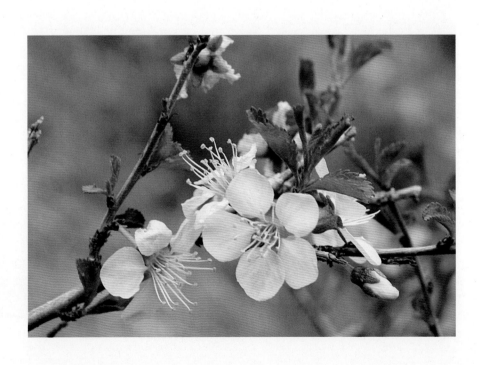

# 桃 *Amygdalus persica* L.

| 植物别名 | 毛桃、白桃、普通桃。

| 蒙 文 名 | 桃古日。

| 药 材 名 | **中药** 桃（药用部位：种仁）。
**蒙药** 桃古日（药用部位：种仁）。

| 形态特征 | 乔木，高 3 ~ 8 m。树冠宽广而平展；树皮暗红褐色；小枝细长，无毛，有光泽，绿色，具大量小皮孔；冬芽圆锥形，先端钝，外被短柔毛，常 2 ~ 3 簇生。叶片披针形，先端渐尖，基部宽楔形，叶边具锯齿；叶柄粗壮。花单生，花梗极短或几无梗；萼筒钟形，被短柔毛，绿色而具红色斑点，萼片卵形至长圆形，先端圆钝，外被

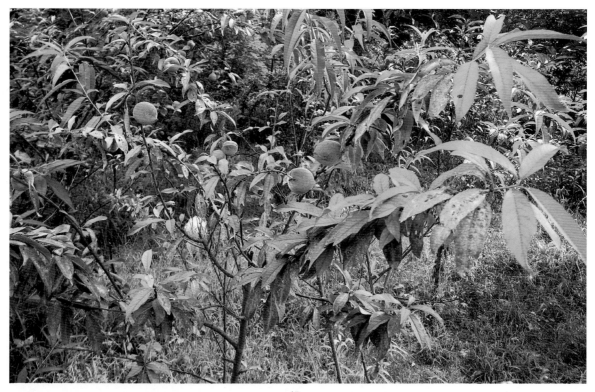

桃

短柔毛；花瓣长圆状椭圆形至宽倒卵形，粉红色，罕为白色；雄蕊 20 ～ 30，花药绯红色；子房被短柔毛。果实卵形、宽椭圆形或扁圆形，柄淡绿白色至橙黄色，外面密被短柔毛，稀无毛，腹缝明显，果柄短而深入果洼；果肉白色、浅绿白色、黄色、橙黄色或红色，多汁有香味，甜或酸甜；核大，离核或黏核，椭圆形或近圆形，两侧扁平，先端渐尖，表面具纵、横沟纹和孔穴；种仁味苦，稀味甜。花期 3 ～ 4 月，果期通常为 8 ～ 9 月。

| 生境分布 | 内蒙古阴山地区有栽培。

| 资源情况 | 栽培资源较少。药材来源于栽培。

| 采收加工 | **中药** 桃：秋季采收成熟果实，除去果肉及核壳，取出种子，晒干。
**蒙药** 桃古日：同"桃"。

| 药材性状 | **中药** 桃：本品果实扁平；核小，圆形，有深沟纹。

| 功能主治 | **中药** 桃：破血行瘀，润燥滑肠。用于跌打损伤，血瘀疼痛，大便燥结，闭经，痛经，癥瘕痞块，高血压。
**蒙药** 桃古日：通经，镇希日，燥脓，止咳。用于血滞经闭，月经不调，肺脓肿，咳嗽；外用于脱发。

| 用法用量 | **中药** 桃：内服煎汤，4.5 ～ 9 g；或入丸、散剂。外用适量，捣敷。
**蒙药** 桃古日：多入丸、散剂。

蔷薇科 Rosaceae 桃属 Amygdalus

# 榆叶梅
*Amygdalus triloba* (Lindl.) Ricker

| **植物别名** | 小桃红、榆梅。

| **蒙 文 名** | 额勒伯和特 – 其其格。

| **药 材 名** | 郁李仁（药用部位：种子）。

| **形态特征** | 灌木，稀小乔木，高2～3 m。枝条开展，具多数短小枝；小枝灰色，一年生枝灰褐色，无毛或幼时微被短柔毛；冬芽短小，长2～3 mm。短枝上的叶常簇生，一年生枝上的叶互生；叶片宽椭圆形至倒卵形，长2～6 cm，宽1.5～3（～4）cm，先端短渐尖，常3裂，基部宽楔形，上面具疏柔毛或无毛，下面被短柔毛，叶边具粗锯齿或重锯齿；叶柄长5～10 mm，被短柔毛。花1～2，先于叶开放，

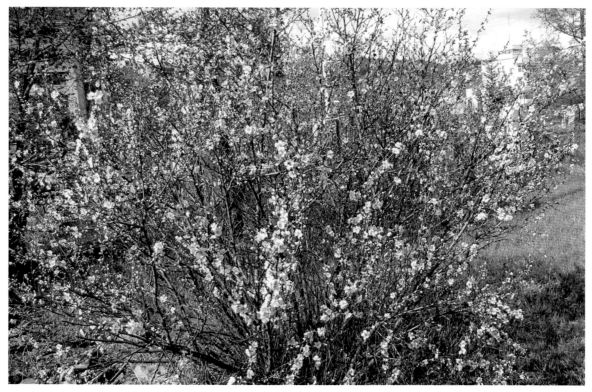

榆叶梅

直径 2 ~ 3 cm；花梗长 4 ~ 8 mm；萼筒宽钟形，长 3 ~ 5 mm，无毛或幼时微具毛，萼片卵形或卵状披针形，无毛，近先端疏生小锯齿；花瓣近圆形或宽倒卵形，长 6 ~ 10 mm，先端圆钝，有时微凹，粉红色；雄蕊 25 ~ 30，短于花瓣；子房密被短柔毛，花柱稍长于雄蕊。果实近球形，直径 1 ~ 1.8 cm，先端具短小尖头，红色，外被短柔毛；果柄长 5 ~ 10 mm；果肉薄，成熟时开裂；核近球形，具厚硬壳，直径 1 ~ 1.6 cm，两侧几不压扁，先端圆钝，表面具不整齐的网纹。花期 4 ~ 6 月，果期 5 ~ 8 月。

| **生境分布** | 内蒙古呼伦贝尔市、兴安盟、通辽市（科尔沁区）、赤峰市（喀喇沁旗）、锡林郭勒盟（锡林浩特市、苏尼特左旗、二连浩特市、西乌珠穆沁旗）、乌兰察布市（化德县、察哈尔右翼后旗、商都县、丰镇市）、包头市（青山区、昆都仑区、东河区、固阳县）、巴彦淖尔市（磴口县、乌拉特中旗）、鄂尔多斯市（鄂托克前旗、鄂托克旗、达拉特旗）等有栽培。

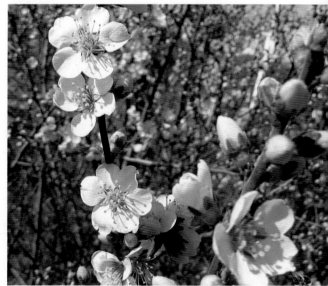

| **资源情况** | 栽培资源丰富。药材来源于栽培。

| **采收加工** | 果实成熟时采集果实，去净果肉及核壳，取出种子，晾干。

| **功能主治** | 辛、苦、甘，平。润燥滑肠，下气利水。用于大肠气滞，肠燥便秘，水肿腹满，脚气，小便不利。

| **用法用量** | 内服煎汤，3 ~ 10 g；或入丸、散剂。

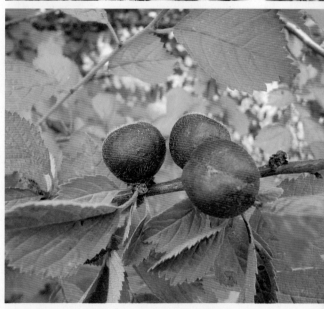

蔷薇科 Rosaceae 杏属 Armeniaca

# 山杏

*Armeniaca sibirica* (L.) Lam.

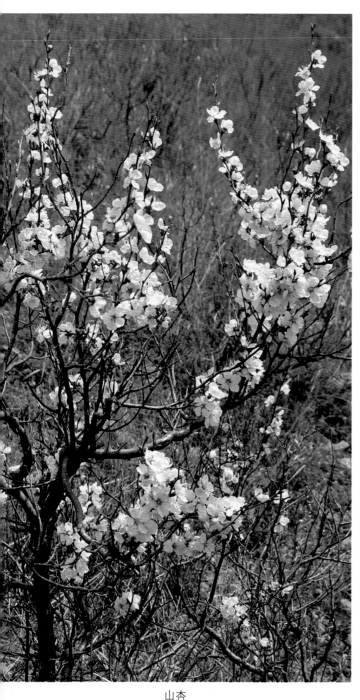

山杏

| 植物别名 |

西伯利亚杏。

| 蒙 文 名 |

西伯日－归勒斯 。

| 药 材 名 |

苦杏仁（药用部位：种仁）。

| 形态特征 |

灌木或小乔木，高 2 ～ 5 m。树皮暗灰色；小枝无毛，稀幼时疏生短柔毛，灰褐色或淡红褐色。叶片卵形或近圆形，长（3 ～）5 ～ 10 cm，宽（2.5 ～）4 ～ 7 cm，先端长渐尖至尾尖，基部圆形至近心形，叶边有细钝锯齿，两面无毛，稀下面脉腋间具短柔毛；叶柄长 2 ～ 3.5 cm，无毛，有或无小腺体。花单生，直径 1.5 ～ 2 cm，先于叶开放；花梗长 1 ～ 2 mm；花萼紫红色，萼筒钟形，基部微被短柔毛或无毛，萼片长圆状椭圆形，先端尖，花后反折；花瓣近圆形或倒卵形，白色或粉红色；雄蕊几与花瓣近等长；子房被短柔毛。果实扁球形，直径 1.5 ～ 2.5 cm，黄色或橘红色，有时具红晕，被短柔毛；果肉较薄而干燥，成熟时开裂，味酸涩不可食，

成熟时沿腹缝线开裂；核扁球形，易与果肉分离，两侧扁，先端圆形，基部一侧偏斜，不对称，表面较平滑，腹面宽而锐利；种仁味苦。花期 5 月，果期 7 ~ 8 月。

| **生境分布** | 生于干燥向阳山坡、丘陵草原、森林草原或森林地带干旱山坡灌丛。分布于内蒙古呼伦贝尔市（额尔古纳市、根河市、海拉尔区、鄂温克族自治旗、陈巴尔虎旗、新巴尔虎左旗、牙克石市、鄂伦春自治旗、莫力达瓦达斡尔族自治旗、阿荣旗、扎兰屯市）、兴安盟（阿尔山市、科尔沁右翼前旗、科尔沁右翼中旗、扎赉特旗）、通辽市（科尔沁左翼中旗、扎鲁特旗）、赤峰市（阿鲁科尔沁旗、巴林左旗、巴林右旗、克什克腾旗、林西县）、锡林郭勒盟（锡林浩特市、正镶白旗、正蓝旗、多伦县、东乌珠穆沁旗、西乌珠穆沁旗）、乌兰察布市（兴和县、卓资县、凉城县）、呼和浩特市（土默特左旗、武川县）、鄂尔多斯市（准格尔旗）。

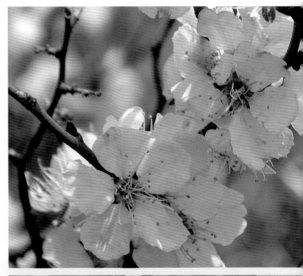

| **资源情况** | 野生资源较丰富。药材来源于野生。

| **采收加工** | 夏季采收成熟果实，除去果肉和核壳，取出种子，晒干。

| **药材性状** | 本品呈扁心形，长 1 ~ 1.9 cm，宽 0.8 ~ 1.5 cm，厚 0.5 ~ 0.8 cm。表面黄棕色至深棕色，一端尖，另一端钝圆，肥厚，左右不对称，尖端一侧有短线形种脐，圆端合点处向上具多数深棕色的脉纹。种皮薄，子叶 2，乳白色，富油性。气微，味苦。

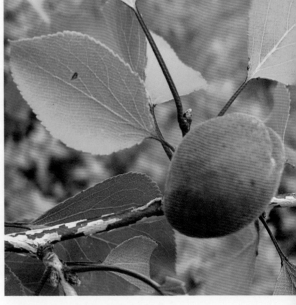

| **功能主治** | 苦，微温；有小毒。归肺、大肠经。降气止咳平喘，润肠通便。用于咳嗽气喘，胸满痰多，血虚津枯，肠燥便秘。

| **用法用量** | 内服煎汤，4.5 ~ 9 g，生品入煎剂宜后下。

蔷薇科 Rosaceae 杏属 Armeniaca

# 杏

*Armeniaca vulgaris* Lam.

| **植物别名** | 杏树、杏花、普通杏。 |
|---|---|
| **蒙 文 名** | 归勒斯。 |
| **药 材 名** | 杏仁（药用部位：种子）、杏子（药用部位：果实）、杏花（药用部位：花）、杏根（药用部位：根）、杏叶（药用部位：叶）、杏枝（药用部位：枝条）。 |
| **形态特征** | 乔木，高5～8（～12）m。树冠圆形、扁圆形或长圆形；树皮灰褐色，纵裂；多年生枝浅褐色，皮孔大而横生，一年生枝浅红褐色，有光泽，无毛，具多数小皮孔。叶片宽卵形或圆卵形，长5～9cm，宽4～8cm，先端急尖至短渐尖，基部圆形至近心形，叶边有圆钝锯齿，两面无毛或下面脉腋间具柔毛；叶柄长2～3.5cm，无毛，基部常具1～6腺体。花单生，直径2～3cm，先于叶开放；花梗短，长1～3mm，被短柔毛；花萼紫绿色，萼筒圆筒形，外面基部被短柔毛，萼片卵形至卵状长圆形，先端急尖或圆钝，花后反折；花瓣圆 |

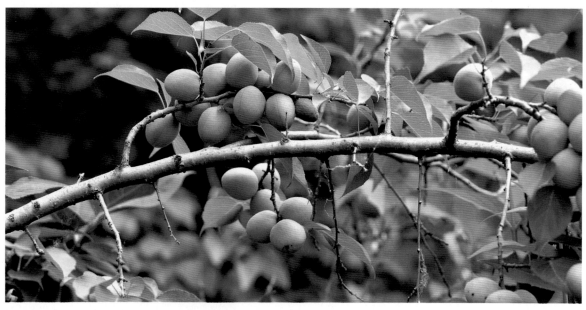

杏

形至倒卵形，白色或带红色，具短爪；雄蕊 20 ~ 45，稍短于花瓣；子房被短柔毛，花柱稍长或几与雄蕊等长，下部具柔毛。果实球形，稀倒卵形，直径 2.5 cm 以上，白色、黄色至黄红色，常具红晕，微被短柔毛；果肉多汁，成熟时不开裂；核卵形或椭圆形，两侧扁平，先端圆钝，基部对称，稀不对称，表面稍粗糙或平滑，腹棱较圆，常稍钝，背棱较直，腹面具龙骨状棱；种仁味苦或甜。花期 5 月，果期 7 月。

| **生境分布** | 内蒙古通辽市（库伦旗）、乌兰察布市（卓资县、凉城县）、呼和浩特市（土默特左旗、武川县）、巴彦淖尔市（磴口县）、鄂尔多斯市（达拉特旗）等有栽培。

| **资源情况** | 栽培资源一般。药材来源于栽培。

| **采收加工** | 杏仁：夏季采收成熟果实，除去果肉和核壳，取出种子，晒干。
杏子：6 ~ 7 月果实成熟时采收，鲜用或晒干。
杏花：花期采花，阴干。
杏根：全年均可采挖，洗净，晒干，切段。
杏叶：夏、秋季叶茂盛时采收，鲜用或晒干。
杏枝：夏、秋季采收，切段，晒干。

| **药材性状** | 杏仁：本品呈扁心形，先端尖，基部钝圆而厚，左右略不对称，长 1.2 ~ 1.7 cm，宽 1 ~ 1.3 cm，厚 4 ~ 6 mm。表面棕色至暗棕色，有细密的颗粒状突起。尖端侧有深色线形种脐，基部有 1 椭圆形合点，自合点处分散出多条深棕色凹下的维管束脉纹，形成纵向不规则凹纹，布满种皮。种皮薄，子叶肥厚，白色，气微，加水共研，发生苯甲醛的香气，味苦。

| **功能主治** | 杏仁：苦，微寒；有小毒。归肺、大肠经。降气化痰，止咳平喘，润肠通便。用于外感咳嗽喘满，肠燥便秘。
杏子：酸、甘，温。归肺、心经。润肺定喘，生津止咳。用于肺燥咳嗽，津伤口渴。
杏花：苦，温。活血补虚。用于妇女不孕，肢体痹痛，手足逆冷。
杏根：苦，温。归肝、肾经。解毒。用于杏仁中毒。
杏叶：祛风利湿，明目。用于水肿，皮肤瘙痒，目疾多泪，痈疮瘰疬。
杏枝：活血散瘀。用于跌打损伤。

| **用法用量** | 杏仁：内服煎汤，3 ~ 10 g；或入丸、散剂。外用适量，捣敷。
杏子：内服煎汤，6 ~ 12 g；或生食；或晒干为脯。
杏花：内服煎汤，5 ~ 10 g；或研末。
杏根：内服煎汤，30 ~ 60 g。
杏叶：内服煎汤，3 ~ 10 g。外用适量，煎汤洗；或研末调敷；或捣敷。
杏枝：内服煎汤，30 ~ 90 g。

# 樱桃李
*Prunus cerasifera* Ehrhart

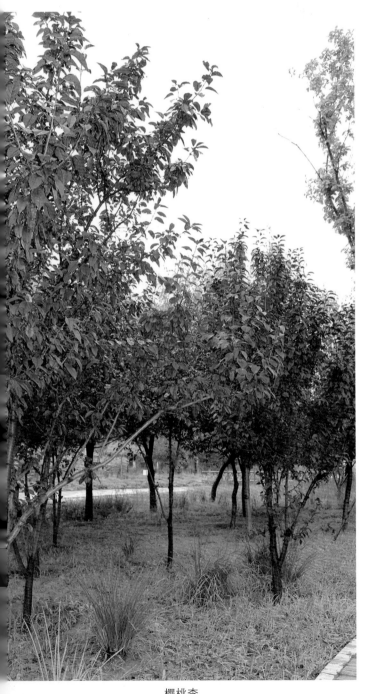

樱桃李

| 植物别名 |

樱李。

| 蒙 文 名 |

樱桃儿－归勒斯。

| 药 材 名 |

樱桃李（药用部位：果实）。

| 形态特征 |

灌木或小乔木，高可达 8 m。多分枝，枝条细长，开展，暗灰色，有时有棘刺；小枝暗红色，无毛；冬芽卵圆形，先端急尖，有数枚覆瓦状排列的鳞片，紫红色，有时鳞片边缘有稀疏缘毛。叶片椭圆形、卵形或倒卵形，极稀椭圆状披针形，长（2～）3～6 cm，宽 2～4（～6）cm，先端急尖，基部楔形或近圆形，边缘有圆钝锯齿，有时混有重锯齿，上面深绿色，无毛，中脉微下陷，下面颜色较淡，除沿中脉有柔毛或脉腋有髯毛外，其余部分无毛，中脉和侧脉均凸起，侧脉 5～8 对；叶柄长 6～12 mm，通常无毛或幼时微被短柔毛，无腺；托叶膜质，披针形，先端渐尖，边缘有带腺细锯齿，早落。花 1，稀 2；花梗长 1～2.2 cm，无毛或微

被短柔毛；花直径 2 ~ 2.5 cm；萼筒钟状，萼片长卵形，先端圆钝，边有疏浅锯齿，与萼片近等长，萼筒和萼片外面无毛，萼筒内面疏生短柔毛；花瓣白色，长圆形或匙形，边缘波状，基部楔形，着生在萼筒边缘；雄蕊 25 ~ 30，花丝长短不等，紧密地排成不规则的 2 轮，比花瓣稍短；雌蕊 1，心皮被长柔毛，柱头盘状，花柱比雄蕊稍长，基部被稀长柔毛。核果近球形或椭圆形，长、宽几相等，直径 2 ~ 3 cm，黄色、红色或黑色，微被蜡粉，具有浅侧沟，黏核；核椭圆形或卵球形，先端急尖，浅褐色带白色，表面平滑或粗糙或有时呈蜂窝状，背缝具沟，腹缝有时扩大具 2 侧沟。花期 5 ~ 6 月，果期 8 月。

| 生境分布 | 内蒙古锡林郭勒盟（锡林浩特市、二连浩特市、西乌珠穆沁旗）、通辽市（科尔沁左翼中旗）、包头市（昆都仑区、固阳县）、巴彦淖尔市（磴口县）、鄂尔多斯市（达拉特旗）等有栽培。

| 资源情况 | 栽培资源一般。药材来源于栽培。

| 采收加工 | 秋季采摘，晒干。

| 功能主治 | 镇咳，活血，止痢，润肠。

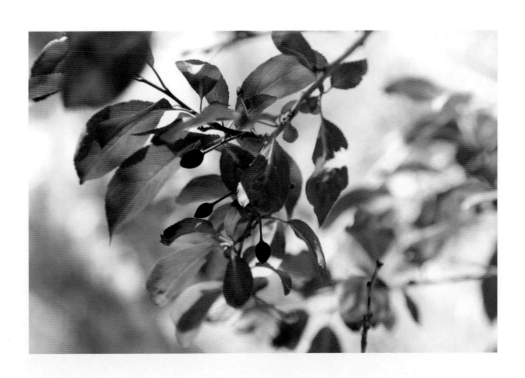

蔷薇科 Rosaceae 李属 Prunus

# 李（中国李）

*Prunus salicina* Lindl.

| **植物别名** | 李子、嘉应子、嘉庆子。

| **蒙 文 名** | 乌兰－归勒斯。

| **药 材 名** | 李子（药用部位：果实）。

| **形态特征** | 乔木，高达 10 m。树皮灰黑色，粗糙，纵裂，小枝幼嫩时带灰绿色，后变红褐色，有光泽，无毛。单叶互生，椭圆状倒卵形、矩圆状倒卵形或倒披针形，长 5 ~ 8 cm，宽 2 ~ 8 cm，先端渐尖，基部宽楔形或近圆形；边缘有细钝锯齿，上面绿色，有光泽，无毛，下面淡绿色，有几个腺体，无毛；托叶条形，边缘有腺体，早落。花通常 8 簇生，先叶开放；萼片矩圆状卵形，与萼筒近等长，先端钝圆，两面无毛；花瓣白色，倒卵形或椭圆形，先端圆钝或微凹，基部有

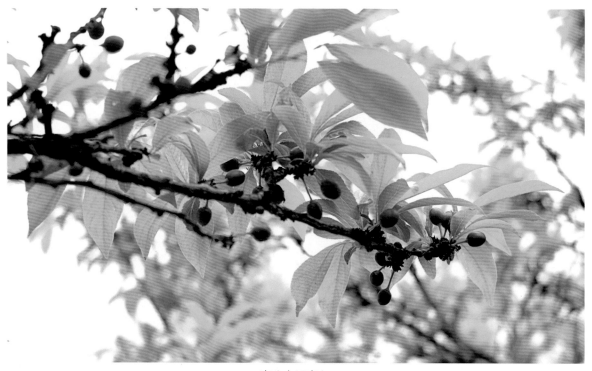

李（中国李）

短爪；雄蕊多数，比花瓣短；花柱与雄蕊等长或稍长，子房平滑无毛。核果近球形，黄色、血红色或绿色，有光泽，被蜡粉，先端稍尖或钝圆，柄洼下陷；核卵球形，表面稍有皱纹。花期 5 月，果期 7 ~ 8 月。

| 生境分布 | 内蒙古呼伦贝尔市（扎兰屯市）、赤峰市、呼和浩特市等有栽培。

| 资源情况 | 栽培资源丰富。药材来源于栽培。

| 采收加工 | 7 ~ 8 月果实成熟时采摘，鲜用。

| 药材性状 | 本品呈球状卵形，直径 2 ~ 4 cm，先端微尖，基部凹陷，一侧有深沟，表面黄棕色或棕色。果肉较厚，果核扁平长椭圆形，长 6 ~ 10 mm，宽 4 ~ 7 mm，厚约 2 mm，黄褐色，有明显纵向皱纹。气微，味酸、微甜。

| 功能主治 | 甘、酸，平。清肝涤热，生津利水，消积。用于虚劳骨蒸，消渴，食积。

| 用法用量 | 内服煎汤，10 ~ 15 g；鲜品生食，100 ~ 300 g。

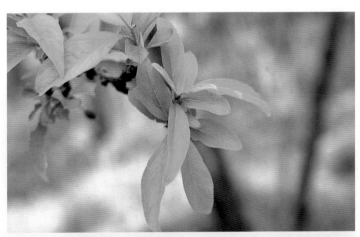

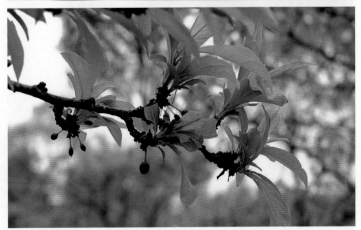

蔷薇科 Rosaceae 樱属 Cerasus

# 欧李
*Cerasus humilis* (Bge.) Sok.

| 植物别名 | 乌拉奈、酸丁。

| 蒙 文 名 | 乌拉嘎纳。

| 药 材 名 | 郁李仁（药用部位：种子）。

| 形态特征 | 灌木，高 0.4 ~ 1.5 m。小枝灰褐色或棕褐色，被短柔毛。冬芽卵
形，疏被短柔毛或几无毛。叶片倒卵状长椭圆形或倒卵状披针形，
长 2.5 ~ 5 cm，宽 1 ~ 2 cm，中部以上最宽，先端急尖或短渐尖，
基部楔形，边有单锯齿或重锯齿，上面深绿色，无毛，下面浅绿色，
无毛或被稀疏短柔毛，侧脉 6 ~ 8 对；叶柄长 2 ~ 4 mm，无毛或被
稀疏短柔毛；托叶线形，长 5 ~ 6 mm，边缘有腺体。花单生或 2 ~ 3
花簇生，花叶同开；花梗长 5 ~ 10 mm，被稀疏短柔毛；萼筒长、

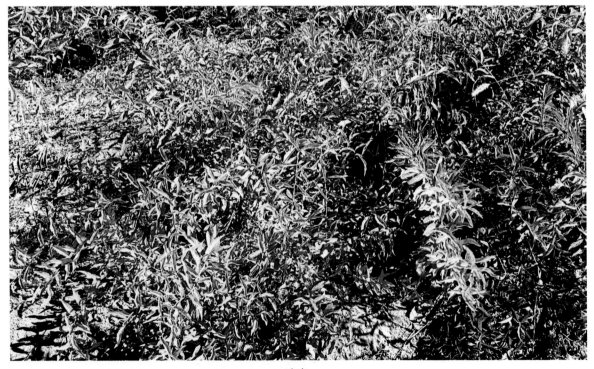

欧李

宽近相等，约 3 mm，外面被稀疏柔毛，萼片三角状卵圆形，先端急尖或圆钝；花瓣白色或粉红色，长圆形或倒卵形；雄蕊 30 ~ 35；花柱与雄蕊近等长，无毛。核果成熟后近球形，红色或紫红色，直径 1.5 ~ 1.8 cm；核表面除背部两侧外无棱纹。花期 5 月，果期 7 ~ 8 月。

| **生境分布** | 生于阔叶林带的山地灌丛、林缘坡地或阳坡沙地，也见于固定沙丘。分布于内蒙古兴安盟（科尔沁右翼前旗、突泉县、科尔沁右翼中旗、扎赉特旗）、通辽市（奈曼旗、科尔沁左翼中旗、科尔沁左翼后旗）、赤峰市（巴林右旗、巴林左旗、阿鲁科尔沁旗、喀喇沁旗、宁城县、林西县、克什克腾旗）、锡林郭勒盟（太仆寺旗、西乌珠穆沁旗、多伦县）。内蒙古部分地区有栽培。

| **资源情况** | 野生资源一般。药材来源于野生。

| **采收加工** | 夏、秋季采收成熟果实，除去果肉及核壳，取出种子，干燥。

| **功能主治** | 辛、苦、甘、平。归脾、大肠经。润肠通便，利水消肿。用于肠燥便秘，小便不利，腹满喘促，脚气，浮肿。

| **用法用量** | 内服煎汤，3 ~ 10 g；或入丸、散剂。

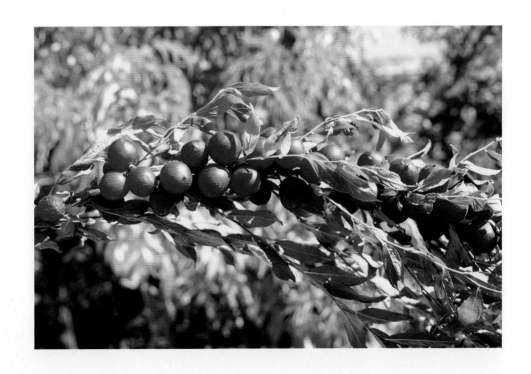

蔷薇科 Rosaceae 樱属 Cerasus

# 毛樱桃
*Cerasus tomentosa* (Thunb.) Wall.

| 植物别名 | 樱桃、山豆子。

| 蒙 文 名 | 哲日勒格－樱桃儿。

| 药 材 名 | 山樱桃（药用部位：果实）。

| 形态特征 | 灌木，通常高 0.3 ~ 1 m，稀呈小乔木状，高可达 2 ~ 3 m。小枝紫褐色或灰褐色，嫩枝密被绒毛至无毛。冬芽卵形，疏被短柔毛或无毛。叶片卵状椭圆形或倒卵状椭圆形，长 2 ~ 7 cm，宽 1 ~ 3.5 cm，先端急尖或渐尖，基部楔形，边缘有急尖或粗锐锯齿，上面暗绿色或深绿色，被疏柔毛，下面灰绿色，密被灰色绒毛或以后变稀疏，侧脉 4 ~ 7 对；叶柄长 2 ~ 8 mm，被绒毛或脱落变稀疏；托叶线形，长 3 ~ 6 mm，被长柔毛。花单生或 2 簇生，花叶同开，近先叶开放

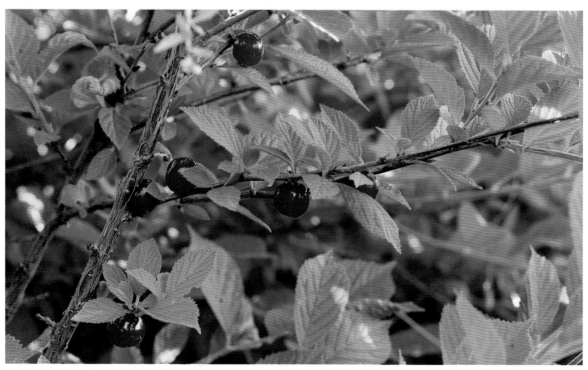

毛樱桃

或先叶开放；花梗长达 2.5 mm 或近无梗；萼筒管状或杯状，长 4 ~ 5 mm，外被短柔毛或无毛，萼片三角状卵形，先端圆钝或急尖，长 2 ~ 3 mm，内外两面被短柔毛或无毛；花瓣白色或粉红色，倒卵形，先端圆钝；雄蕊 20 ~ 25，短于花瓣；花柱伸出与雄蕊近等长或稍长；子房全部被毛或仅先端或基部被毛。核果近球形，红色，直径 0.5 ~ 1.2 cm；核表面除棱脊两侧有纵沟外，无棱纹。花期 5 月，果期 7 ~ 8 月。

| **生境分布** | 生于阔叶林带的山地灌丛间。分布于内蒙古赤峰市（红山区、喀喇沁旗、宁城县、敖汉旗）、锡林郭勒盟（正镶白旗）、阿拉善盟（阿拉善左旗）。

| **资源情况** | 野生资源较少。药材来源于野生。

| **采收加工** | 7 ~ 8 月果实成熟时采摘，晒干。

| **功能主治** | 甘、辛，平。健脾，益气，固精。用于食积泻痢，便秘，脚气，遗精滑泄。

| **用法用量** | 内服煎汤，100 ~ 300 g。

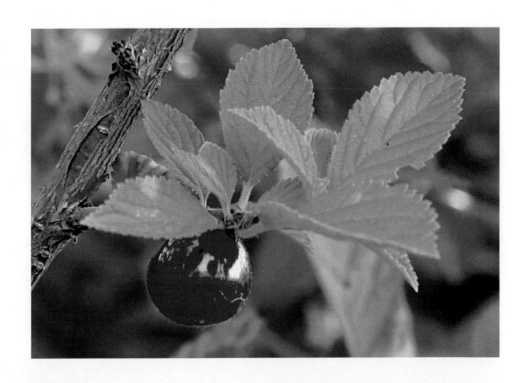

# 稠李
*Padus avium* Miller

| 植物别名 | 臭李子。

| 蒙 文 名 | 矛衣勒。

| 药 材 名 | 樱额（药用部位：果实）。

| 形态特征 | 落叶乔木，高可达 15 m。树皮粗糙而多斑纹，老枝紫褐色或灰褐色，有浅色皮孔；小枝红褐色或带黄褐色，幼时被短绒毛，以后脱落无毛；冬芽卵圆形，无毛或仅边缘有睫毛。叶片椭圆形、长圆形或长圆状倒卵形，长 4 ～ 10 cm，宽 2 ～ 4.5 cm，先端尾尖，基部圆形或宽楔形，边缘有不规则锐锯齿，有时混有重锯齿，上面深绿色，下面淡绿色，两面无毛；下面中脉和侧脉均凸起；叶柄长 1 ～ 1.5 cm，

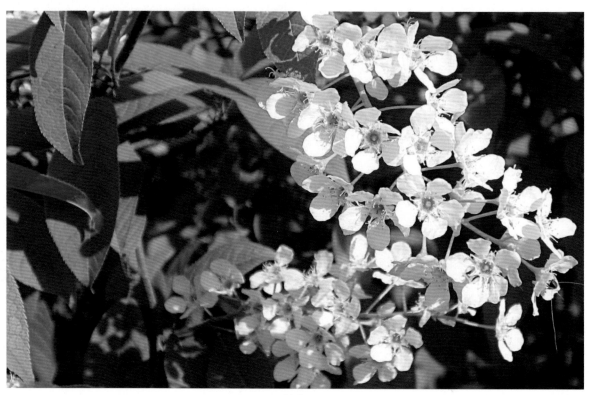

稠李

幼时被短绒毛，以后脱落近无毛，先端两侧各具 1 腺体；托叶膜质，线形，先端渐尖，边缘有带腺锯齿，早落。总状花序具多花，长 7 ~ 10 cm，基部通常有 2 ~ 3 叶，叶片与枝生叶同形，通常较小；花梗长 1 ~ 1.5（~ 2.4）cm，总花梗和花梗通常无毛；花直径 1 ~ 1.6 cm；萼筒钟状，比萼片稍长，萼片三角状卵形，先端急尖或圆钝，边缘有带腺细锯齿；花瓣白色，长圆形，先端波状，基部楔形，有短爪，比雄蕊长近 1 倍；雄蕊多数，花丝长短不等，排成紧密不规则的 2 轮；雌蕊 1，心皮无毛，柱头盘状，花柱比长雄蕊短近 1 倍。核果卵球形，先端有尖头，直径 8 ~ 10 mm，红褐色至黑色，光滑，果柄无毛；萼片脱落；核有折皱。花期 5 ~ 6 月，果期 7 ~ 9 月。

| **生境分布** | 常生于河、溪两岸，为落叶阔叶林地带河岸杂木林的优势种，也是草原带沙地灌丛的常见植物。分布于内蒙古呼伦贝尔市（额尔古纳市、根河市、鄂温克族自治旗、新巴尔虎左旗、陈巴尔虎旗、海拉尔区、牙克石市、鄂伦春自治旗、莫力达瓦达斡尔族自治旗、阿荣旗、扎兰屯市）、兴安盟（阿尔山市、乌兰浩特市、突泉县、扎赉特旗、科尔沁右翼前旗）、通辽市（库伦旗、科尔沁左翼后旗）、赤峰市（林西县、巴林右旗、巴林左旗、阿鲁科尔沁旗、克什克腾旗）、锡林郭勒盟（锡林浩特市、多伦县、东乌珠穆沁旗、西乌珠穆沁旗、正镶白旗、正蓝旗）、乌兰察布市（商都县、丰镇市、卓资县、凉城县）、包头市（昆都仑区、东河区）、巴彦淖尔市（乌拉特前旗）、鄂尔多斯市（乌审旗）。

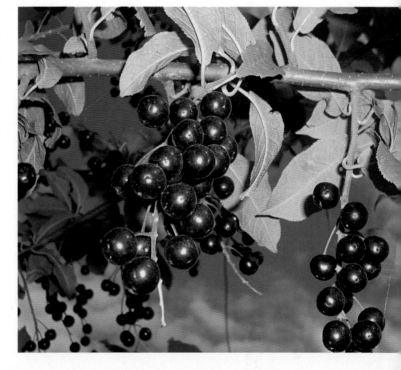

| **资源情况** | 野生资源较丰富。药材来源于野生。

| **功能主治** | 甘、涩，温。健脾，止泻。用于腹泻，痢疾。

| **用法用量** | 内服煎汤，15 ~ 25 g。